U0337212

中医四大名著

伤寒论

线装书局

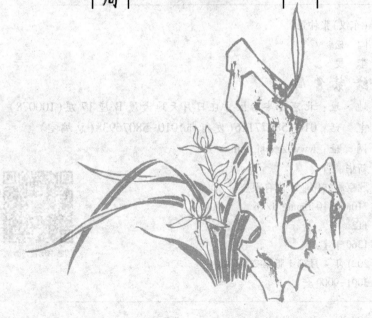

图书在版编目(CIP)数据

伤寒论/(东汉)张仲景著.—北京:线装书局,
2012.12(2021.4)

(中医四大名著/闫松主编)

ISBN 978-7-5120-0602-7

Ⅰ.①伤… Ⅱ.①张… Ⅲ.①《伤寒论》 Ⅳ.
①R222.2

中国版本图书馆 CIP 数据核字(2012)第 202282 号

伤寒论

原　　著:	(东汉)张仲景
主　　编:	闫　松
责任编辑:	李　旻
出版发行:	**线装書局**
地　　址:	北京市丰台区方庄日月天地大厦 B 座 17 层(100078)
电　　话:	010-58077126(发行部)010-58076938(总编室)
网　　址:	www.zgxzsj.com
经　　销:	新华书店
印　　制:	北京彩虹伟业印刷有限公司
开　　本:	710mm×1040mm　1/16
印　　张:	112
字　　数:	1360 千字
版　　次:	2021 年 4 月第 1 版第 2 次印刷
印　　数:	3001-9000 套

线装书局官方微信

定　　价: 598.00 元(全四卷)

《伤寒论》

　　《伤寒论》是一部阐述外感热病治疗规律的专著,是中医药学术发展史上的一部辉煌巨著。全书10卷,东汉张仲景撰于公元3世纪初,它继《内经》《难经》等中医经典理论著作之后,系统揭示了外感热病的诊治规律,发展完善了六经辨证的理论体系,从而奠定了中医临床医学的基础。《伤寒论》所创立的理论体系,融理、法、方、药为一体,为中医辨证论治的诊疗方法奠定了基础。它既适用于外感热病的辨证论治,又适用于杂病的辨证论治,一直有效地指导着历代医家的临床实践,并对中医药学术的发展产生了重要的影响。自晋代以降,历代医家都十分重视对《伤寒论》的学习与研究,称其"启万世之法程,诚医门之圣书"。因此,《伤寒论》是继承发扬祖国医学遗产的必读书籍之一。

目　　录

第一篇 《伤寒论》综述

第一章 《伤寒论》的产生与沿革

《伤寒论》原名《伤寒杂病论》，为东汉张仲景所著。张仲景（公元 150～219 年），名机，字仲景，东汉南郡涅阳（今河南南阳邓州市）人。据有关资料记载，张仲景受业于同郡名医张伯祖，经过多年的勤奋学习，加上个人的刻苦钻研和临床实践，成为当时著名的医学家，时人称其"识用精微过其师"，"至京师为名医，于当时称上手"。

《伤寒杂病论》大约成书于东汉末年（公元 200～210 年）。此时封建割据，政治昏暗，战争频起，灾疫连年，以致民不聊生，贫病交加。曹植在《说疫气》中形容当时的惨况为"家家有僵尸之痛，室室有号泣之哀，或阖门而殪，或复族而丧"。在大疫流行之际，张仲景的家族亦未能幸免，发生了"余宗族素多，向余二百，建安纪元以来，犹未十稔，其死亡者，三分有二，伤寒十居其七"。（《伤寒杂病论·自序》）民众的苦难，亲人的伤痛，激发了张仲景精研医术及著书救世的责任感，他"感往昔之沦丧，伤横夭之莫救，乃勤求古训，博采众方，撰用《素问》《九卷》《八十一难》《阴阳大论》《胎胪药录》，并《平脉辨证》，为《伤寒杂病论》，合十六卷"。

《伤寒杂病论》成书之后，由于兵火战乱的洗劫，原书不久即散佚不全，后经西晋太医令王叔和将原书的伤寒部分搜集整理成册，名为《伤寒论》，使此书得以幸存。其后又经东晋、南北朝，该书仍然流传于民间。降至唐代，名医孙思邈撰写《千金要方》时，由于未能窥见此书的全貌，故仅征引了该书的部分内容，并有"江南诸师秘仲景书而不传"之感慨。孙氏晚年撰写《千金翼方》时，始收载《伤寒论》全书内容于卷九卷十之中，此可视为《伤寒论》现存的最早版本。

北宋年间，高保衡、孙奇、林亿等人奉朝廷之命校正《伤寒论》。林亿等人在《校定伤寒论·序》中写道："百病之急，无急于伤寒。今先校定张仲景《伤寒论》十卷，总二十二篇，证外合三百九十七法，除重复，定有一百一十二方，今请颁行。"此书于宋治平二年（公元1065年）刊行，成为后世流行的《伤寒论》。

现今通行的《伤寒论》版本有两种。一是宋本，即宋治平年间经林亿等人校正的刻本。但宋代原校本现在国内已无保存，现存者只有明万历二十七年（公元1599年）刊行的赵开美复刻本，简称赵本。因赵本系照宋版本复刻，故十分接近宋本的原貌。另有南宋绍兴十四年（公元1144年）由成无己所著的《注解伤寒论》，称为成注本，该本经明代嘉靖年间汪济川校定复刻而流行于世，亦可称汪校本。

《伤寒论》经王叔和重编之后，即受到了历代医家的普遍重视。自晋迄宋，研究《伤寒论》且卓有成就者就有晋·

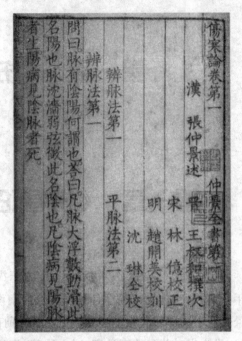

《伤寒论》书影

王叔和、唐·孙思邈、宋·韩祗和、朱肱、庞安时、许叔微、郭雍、成无己等人。

明清以来，整理和注解《伤寒论》者更是名家辈出，如王肯堂、方有执、张隐庵、张路玉、柯韵伯、钱天来、尤在泾诸家，或循原书之旧而加以阐释；或打乱原书之序而重新撰次；或以法类证；或以方类证。虽仁智之见各异，然皆能阐发仲景学术而有所成就。特别值得提出的是，清代所纂的《医宗金鉴》，集医学各科之大成，而以《订正仲景全书》揭诸篇首，实可昭示《伤寒论》在中医学中的重要作用与地位。

民国以后，研习《伤寒论》者更不乏名家，有依仲景成法而详为诠释者，如曹颖甫《伤寒论发微》；有衷中参西而畅述己见者，如恽铁樵《伤寒论辑义按》、陆渊雷《伤寒论今释》；更有灵活运用《伤寒论》之方药而卓有成效者，如张锡纯之《医学衷中参西录》。

新中国成立以来，党和政府大力提倡继承和发扬祖国医药学遗产，将《伤寒论》作为高等中医药院校中医专业的必修与考试课，卫生部与国家中医药管理局曾先后于1959年、1963年、1978年、1982年和1996年五次组织编写《伤寒论讲义》，供全国中医院校教学之用。至于有关单位及学者研究《伤寒论》之著作付诸刊行者，数目之多，实难统计，而见于中医刊物之学术论文更是目不暇接。

可以说，无论是古代还是现代，研究《伤寒论》的人员之众，文献之多，均是其他中医典籍所不可比拟的。

第二章 《伤寒论》的学术渊源与成就

一、《伤寒论》的学术渊源

我国传统医学有着悠久历史和丰富内容。东汉以前，我国医学的理论体系已逐渐完善，大量复方也广泛应用于临床。《内经》的阴阳五行、脏腑经络、病因病机、诊法治则、辨证论治、方剂配伍、药性理论等已基本完备；《难经》的脉法诊断、针刺俞穴和脏腑病传理论在《内经》的基础上又有所发展；专门论述药物产地、功用、主治之书《神农本草经》及专门论述药物合和、汤液治病之书《汤液经》亦已问世。另据史书记载，我国传统医学的临床治疗已达到了较高水平，如战国时的名医扁鹊、西汉仓公淳于意、东汉太医丞郭玉等，均是造诣深厚的临床大家。这些积累无疑为张仲景写作《伤寒杂病论》奠定了坚实基础。

张仲景自称其《伤寒杂病论》是在参详了多部中医经典的基础上才完成的。晋·皇甫谧《甲乙经·序》也称："伊尹以亚圣之才，撰用《神农本草》，以为《汤液》""仲景论广伊尹《汤液》为数十卷，用之多验。"结合《伤寒论》条文和有关史料分析，《伤寒论》的学术渊源大致包括几方面：

①基础理论主要继承于《内经》《难经》《阴阳大论》。

②诊法来自《内经》和《难经》，不过其脉诊系将《内经》的三部九候法简化为上中下三部（人迎、趺阳、少阴）诊法，并将其与《难经》的独取寸口法有机结合而成。

③药学理论全面继承于《神农本草经》和《胎胪药录》，并在临床实践中予以发扬光大。

④方剂主要来源于上古的《汤液经法》，并在此基础上"博采众方"。

⑤诊治疾病的方法充分继承了包括公乘阳庆、仓公淳于意及其师张伯祖在内的先贤名家的经验。

综上所述，张仲景是在系统总结与继承了汉代以前医学成就的基础上，结合自己的临床实践，经过长期艰苦的努力，才著成了我国第一部融理法方药于一体的辨证论治的专书——《伤寒杂病论》。它既是对前人理论与经验的总结，也是对中医学术理论的再创造。

二、《伤寒论》的学术成就

《伤寒论》的学术成就主要有两大方面。

首先，是在《素问·热论》六经分证的基础上，运用《内经》以来的有关脏腑经络、气血阴阳、病因病机，以及诊断、治疗等方面的基础知识，创造性地对外感疾病错综复杂的证候表现及演变规律进行分析归纳，创立了六经辨证体系。这一体系具有如下特点：

①将理法方药结合为一个有机整体，并在《内经》等医著的基础上进一步确立了脉证并重的诊法与辨证论治的纲领。

②处处体现了对立统一法则与整体衡动观。其辨证必系统全面地观察脉证及其动态变化，以明疾病之所在，证候之属性，邪正之盛衰，证候之进退，演变之趋向，预后之吉凶。

③充分体现了三因治宜的灵活性。其论治必因证立法，因法设方，因方用药，且方剂不仅有其适应证，而且有其禁忌证、煎服法及注意事项，照顾十分周到。

④记载了许多功效卓著的方剂。论中共载113方（缺一方），法度严谨，用药精当，组方精纯，加减灵活，功效卓著，不仅为多种外感热病和内伤杂病提供了有效的治疗方药，而且首次全面系统地运用了汗、吐、下、和、温、清、补、消八法，为后世医家提供了范例，被誉为"方书之祖"。这些方剂有的已成为后世医家组方用药的典范与基础，更多的则是经过历代医家临床实践的检验，至今仍作为行之有效的方剂而广泛运用于临床。此外，《伤寒论》的方剂已成为中医药现代化研究的重要课题，并已取得了丰硕成果。

⑤记载了许多不同的剂型。书中所载的剂型有汤剂、丸剂、散剂、含咽剂、灌肠剂、肛门栓剂等，为中医药制剂技术的发展奠定了基础。

其次，《伤寒论》六经辨证体系，将东汉以前的长于医学理论的"医经家"与长于临床技能的"经方家"有机结合了起来，避免了二者在学与术问题上的偏颇，为后世医家树立了理论联系实际的榜样。

总之，《伤寒论》集汉以前医学之大成，将祖国医学的医学原理与临床实践密切结合起来，创立了融理法方药为一体的六经辨证体系，不仅适用于外感病及某些杂病，也适用于中医临床各科，从而为后世临床医学的发展奠定了坚实的基础。作为我国第一部理法方药比较完备的医学专著，《伤寒论》启发和哺育了后世各个医学流派的形成与发展。例如，明清之际的温病学说，就是在《伤寒论》的基础上进一步发展起来的。当然，由于历史条件的限制，书中亦不免掺杂了少数不符合实际的内容与观点。因此，我们应当对其一分为二地分析，去粗取精，继承创新，使之为中医药事业的发展再做贡献。

第三章 伤寒的含义

《伤寒论》以伤寒命名,而伤寒的含义有广义和狭义之分,对此要十分注意,千万不可混淆。

广义伤寒是一切外感热病的总称。古代将一切外感热病均称为伤寒,此即《素问·热论》所说:"今夫热病者,皆伤寒之类也。"《千金方》引《小品方》云:"伤寒,雅士之词;云天行、瘟疫,是田舍间号耳。"《肘后方》云:"贵胜雅言,总名伤寒,世俗因号为时行。"又云:"伤寒、时行、温疫,三名同一种耳,而本源小异。"由此可知,伤寒是上层社会及知识分子对外感热病的习惯称呼,而民间则称为天行、温疫、时行等。

狭义伤寒,是指外感风寒,感而即发的疾病。《伤寒论·伤寒例》云:"冬时严寒,万类深藏,君子固密,则不伤于寒。触冒之者,乃名伤寒耳。"又云:"中而即病者,名曰伤寒。"即指狭义伤寒而言。

《难经·五十八难》说:"伤寒有五,有中风,有伤寒,有湿温,有热病,有温病。"其中"伤寒有五"之伤寒为广义伤寒,五种之中的伤寒为狭义伤寒。

《伤寒论》以伤寒命名,书中又分别论述了伤寒、中风、温病等,所以全书所论应属广义伤寒的范畴,但从全书的篇幅看,又重在论述人体感受风寒之邪所发疾病的辨证论治规律。还要说明的是,《伤寒论》所论的伤寒病与西医学中的"伤寒"含义完全不同,不可混为一谈。

第二篇 《伤寒论》概论

第一章 《伤寒论》的辨证方法

一、六经、六经病与六经辨证

《伤寒论》以六经作为辨证论治的纲领。历史上对于六经实质的认识歧义颇多,据不完全统计,约有40种以上。造成以上情况的原因固然有多种因素,但其中最重要的因素是混淆了六经、六经病与六经辨证的概念。因此,我们要全面地掌握六经辨证,也需要明确六经、六经病、六经辨证的概念。

六经,即太阳、阳明、少阳、太阴、少阴、厥阴。由于六经之每一经又分为手足二经,因而总领十二经及其所属脏腑的生理功能,是生理性概念。

六经病,是以中医基础理论为依据,对人体感受外邪之后所表现出的各种症状进行分析、归纳与概括的结果。它既是外感病发展过程中的不同阶段,也可看作既互相联系又相对独立的症候群,是病理性概念。

六经辨证则是一种辨证论治的方法与体系。它是以六经所系的脏腑经络、气血津液的生理功能与病理变化为基础,并结合人体抗病力的强弱、病因的属性、病势的进退缓急等各方面

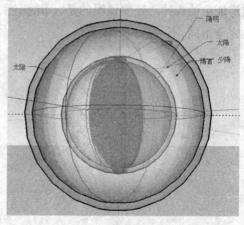

六经模型图

的因素,对外感疾病发生、发展过程中的各种症状进行分析、综合、归纳,借以判断病变的部位、证候的性质与特点、邪正消长的趋向,并以此为前提决定立法处方等问题。

二、《伤寒论》六经辨证与《素问·热论》六经分证的区别

六经辨证是在《素问·热论》六经分证的基础上发展而来的,不过二者又有显著的差别。《素问·热论》的六经分证只论述了热证、实证,未涉及寒证、虚证,其证候变化只有两感,其治疗仅提及汗、下两法,既不具体,也不完善。《伤寒论》则全面讨论了风寒温热之邪侵袭人体之后,脏腑经络、营卫气血、邪正消长、表里出入、虚实转化、阴阳盛衰等多种病证及其变化规律;既论述了热证、实证,又论述了虚证、寒证;既论述了两感,又论述了合病、并病;其治疗不仅包括了汗、吐、下、和、温、清、补、消八法,而且又有针药并行、内服外导等法;所载方剂,不仅配伍严谨、主治明确,且又列出其禁忌证、加减法、煎服法及注意事项,具有很强的针对性和实用性。因此,《伤寒论》的六经辨证较《素问·热论》的六经分证有了显著的进步,它既是辨证的纲领,义是论治的准则。

三、六经辨证与八纲辨证的关系

八纲辨证是对一切疾病的病位和证候性质的总概括。六经辨证是《伤寒论》主要用于外感病辨证论治的一种辨证方法。外感病是在外邪作用下正邪斗争的临床反应。正邪斗争的消长盛衰,决定着疾病的发展变化,关系着疾病的病位与证候性质。因此,六经辨证的具体运用,无不贯穿着阴阳表里寒热虚实等八纲辨证的内容。也就是说,六经辨证与八纲辨证有着十分密切的关系。

阴阳是辨识疾病与证候的总纲。一般说来,六经病中的太阳、阳明、少阳统称为三阳病;太阴、少阴、厥阴统称为三阴病。三阳病表示正气盛,抗病力强,邪气实,病情一般呈亢奋状态,因而三阳病多属热证、实证,概括为阳证。三阴病表示正气衰,抗病力弱,病邪未除,病情一般呈虚衰状态,因而三阴病多虚证、寒证,概括为阴证。此即六经与八纲中阴阳总纲的关系。

表里是分析病位深浅的纲领。就六经的表里而言,一般而论太阳属表,其余各经病变均属里。但表里的概念又是相对的。例如,从六经病而言,三阳病属表,三阴病属里;从三阳病而言,太阳属表,少阳属半表半里,阳明属里;从阴阳配属关系而言,太阳与少阴互为表里,阳明与太阴互为表里,少阳与厥阴互为表里;从太阳一经而言,中风表虚证、伤寒表实证属表,蓄水证、蓄血证属里。判断疾病的表里还可以说明病势的趋向,如疾病由表入里为逆,由里出表为顺。判断疾病的表里对决定治则也有重要的意义,如太阳表证宜解表发汗,阳明里证宜清泄里热或攻下里实,表里兼病又有先表后里、先里后表、表里兼治等不同治法。可见,六经中蕴含着丰

富的表里辨证内容。

寒热是辨别疾病性质的纲领。就六经病的寒热而言,三阳病多病势亢进,阳邪偏盛,故多属热证;三阴病多病势沉静,阴邪偏盛,故多属寒证。病证之寒热的情况也较为复杂。同一证候如下利证、呕哕证、黄疸证等,都有属寒属热的不同。单纯的寒热辨之尚易,寒热错杂的辨识就较难。如半夏泻心汤证是寒热错杂,痞结于中焦;黄连汤证是寒热错杂,格拒于中焦;乌梅丸证是上热下寒,阴阳逆乱。更有在寒热盛极之时,又每每出现真寒假热、真热假寒之证,辨证稍有疏忽,治疗稍有差池,病人则有性命之虞。可见,辨寒热也是六经辨证的重要内容。

虚实是辨别邪正盛衰的纲领。就六经病而言,三阳多属正盛邪实的实证,三阴多属正气虚损的虚证。《伤寒论》对辨别邪正虚实十分重视。例如,"发汗后,恶寒者,虚故也;不恶寒,但热者,实也,当和胃气,宜调胃承气汤";"发汗病不解,反恶寒者,虚故也,芍药甘草附子汤主之",是以发汗后的寒热趋向定虚实。又如,"脉浮而紧者,法当身疼痛,宜以汗解之。假令尺中迟者,不可发汗。何以知然,以营气不足,血少故也",是以脉症变化定虚实。可见,辨虚实也是六经辨证的重要内容。

综上所述,八纲辨证与六经辨证的关系十分密切。二者的关系可以归纳为:

①八纲辨证是对疾病的病位、病性、邪正盛衰趋势等方面的概括,六经辨证则是八纲辨证的系统化、具体化,是对外感热病发展过程中各种病证的阴阳表里寒热虚实的具体分析。

②八纲辨证的内容无不贯穿于六经辨证之中,六经辨证的内容无不包容于八纲辨证之下。例如,太阳病有恶寒、发热、头痛、项强、脉浮等脉症,从八纲辨证来分析,自然属于表证。但仅据表证还不能指导治疗,必须结合其有汗无汗、脉紧脉缓来进一步辨别,有汗者为表虚,无汗者为表实。只有这样,才能准确地选用解肌祛风或发汗解表的治疗方法。又如,少阴病以八纲辨证辨属里证、虚证,但仅据里证、虚证还不能指导治疗,必须进一步分析其阴阳的偏盛偏衰,如果表现为无热恶寒、四肢厥逆、下利清谷、脉沉微者,则为少阴寒化证;如表现为心烦不得眠、咽干咽痛、脉细数者,则为少阴热化证。只有这样,才能准确地选用扶阳抑阴或育阴清热的治疗方法。

③八纲辨证与六经辨证是相辅相成的,有互补之妙,而无对峙之处。

毫无疑问,完善于明清之际的八纲辨证,虽说来源于《内经》,但也是从《伤寒论》六经辨证中得以启发而加以系统化的。

四、六经辨证与脏腑辨证的关系

脏腑辨证是根据脏腑的生理功能与病理变化对疾病与证候进行分析归纳,借以推断病机,判断病位、病性及邪正盛衰状况的一种辨证方法,它与六经辨证有着十分密切的关系。脏腑是人体功能活动的核心,脏腑与脏腑之间,脏腑与全身各部之间,通过经络气血等的有机联系,构成了一个有机的整体。可以说,任何疾病都是脏腑经络病理变化的反映,六经病证自然也不例外。

以脏腑的病理反映而论,各经病均会累及所系的脏腑。如太阳统膀胱及其经脉,太阳病虽以表证为主,但其循经入里之时,邪入膀胱,影响气化功能,以致水蓄不行者,谓之太阳蓄水证,它既是六经证候,也是膀胱证候。阳明乃胃与大肠之通称,如白虎汤证既是阳明热证,也是胃热证;三承气汤证既是阳明腑实证,也是胃肠燥实证。胆与三焦皆属少阳之腑,病入少阳则胆火上炎,因而口苦、咽干、目眩,可知少阳病与胆腑关系密切。脾属太阴,太阴病多脾阳不足,运化失职,寒湿内阻,故有腹满而吐,食不下,时腹自痛,下利等,此证在六经辨证中称太阴病,在脏腑辨证中则属脾阳虚证。少阴统心肾两脏,少阴寒化证为心肾阳虚,阴寒内盛;少阴热化证为肾阴不足,心火上炎,水火失济。肝为厥阴脏,其为病虽然复杂,但无不与肝之生理与病理特点相关。如厥阴提纲证,属寒热错杂,肝邪犯及脾胃;吴茱萸汤证属肝气挟浊阴上逆。

从经络的病理反映而论,太阳经起于目内眦,上额交颠,入络脑,还出别下项,挟脊抵腰至足,故太阳经受邪可见头颈痛、身痛、腰疼等症。阳明经起于鼻两侧凹陷处,终于目而行于面,故阳明经受邪可见面赤、目痛、鼻干等症。少阳经起于目外眦,上抵头角,下耳后,入耳中,并从缺盆下行胸胁,故少阳经受邪可见耳聋、目赤、胸胁苦满等症。三阴病属里证,其经络所反映的证候虽不像三阳经那样显著,但其表现的某些证候,如太阴病的腹满,少阴病的咽痛,厥阴病的头痛,都与经络的循行部位不无关系。

不难看出,六经辨证与脏腑辨证是密不可分的。当然。六经辨证并不等同与脏腑辨证。有些证候难以用脏腑辨证做完整而准确的归纳,而归入六经辨证则十分合适,如厥阴之血虚寒凝证即属此类。更重要的是,六经辨证主要是为外感病的辨证论治而设的,而脏腑辨证主要用于内伤杂病的辨证论治。如果将《伤寒论》与《金匮要略》结合起来分析,就可以明了仲景将两种辨证方法分别用于外感与内伤两种疾病的思路。

概括来说,《伤寒论》的六经辨证是一种以脏腑辨证为基础,主要适用于外感疾病的辨证体系。经过后世医家的不断诠释和发展,六经辨证同样适用于杂病,成为一种主辨外感,兼辨杂病的辨证体系,为中医临床各科疾病的辨证论治提供了纲要。

第二章 六经病的传变

六经病是脏腑经络病理变化的临床反应，而脏腑经络又是不可分割的整体，故某一经的病变，常常涉及到另一经，从而出现相互传变，以及合病、并病等病理变化。

一、传变的概念

传，是指病情循着一定的趋向发展；变，是指病情在某些特殊条件下不循一般规律而发生性质的改变。虽然存在区别，但传变常互称。一般而论，凡病邪侵袭，正虚邪盛，则病证由表传里，由阳入阴；若正气恢复，驱邪外出，则病证由里出表，由阴转阳。这两种病理趋势皆称为传变。所不同的是，前者属邪胜病进，后者属邪衰病退。

二、决定六经病传变与否的因素

六经病的传变与否，主要取决于4个方面的因素：

①正气的盛衰：正气充盛，抗邪有力，则邪气不能内传；正气衰弱，则易致邪气内传；即使邪气已内传，如果正气恢复，已具驱邪外出之力，也可使病情因阴转阳，由里出表。

②邪气的轻重：感邪较重，其势较盛，外邪直袭而入，则必然向内传变；邪气不甚，或在正邪斗争中邪气已衰，则无力内传，或虽已内传，亦可有外出之机。

③治疗的当否：在疾病发展的过程中，是否能实施正确的治疗，关系到疾病的传变与否及传变的趋向。

④体质的强弱与宿疾的有无：一般而言，体弱者病邪易传并多传三阴，体强者病邪不易传，即使传变也多传三阳；有宿疾者其传变也多与宿疾的所在脏腑有关。古人云"正虚之处，便是留邪之所"，其意正在于此。

另外，判断疾病的传变与否，须据脉症变化而定，不可以日数计算。

三、直中、合病、并病

　　六经病不仅有传经而来者,而且还有"直中"。直中是指病邪不经太阳初期及三阳阶段,直接进入三阴经的一种方式。产生直中的原因,主要是由于正气内虚,抗邪无力,病邪得以越过阳经直中阴经而发病。因此,凡属直中者,一般病情较重。

　　六经可以单独为病,也可以两经或三经合并为病,故有"合病""并病"之称。合病,是指两经或三经同时发病,无先后次第之分者,如太阳少阳合病、阳明少阳合病,以及三阳合病等。并病,是指一经的病证为罢,而另一经病又起,有先后次第之分者,如太阳少阳并病、太阳阳明并病、少阳与阳明并病等。合病多属原发,病势较急;并病多属继发,病势较缓。

第三章 《伤寒论》的论治法则

论治法则包括治则与治法两个方面,治则是治疗疾病应遵循的总的原则,治法是治疗某一疾病的具体方法。

一、六经病证的基本治则

六经病的基本治则可概括为以下几个方面:

①治病求本,本于阴阳。《伤寒论》继承发扬了《内经》治病求本,本于阴阳的精神,对每一病证均遵照审证求因的原则,辨其病因之阴阳、病性之阴阳、病位之阴阳,然后按照病因、病性、病位的阴阳属性确定相应的治法,提出了一系列治疗的方法与纲要。

②祛邪扶正,分清主次。祛邪与扶正虽是治则的两个方面,却又是辩证的统一体,在具体应用时,又须分清主次。一般而言,三阳病属表,属热,属实,正盛邪实为基本矛盾,故以祛邪为主;三阴病属里,属寒,属虚,正虚邪恋为基本矛盾,故以扶正为主。但是,疾病是复杂的,治则也须据病情而定,祛邪之时应不忘扶正,扶正之时亦不忘祛邪。至于何时祛邪,何时扶正,或以祛邪为主,或以扶正为主,要以病情为依据。

③调和阴阳,以平为期。六经病证,无论扶正、祛邪,还是正治、反治,皆应以协调阴阳,以平为期为准则。

④明确标本,分清缓急。病有标本,证有缓急,故治有先后。一般情况重在治本,此是论治之大法,但特殊情况又要急则治标,此是灵活之变法;先表后里为常法,先里后表为变法,表里兼治为权宜之法。

⑤正治反治,依证而行。绝大多数六经病证是表象与本质相符,故多用正治法。例如,三阳病热实证,治以"热者寒之"之法;三阴病虚寒证,治以"寒者热之"之法。一旦出现疾病的表象与本质不一致,或病邪过强,拒药不受者,则又须应用反治之法。例如,通脉四逆加猪胆汁汤证,即是以通脉四逆汤温经回阳,而以猪胆汁引药入阴,以防格拒。

⑥随证治之,变化灵活。《伤寒论》提出"观其脉证,知犯何逆,随证治之"的大法,不仅针对六经兼变证,而且适用于所有疾病。法随证变是《伤寒论》的基本治

则之一。

⑦三因制宜，各有侧重。疾病的发生发展，受客观环境及个体差异的影响，故治疗应因时、因地、因人制宜。此亦为《伤寒论》的基本治则之一。

二、《伤寒论》中的治疗方法

《伤寒论》中包含了十分丰富的治法内容。首先，《伤寒论》的治法实际上已包含了汗、吐、下、和、温、清、补、消八法。例如，治太阳表证有麻黄汤、桂枝汤之汗法，治痰实阻滞证有瓜蒂散之吐法，治阳明里实证有三承气汤之下法，治少阳病有小柴胡汤之和法，治少阴寒化证有四逆辈之温法，治阳明热证有白虎汤之清法，治太阴病有理中丸之补法，治蓄血证有抵当汤之消法等，可谓集八法之大成。其次，《伤寒论》又汇集了多种不同的疗法，如药物疗法、针刺疗法、艾灸疗法等。药物疗法又有汤剂、散剂、丸剂之别，有外用、内服之分。同时，尚有药针并用法、针灸并用法、药灸并用法等。

总之，《伤寒论》承前启后，集中医论治法则之大成，开创了中医各种疗法之先河，为后世临床医学的发展奠定了坚实的基础。

第三篇 《伤寒论》各论

第一章 辨太阳病脉证并治（上）

【题解】 太阳病是外感疾病的初期阶段。风寒外袭，太阳首当其冲，人体肌表受邪，正邪交争于表，而致卫外失职，营卫不和，临床出现以发热恶寒，头项强痛，脉浮等症状，则称为太阳病。太阳病位在表，病性属阳，故又称为太阳表证。

太阳包括手太阳小肠、足太阳膀胱，与手少阴心、足少阴肾相表里。手太阳小肠经，起于手小指外侧，循臂至肩，前行入缺盆，下行络心属小肠；支脉上循面颊。足太阳膀胱经，起于目内眦，上额，交巅，入脑下项，夹脊抵腰，络肾属膀胱。小肠主受承化物，泌别清浊。《素问·灵兰秘典论》指出"小肠者，受承之官，化物出焉"。膀胱主藏津液，化气行水。《素问·灵兰秘典论》指出"膀胱者，州都之官，津液藏焉，气化则能出矣"。小肠上接于胃与心相表里，既能接受胃中水谷，又能导心火以下行。因小肠有泌别清浊的功能，所以小肠有病，除影响水谷精微的吸收，还会导致水液代谢的紊乱。水液的代谢过程中，膀胱所藏的津液，得到下焦肾阳的温煦。一方面参与体内水液的调整，而主小便的排除；另一方面，又能化气循太阳之经脉而布达于表，行于人体之外，行"温分肉，充皮肤，司开合"的功能。故云：太阳为六经之首，统摄营卫，主一身之表，故为诸经之藩篱。

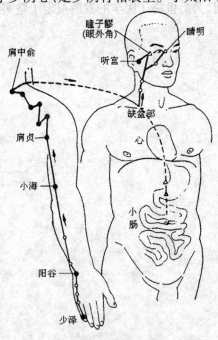

手太阳小肠经之穴位图

由于人体体质强弱之不同、感邪性质之差异,临床又有中风、伤寒、温病之不同。若腠理疏松之人,卫气不固,感受风寒邪气,以致卫外不固,营不内守,则表现出发热,汗出,恶风,脉浮缓等,称为中风证。若腠理固密之人,感受风寒较重,以致卫阳被遏,营阴郁滞,则表现出发热恶寒,无汗,头身疼痛,脉浮紧等,称为伤寒证。若外感温热之邪,或素体阳盛,外邪入里化热,可致营卫失和,阴津损伤,则表现出发热,口渴,不恶寒等,称为温病。此外,由于太阳表证日久,不得汗解,正气不能驱邪外散,邪气亦不能入里,正邪持续交争于肌表,临床以发热恶寒,热多寒少,呈阵发性发作者,称为表郁轻证。

太阳病除了上述证外,还有兼证、变证。太阳病兼证一般是在太阳病证的基础上兼有其他症状,如太阳中风证,可兼有项背强几几证,治宜桂枝加葛根汤;可兼有汗漏不止证,治宜桂枝加附子汤;可兼有脉促胸满证,治宜桂枝去芍药汤等。太阳病变证是因为失治、误治,或因其他的原因而出现的新的病证,如寒、热、虚、实等证,这些病证已不具备太阳病的特征。变证已不属于太阳病的范畴,而仲景将此列入太阳病篇,提示外感病具有复杂多变的一面,同时强调要重视对于太阳病的早期治疗,若因失治、误治,邪不从表解,必深入于里,而生他变。

太阳病为表证,因太阳病多因风寒所致,故又称太阳病为表寒证。其治疗以辛温解表为原则。中风证治宜解肌祛风,调和营卫,方用桂枝汤;伤寒证治宜辛温发汗,宣肺平喘,方用麻黄汤;表郁轻证治以辛温小汗或辛温微汗,方用桂枝麻黄各半汤或桂枝二麻黄一汤。太阳病兼证则须在主治方剂的基础上随证化裁。太阳病变证则需根据临床的证候,采用"观其脉证,知犯何逆,随证治之"的原则,随证重新立法选方。

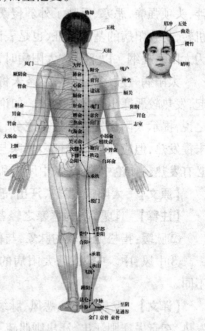

足太阳膀胱经及穴位图

【原文】 太阳之为病,脉浮,头项强痛①而恶寒②。(1)

【注释】 ①头项强痛:强,强直不柔和,即头痛项强之意。

②恶寒:恶,憎恶的意思,引申为畏惧。恶寒即怕冷。

【提要】 太阳病提纲。

【选注】 柯韵伯:仲景议论大法,六经各立病机一条以提揭一经纲领,必择至当之脉证而表彰之……后凡言太阳病者必据此脉证,如脉反沉、头不痛、项不强、不恶寒,是太阳之变局矣。

仲景立六经总纲法,与《内经》热论不同。太阳只重在表证表脉,不重在经络主病,看诸总纲,各立门户,其意可知。

方有执:此揭太阳之总病乃三篇之大纲。以下凡首称太阳病者,皆指此而言之也。

程郊倩:太阳之见证,莫确于头痛恶寒,故首揭之,使后人一遇卒病,不问何气之交,而但见此脉此证,均可作太阳病处治,亦必兼此脉此证,方可作太阳病处治。虽病已多日,不问其过经已未,而尚见此脉此证,仍可作太阳病处治。

【解析】 太阳为六经之首,统摄营卫之气,主表而卫外。风寒之邪侵袭人体,太阳首当其冲,正邪交争于体表,便出现太阳表病的脉症。"太阳之为病"即指邪气侵犯太阳而言。太阳病的主要证候表现是"脉浮,头项强痛而恶寒"。脉为气之先,外邪袭表,正气奋而抗邪,气血充盛于外,故脉应之而浮。太阳经脉起于目内眦,上额,交巅,入络脑,还出别下项,外邪束表,太阳经脉受邪,经气运行不利,故头项强痛。风寒之邪外束肌表,卫气被遏,失其"温分肉"的正常功能,故恶寒。脉浮,头项强痛,恶寒,反映了外邪侵袭太阳,人体肌表受邪,正邪交争于体表的病理机转,是太阳病的基本特征,也是表证的共有症状,所以列为太阳病篇之首,后人称为太阳病提纲。以下凡称太阳病时,多包括此脉此症。

太阳病一般多见发热,本条未将发热列入提纲证中的原因,可能是因太阳病初起,发热较恶寒出现为晚之故。如论中第3条即有"或已发热,或未发热,必恶寒"之说,提示太阳病发热有迟早之分,然恶寒则是必见之证,故省略未提。然本条虽未提发热,但应知太阳表证多恶寒与发热并见,因病在太阳,卫阳抗邪,正邪交争,必有发热。如论中第12条中风证和第35条伤寒证均有发热,应彼此互参。

【原文】 太阳病,发热,汗出,恶风①,脉缓②者,名为中风③。(2)

【注释】 ①恶风:为恶寒之轻者,即遇风则恶之,无风则坦然。

②脉缓:指松弛柔软的脉象,与伤寒之紧脉相对而言。

③中风:中。中风,是太阳病的一种证型。与猝然晕倒,口眼㖞斜之中风病不同。

【译文】 发热、汗出、恶风、脉缓:当人体初受风寒侵袭,阳气外浮与邪相争则发热,玄府失守则汗出,汗出则肌疏不胜风袭故恶风;更以汗液外出,故脉象松弛而呈缓象。凡此多与汗出有关。此示中风与伤寒之别。从症状上讲,有汗与无汗是关键之处。

【提要】 太阳中风的主要脉证。

【选注】 柯韵伯:风为阳邪,风中太阳,两阳相搏,而阴气衰少,阳浮故热自发,阴弱故汗自出,中风恶风,类相感也。风性散漫,脉应其象,故浮而缓。若太阳初受病,便见如此脉证,即可定其名为中风而非伤寒矣。

方有执:太阳病,上条所揭云云者是也。发热,风干于肌肤而郁蒸也。汗出,腠理疏,玄府开而不固也。此以风邪郁卫,故卫逆而主于恶风。缓,即下文阳浮而阴弱之谓。中,当也。凡音称太阳中风者,则皆指此而言也。

汪琥:脉缓,当作浮缓看。浮为太阳病脉,缓是中风脉。

钱潢:缓者,紧之对称,非迟脉之谓也。风为阳邪,非劲急之性,故其脉缓也。

【解析】 先提纲,后分类,是仲景六经病篇写作的体例特点。本条与第三条就是太阳提纲证之后关于证型的分类。太阳病主要分为中风证和伤寒证两种证型,本条属于太阳中风证。辨证的重点是"汗出"与"脉缓",需要品读的难点则是"脉缓"。

风为阳邪,其性开泄,既然名为太阳中风,就一定要体现风性致病的这些特点。而在条文的四个脉症中,最能体现风邪致病特点的是"汗出"和"脉缓"。汗出是风邪袭表,营卫不和,肌腠开泄;脉缓是与脉紧相对,排除寒邪为病。或曰:中于风邪便恶风,中于寒邪便恶寒,本条恶风而不恶寒,亦属中风辨证之眼目,这种认识不妥。恶风乃恶寒之轻者,并有阵阵风吹怕冷之感。中风证恶风,只能说风为阳邪,伤阳亦轻,所以怕冷的程度不重而已。其实,中风证亦有恶寒,伤寒证亦有恶风。

恶风寒的病机与卫气的"温分肉"的功能失职有关,但却有外感与内伤之分(仲景只称恶寒,不称畏寒)。就外感恶风寒而言,受外邪性质与体质因素的影响,又有轻重之别:一是阳浮表疏,卫郁不甚,虽恶而轻;一是阳郁表闭,卫遏不宣,其恶而重。前者每称恶风,后者则称恶寒。外感恶风寒,反映卫气的功能性病理变化,是"卫强"难以温分肉,非阳虚无以温分肉。《伤寒论》中的太阳病篇亦有内伤恶风寒之例,如桂枝加附子汤证之"其人恶风"及芍药甘草附子汤证之"反恶寒"等即是。正由于外感病的恶风寒,属卫气在外邪作用下的功能性失常,所以其怕冷与否,与外环境因素的影响关系不大,即使近火厚覆亦必恶风寒不止。故尔,外感之恶风,恶寒,因人而异,仅提示外感之邪在表,并不能作为"太阳中风"证和"太阳伤寒"证的辨证眼目。因此,陈亦人先生也谆谆教导:以往注家对于中风大多只据病因解释,并且与伤寒做比较,认为风为阳邪,中风即感受了风邪;寒为阴邪,伤寒即感受了寒邪。由于感受风邪,所以恶风,感受寒邪,所以恶寒,几乎已成定论。其实风与寒每每相兼为患,不可能截然分开,恶寒的必然恶风,恶风的也会兼有恶寒。论中桂枝汤证恶风、恶寒并提,麻黄汤证也只提恶风,就是很好的证明。不过,由于风寒两邪在邪气性质上的致病特点有异,对肌表束缚的程度也有轻重的差别,在临床能见到中风证恶风寒轻,伤寒证恶风寒重的情况。

关于脉缓,牵扯到《伤寒论》脉法论述的特殊性,需要讨论清楚。王太仆注云:

"缓者,缓纵之状,非动而迟缓也。"可是所谓的"缓纵之状",临床上何以体会?钱天来的注释可谓一语中的,他讲:"缓者,紧之对称,非迟缓之谓也。风为阳邪,非劲急之性,故其脉缓也。"钱氏的"紧之对称"之说,十分准确。本条之"缓",实际上是与第三条之"紧"相对而言,可以说脉不现紧象就是缓意。一定要注意从"相对"的角度体会理解。因为相对性的脉象描述,属仲师脉法写作体例特点之一,这种写作形式在《伤寒论》中比比皆提。

【原文】 太阳病,或已发热,或未发热,必恶寒,体痛,呕逆,脉阴阳俱紧①者,名为伤寒②。(3)

【注释】 ①脉阴阳俱紧:阴阳,分别指天脉和寸脉而言。脉阴阳俱紧,指寸关尺三部皆呈紧象。紧与缓相对而言。

②伤寒:太阳病的一种类型。属狭义的伤寒。

【提要】 太阳伤寒的主证主脉。

【选注】 方有执:或,未定之词,寒为阴,阴不热,以其着人而客于人之阳经,郁而与阳争,争则蒸而为热。已发热者,时之所至,郁争而蒸也;未发热者,始初之时,郁而未争也。必,定然之词,然此以寒邪郁营,故营病而分见恶寒,日必者,言发热早晚不一,恶寒则必定即见也。

钱潢:体痛者,伤寒营分也。营者,血中精专之气也。血在脉中,随营气而流贯滋养夫一身者也。此因寒邪入于血脉之分,营气涩而不快于流行,故身体骨节皆痛也。

《金鉴》:胃中之气,被寒外束,不能发越,故呕逆也。

柯韵伯:太阳受病,当一二日发,故有即发热者,或有至二日发者。盖寒邪凝敛,热不遽发,非热风邪易于发热耳。然即发热之迟速,则其人所禀阳气之多寡,所伤寒邪之深浅,固可知矣。然虽有已发未发之不齐,而恶寒体痛呕逆之证,阴阳俱紧之脉先见,即可断为太阳之伤寒。

尤在泾:此太阳伤寒之脉之证也,与前中风条参之自别。盖风为阳邪,寒为阴邪,阳气疾,阴气徐,故中风身热,而伤寒不即热也。风性解缓,寒性劲切,故中风汗出脉缓,而伤寒无汗脉紧也。恶寒者,伤于寒则恶寒,犹伤于风则恶风,伤于食则恶食也。体痛呕逆者,寒伤于形则痛,胃气得寒则逆也,然窃尝考诸条:中风中湿,并兼体痛;中风中暍,俱有恶寒;风邪上壅,多作干呕;湿家下早,亦成哕逆。故论太阳伤寒者,当以脉紧无汗、身不即热为主,犹中风以脉缓、多汗、身热为主也。其恶寒、体痛、呕逆,则以之合证焉可耳,不言无汗者,以脉紧该之也。

【解析】 太阳伤寒是太阳病的另一重要类型。同第2条一样,本条也是以"太阳病"冠首,因此其主要脉症也应结合第1条理解,即在太阳提纲证的基础上,又见或已发热,或未发热,体痛,呕逆,脉阴阳俱紧者,是为太阳伤寒证。本证因风寒袭表,寒邪偏盛,导致卫阳外闭,营阴郁滞而成。风寒袭表,卫阳抗邪,正邪相争,必然发热,所以发热是太阳伤寒的主症之一。本条提出发热有"或已"与"或未"之别,这种不定之辞,提示发热有早晚之分,其原因与感邪的轻重,体质的强弱等因素有关。"已发热"是风寒袭表,卫阳能及时达表抗邪,故起病即见发热;"未发热"是感受风寒较重,卫阳郁遏,或体质素弱,卫阳不能及时达表抗邪,故发热较迟。然不论迟早,多有发热。"必恶寒"是强调恶寒必定先见。寒邪束表,卫阳即被郁遏而失去卫外温煦的作用,故必恶寒。也就是说,太阳伤寒之发热可有迟早,但恶寒则必与起病同见。恶寒较之恶风为重,虽身居密室,覆被向火也不能减轻。"体痛"指周身疼痛,是伤寒的主要症状之一。寒性凝涩,寒伤肌表,不仅外闭卫阳,而且内郁营阴,营卫气血凝滞,经气运行不畅,故周身疼痛。"呕逆"为寒邪束表,表闭营郁,影响胃气和降,胃气上逆而致。"脉阴阳俱紧"是指寸关尺三部脉俱现浮紧之象,浮乃正邪交争于表,紧乃卫阳被遏,营阴郁滞,气血运行不利所致。

　　太阳伤寒的脉症除原文所述外,还当有无汗一症,唯其无汗脉紧,故后人又把太阳伤寒称为伤寒表实证,以与太阳中风证成对举之势。

　　太阳中风与伤寒,是两种不同类型的表证。太阳中风,是因卫外失固,营阴外泄,营卫不和,故以发热、汗出、恶风、脉浮缓为主症,属太阳病表虚证;太阳伤寒,是因卫阳外闭,营阴郁滞,经气不利,故以恶寒、发热、无汗、身痛、呕逆、脉浮紧为主症,属太阳病表实证。其中鉴别的关键在于有汗和无汗。

　　【原文】　伤寒一日①,太阳受之,脉若静②者为不传;颇欲吐,若躁烦,脉数急③者,为传也。(4)

　　【注释】　①伤寒一日:伤寒,指外感风寒之邪。一日,约略之辞,指受邪之初。
②脉若静:静,平静之意。此处指太阳病的脉证没有发生变化。
③脉数急:与脉静相对而言,此处指脉象发生了变化,已不属于太阳病之脉。

　　【提要】　辨伤寒传与不传的脉证。

　　【选注】　尤在泾:寒气外入,先中皮肤,太阳之经,居三阳之表,故受邪为最先。而邪有微甚,证有缓急,体有强弱,病有传与不传之异,邪微者不能挠于正,其脉多静;邪甚者,得与正相争,其脉数急,其人则躁烦而颇欲吐。盖寒邪稍深,即变而成热;胃气恶邪,则逆而欲吐也。

　　沈金鳌:一日,约辞,非定指一日也。脉静者,太阳伤寒脉浮紧,仍是浮紧之脉未尝他变也,故病仍在太阳,而亦未他传,此据脉知之,而太阳诸症自在可见。若更验之于证,胸中之阳为在表之寒所郁,因而欲吐躁烦,脉又不静,而浮紧变为数急,太阳之邪势必入里而传阳明,盖欲吐躁烦,皆阳明胃证也。此又兼审脉证而知之。

　　沈明宗:此凭脉辨证,知邪传与不传也。脉浮而紧,为太阳正脉,乃静是不传他经矣。若颇欲吐,或躁烦,而脉数急,则邪机向里已著,势必传经为病也。

钱潢：伤寒一日，太阳受之者，即《内经》热论所谓"一日巨阳受之，二日阳明受之"之义也。因太阳主表，总统营卫，故先受邪也。然寒伤营之证，其脉阴阳俱紧，或见浮紧之脉。若一日之后，脉安静恬退，则邪轻而自解，不至传入他经矣。倘见颇觉欲吐，则伤寒呕逆之证犹未除也。况吐则邪入犯胃，乃内入之机，若口燥而烦热、脉数急者，为邪气已郁为热，其气正盛，势未欲解，故为传经之候也。

《金鉴》：伤寒一日，太阳受之，当脉浮紧，或汗或未汗，若脉静如常，此人病脉不病，为不传也。初病或呕未止颇欲吐，若躁烦脉数急者，此外邪不解，内热已成，病热欲传也。宜以大青龙汤发表解热，以杀其势；或表里有热证者，则当以双解汤两解之也。

【解析】　本条是首次提出"传"的概念，这也是所谓传经理论的来源所在。本条同样采用了仲景惯用的脉症前后相对性的论述形式。本条有两个需要品味的难点：一是"不传"与"传"，一是"脉若静"之"静"。

关于传与不传的问题，按李克绍先生的观点，所谓"传"，就是《内经》"人伤于寒传而为热"之"传"。所以"传"，就是变化之意，而不是传统讲的从此经传彼经的意思。按六经均有表证的理论，伤寒一日，是太阳所主肤表受邪，所以称之为"太阳受之"，此时应根据脉症的变化，推测病邪传与不传，太阳病是否成立。

"脉若静者"与"脉数急者"的相对及其比较，是本条最大的特色。显示了仲景脉法论述和脉象运用的特异性。"脉若静"之"静"，按常义讲，是静止之意。而本条之"静"，则肯定非属此意。何况古今皆无"静脉"之称，故脉静，指脉象未有变化之意。"静"虽冠称脉，但并非具体的脉象，乃属于形容词。所谓"脉若静"，是藉脉为说理工具，用以阐明病理机转，这是仲景脉法运用灵活性的特征之一。所以，脉静是与脉数急相对而言的，脉未现数急就是"静"之意。仲景的六经分证是承袭《素问·热论》的，但在阐述辨证论治理论上则有很大的发展与创新，如在判断疾病的传变上就突破了《素问·热论》逐日传经的理论模式，提出了以脉症为凭，不必拘于时日的唯物辩证的理论，本条就是对这种据脉症辨证理论的举例。外感病初起，即所谓"伤寒一日"，太阳主肤表首当其冲，故曰"太阳受之"，病虽一日，也有传与不传之辨，是时若脉与症相符而不数急，就表明病在肤表而没有发生传变，即所谓"不传"；如果脉现数急，且又出现恶心欲吐、烦躁不安之症，则说明疾病已发生了传变，即"为传也"。

《伤寒论》中类似"脉若静"的冠以"脉"的所谓脉诊内容，在六经病篇比比皆是，如脉和、脉平、脉解、脉负、脉绝等。其意与脉静所指大致相同。总之，本条的脉若静，是与下文脉数急相呼应，用此对比说明邪气留恋肌表，尚未传变之病机。

【原文】　伤寒二三日①，阳明少阳证②不见者，为不传也。(5)

【注释】　①二三日：根据《素问·热论》的说法，传经是有规律的，每天传一经。一日太阳,二日阳明,三日少阳,四日少阴,五日太阴,六日厥阴。但临床实际所见并不尽然,当以脉证为凭。

②阳明、少阳证:阳明的不恶寒,反恶热,身热,心烦,口渴,不眠等证;少阳的寒热往来,胸胁苦满,善呕,口苦,咽干,目眩,耳聋等证。

【提要】 辨伤寒不传变之法。

【选注】 方有执:上条举太阳而从脉言,此复举阳明少阳而从证言,次第反复,互相发明也。然不传有二,一则不传而遂自愈,一则不传而犹或不解,若阳明、少阳虽不见,太阳亦不解,则始终在太阳者有之,余经同推。要皆以脉证所见为准,若只蒙胧,拘日数论经,其去道远矣。

沈金鳌:阳明少阳二经之证,至二三日不见,可知其脉仍浮紧而亦不变,此亦但据证而知之也。可见一日太阳,二日阳明,以次相传之日数未可泥矣。

《金鉴》:伤寒二日阳明受之,三日少阳受之,此其常见。若二三日,阳明证之不恶寒、反恶热、身热、心烦、口渴、不眠等症,与少阳证之寒热往来、胸胁苦满、善呕、口苦、咽干、目眩、耳聋等症不见者,此为太阳邪轻热微,不传阳明少阳也。

尤在泾:邪既传经,则必递见他经之症。伤寒二三日,阳明少阳受病之时,而不见有身热、恶热、口苦、咽干、目眩等症,则邪气止在太阳,而不更传阳明少阳可知。仲景示人以推测病情之法为此。

成无己:伤寒二三日,无阳明少阳证,知邪不传,止在太阳经中也。

【解析】 本条论伤寒的传经与不传经,主要以证候为准,而不必拘于日数。各注家的意见基本是一致的,而以方有执和沈金鳌说得最为清楚。

按照《素问·热论》上传经的规律是一日太阳,二日阳明,三日少阳。但虽然二日,并未见到不恶寒、但恶热、口渴欲饮等阳明证,三日并未见到口苦、咽干、目眩等少阳证,则可断知病邪仍在太阳,而后有传变,如方有执所说的那样。太阳病也有不传变而始终在一经的,所谓不传,有两方面的意义:一是不传而自趋痊愈,一是不传而病邪仍在太阳不解。总之,诊断传经与否,主要以脉证为主,如病程虽较久,但仍见太阳脉证的,则仍是太阳病;如日数虽短,但脉证已经脱离了太阳病的范围,就不能再作太阳论治。

【原文】 太阳病,发热而渴,不恶寒者,为温病①。若发汗已,身灼热者,名风温②。风温为病,脉阴阳俱浮③,自汗出,身重,多眠睡④,鼻息必鼾,语言难出。若被下者,小便不利,直视,失溲⑤;若被火⑥者,微发黄色,剧则如惊痫,时瘛疭⑦,若火熏之⑧。一逆尚引日,再逆促命期。(6)

【注释】 ①温病:外感病中的一种病证。属广义的伤寒范畴。

②风温:指误用辛温发汗引起的一种变证,与后世温病学中的风温不同。

③脉阴阳俱浮:指寸关尺三部俱浮盛有力,为热邪内盛之象。

④多眠睡:指邪热内盛所致的昏睡状态。

⑤失溲:溲,指大小便。失溲,因前有"小便不利",故此指大便失禁。

⑥被火:火,指灸、熏、熨、温针等治法。被火,指误用火法治疗。

⑦时瘛疭:瘛,指收缩。疭,指舒伸。时瘛疭,指阵发性四肢抽搐。

⑧若火熏之:像烟火熏一样,指病人的皮肤颜色暗晦枯黄。

【译文】 (1)太阳病发热而渴,不恶寒者为温病:指出温病的主要特征是发热而渴、不恶寒。

(2)若发汗已,身灼热者,名风温:这里的风温指太阳温病误治的变证,与后世温病学中所讲的风温概念不尽相同。尤在泾说:"伤寒,寒伤在表,汗之则邪去而热已。风温,温与风得,汗之则风去而温胜,故身灼热也。"

(3)风温为病……语言难出:此段具体说明了风温的临床表现。其症状主要是因津液缺乏,热度高而致。其中,脉阴阳俱浮说明内外一片热象;自汗出说明表邪已有转向气分里热之势;身重说明津液缺乏,经脉不得濡养;多眠睡说明气分之热已扰心神;鼻息必鼾、语言难出说明热邪充斥肺胃,以致气机紊乱。

(4)若被汗者……剧则如惊痫,时瘛疭:说明再一次误治而发生的又一次变证。因为风温已属误治,使津液缺乏,热邪加重。若再用汗、下、被火之法,则更进一步损伤津液,出现小便不利;若更严重则有无尿之危,或出现筋脉失养而抽搐动风;若热邪进一步加重,以致血液受损,则可能出现身微黄;若热扰心神则惊痫。

(5)若火熏之……再逆促命期:说明误治一次,虽使病情加重,尚不至立即危害生命。但一再误治,就会危及生命。以此告诫医生临证之时必须及时总结经验,随时纠正错误。

【提要】 本条列出了温病的特征及误治后出现的种种变证。说明温病治法不能用峻汗解表。

【选注】 尤在泾:此温病之证也。温病者,冬春之月,温暖太甚,所谓非常之暖,人感之而即病者也。此正是伤寒对照处。伤寒传变乃成热,故必传经而后渴,温邪不待传变,故在太阳而即渴也。伤寒阳为寒郁,故身发热而恶寒。温病阳为邪引,故发热而不恶寒也。伤寒,寒伤在表,汗之则邪去而热已。风温,温与风得,汗之则风去而温胜,故身灼热也。

程郊倩:温病之源头,只是阴虚而津液少,汗下温针,莫非亡阴夺津液之治,故俱属大忌。未发汗只是温,发汗已身灼热,则温病为风药所坏,遂名风温。

章虚谷:太阳外感之邪,若发汗已,必热退身凉矣。今热邪从少阴而发,当清其热,乃误发其汗,反伤津气,助其邪势,故其更灼热,因而勾起其肝风,鼓荡其温邪,故名曰风温。

《金鉴》:温病热病不恶寒者,表热也;口渴引饮者,里热也。表热无寒,故不宜汗;里热无实,故不宜下;表里俱热,尤不宜火。

陆渊雷:自古有温病之名,时复与伤寒对立,学者将以为温病治疗异于伤寒,故仲景于此但举证候,不出主方,所以示渴而不恶寒之证既同于阳明,则治法亦在阳明法中也。不称阳明,而称太阳温病者,以自古相传之六经概念,阳明由传变而来,温病则始病即如此。

【解析】 本条可分为两段理解。

第一段自"太阳病"至"为温病",主要论述太阳温病的脉症特征。温病是外感热病的一种,属广义伤寒的范畴,为感受温热之邪而发生的疾病。温为阳邪,化热迅速,最易伤阴,它和风寒之邪最易伤阳有本质上的区别。然温病初起,首犯肺卫,亦有发热、头痛、脉浮等症状,故仲景统称之为太阳病,而以"太阳病"冠首。这一方面是为了在太阳病篇就开宗明义地说明《伤寒论》包括温病的内容,另一方面意在强调温病与中风、伤寒虽有症状上的相似之处,但又以下文提示二者迥然有别。"发热而渴,不恶寒"作为温病的特点,提示温病与中风、伤寒在临床表现上的不同之处。温为阳邪,最易伤阴,故其起病之始,不经传变,即在发热的同时出现口渴;而且温热伤人,外无寒束,故多不恶寒。温病虽证候百端,但"发热而渴,不恶寒"是其基本特征,故本条首为标出,使人一目了然。

此条对后世温病学家极有启发,他们在此条的基础上,根据温邪种类及所犯部位,对温病的发生、发展及演变,结合临床实际进行了深入的研究,逐步形成了以卫气营血、三焦辨证等独特辨证论治体系为基础的温病学。这是对《伤寒论》的发展和补充。此外,从临床上看,温病在初期邪侵卫分阶段,也有微恶风寒者,乃因风热伤卫,卫失固外作用所致。不过,温病初期之恶风寒,一般程度较轻,为时短暂,而且多伴有口渴、舌红、脉数等邪热内蕴之症,临证不难与伤寒、中风区别。

第二段自"若发汗已"至文末,论述温病误治后的种种变证。由于温病的主要病因病机是感受温热之邪,内有蕴热,热郁津伤,故其治疗总以寒凉清解为大法,切忌辛温助热之剂。即使温病初起,邪在肺卫,其治法亦只宜辛凉透解,若误用麻桂之属,必因以热助热而致热盛津伤,形成变证,谓之"风温"。此时邪热鸱张,发热不但不降,反而升高而为"身灼热"。脉阴阳俱浮,乃邪热充斥于内外,鼓动气血加速运行所致。阳热太盛,蒸腾津液外泄,故自汗出。壮火食气,火热损伤元气,加之热邪壅滞经脉,故身重无力,难以转侧。热伤气阴,火热扰乱神明,则病人呈困顿嗜睡状态。心主言,神明被扰,热盛神昏,故语言不利。温热壅肺,肺窍不利,故鼻息必鼾。

风温变证总因邪热内盛所致,故当治以辛凉甘寒,清热育阴之法,切忌辛温发汗、苦寒攻下、火疗等法,以免变证丛生。若误用下法,重伤阴液,水源枯竭,则小便不利;阴伤神惯,病情恶化,肝肾阴精不能上荣于目,则见直视;热盛神昏,关门不固,则二便不能约束而失禁。若风温再误用火法,火热之邪加于温热,熏灼肝胆,轻则全身发黄;重则火邪内攻,气阴耗竭,水不涵木,热极而风动,从而出现阵发性全身抖动、肢体抽搐等症状,即"如惊痫,时瘛疭",同时因火灼肝胆亦更为严重,使黄疸之色如火熏之黄而晦暗无泽。

总之,自"被下者"以下文字,是论述治风温变证不明清热育阴之旨而反误下,以致津枯火炽,病势垂危的严重后果。"一逆尚引日,再逆促命期"是指若一误尚有图治之机,再误则有性命之危,此语既明确提出了误治后果的严重性,又寓有风温病禁用攻下与火法,而只宜清热育阴的谆谆告诫。

【原文】 病有发热恶寒者,发于阳也;无热恶寒者,发于阴也。发于阳,七日愈;发于阴,六日愈。以阳数七,阴数六故也。(7)

【提要】 依据证候的不同,以判断疾病的性质和痊愈的日期。

【选注】 王焘:病发热而恶寒者,发于阳;无热而恶寒者,发于阴。发于阳者可攻其外,发于阴者可温其内。发表以桂枝汤,温里宜四逆汤。

钱潢:此一节提挈纲领,统论阴阳,当冠于六经之首。自叔和无己诸家,错简于太阳脉证之后,致喻氏以未热注无热,悖于立言之旨矣。盖仲景以外邪之感受本难知,发则可辨,因发知受有阴经阳经之不同,故分发热无热之各异,以定阳奇阴耦(偶)之愈期也。发于阳者,邪入阳经而发也;发于阴者,邪入阴经而发也。即《素问·阴阳应象大论》所谓:"阳盛则身热,阴盛则身寒,阴阳更胜之变也。"

沈金鳌:三阳病,俱备不发热者,便是发于阴。三阴病,俱有反发者,便是发于阳。

尤在泾:此特举阳经阴经受邪之异,而辨其病状及其愈期。发于阳者,病在阳之经也,以寒加阳,阳气被郁,故发热而恶寒。发于阴者,病在阴之经也,以阴加阴,无阳可郁,故无热而但恶寒耳。夫阳受邪者,必阳气充而邪乃解;阴受病者,必阴气盛而病始退。七日为阳气来复之日,六日为阴气盛满之候,故其病当愈耳。然六日七日,亦是概言阴阳病愈之法大都如此,学者勿泥可也。

张璐:此条以有热无热,证阳病阴病之大端。言阳经受病,则恶寒发热;阴经受病,则无热恶寒。

程郊倩:经虽有六,阴阳定之矣。阴阳之理虽深,寒热见之矣。在发热恶寒者,阳邪被郁之病,寒在表而里无寒,是从三阳经为来路也。在无热恶寒者,阴邪独治之病,寒入里而表无热,是从三阴脏为来路也。同一证而所发之源自异。七与六不过奇偶二字解,特举之为例,以配定阴阳耳。日子上宜活看,重在阳数阴数之数字上。

张隐庵:此言太阳少阴之标阳标阴为病也。以寒邪而病太阳之标阳,故发热恶寒而发于太阳也;以寒邪而病少阴之标阴,故无热恶寒而发于少阴也。

《金鉴》：病谓中风伤寒也，有初病即发热恶寒者，是谓中风之病发于卫阳者也；有初病不发热而恶寒者，是谓伤寒之病，发于营阴者也。发于阳者七日愈，发于阴者六日愈，以阳合七数，阴合六数也。

喻嘉言：风为阳，卫亦阳，故病起于阳；寒为阴，营亦阴，故病起于阴。无热恶寒，指寒邪初受，未郁为热而言也；少顷郁勃于营间，则仍发热矣。太阳病第三条云：或已发热，或未发热，正互明其义也。病发于阳，其愈宜速，乃六日传经已尽，必至七日方愈者，阳数七，主进故也。病发于阴，其愈宜迟，乃至六日经尽即愈者，阴数六，主退故也。得病之始，各从阴阳之类而起；得病之终，各从阴阳之类而愈。此道之所以本系自然，而人身与天地同撰也。

柯韵伯：无热指初得病时，不是到底无热。发于阴指阳证之阴，非指直中之阴。阴阳指寒热，勿凿分营卫经络。按本论曰：太阳病，或未发热，或已发热。已发热即是发热恶寒；未发热即是无热恶寒。斯时头项强痛已见，第阳气闭郁，尚未宣发，其恶寒体痛，呕逆脉紧，纯是阴寒为病，故称发于阴，此太阳病发于阴也。又阳明篇云：病得之一日，不发热而恶寒，斯时寒邪凝敛，身热恶热，全然未露，但不头项强痛，是知阳明之病发于阴也。推此则少阳往来寒热，但恶寒而脉弦细者，亦病发于阴；而三阴之反发热者，便是发于阳矣。寒热者，水火之本体；水火者，阴阳之朕兆。七日合火之成数，六日合水之成数，至此则阴阳自和，故愈。盖阴阳互为其根，阳中无阴，谓之孤阳；阴中无阳，便是死阴。若是直中之阴，无一阳之生气，安得合六成之数而愈耶。《内经》曰："其死多以六七日之间，其愈皆以十日以上，使死期亦合阴阳之数，而愈期不合者，皆治者不如法耳。"

【解析】 本条伤寒学者极为重视，将其视为六经辨证之总纲。这毫无疑问是正确的，因为六经辨证的本质，就是阴阳辨证。"六经"一词，非仲景所言，是后世医家提出的，所以严格讲六经辨证，应该称作三阴三阳辨证。尤其是，阴阳各一分为三，分类的依据就是阴阳气的多少。即《内经》"阴阳之气，各有多少，故曰三阴三阳也"。甚至三阴三阳病篇排列的顺序，也是依此按三二一阴阳气的多少而排列的。

本条品读的重心是关于"发于阳""发于阴"，后世注家有不同看法，归纳起来主要有三种不同意见：其一，认为发于阳是发于阳经，发于阴是发于阴经，也有认为发于阳是发于太阳，发于阴是发于少阴，如程郊倩、钱天来、尤在泾、张隐庵等。钱天来说："发于阳者，邪入阳经而发也，发于阴者，邪入阴经而发也。"张隐庵更谓："发热恶寒而发于太阳也……无热恶寒而发于少阴也。"其二，认为发于阳、发于阴都是病在太阳，阴阳是指风寒之邪和营阴卫阳，如方有执、喻嘉言等。方有执说："凡在太阳，皆恶寒也，发热恶寒者，中风即发热，以太阳中风言也，发于阳之发，起也，言风为阳，卫中之，卫亦阳，其病是起于阳也。无热恶寒者，伤寒或未发热，故曰无热,以太阳伤寒言也,发于阴者,言寒为阴,荣伤之,荣亦阴,其病就是起于阴也。"其三,认为阴阳是指寒热而言,不必凿分营卫经络,阳证不发热就是病发于阴,阴证发热就是病发于阳,如柯韵伯、沈金鳌等。柯韵伯说:"无热是初得病时,不是到底无热,发阴指阳证之阴,非指直中于阴,阴阳指寒热,勿凿分营卫经络。"以上这些看法虽然都有一定理由,但从"因发知受"的发病学精神来看,当以发于阳是发于阳经、发于阴是发于阴经比较合理。从发热的热型来看,阳指太阳,阴指少阴则更为具体。庞安常等还补充了具体治疗方药,云:"发于阳者,随证用汗药攻其外,发于阴者,用四逆辈温其内。"朱肱说:"均是恶寒,发热而恶寒者,发于阳也,麻黄、桂枝、小柴胡主之;无热恶寒者,发于阴也,附子、四逆汤主之。"

【原文】 太阳病,头痛至七日以上自愈者,以行其经尽①故也。若欲作再经②者,针足阳明,使经不传则愈。(8)

【注释】 ①行其经尽:指邪在太阳经其势已衰而愈。

②欲作再经:指太阳邪气欲有内传之势。

【提要】 邪行经尽则愈,不愈则传经,并提出防止传经的措施。

【选注】 周禹载:七日而云以上自愈者,明明邪留太阳,至七日则正气复而邪气退也。所谓经尽,盖六日之间,营卫流行,复至七日而行受邪之经耳,岂诚一日太阳,二日阳明,六日间六经证见,至七日乃又显太阳经证也。针足阳明者,谓太阳将传阳明,故于跌阳脉穴针之,以泄其邪,则邪散而自愈矣。

柯韵伯:旧说伤寒日传一经,六日至厥阴,七日再传太阳,八日再传阳明,谓之再经,自此说行,而仲景之堂,无门可入矣。夫仲景未尝有日传一经之说,亦未有传之三阴尚头痛者,是未离太阳可知。曰行则与传不同,曰其经是指本经,而非他经矣。发于阳者七日愈是七日乃太阳一经行尽之期,不是六经传变之日。岐伯曰"七日太阳病衰,头痛少愈"有明证也,故不曰传足阳明,而曰欲作再经,是太阳过经不解,复病阳明,而为并病也。针足阳明之交,截其传路,使邪气不得再入阳明之经,则太阳之余邪亦散,非归并阳明,使不犯少阳之谓也。

成无己:伤寒自一日至六日,传三阳三阴经,至七日当愈……针足阳明,为迎而夺之,使经不传则愈。

喻嘉言:七日而云以上者,该六日而言也。六日传至厥阴,六经尽矣,至七日当传太阳,病若自愈,则邪已去尽,不再传矣。设不愈,则七日再传太阳,八日再传阳明以竭其邪,言遏,言竭,皆言泄之也。凡针刺者,以泄盛气也,故后言刺风池、风府,亦主泄其风邪暴盛之意,因刺法乃泄热之善策,不欲人妄施汗下温三法也。言足阳明自是胃之经穴,必有实欲再传之势,方可刺之。

【解析】 太阳病的主要脉症有发热恶寒、头痛、脉浮等。患太阳病七日以上,是略言其患病时日较久,邪气在太阳本经将尽,而值正气来复之期,故有自愈的可能。本条论述太阳病自愈的机转，单举出"头痛"一症，其原因有二：一是根据《素问·热论》"七日巨阳病衰，头痛少愈"而加以引申，以省文笔法略去其他脉症；二是根据头为诸阳之会，项为太阳之专属，头项强痛为太阳病之主症，头痛的减轻与否直接标示着太阳病的变化。当然，判断太阳病是否自愈，决不能拘于头痛一症，而应与发热、恶寒、脉浮等一起权衡分析。太阳病七日已过，头痛及诸证已愈，又未见邪传他经之兆，这是邪在太阳本经已衰，无力以传，故曰"以行其经尽故也"。

若病至七日以上，其病不愈，是太阳之邪不衰，病邪有入里之势，即所谓"欲作再经"。因太阳传里，多入阳明，当此之时，可预为顾护，先安其将受邪之处，即"针足阳明，使经不传则愈"。针足阳明的作用有二：①可迎而夺之，泄太阳传来之邪，削减邪气内传之势。②可振奋阳明之气，强壮正气，使太阳之邪不能内传。此法一举两得，既有泄邪之功，又有扶正之效，故可达到"使经不传则愈"的目的。此与《金匮要略》"见肝之病，知肝传脾，当先实脾"的精神是完全一致的。

【原文】　太阳病欲解①时，从巳至未上②。(9)

【注释】　①欲解时：指邪气欲解的时间，非疾病必愈的时间。

②从巳至未上：指巳、午、未三个时辰。即从9时至15时之间。

【译文】　从巳至未上：古时用十二地支计时，把一日分为十二个时辰。巳、未，都是时辰名。从巳至未上，相当于上午10时至下午2时。

【提要】　从"人与天地相应"的观点，提出邪去病愈之时须正气来复。

【选注】　尤在泾：太阳经为诸阳之长，巳未午时为阳中之阳，太阳病解，必从巳至未，所谓阳受病者，必阳气充而邪乃解也，与发于阳者七日愈同义。

曹颖甫：病之将退，不惟恃药力，亦赖天时之助也。《金匮要略·痓湿暍》篇云"风湿相搏，一身尽痛，法当汗出而愈"。值天阴雨不止，医云此可发其汗，汗之不愈者，但风气去，湿气在，故不愈也。由此观之，寒病不得无阳之助，庸有济乎。

《金鉴》：凡病欲解时，必于其经气之旺。太阳，盛阳也。日中阳气盛，故从巳午未之旺时而病解。

【解析】　人与自然息息相关，不唯天之六淫能伤人致病，而且一年、一季、一天的阴阳盛衰序变，亦能对人体产生重要的影响。按照天人相应的理论，一日之中巳时(上午9~11时)到未时(下午13~15时)，为天之阳气最旺，人体阳气最盛之时，同时亦为太阳经主气之时。由于太阳病系人体阳气为风寒之邪所伤，被风寒之邪郁闭而成，在这三个时辰，太阳经气得自然界阳气之助，利于驱邪外出，太阳病也就有欲解的可能。然此处之"欲解时"并非"必解时"，只是提示医者在治疗时应把握时机，绝不可拘泥欲解时而不加治疗，消极等待。

【原文】　风家①，表解而不了了者②，十二日愈。(10)

【注释】　①风家：家，指平素卫阳不足之人。风家，指经常感受风邪的病人。

②不了了者:了,结束之意。不了了,指大部分病证已解除,但仍有身体不舒适的感觉。

【提要】 风家邪去之后,须待正气来复,病才痊愈。

【选注】 柯韵伯:不了了者,余邪未除也。七日表解后,复过一候,而五脏元气始充,故十二日精神爽慧而愈。此虽举风家,伤寒概之矣。如太阳七日病衰,头痛少愈,曰衰,曰少,皆表解而不了了之谓也。六经部位有高下,故发病有迟有早之不同,如阳明二日发,八日衰;厥阴至六日发,十二日衰;则六经皆自七日解而十二日愈矣。若误治不在此例。

喻嘉言:风家表解,用桂枝汤之互词也。用桂枝表解已,已胜其化矣,而不了了者,风为阳邪,卫为阳气,风邪虽去,而阳气之扰攘,未得遽宁,即故治之,无可治也。七日不愈,候十二日则余邪尽出,正气复理,必自愈矣,是当静养以需,不可喜功生事也。

曹颖甫:不了了者,或头微痛,或咳吐风痰,仲景不出方治,但云十二日愈,不欲以药味伤正气也。

吴遵程:经中凡勿药而俟其自愈之条甚多,今人凡有诊视,无不与药,至自愈之证,反多不愈矣。

【解析】 风家,即素患太阳表证之人。"此虽举风家,伤寒概之矣。"表解不了了,指表邪已去,身微有不适而言。大凡治病,但邪气去者,尚不为了,必正气恢复,才能神清身爽。病既称风家,必正气素虚。因此,表解之后,须稍待数日,静息调养,才可康复,十二日,约略之辞也。

注家对本条的注释可概括为二:一是凡病之解,只驱邪尚嫌不足,应当注意正气的恢复。二是正气之变,不当只注意用药物扶持,而且还要注意到人体的自愈机能。

中医学自《内经》开始,就非常注意疾病的自复机能,因凡药皆有所偏,故用药治病,当适可而止,"毒药攻邪"之后,必以"五谷为养,五果为助,五畜为益,五菜为充,气味合而服之,以补益精气",才可使疾病痊愈。张仲景深得《内经》之旨,并具体应用于临床,提出勿药而俟其自愈之条甚多。如论中58条"凡病,若发汗,若吐,若下,若亡血,亡津液,阴阳自和者必自愈";49条之"津液自和,便自汗出愈"等是这种思想的体现。

【原文】 病人身大热,反欲得近衣者,热在皮肤①,寒在骨髓也;身大寒,反不欲近衣者,寒在皮肤,热在骨髓②也。(11)

【注释】 ①皮肤:指病位表浅,主邪在外。

②骨髓:指病位较深,主邪在里。

【提要】 审视病人欲、恶,可辨寒热之真假。

【选注】　成无己：皮肤言浅，骨髓言深；皮肤言外，骨髓言内。身热欲得近衣者，表热里寒也；身寒反不欲近衣者，表寒里热也。

陈素中：病人身大热，反欲得衣，以其人阳气素虚，寒邪外郁于表，热在皮肤为标，寒在骨髓为本，脉须沉而迟，手或微厥，下利清谷，宜小建中汤加黄芪；病人身大寒，反不欲近衣，以其人蓄热素盛，寒郁热邪于内，寒在皮肤为标，热在骨髓为本，脉必滑而口燥咽干，宜桂枝汤加黄芩或白虎加人参汤。此虽寒热互见，治本不治标，不必如活人书标本先后施治也。

【解析】　寒热之证，真者易分，假者难辨。《灵枢·师传》云："临病人问所便……夫中热者消瘅则便寒，寒中之属则便热。"首先提出以病人喜恶进行辨证的方法。仲景在此以疾病在表之寒热为假，以病人之喜恶为真的辩证思想，就是由《内经》而来。当然只据此是不足确诊寒热真假的，还应结合四诊尤其是苔、脉、二便等。

诸注家多以辨真假寒热为本条主旨，并指出寒热之皮肤者，病浅在外者属假；在骨髓者，病深在里者属真。由于"本真不可得而见，而标假易惑"，给临床诊断造成一定的困难。这些见解都是十分正确的。

陈氏言身大热欲近衣为外热里寒，身大寒而不欲近衣是外寒里热，并非指寒热真假而言，这种解释恐欠妥，可能是过于看重了论中"身大热""身大寒"之证而引起误解。

【原文】　太阳中风，阳浮而阴弱①，阳浮者，热自发；阴弱者，汗自出。啬啬恶寒②，淅淅恶风③，翕翕发热④，鼻鸣干呕者，桂枝汤主之。(12)

桂枝汤方

桂枝三两(去皮)　芍药三两　甘草二两(炙)　生姜三两(切)　大枣十二枚(擘)

上五味，㕮咀⑤三味，以水七升，微火煮取三升，去滓，适寒温，服一升。服已须臾⑥，啜热稀粥一升余，以助药力。温覆令一时许，遍身漐漐⑦微似有汗者益佳，不可令如水流漓，病必不除。若一服汗出病差，停后服，不必尽剂。若不汗，更服依前法；又不汗，后服小促其间⑧，半日许令三服尽；若病重者，一日一夜服，周时⑨观之；

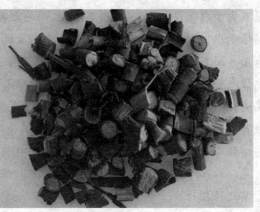

桂枝

国学经典文库

中医四大名著

伤寒论·各论

图文珍藏版

服一剂尽,病证犹在者,更作服;若汗不出,乃服至二、三剂。禁生冷、粘滑、肉面、五辛、酒酪、臭恶等物。

【注释】 ①阳浮而阴弱:一指脉象,轻按为阳,重按为阴;此指中风的脉象轻取有余,按之不足。二指病机,卫阳外浮,则称阳浮;营阴不能内守,则称阴弱。揭示了中风的病机:卫失固密,营阴外泄。浮而阴弱,指脉象浮缓。但后面解释热自发,汗自出,所以又有论述病机的含义。

②啬啬恶寒:啬,畏怯的样子。啬啬恶寒,形容病人恶寒,缩头耸肩之状。

③淅淅恶风:淅,如冷水洒身不禁其寒的样子。淅淅恶风,形容恶风之状。

④翕翕发热:翕,和顺的意思。翕翕发热,形容发热轻。

⑤呋咀:此指将药物碎成小块。

⑥须臾:很短的时间。

⑦漐漐:此形容微微汗出,触之皮肤湿润。

⑧小促其间:指缩短给药的间隔时间。

⑨周时:指一昼一夜,即24小时。

【提要】 太阳中风证治。

【选注】 方有执:阳浮而阴弱,乃言脉状以释缓之义也。《难经》曰:"中风之脉,阳浮而滑,阴濡而弱也。"阳浮者,热自发;阴弱者,汗自出。关前阳,外为阳,卫亦阳也。风邪中于卫,则卫实,实则太过,太过则强,然卫本行脉外,又得阳邪而助之,强于外,则其气愈外浮,脉所以阳浮。阳主气,气郁则蒸热;阳之性本热,风善行而数变,所以变热亦快捷,不待闭郁而即自蒸发。故曰:浮阳者,热自发也。关后阴,内为阴,营亦阴也。营无故,则营比之卫为不足于内,则其气愈内弱,脉所以阴弱。阴主血,汗者血之液,阴弱能内守,阳强不能外固,所以致汗亦直易,不待覆盖而即自出泄,故曰:阴弱者汗自出也。啬啬恶寒,淅淅恶风,乃双关之句。啬啬,言恶寒由于内气馁,不足以耽当其渗逼,而恶之甚之意。淅淅,言恶风由于外体疏,犹惊恨雨水,卒然淅沥其身而恶之切之意。盖风动则寒生,寒生则肤粟,恶则皆恶,未有恶寒而不恶风,恶风而不恶寒者,所以经皆互文而互言之也。翕翕发热,乃形容热候之轻微。翕,火炙也,因而合也,言犹雌之伏卵,翕为温热而不蒸蒸大热也。鼻鸣者,气息不利也。干呕者,气逆不顺也。盖阳主气而上升,气息通于鼻,阳热壅甚故鼻塞而息鸣,气上逆而干呕也。

程郊倩:阴阳以浮沉言,非以尺寸言,观伤寒条,只曰脉阴阳俱紧,并不著浮字可见。惟阳浮同于伤寒,故发热同于伤寒。唯阴弱异于伤寒,故汗自出异于伤寒,虚实之辨在此。

喻嘉言:风寒互言,后人相传谓伤风恶风,伤寒恶寒,苟简率易,误人多矣。

【解析】 本条属于桂枝汤的重点证候,也是《伤寒论》的第一方证。品读本条应与第二条的太阳"中风"相互参合，因为仲景写作的特点一般是先详后略，本条虽然详细补充描述了关于发热、恶寒、恶风的具体状况，但还是省略了脉象。本条的难点有二：一是关于"阳浮而阴弱"的理解，二是关于桂枝汤的止汗问题。

"阳浮而阴弱"，有注家和教材作脉象解者，认为"阳浮"指脉象的寸部浮，阴弱指脉象的尺部弱。更进而认为"阴阳"作浮沉言，如程郊倩说："阴阳以浮沉言，非以尺寸言。"这种说法极为牵强，但影响颇大。其实原文在"阳浮而阴弱"的前面，并未冠以"脉"字，既然如此，为何以脉为释？若会通后面桂枝汤证的"荣弱卫强"之说，本条的"阳浮阴弱"，应该做病机解比较合理。之所以讲"阳浮而阴弱"，是为了后面进一步阐述发热与汗出两症而设的。阳浮，指卫阳浮盛，故称"阳浮者热自发"；阴弱，指营阴不足，故称"阴弱者汗自出"。与95条"太阳病，发热汗出者，此为荣弱卫强，故使汗出"，如出一辙。

关于桂枝汤，有认为是发汗剂，有认为是和解剂，亦有认为是补益剂，甚至桂枝到底是止汗药还是发汗药，至今仍然是个争论的问题。我们认为关键问题在于药与用的关系未搞清楚。这个问题在《伤寒论》方药研究思维上带有普遍性，值得一谈。

止汗之说，源于桂枝汤。推理逻辑是这样的：桂枝是桂枝汤的主药，桂枝汤是主治太阳中风证的，而太阳中风证又多见自汗出，那么，桂枝汤就不属发汗之方，而桂枝自然是止汗之药了。李东垣、陶华、方有执等注家均持此说。更有甚者如喻嘉言和《医宗金鉴》，竟认为桂枝非但止汗，还能监制麻黄发汗。问题在于：麻黄与桂枝同属辛温之品，一个峻汗，另一个却止汗，逻辑何在？桂枝二麻黄一汤，桂枝的用量远远超过麻黄，此方究竟是发汗方，还是止汗方？李东垣虽然否认桂枝汤是发汗之方，但若云桂枝是止汗之药，恐怕他也不会同意的，因为他还讲过："气之薄者，桂枝也……气薄则发泄，桂枝上行而发表。"

或问：桂枝甘草汤治发汗过多的心悸证，若桂枝是发汗的又何以用之？难道不怕复汗更伤心阳？这就牵扯到桂枝的"药"与"用"的问题了。药，指药物本身固有的功能；用，指药物临证的具体运用。中医临证用药，"用"的学问远远大于"药"的学问。这是因为"药"是定规的，"用"却是活泛的，而中医的一点学问，几乎全在这个"活"字上。药物功能倒背如流，临床不会用药者不在少数，其缘由全在于此。桂枝就药物本身性味及功能而言属发汗药，但并非说凡用桂枝就必是发汗，也并非说凡有桂枝的方子就必是发汗方。药与用、药与方的概念不尽相同，必须分清。桂枝甘草汤证心悸，发汗多是病因，心阳虚是病机，病由外感转为内伤。外无表证，桂枝的辛散解肌功能就无病与之相应，而其温通心阳的功能就会充分发挥，所以桂枝于此方功在温通心阳。可知，这里还涵示着一种药与病的关系问题。

肯定桂枝止汗(收汗)，其思维只围于表面现象而未及本质。试问：桂枝味辛温通，收汗之理何在？若通过现象看本质，桂枝无汗能发则是，有汗能收则非。太阳中风自汗或内伤营卫不和自汗，其机制均是卫分司开合功能失常，而桂枝外散风邪，内通卫阳，即使能收汗止汗，也是在辛散解肌和卫的基础上以止汗的。《本草衍义补遗》指出："卫有风邪，故病自汗，非桂枝能收汗而治之。"说的何等明白，可惜人多忽之。

否定桂枝发汗，除上述因素外，还与名家的影响有关。如对经方用药研究颇深、影响较大的邹澍总结桂枝"其用之道有六，曰和营、曰通阳、曰利水、曰下气、曰行瘀、曰补中。"（唯独不提发汗）此语为后世医家所赞同，广为引用。其实，仔细分析一下，存在问题。首先是不分药与用，不分主与次，面面俱到，未及本质。六种"用之道"，"通阳"才是桂枝的本质，至于其他则大多是"通阳"作用下的间接效应，属药物之"用"的范畴。另外，邹澍还认为"其功之最大，施之最广，无如桂枝汤，则和营其首功也。""和营"，就桂枝汤而言，与苦泄益阴的芍药相比，桂枝主在和卫，芍药才是和营。

总之，讨论桂枝的发汗与止汗，当分清药与用的关系，以及药与方、药与病的关系，当抓住桂枝辛温宣通卫阳的本质。否则，在讨论中势必形成各有所本、互难信服、无休无止的争吵局面。

【原文】 太阳病，头痛，发热，汗出，恶风，桂枝汤主之。(13)

【方解】 《金鉴》：名曰桂枝汤者，君以桂枝也。桂枝辛温，辛能发散温通卫阳；芍药酸寒，酸能收敛，寒走阴营。桂枝君芍药，是于发汗中寓敛汗之旨；芍药臣桂枝是于和营中有调卫之功。生姜之辛，佐桂枝以解表；大枣之甘，佐芍药以和中。甘草甘平，有安内攘外之能，用以和中气，既以调和表里，且以调和诸药。以桂芍之相须，姜枣之相得，籍甘草之调和，阳表阴里，气卫血营，并行而不悖，是则刚柔相济，以相和也。而精义在服后须臾啜稀粥，以助药力，盖谷气内充不但易为酿汗，更使已入之邪，不能少留，将来之邪，不得复入也。又妙在温覆令一时许。漐漐微似有汗，是授人以微汗之法也。不可令如水流漓，病必不除，是禁人以不可过汗之意也。此方为仲景群方之冠，乃解肌发汗、调和营卫之第一方也。凡中风伤寒，脉浮弱，汗自出，而表不解者，皆得而生之。其他但见一二证即是，不必悉具也。此汤倍芍药、生姜，加人参名"桂枝新加汤"，用以治营表虚寒，肢体疼痛。倍芍药加饴糖，名"小建中汤"，用以治里虚心悸。腹中急痛再加黄芪，名"黄芪建中汤"，用以治虚损、虚热、自汗、盗汗。因知仲景之方，可通治百病也。若一服汗出病差，谓病轻者，初服一升病即解也。停后服不必尽剂，谓不可再服第二升，恐其过也。若不汗更服依前法，谓初服不汗出未解，再服一升，依前法也。又不汗后服，谓病仍不解，后服第三升也。小促其间，半日许令三服尽，谓服此将三升，当小促其服亦不可太缓，以半日三时许为度，令三服尽始适中，其服之宜也。若病重者，初服一剂三升尽，病不解,再服一剂,病犹不解,乃更服三剂,以一日一夜周十二时为度,务期汗出病解而后已。后凡有曰依桂枝汤法者,即此之谓也。

方有执:微火者,取和缓不猛,而无沸溢之患也。滓,淀垩也,古人药大剂,釜铛中煮,绵绞漉汤,澄泸取清,故曰去滓。啜,大饮也。漐漐,和润而欲汗之貌。微似二字,最为要紧,有影无形之谓也,不可禁止之词也。如水流漓,言过当也,病必不除,决言不遵节制,则不效验也。

柯韵伯:此为仲景群方之魁,乃滋阴和阳,调和营卫,解肌发汗之总方也。凡头痛发热,恶风恶寒,其脉浮而弱,汗自出者,不拘何经,不论中风、伤寒、杂病,咸得用此发汗。

曹颖甫:方用桂枝以通肌理达四肢,芍药以泄孙络,生姜、甘草、大枣以助脾阳。又恐脾阳之不动也,更饮热粥以助之,而营阴之弱者振矣。营阴之弱者振,然后汗液由脾而泄于肌腠者,乃能直出皮毛,与卫气相接,卫始无独强之弊,所谓阴阳自和自愈者也。

【验案】 乡人吴德甫伤寒、身热、自汗、恶风、鼻出涕,关以上浮,关以下热,予曰:此桂枝证也,仲景法中第一方,而世人不究耳。便出服之。一啜而微汗解,翌日诸苦顿除。(《伤寒论著三种》)

里间张太医家一妇,病伤寒,发热恶风,自汗,脉浮而弱。予曰:当服桂枝。彼云:家有自合者。予令三啜之,而病不除。予询其药中用肉桂耳。予曰:肉桂与桂枝不同。予自治以桂枝汤,一啜而解。(《许叔微伤寒论著三种》)

【解析】 《经方应用》指出,桂枝汤是《伤寒论》的第一方。根据《伤寒论》及《金匮要略》

【提要】 桂枝汤主治证。

【选注】 柯韵伯:此条是桂枝本证,辨证为主,合此证即用此汤,不必问其伤寒、中风、杂病也。今人凿分风寒,不知辨证,故仲景佳方置之疑窟。四症中头痛是太阳本症,头痛、发热、恶风,与麻黄证同,本方重在汗出,汗不出者,便非桂枝证。

方有执:此与前条,文虽差互详略,而证治则一。前条有脉无头痛,以揭病名;此有头痛无脉,以言治。互相详略耳,无异殊也。

【解析】 本条可以称之为舍脉从症的典型,直接举出太阳中风证的四个典型主症:头痛、发热、汗出、恶风。四症中尤其以"汗出"最具中风证的特色。因为"汗出"足以反映营卫不和而"营弱"的病机。所谓临床要注重抓主症、抓特色症,本条即是最好的例证。

同时本条亦提示,在脉象(浮弱脉)不明显时,桂枝汤证的辨证,可以舍脉从症。无怪乎柯韵伯说:"此条是桂枝本证,辨证为主,合此证即用此汤,不必问其为伤寒中风杂病也……四症中头痛是太阳本证,头痛、发热、恶风与麻黄证同,本方重在汗出,汗不出者,便非桂枝证。"(《伤寒来苏集·伤寒论注·桂枝汤证上》)另有一病案可作为印证:李某,昨日起病,恶寒发热,头痛,微汗出,胸闷,欲呕,舌苔薄白,脉微略数。处方:桂枝9g,白芍9g,生姜6g,炙甘草6g,大枣4枚,清半夏9g,1剂。复诊:热退,自觉头晕,不思食。处方:上方减清半夏,加麦芽9g,1剂而愈。(孙溥泉.伤寒论医案集.西安:陕西科学技术出版社,1986)

本条可与42条"脉浮弱者,当以汗解,宜桂枝汤"互参,42条属于舍症从脉,论桂枝汤运用的重点在于脉浮弱。浮,示阳浮、卫强,当发汗;弱,示阴弱、荣弱,不宜峻汗。故凡太阳病,无论恶风恶寒,无论有汗无汗,无论是否汗下,只要外证未解,脉浮弱,就宜桂枝汤所主。

本条的意义还在于开拓了临床辨用桂枝汤的思路。诚如黄廷佐说:"本方除用于外感风寒之表虚证外,对于杂病、病后、妊娠、产后等见时发热,自汗出,微恶风,属营卫不和者,均可应用。"(《中国医学百科全书·方剂学·解表剂》)

【验案】 案1 林某某,青年渔民,文关岛人。体素健壮。某年夏天午饭后,汗渍未干,潜入海中捕鱼,回家时汗出甚多,自此不论冬夏昼夜,经常自汗出。曾就诊数处,以卫阳不固论治,用玉屏风散及龙、牡、麻黄根等,后来亦用桂枝汤加黄芪,均稍愈而复发。嗣到某医院诊治,疑有肺结核,经拍片透视,心肺正常。经过年余,体益疲乏,皮肤被汗浸呈灰白色,汗孔增大,出汗时肉眼可见。汗出虽多但不口渴,尿量减少,流汗时间午、晚多而上午少,清晨未起床前,略止片刻。自觉肢末麻痹,头晕,唯饮食如常,虽未病倒,但不能参加劳动。脉浮缓重按无力。沉思此病起于流汗之际,毛孔疏松,骤然入水,水湿入侵肌腠,玄府骤闭,汗污不及宣泄,阻于营卫之间,开阖失和。其病虽久,脏气未伤,故脉仍浮缓,应微发其汗以和营卫。处方:

桂枝梢9克,杭白芍9克,炙甘草3克,大枣7枚,生姜9克,水一碗煎六分。清晨睡醒时服下,嘱少顷再吃热粥一碗,以助药力,静卧数小时,避风。第三天复诊:服药后全身温暖,四肢舒畅,汗已止。仍照原方加15克黄芪,服法如前,但不啜粥,连进两剂,竟获全功。其后体渐健壮,七年未复发。(刘少轩《福建中医药》)

案2 李某某,女,53岁。患阵发性发热汗出一年余,每天发作两到三次。前医按阴虚发热治疗,服药二十余剂罔效。问其饮食、二便尚可,视其舌淡苔白,切其脉缓软无力。辨为营卫不和,卫不护营之证。当调和营卫阴阳,用发汗以止汗的方法,方用桂枝汤:

桂枝9克,白芍9克,生姜9克,炙甘草6克,大枣12枚,二剂。

服药后,啜热稀粥,覆取微汗而病瘳。(陈明《刘渡舟伤寒临证指要》)

【原文】 太阳病,项背强几几[①],反汗出恶风者,桂枝加葛根汤主之。(14)

桂枝加葛根汤方

葛根四两 麻黄三两(去节) 芍药二两 生姜三两(切) 甘草二两(炙)

大枣十二枚(擘)　桂枝二两(去皮)

上七味,以水一斗,先煮麻黄、葛根,减二升,去上沫,内诸药,煮取三升,去滓。温服一升,覆取微似汗,不须啜粥,余桂枝法将息②及禁忌。臣亿等谨按:仲景本论,太阳中风自汗用桂枝,伤寒无汗用麻黄。今证云汗出恶风,而方中有麻黄,恐非本意也。第三卷有葛根汤证云:无汗恶风,正与此方同,是合用麻黄也。此云桂枝加葛根汤,恐是桂枝中但加葛根耳。

【注释】　①项背强几几:几,形容项背部拘紧不适,既不能前俯,又不能后仰,左右旋转不利。

②将息:将养,休息,即护理调养之意。

【提要】　太阳中风证经脉失养证治。

【选注】　成无己:几几者,伸颈之貌也,动则伸颈摇身而行。项背强者,动则而之。项背几几者,当须汗,反汗出恶风者,中风表虚也,与桂枝汤以和表,加葛根以祛风。

周禹载:几几者,头不舒也。颈属阳明,于太阳风伤卫中,才见阳明一证,即于桂枝汤加葛根一味,则两经之邪自解。

陆渊雷:葛根为项强之特效药,而项强则由津液不达之故。

南京中医学院:太阳病,何以会项背强?①太阳经脉循项背而行,风寒侵入,经气不舒。《内经》:"邪入于输,腰背乃强。"②津液不上达,太阳经脉失于濡养。

项背强加葛根的理由:葛根其气轻浮,能鼓舞胃气上行以生津液。《本经》云"葛根能起阴气";张洁古说"葛根升阳生津",就是输送津液的意思。

【验案】　案1 刘某,男,41岁。患病已三月,项背强紧,顾盼俯仰不能自如,自汗出而恶风。问其大便则称稀溏,每日二三次,伴有脱肛与后重等症。切其脉浮,视其舌苔白润。刘老辨为脉浮、汗出恶风为桂枝证;项背拘急而强几几为太阳经输气血不利所致;大便溏薄,肛肠下坠后重,则为阳明受邪升清不利之象。为太阳经输气血不利。治以桂枝加葛根汤:桂枝15克,白芍15克,葛根16克,生姜12克,炙甘草10克,大枣12枚。服药后,不须啜粥,连服七剂,诸症皆爽然而愈。

案2 张某某,女,26岁。时值炎夏,乘长途汽车返乡,面朝敞窗而坐,疾风掠面,当时殊觉凉爽,抵家却发觉左侧面部肌肉拘急不舒,口眼㖞斜。视其舌苔白而润,切其脉浮。辨为风中阳明经络,正邪相引所致。治当疏解阳明之风邪,兼以缓急解痉为法。

桂枝9克,白芍9克,生姜9克,炙甘草6克,大枣12枚,葛根15克,白附子6克,全蝎6克。仅服两剂,汗出邪散而病愈。

【原文】　太阳病,下之后,其气上冲①者,可与桂枝汤,方用前法②。若不上冲者,不得与之。(15)

【注释】 ①气上冲:不能理解为一种症状,而表病势。虽经误下,但正气不虚,能奋起抗邪,发热、恶风、汗出之表虚证仍在。

②方用前法:指按照12条桂枝汤方后的要求用药。

【提要】 太阳病误下后气上冲的治法。

【选注】 成无己:太阳病属表,而反下之,则虚其里,邪欲乘虚传里。若气上冲者,里不受邪,而气逆上与邪争也,则邪仍在表,故当复与桂枝汤解外;其气不上冲者,里虚不能与邪争,邪气已传里也,故不可更与桂枝汤攻表。

丹波元简:按上冲,诸家未有明解,盖此谓太阳经气上冲,为头项强痛等症,必非谓气上冲心也。

【解析】 太阳病本应使用汗法,若误下里虚邪陷,不可再用汗法解表。但若下后有气上冲者,说明邪未陷于内,而正气有抗邪外出之势,当因势利导,仍以桂枝汤解表驱邪。关于"其气上冲"的理解,注家多未明言其义,丹波元简认为"此谓太阳经气上冲""非谓气上冲心",所见极是。任应秋氏的分析更为深刻:"气上冲者,这是对病机的概括认识。气,即正气,指机体的调节机能。调节机能不断地和疾病做斗争,有趋上向外,排除病毒的机势,便是正气上冲,太阳病的发热脉浮、汗出恶风、头痛项强、鼻鸣干呕等症,都是正气上冲的具体表现。"

【原文】 太阳病三日,已发汗,若吐,若下,若温针①,仍不解者,此为坏病②,桂枝不中③与之也。观其脉证,知犯何逆,随证治之。桂枝④本为解肌⑤,若其人脉浮紧,发热汗不出者,不可与之也。常须识⑥此,勿令误也。(16)

【注释】 ①温针:是针刺与艾灸合用的一种方法。用艾灸针柄,使热力透入穴位。

②坏病:因误治而导致的变证,因其证候错综复杂,难以用六经正其名,故云坏病。

③不中:河南地方方言,即不能、不可的意思。

④桂枝:此处指桂枝汤。

⑤解肌:指解散肌表之邪。

⑥识:牢记之意。

【提要】 误治导致坏病及表实证不可与桂枝汤。

【选注】 柯韵伯:《内经》曰,未满三日者,可汗而已。汗不解者,须当更汗。吐下温针之非太阳所宜,而三日中亦非吐下之时也。治之不当,故病仍不解。坏病者,即变证也。若误汗,则有遂漏不止、心下悸、脐下悸等症;妄吐,则有饥不能食、朝食暮吐、不欲近衣等症;妄下,则有结胸痞硬、协热下利、胀满清谷等症;火逆,则有发黄圊血、亡阳奔豚等症。是桂枝症已罢,故不可更行桂枝汤也。

尤在泾:仲景既详桂枝之用,复申桂枝之禁,曰桂枝本为解肌而不可以发汗。

解肌者,解散肌表之邪,与麻黄之发汗不同,故惟中风发热、脉浮缓、自汗出者为宜。若其人脉浮紧,发热,汗不出者,则是太阳麻黄证。设误与桂枝,必致汗不出而烦躁,甚则斑黄狂乱,无所不至矣。此桂枝汤之大禁也,故曰不可与也。当须识此,勿令误也,仲景叮咛之意至矣。

方有执:肌,肤肉也。盖风中卫而卫不固,发热汗出而恶风。卫行脉外,肤肉之分也,桂枝救护之,热粥释散之,病之所以解也,故曰本为解肌。不可与,言病不对,禁勿妄投也。识,记也,记其政事谓之识,言当常常用心以记其事,勿忘勿怠,而不可使有一忽之失误。

【解析】 本条所提出的"观其脉证,知犯何逆,随证治之",可视为临床辨证论治的总则。这一原则不仅对于坏病,而且对于各种疾病的诊治,都有普遍性的指导意义。

所谓"观其脉证",是说坏病变化十分复杂,证候多端,所变何证,难以预料,所用何方,亦无成法。故必须仔细观察分析,脉症并举,四诊合参,全面、完整、动态地搜集病情资料,以供准确地分析判断病机之用。"知犯何逆"是在"观其脉证"的基础上,由表入里,由此及彼,去粗取精,去伪存真的分析研究,找出疾病的症结所在,从而做到见病知源,诊断准确。"随证治之",是根据正确诊断,运用理法方药的知识,予以相应治疗。上述12个字,浓缩起来,就是"辨证论治",它不仅是《伤寒论》全篇思维精髓所在,也是中医学辨证论治理论体系的支撑点。

后半部分,重点是阐述桂枝汤的禁忌证。原文不难理解,可是张仲景提出了一个极为特殊的名词,即"解肌"。伤寒注家对此均忽略而过,不了了之。其实,"解肌"二字极具意义,不容忽视,因为它揭示了桂枝汤主治功能的特点,同时亦揭示了太阳中风证病机的特点。

我们平时将麻黄汤、桂枝汤二方均笼统称之为"解表",这是可以的。就像我们平时将"烦",笼统称之为"烦躁"一样,其实若详细言之,"烦"与"躁"有明显的不同。同样,解表与解肌之"表"与"肌",亦有明显的差异。《素问·五脏生成论》论五脏所合,有"肺之合皮"与"脾之合肉"之分;《素问·痹论》论五脏之痹,又有"皮痹"与"肌痹"之别。由此可证,肌(肉)与表(皮),其脏腑所主及部位层次的深浅内外是有差异的。肌,皮之里;营,卫之里。可知肌与营相应,提示桂枝汤有和营之功,以此与麻黄汤相区别。太阳中风证的病机为"荣弱卫强",涉及主肌之营阴,方中芍药、大枣治"荣弱",治荣弱就是"解肌"之意,这就是张仲景称"桂枝本为解肌"的真正含义所在。正因为桂枝汤与麻黄汤相比较,善于解肌而非解表,所以后面的太阳伤寒证不能用之,而且还告诫:"常须识此,勿令误也。"

本条还提示,治疗太阳中风证的桂枝汤与治疗太阳伤寒证的麻黄汤,切勿交换使用。辨证必须明晰,用方必须明确。若中风证误用麻黄汤,有大汗亡阳之危;若伤寒证误用桂枝汤,有不汗助热之虞。可是后面的小发汗三方证又证实,麻桂两方虽然不能互用,但是可以合用。

【原文】 若酒客①病,不可与桂枝汤,得之则呕,以酒客不喜甘故也。(17)

【注释】 ①酒客:指嗜酒之人。《医宗金鉴》说:"酒客,谓好饮之人也"。以酒客为名,说明湿热内蕴者禁用桂枝汤。

【提要】 平素嗜酒之人患太阳中风,不宜服桂枝汤。

【选注】 柯韵伯:平素好酒,湿热在中,故得甘必呕,仲景用方慎重如此,言外当知有葛根连芩以解肌之法矣。

喻嘉言:酒客平素湿与热搏结胸中,才挟外邪,必增满逆,所以辛甘之法遇此辈即不可用,辛甘不可用,则用辛凉以彻其热,辛苦以消其满,自不待言矣。

《金鉴》:酒客谓好饮之人也。酒客病,谓过饮而病也。其病之状,头疼发热,汗出呕吐,乃湿热薰蒸使然,非风邪也。若误以桂枝汤服之则呕,以酒客不喜甘故也。

【解析】 诸家对本条注解,意见基本一致。柯氏之注,理明义达,不但申明酒客病不宜服桂枝汤的根由,且能续仲景余韵,增举葛根连芩以为酒客病的解肌之法;喻氏之注亦详于阐发酒客素蕴湿热之理,并举出辛凉、辛苦以作为酒客病的治法。然则喻氏以性味示治法,柯氏补出方药,酒客之病,便有忌有宜,法方亦备。惟《金鉴》之论,似觉不妥,以酒客病释为饮酒而病,不但与本条体例不合,且不属伤寒范围,不过其中也阐述了酒客不喜甘是因有湿热的道理,仍可作为参考。

本条原文是仲景为桂枝汤指出禁忌,酒客嗜饮,势必素蕴湿热,如患太阳中风,虽见桂枝汤证,亦当慎察,不可贸然使用桂枝汤。盖桂枝汤乃辛甘之剂,辛能助热,甘能助湿,湿热得辛甘之药而壅滞于中,致使胃气上逆而呕吐。本条前一句"若酒客病,不可与桂枝汤"是紧接上条,继续讲桂枝汤的禁忌,因上条是讲桂枝汤解肌而治太阳中风,若属伤寒证,切不可与服桂枝汤,但这样一来,易使人觉得只要是太阳中风证,就用桂枝汤无妨了,仲景怕人有这样错觉,故列出此条,以明桂枝汤的准确使用方法。即使是太阳中风,亦当具体分析,若酒客患之,就不当用桂枝汤。

【原文】 喘家①作,桂枝汤加厚朴杏子佳。(18)

桂枝加厚朴杏子汤方

桂枝三两(去皮) 甘草二两(炙) 生姜三两(切) 芍药三两 大枣十二枚(擘) 厚朴二两(炙,去皮) 杏仁五十枚(去皮尖)

上七味,以水七升,微火煮取三升,去滓,温服一升,覆取微似汗。

【注释】 ①喘家:素有喘病的人。

【提要】 宿有喘疾而病太阳中风的治法。

【选注】 魏念庭:凡病人素有喘证,每感外邪,势必作喘,谓之喘家,亦如酒客等有一定之治，不同泛常人一例也。

钱潢：气逆喘急，皆邪壅上焦也。盖胃为水谷之海，肺乃呼吸之门，其气不利，则不能流通宣布，故必加入厚朴、杏仁乃佳。

【解析】 本条讲平素有喘疾，又因太阳中风而诱发的治法。所以用桂枝加厚朴杏仁者，是喘者必又兼桂枝汤证也。本条未明言太阳中风证，乃省文笔法，与17条"若酒客病，不可与桂枝汤，得之则呕，以酒客不喜甘故也"之笔法相同。本方属旧病新感同治法。

【验案】 初某，男，3个月，因发热4天，咳嗽、气促，抽风2次，于1961年2月24日住某医院。

住院检查摘要：患儿于2月21日突然发热、咳嗽，有少量痰，伴有腹泻，日四五次，为黄色溏便，精神萎顿，吃奶少，2天后咳嗽气喘加重。连续在某门诊治疗，用退热消炎止咳等西药未效。2月24日突然抽风2次，每次持续三四秒钟，两次间隔时间较短，当即住院。症见高热无汗、烦躁哭闹、时有惊惕不安等。先用土、红霉素等西药，并服大剂麻杏石甘汤，复以银翘散加味，寒凉撤热，症状未见改善，即停用红霉素。于27日请蒲老会诊，当时高烧40℃，仍无汗，面色青黄而喘满，膈动足凉，口周围色青，唇淡，脉浮滑，指纹青，直透气关以上，舌质淡、苔灰白，胸腹满。此属感受风寒，始宜辛温疏解，反用辛凉苦寒，以致表郁邪陷，肺卫不宣。治拟调和营卫，透邪出表。苦温合辛温法，用桂枝加厚朴杏子汤加味。

处方：桂枝五分　白芍六分　炙草五分　生姜二片　大枣二枚　厚朴五分　杏仁十粒　僵蚕一钱　前胡五分　一剂。

药后有微汗出，体温渐退，精神好转，喉间有水鸡声，腹仍满，膈动微减，吃奶已好转，仍便溏一日5次，口周围青色稍退。脉滑不数，指纹青色亦稍退，舌淡苔秽白。营卫虽和，但肺气仍闭，湿痰阻滞。宜温宣降逆化痰为治，用射干麻黄汤加减，

处方：射干五分　麻黄五分　细辛三分　法半夏一钱　紫菀五分　五味子七粒　炙草五分　生姜二片　前胡五分　炒苏子一钱　大枣二枚　一剂。

药后体温降至36.4℃，精神好转。全身潮润，足欠温，腹满已减，二便如前，面色青白，右肺水泡音较多，左肺较少，脉沉滑，舌淡苔退。乃表邪已解，肺胃未和。宜调和肺胃，益气化痰为治。仿厚朴生姜半夏甘草人参汤加味。

处方：西洋参五分　川朴七分　法半夏一钱　炙草五分　生姜二片　橘红五分　二剂。

药后仅有微咳，呼吸正常，食欲增进，大便日一两次成形，小便多，两肺呼吸音粗糙，少许干啰音。脉沉细而滑，舌正常无苔。用二陈汤加白前、苏子、枇杷叶、生姜调肝胃、化湿痰以善其后。3月8日病愈出院。（《蒲辅周医案》）

【原文】 凡服桂枝汤吐者，其后必吐脓血也。（19）

【提要】 内热盛者不适用桂枝汤。

【选注】 柯韵伯：桂枝汤不特酒客当禁，凡热淫于内者，用甘温辛热以助其阳，不能解肌，反能涌越，热势所过，致伤阳络，则吐脓血可必也。所谓桂枝下咽，阳盛则毙者以此。

恽铁樵：此连上条，皆属误用桂枝，酒客不过得之而呕；若阳盛得桂枝，胃不能受而呕，则其后当见血。可疑处在脓字，当是讹字。

钱潢：其后必吐脓血句，乃未至逆料之词也。言桂枝性本甘温，设太阳中风，投之以桂枝汤，而吐者，知其人本阳邪独盛于上，因热壅上焦，以热拒热，故吐出而不能容受也。若邪久不衰，薰灼肺胃，必作痈脓，故曰其后必吐脓血也，此以不受桂枝而知之，非误用桂枝而致之也。乃各注家俱言胃家湿热素盛，更服桂枝，则两热相搏，中满不行，势必上逆而吐，热愈淫溢，蒸为败浊，必吐脓血，此一大禁也。不知桂枝随已吐出，何曾留着于胸中，岂可云更服桂枝，两热相搏乎，前人遂以此条，列为桂枝四禁，岂不谬乎。

舒驰远：酒客病，不可与桂枝汤，得汤则呕者，其后果必吐脓血乎，盖积饮素盛之人，误服表药，以耗其阳，而动其饮，上逆而吐，亦常有之。若吐脓血者，从未之见也，定知叔和有错。

【解析】 本条以服桂枝汤后出现呕吐及吐脓血为例，说明凡里热亢盛者不可与桂枝汤。因为本有内热，服用桂枝汤后，则其热更盛，胃气常因而上逆，故发生呕吐。然则既属内热亢盛，必有内热盛的见证，不必拘于"服桂枝汤吐者"句下。至于"服桂枝汤吐者，其后必吐脓血也"一句，必是其人素体热毒壅盛，原有内痈之疾，投以桂枝汤，则发汗伤津，辛温助热，从而促病情恶化，出现呕吐，继则热毒腐血，内痈破溃，而吐出脓血。此处意在强调内热亢盛者禁用桂枝汤，条中之"必"字，只是预料之词，非必然之势，桂枝汤后是否吐脓血，当灵活看待。

从上两条可知，凡内有湿热或内热壅盛者，皆不可用桂枝汤。《伤寒例》载"桂枝下咽，阳盛则毙"，正是此意。从此推广论之，凡温热病证，亦当忌用桂枝汤。

【原文】 太阳病，发汗，遂漏①不止，其人恶风，小便难②，四肢微急③，难以屈伸者，桂枝加附子汤主之。(20)

【注释】 ①漏：表程度，比自汗为重。此指渗泄不止的意思。

②小便难：指小便量少。

③微急：指四肢拘急，屈伸不利。

【提要】 发汗太过而导致阳虚液脱的症状和治法。

【选注】 成无己：太阳病因发汗，遂漏不止而恶风者，为阳气不足，因发汗阳气亦虚，而皮肤不固也；小便难者，汗出亡津液，阳气虚弱不能施化；四肢微急，难以屈伸者，亡阳而脱液也。与桂枝加附子汤，以温经复阳。

尤在泾：发汗伤阳，外风复袭，汗遂漏不止，《活人》所谓漏风是也。夫阳者，所以实腠理，行津液，运肢体者也。今阳已虚不能护其外，复不能行于里，则汗出小便难，而邪风之气方外淫而旁溢，则恶风、四肢微急难以屈伸，是宜桂枝汤解散风邪，兼和营卫，加附子补助阳气，并御虚风也。

柯韵伯：太阳固当汗，若不取微似汗，而发之太过，阳气无所止息，而汗出不止矣。汗多亡阳，玄府不闭，风乘虚入，故复恶风。汗多于表，津弱于里，故小便难。四肢者，诸阳之本；阳气者，精则养神，柔则养筋，开合不得，寒气从之，故筋急而屈伸不利也。此离中阳虚不能摄水，当用桂枝以补心阳，阳密则漏汗自止矣；坎中阳虚不能行水，必加附子以回肾阳，阳归则小便自利矣。内外调和，则恶风自罢，而手足便利矣。

喻嘉言：大发其汗，致阳气不能卫外为固而汗漏不止，即如水淋漓之互词也。恶风者，腠理大开为风所袭也。小便难者，津液外泄，而不下渗，兼以卫气外脱，而膀胱之气化而不行也。四肢微急难以屈伸者，筋脉无津液以养，兼以风入而增其劲也。此阳气与阴津两亡，更加外风复入，故用桂枝加附子以固表驱风，而复阳敛液也。

陈修园：太阳病，固当汗之，若不取微似有汗，为发汗太过，遂漏不止，前云如水流漓，病必不除，故其人恶风犹然不去。汗涣于表，津竭于里，故小便难。四肢为诸阳之本，不得阳气以养之，故微急，且至难以屈伸者，此因大汗以亡阳，因亡阳以脱液，必以桂枝加附子汤主之。方中取附子以固少阴之阳，固阳即所以止汗，止汗即所以救液，其理微矣。

【解析】 发汗为太阳病的正治之法，然发汗当适度，以邪去正安为目的。今发汗后，即见汗漏不止，是因发汗太过，而致卫阳损伤，卫阳不固，营阴外泄。汗出不止，腠理疏松，不胜风袭，故其人恶风。汗多津液损伤，不能下输膀胱，故小便难。血汗同源，汗多则营血亏虚，营血不足，既不能充盈脉道，又不能濡养筋脉，故四肢拘急，屈伸不利。治宜调和营卫，扶阳解表，方用桂枝加附子汤。因卫出下焦，赖肾中阳气的温煦，才能不断地循太阳之经脉布达于肌表，起到温分肉，司开合，肥腠理的作用。柯韵伯明确指出"少阴即太阳之根。"故见卫阳不固，补益少阴，方中附子补少阴之阳，桂枝汤解肌祛风，调和营卫。

本证因发汗太过，卫阳损伤，不能固表，而导致营阴外泄。既有风寒不解的表证，又有阳虚液损的里证；既有阳气损伤，又有阴精不足。然治法唯取扶阳解表而不救其阴？本证虽有"小便难，四肢微急，难以屈伸"的营阴损伤，但阴伤缘于汗漏不止，而汗漏不止者缘于卫阳不固，故其治法扶阳固表，固表即所谓止汗，汗止即所谓就液，此即治病求其本之法。陈修园指出'方中取附子，以固少阴之阳，固阳即所以止汗，止汗即所以救液"。陆渊雷亦云"津伤而阳不亡者，其津自能再生，阳亡而津不伤者，其津亦无后继，是以良工治病不患津伤而患阳之亡。"

【验案】

王某某，男，29岁，农民。医生给予非那西汀0.2克、匹拉米酮0.2克，一次服下，约半小时许，大汗不止，恶风，尿急而无尿液，急邀中医会诊。检查：形体消瘦，面色萎黄，表情惶恐，全身大汗淋漓，四肢拘急，坐卧不宁，状甚危笃，脉沉微而数。诊为大汗亡阳。处方：

桂枝10克，甘草6克，白芍10克，附子10克，生姜1片，大枣3枚水煎服。当即配药煎服，服一剂汗止而愈。(《山东中医学院学报》)

【原文】 太阳病，下之后，脉促①胸满②者，桂枝去芍药汤主之。(21)

桂枝去芍药汤方

桂枝三两(去皮)　甘草二两(炙)　生姜三两(切)　大枣十二枚(擘)

上四味，以水七升，煮取三升，去滓，温服一升。本云：桂枝汤，今去芍药。将息如前法。

【注释】 ①表示正气能与邪气相搏。不是后世"脉来数，时一止，复来"之促脉。

②胸满：指胸闷。

【提要】 太阳病误下后，脉促胸满的证治。

【解析】 本条是桂枝汤的加减证，主症是"胸满"，而"脉促"则属于难点。

太阳病本来阳浮，"下之后"，一者伤损阳气，二者挫遏阳气，因此导致胸阳不振，出现"胸满"。桂枝汤尤其是方中的桂枝与生姜，一方面祛风解表，另一方面振奋胸阳。之所以"去芍药"，是因为芍药属于苦泄阴凉之品，必有碍于宣发胸阳。

关于"脉促"，颇令人费解。若按王叔和《脉经》"促脉，来去数，时一止复来"理解，与后世之脉法颇为吻合，但与仲景之"脉促者，表未解也"(34条)相悖。仲景言之凿凿，不应别出歧义。查"促"之古义，是言急迫。《伤寒论》四条(21、34、140、349条)有关促脉的条文，从病机分析，均未出此义。促脉的出现，多是太阳病下后形成的，可知促脉乃浮脉变化而来，当属浮之变脉，故仲师称其"表未解"。其机制是，下后虽正气受挫，但表邪尚在，正气急急趋表抗邪，气血仍向上向外，故脉现急促，上壅两寸。与《黄帝内经》所谓"中手促上击"正相吻合。所以"促脉"，与太阳病下之后出现的"其气上冲""微喘"等表现一样，均反映了表邪未解、正气趋表的病理机制。

【原文】 若微寒①者，桂枝去芍药加附子汤主之。(22)

桂枝去芍药加附子汤方

桂枝三两(去皮)　甘草二两(炙)　生姜三两(切)　大枣十二枚(擘)　附子

一枚(炮,去皮,破八片)

上五味,以水七升,煮取三升,去滓,温服一升。本云:桂枝汤,今去芍药,加附子。将息如前法。

【注释】 ①微寒:指脉微恶寒。

【提要】 太阳病误下后,脉促胸满微恶寒的治法。

【选注】 成无己:脉来数,时一止复来者,名曰促。促为阳

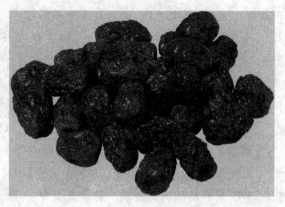
大枣

盛,则不因下后而脉促者也。此下后脉促,不得为阳盛也。太阳病下之,其脉促不结胸者,此为欲解。此下后脉促而复胸满,则不得为欲解,由下后阳虚,表邪渐入而客于胸中也。与桂枝汤以散客邪,通行阳气。芍药益阴,阳虚者非所宜,故去之。阳气已虚,若更加之恶寒,则必当温剂以散之,故加附子。

程郊倩:有阳盛而见促脉者,亦有阳虚而见促脉者,当辨之于有力无力,仍须辨之于外证也。

喻嘉言:此条之微恶寒,合上条观之,则脉促、胸满喘而汗出之内,原伏有虚阳欲脱之机。故仲景于此条,特以"微恶寒"三字发其义,可见阳虚则恶寒矣。又可见汗不出之恶寒,即非阳虚矣。

沈明宗:误下扰乱阴阳之气则脉促,邪入胸膈几成结胸,但结满而未痛耳,故以桂枝汤单提胸膈之邪,使从表解。去芍药者,恶其酸收,引邪内入故也。若脉促、胸满而微恶寒,乃虚而踯躅,阳气欲脱,又非阳实之比,所以加附子固护真阳也。然伤风下后之恶寒,与未下之恶寒迥然有别。而汗后之恶寒,与未汗之恶寒亦殊。

柯韵伯:促为阳脉,胸满为阳证,然阳盛则促,阳虚亦促,阳盛则胸满,阳虚亦胸满。此下后脉促而不汗出,胸满而不喘,非阳盛也,是寒邪内结,将作结胸之证。

尤在泾:阳邪被抑,不复浮盛于表,亦未结聚于里,故其胸满,其脉促。促者,数而时一止也。夫促为阳脉,胸中为阳之府,脉促胸满,则虽误下,而邪气仍在阳分。故以桂、甘、姜、枣甘辛温药,从阳引而去之。去芍药者,恐酸寒气味,足以留胸中之邪,且夺桂枝之性也。若微恶寒者,其人阳不足,必加附子,以助阳气而逐阳邪,设徒予前法,则药不及病,虽病不增剧,亦必无济矣。

陈修园:太阳之气,由胸而入,若太阳病误下之后,阳衰不能出入于外内,以致外内之气不相交接,其脉数中一止,其名为促。气滞于胸而满者,桂枝去芍药汤主之。盖桂枝汤为太阳神方,调和其气,使出入于外内,又恐芍药之苦寒以缓其出入

国学经典文库

中医四大名著

伤寒论·各论

图文珍藏版

之势,故去之。若脉不见促而见微,身复恶寒者,为阳虚已极,桂枝去芍药方中加附子汤主之,恐桂、姜之力微,必助之附子而后可。

《金鉴》:太阳病,表未解而下之,胸实邪陷,则为胸满、气上冲咽喉不得息,瓜蒂散证也。胸虚邪陷,则为气上冲,桂枝汤证也。今下之后,邪陷胸中,胸满脉促,似乎胸实而无冲喉不得息之证,似乎胸虚又见胸满之证,故不用瓜蒂散以治实,亦不用桂枝汤以治虚,惟用桂枝之甘辛,以和太阳之表,去芍药之酸收,以避胸中之满。若汗出微恶寒,去芍药方中加附子主之者,以防亡阳之变也。

【解析】 以上两条,主要讨论太阳病误下后损伤胸阳的脉证和治法。太阳病,本应使用汗法,若误用下法,必导致里虚邪陷,而见脉促胸满,此为下后损伤胸中之阳气,致邪陷于胸的证候。脉促是数中一止,主心阳已伤,但与邪尚能力争,为病在阳而犹未入阴。胸满是邪陷于胸,正气向外抗拒,阳气不能畅达所致。此时邪从表传,有渐入之机,但仍在阳分。在这种正虚邪陷的情况下,用桂枝汤复心阳而调营卫,鼓舞心胸阳气,拒邪仍从表解。芍药阴柔,不利于胸阳受损,所以减去。

如果下后,不仅脉促胸满,同时见到轻微恶寒的证候,则"见微知著",说明阳气已虚,故用前方加附子以温经扶阳。

值得注意的是,这里的脉促应与下面两种情况的脉促有所区别。其一是,第140条:"太阳病,下之,其脉促,不结胸者,此为欲解也。"其二是,第34条"太阳病,桂枝证,医反下之,利遂不止。脉促者,表未解也,喘而汗出者,葛根黄芩黄连汤主之。"

第140条是太阳病误下后,邪势将衰,正气将复,而无邪陷结胸的现象,故预知其为欲解,其脉促为正胜邪之象。第34条是太阳病中风证误用下法,而致协热下利,里热已盛,表犹未解,其脉促为阳气有余而表邪未全陷里。二者均与本条之因误下损伤胸中之阳,邪气乘虚而入之脉促不同。

所以,对于误下后出现的脉促,必须结合其他临床证候全面进行分析。如本条与第34条,同为脉促,但病却完全两样。一为误下后胸阳被损,一为误下后里热挟表热下利;一为脉促与胸满并见,一为脉促与下利并见;一为脉促无力,一为脉促有力。所以不能孤立地看待脉象和症状。正如《医宗金鉴》所云:"要知仲景立法,每在极微处设辨,恐人微处易忽也。今以微恶寒发其义,却不在汗出上辨寒热,而在汗出恶寒不恶寒上辨寒热;不在脉促上辨寒热,而在脉促之有力、无力辨寒热。于此又可知不唯在胸满上辨虚实,而当在胸满之时满、时不满、常常满而不减上辨虚实矣。"所有这些都是我们在临床辨证论治时所应注意的。

此外,"微恶寒"的"微"字,陈修园认为是"脉微",考张隐庵、张令昭、陈恭溥等注家,均作这样解释,有一定道理,可互参考。

【验案】 案1 王某,男,46岁。多年来胸中憋闷,甚或疼痛,畏恶风寒,尤以后背明显。切其脉弦缓,握其手则凉,问其小便则称清长,视其舌淡嫩苔滑。辨为少阴心肾阳气不足,阴霾上蒙之证。乃用桂枝去芍药加附子汤,温补少阴之阳,"益火之源以消阴翳",连服六剂,其病获安。(陈明《刘渡舟伤寒临证指要》)

案2 王某,男,36岁。自诉胸中发满,有时憋闷难忍,甚或疼痛。每逢冬季则发作更甚,兼见咳嗽,气短,四肢不温,畏恶风寒等症。脉来弦缓,舌苔色白。辨为胸阳不振,阴寒上踞,心肺气血不利。方用桂枝去芍药加附子汤:桂枝9克,生姜9克,炙甘草6克,大枣7枚,附子9克。

服五剂,胸满气短诸症皆愈。(陈明《刘渡舟临证验案精选》)

【原文】 太阳病,得之八九日,如疟状^①,发热恶寒,热多寒少,其人不呕,清便欲自可^②,一日二三度发。脉微缓^③者,为欲愈也;脉微而恶寒者,此阴阳俱虚^④,不可更发汗、更下、更吐也;面色反有热色者,未欲解也,以其不能得小汗出,身必痒,宜桂枝麻黄各半汤。(23)

桂枝麻黄各半汤方

桂枝一两十六铢(去皮) 芍药 生姜(切) 甘草(炙) 麻黄各一两(去节) 大枣四枚(擘) 杏仁二十四枚(汤浸,去皮尖及两仁者)

上七味,以水五升,先煮麻黄,去上沫,内诸药,煮取一升八合,去滓,温服六合。本云,桂枝汤三合,麻黄汤三合,并为六合,顿服。将息如上法。

臣亿等谨按:桂枝汤方,桂枝、芍药、生姜各三两,甘草二两,大枣十二枚。麻黄汤方,麻黄三两,桂枝二两,甘草一两,杏仁七十个。今以算法约之,二汤各取三分之一,即得桂枝一两十六铢,芍药、生姜、甘草各一两,大枣四枚,杏仁二十三个另三分枚之一,收之得二十四个,合方。详此方乃三分之一,非各半也,宜云各半汤。

【注释】 ①如疟状:指发热恶寒呈阵发性,但并非疟疾之寒热定时而作。
②清便欲自可:清,同圊。欲,将要,接近。指大小便接近正常。
③脉微缓:指脉由浮紧而转为微缓,表示病情之转化。
④阴阳俱虚:此指表里俱虚。

【提要】 太阳病日久不解的三种转归,以及治疗和禁忌。

【选注】 成无己:今虽发热恶寒,而热多寒少,为阳气进,而邪气少也。里不和者,呕而利,今不呕,清便自调者里和也。寒热间日发者,邪气深也;日一发者,邪气复常也;日再发者,邪气浅也;日二三发者,邪气微也。《内经》曰:"大则邪至,小则平。"言邪甚则脉大,邪少则脉微,今日热多而脉微缓者,是邪气微缓也,故云欲愈。脉微而恶寒者,表里俱虚也。阳,表也;阴,里也。脉微为里虚,恶寒为表虚,以表里俱虚,故不可更发汗、更下、更吐也。阴阳俱虚,则面色青白,仅有热色者,表未解也。热色为赤色也,得小汗则和,不得汗,则得邪气外散皮肤而为痒也,与桂枝麻黄各半汤小发其汗,以除表邪。

尤在泾：病在太阳，至八九日之久，而不传他经，其表邪本微可知。不呕、清便欲自可，则卫未受邪可知。病如疟疾，非真是疟，亦非传少阳也，乃正气内胜，数与邪争故也。至热多寒少，一日二三度发，则邪气不胜而将退舍矣。更审其脉而参验之。若得微脉，则欲愈之象也；若脉微而恶寒者，此阴阳俱虚，当与温养，如新加汤之例。而发汗吐下，初在所禁矣。若面色仅有热色者，邪气欲从表出，而不得小汗，则邪气无从出；如面色缘缘正赤，阳气怫郁在表，当解之熏之之类也。身痒者，邪盛而攻走经筋则痛，邪微而游行皮肤则痒也。人既不得汗出，则非桂枝所能解；而邪气又微，亦非麻黄所可发，故合二方为一方，变大制为小制。桂枝所以为汗液之地，麻黄所以为发散之用，且不使药过病，以伤其正也。

黄坤载：若外不恶寒而面上仅有热色者，是阳气蒸发欲从外解，而表寒郁迫，未欲解也。使得小汗略出，则阳气通达，而无热色矣。以其正颇虚，不得小汗，阳郁皮腠，莫之能通，是其身必当发痒，解之以桂枝麻黄各半汤。

【解析】 本条可分为两段理解。

第一段自"太阳病"至"一日二三度发"，叙述了太阳病日久不愈，邪郁不解的证候。患太阳病八九日，属表病日久不愈，然已经八九日仍寒热并见，且发热恶寒，热多寒少，一日二三度发，又与典型韵太阳伤寒、中风不同。此寒热并见之候，有似疟疾，但一日二三度发，则似疟而非疟；有似少阳，但又一日之中仅发作二三次，则又不同于少阳病之往来寒热；"其人不呕"，说明胃气尚和，邪未入少阳；"清便欲自可"，反映了里气尚和，邪未入阳明。故知太阳病虽八九日，但病邪尚未传变，仍在太阳之表。然病在太阳何以寒热一日二三度发？这是由于病久邪微，正气欲抗邪外出，而邪郁不解，正邪交争较为轻缓所致。

第二段自"脉微缓者"至文末，论上述太阳表郁轻证可能出现的三种不同转归。

①"脉微缓者，为欲愈也"。是说上证脉由浮紧而渐趋和缓，反映了外邪渐退，太阳之气欲复，表里气和，故为欲愈之兆。

②"脉微而恶寒者，此阴阳俱虚，不可更发汗、更下、更吐也"。脉微为正衰里虚之象，恶寒为表阳不足之兆，表里阳气皆虚，故称之"阴阳俱虚"。表里阳虚，治当急扶其阳，切不可再用汗吐下之法伤伐正气。

③"面色反有热色者，未欲解也"。此虽为转归之一，但其内容是遥承第一段而加以补充说明。即在"太阳病，得之八九日，如疟状，发热恶寒，热多寒少，其人不呕，清便欲自可，一日二三度发"的基础上，更见有面赤身痒之证。由于太阳表邪不解，阳气拂郁不伸，故病人面色发红；邪郁在表，气血周行不利，汗欲出而不得出，故身痒。以上诸证皆因邪郁日久，汗出不彻所引起，是以文中指出"以其不能得小汗出，身必痒"，此处虽单提身痒一症，但乃一以带三之法，实际上包含了面赤、寒热如疟诸证。对此太阳病日久不愈，小邪郁表不解之证，治当小发其汗。宜桂枝麻黄各

半汤。

本证无汗,也未经发汗,微邪拂郁不解,则非桂枝汤所能解;身痒,但不痛,也非麻黄汤之所宜。只有两方合用,且制小其剂,方能切合病情。

【验案】 王某某,女,47岁。1978年3月10日初诊。恶寒发热已9日。病人因三叉神经痛自服单方山茱萸汤,时痛时止,尚未停药复于熟睡时受凉。症见每日午后三时许微恶寒,并发热。入夜体温达38.5℃左右,随后汗出热退,如是发作已9天。体检、血象、胸透均无异常,服用一般解表剂阿司匹林及抗生素无效。苔白,脉弦细。

证属太阳伤寒,因病初误服补敛之剂,有碍“太阳为开”,以致邪留不退。给予桂枝麻黄各半汤一剂。服后恶寒加重,并作寒噤,继而发热,遍体微汗,次日即未再发。(《贵阳中医学院学报》)

【原文】 太阳病,初服桂枝汤,反烦不解者,先刺风池①、风府②、却③与桂枝汤则愈。(24)

【注释】 ①风池:足少阳胆经穴。在枕骨粗隆直下的凹陷处与乳突之间,当斜方肌和胸锁乳突肌上段之间。

②风府:督脉经穴。在后项入发际一寸,枕骨与第一颈椎之间。

③却:再的意思。

【提要】 桂枝汤证而服桂枝汤后,反烦不解的变通治法。

【选注】 陈修园:太阳病,审其为桂枝证,用桂枝汤,照法煮取三升,分三服。若初服桂枝汤一升,反烦不解者,缘此汤只能治肌腠之病,不能治经脉之病,治其本而遗其半故也。宜先刺风池、风府,以泻经中之热,却与留而未服之桂枝汤二升,照法服之则愈。

徐灵胎:此非误治,因风邪凝结于太阳之要路,则药力不能流通,故刺之以解其结。盖风邪太甚,不仅在卫而在经,刺之以泻经气。

魏念庭:恐误认为已传之烦躁,故标出以示人,言不解,则太阳之证俱在,但添一烦,知其非传里之烦,而仍为表未解之烦也。

方有执:烦字从“火”从“页”。《说文》:“页,头也。”然则烦者热闷而头疼之谓也,邪欲出而正分争,作汗之兆也。

喻嘉言:中风之证,凡来传变者,当从解肌,舍解肌无别法也。然桂枝汤以解肌,而反加烦闷者,乃服药时不如法也。其法为何? 即啜稀热粥以助药力,不使其不及,但取周身漐漐微似有汗,不使太过之谓也。此云服汤反烦者,必微似汗亦未得,肌窍未开,徒用药力引起风邪,漫无出路,势必内热而生烦也。刺风池、风府,以泻风热之暴甚,后风不继,庶前风可息,更与桂枝汤引之外出则愈矣。

【解析】 对于本条初服桂枝汤反烦不解的认识,肯定并非误治,诸家意见基本一致，但对于反烦不解的机转问题，却有不同看法。陈氏认为桂枝汤只能治肌腠之病，不能治经脉之病，初服桂枝汤，在经之邪未解，故反烦不解；徐氏认为风邪凝结于太阳要路，药力不能通达所由，二氏之见略同，其意皆云桂枝汤药力尚不足以解在经之风邪，自然宜先刺风池、风府，以泻经中风热，复以桂枝汤解肌发汗，使在肌腠与在经脉之风邪一鼓而除，这样的解释是恰切合理的。惟喻氏认为反烦不解是因为服桂枝汤不得法，即没有啜稀热粥所致，这种提法不甚妥当。诚然，服药不得法，药力难以发挥作用，完全有可能导致反烦不解，但就本条文而论，若确属服药不得法而致，则后服如法即可，似无特举刺风池、风府之必要了；再则既然初服未如法，条文后句也当指明再服须如法服用，原文则未指出，避直就曲，让后人猜测，恐非仲景立论之意旨！喻氏之论实难令人信服。另外，喻氏认为烦为内热的表现，亦有可商之处。应当明确，这里的烦字，只是一种形容词，与阳明里热之烦迥然不同，假使真是内热而烦，则用药当从辛凉，岂有更服桂枝汤之理。

　　至于其他注家之解，亦各有所长，如魏氏强调反烦不解的烦非传经之烦，而仍为表未解之烦；方氏则从烦字字义上推断出该烦的病理及表现，认为此烦是邪欲出而与正分争，作汗之兆，应当有"热闷而头痛"的表现，这些认识皆可作为本条文的较好脚注。

　　综观注家之说，基本能揭示本条经文的意义。初服桂枝汤，反烦不解，是太阳在经风邪太甚，病重药轻，不能达到驱邪外出的目的，故见反烦不解，先刺风池、风府，疏泻在经风邪，使阳气不被所闭，然后再服桂枝汤取汗，则病可痊愈。这种药物与针刺相结合的治法，是很有实用价值的。

　　叙述太阳病发汗后反增烦热证治的条文，如第57条"伤寒发汗，已解，半日许复烦，脉浮数者，可更发汗，宜桂枝汤"，可与本条互看。彼乃太阳伤寒先用麻黄汤发汗，邪虽已解，但未尽去，半日许邪气复聚而烦；本条是太阳中风，用桂枝汤治疗，但因在经之邪较甚，药轻病重，初服不解反增烦闷。前者因已发汗，病之大势已去，故仅用桂枝汤更发汗即愈；后者初服桂枝汤，邪未得解，反增一烦，故不但继以桂枝汤如法取汗，并且须加刺风池、风府以驱在经之风邪，双管齐下，方能取效。可见，治太阳中风之法不拘于桂枝一方，而桂枝之方亦有治太阳伤寒之用，于此，仲景辨证之细、立法之活亦可略见一斑了。

　　【原文】　服桂枝汤，大汗出，脉洪大者，与桂枝汤，如前法。若形似疟，一日再发[1]者，汗出必解，宜桂枝二麻黄一汤。(25)

　　桂枝二麻黄一汤方

　　桂枝一两十七铢(去皮)　芍药一两六铢　麻黄十六铢(去节)　生姜一两六铢(切)　杏仁十六个(去皮尖)　甘草一两二铢(炙)　大枣五枚(擘)

　　上七味，以水五升，先煮麻黄一二沸，去上沫，内诸药，煮取二升，去滓，温服一升,日再服。本云:桂枝汤二分,麻黄汤一分,合为二升,分再服。今合为一方,将息如前法。

臣亿等谨按:桂枝汤方,桂枝、芍药、生姜各三两,甘草二两,大枣十二枚。麻黄汤方,麻黄三两,桂枝二两,甘草一两,杏仁七十个。今以算法约之,桂枝汤取十二分之五,即得桂枝、芍药、生姜各一两六铢,甘草二十铢,大枣五枚。麻黄汤取九分之二,即得麻黄十六铢,桂枝十铢三分铢之二,收之得十一铢,甘草五铢三分铢之一,收之得六铢,杏仁十五个九分枚之四,收之得十六个。二汤所取相合,即共得桂枝一两十七铢,麻黄十六铢,生姜、芍药各一两六铢,甘草一两二铢,大枣五枚,杏仁十六个,合方。

【注释】 ①一日再发:指一天发作两次。

【提要】 服桂枝汤汗不如法引起的变局证治。

【选注】 《金鉴》:今脉虽洪大而不烦渴,则为表邪仍在太阳,当更与桂枝汤如前法也。服汤不解,若形如疟,日再发者,虽属轻邪,然终是为风寒所持,非汗出必不解,故宜服桂枝二麻黄一汤,小发营卫之汗。

尤在泾:服桂枝汤汗虽大出而邪不去,所谓如水淋漓,病必不除也。若脉洪大则邪犹甚,故宜更与桂枝取汗,如前法者。如啜热稀粥,温服取汗之法也。

柯韵伯:然服桂枝后大汗,仍可用之更汗,非若麻黄之不可复用也……是法也,可以发汗,汗生于谷也。即可以止汗,精胜而邪却也。若不同此法,使风寒客于玄府,必复恶寒发热如疟状。然疟发作有时,日不再发,此则风气留其处,故日再发耳,必倍加桂枝以解肌,少与麻黄以开表,所谓奇之不去则偶之也,此又服桂枝后少加麻黄之一法。

方有执:服桂枝汤,证转大汗出,脉转洪大者,乃风多寒少,风邪欲散,而以微寒持之。两者皆不得解,而寒热如疟也。

【解析】 太阳病,服用桂枝汤治疗,其方后要求"遍身漐漐微似有汗者益佳,不可令如水流漓,病必不除"。而本条指出服桂枝汤后大汗出,邪不得外解,可出现两种不同脉症。其一,大汗出,脉洪大者,因伴有恶寒、发热等症,故云"与桂枝汤,如前法。"不但用桂枝汤,而且要遵循桂枝汤方后的服用方法。其二,若服药后发热恶寒呈现阵发性发作,一日发作两次者,治宜桂枝二麻黄一汤。

张仲景对于发汗之法的运用,慎之又慎,既设有峻汗之麻黄汤;义有解肌祛风,调和营卫之桂枝汤。对于正虚邪微者,既设有小发其汗之桂枝麻黄各半汤;又有微发其汗之桂枝二麻黄一汤。可见张仲景临床立法选方,十分重视保护人之正气。

【原文】 服桂枝汤,大汗出后,大烦渴不解,脉洪大者,白虎加人参汤主之。(26)

白虎加人参汤方

知母六两　石膏一斤（碎，绵裹）　甘草二两（炙）　粳米六合　人参三两

上五味，以水一斗，煮米熟汤成，去滓，温服一升，日三服。

【提要】　服桂枝汤转属阳明的证治。

【选注】　成无己：大汗出，脉洪大而不渴，邪气犹在表也，可更与桂枝汤。若大汗出，脉洪大而烦渴不解者，表里有热，不可更与桂枝汤，可与白虎加人参汤，生津止渴，和表散热。

钱潢：此因大汗后，遂至胃中津液竭，阳邪乘虚入里，至大烦渴不解。上篇之大汗出，脉浮而微热，消渴者，及中篇之发汗后，脉浮数烦渴之证，皆以误汗亡阳，下焦无火，膀胱之气化不行，失其蒸腾之用，故气液不得上升而渴也。若脉浮，则其邪仍在太阳，故以五苓散主之。今大烦渴，而脉见洪大，则邪不在太阳，而已传入阳明矣，即阳明篇所谓"阳明脉大者是也"，故以白虎汤解胃中之烦热，加入参以补其大汗之虚，救其津液之枯竭也。

【解析】　此条文论述服桂枝汤大汗出后，表邪虽去，遂致胃中津液耗竭，病邪乘虚入里，里热炽盛，故脉见洪大、大烦渴不解，当用白虎加人参汤清热生津。与25条相比较，虽同见服桂枝汤大汗出、脉洪大之症，但病理上却有很大区别。大烦渴之有无，是鉴别两者之要点，成无己之注讲得非常清楚。钱氏联系有关条文，分析本条"烦渴"的病机和证属特点，也有一定的参考价值。

【验案】　案1　李某某，男，52岁。患糖尿病，口渴多饮，饮后复渴，似有水不解渴之感。尿糖阳性、血糖超出正常范围。其人渴而能饮，但食物并不为多，大便亦不秘结。问其小便则黄赤而利，然同饮人之水量比则少。脉来软大，舌红无苔。

辨证：为肺胃热盛、而气阴两伤之证。此病当属"上消"。治当清上、中之热而滋气阴之虚为宜。

处方：生石膏40克，知母10克，甘草6克，粳米一大撮，人参10克，花粉10克

此方共服五剂，则口渴大减，体力与精神均有好转。化验血糖与尿糖，程度减轻。转方用沙参12克、玉竹12克、麦冬30克、花粉10克、太子参15克、甘草6克、知母6克。此方服十数剂，病情明显好转，后以丸药巩固疗效。

案2　林某某，女，38岁。夏日午睡后，昏不知人，身热肢厥，汗多，气粗如喘，不声不语，牙关紧急。舌苔黄燥，脉象洪大而芤。

辨证：症属暑厥。暑为大热之邪，燔灼阳明，故见身热炽盛，暑热内蒸，迫津外泄，则多汗而气粗如喘；热郁气机，所以四肢反见厥冷；邪热内迫，扰于心神，正又不能胜邪，故神昏不语，脉见洪大而芤，治以清暑泄热、益气升津。

处方：朝鲜白参、知母、粳米各15克，石膏30克，甘草9克。服一剂后，脉静汗止，手足转温，神志清爽，频呼口渴，且欲冷饮。再投一剂而愈。（刘渡舟《伤寒论十四讲》）

【原文】 太阳病,发热恶寒,热多寒少。脉微弱者,此无阳①也,不可发汗。宜桂枝二越婢一汤。(27)

桂枝二越婢一汤方

桂枝(去皮) 芍药 麻黄 甘草各十八铢(炙) 大枣四枚(擘) 生姜一两二铢(切) 石膏二十四铢(碎,绵裹)

上七味,以水五升,先煮麻黄一二沸,去上沫,内诸药,煮取二升,去滓,温服一升。本云:当裁为越婢汤、桂枝汤合之,饮一升。今合为一方,桂枝汤二分,越婢汤一分。

臣亿等谨按:桂枝汤方,桂枝、芍药、生姜各三两,甘草二两,大枣十二枚。越婢汤方,麻黄二两,生姜三两,甘草二两,石膏半斤,大枣十五枚。今以算法约之,桂枝汤取四分之一,即得桂枝、芍药、生姜各十八铢,甘草十二铢,大枣三枚。越婢汤取八分之一,即得麻黄十八铢,生姜九铢,甘草六铢,石膏二十四铢,大枣一枚,八分之七弃之,二汤所取相合,即共得桂枝、芍药、甘草、麻黄各十八铢,生姜一两三铢,石膏二十四铢,大枣四枚,合方。旧云桂枝三,今取四分之一,即当云桂枝二也。越婢汤方见仲景杂方中,《外台秘要》一云越脾汤。

【注释】 ①无阳:指阳气虚弱。

【提要】 表未解而阳已虚,邪渐化热入里证治。

【选注】 张隐庵:此言太阳阳热多,本寒少,表邪从肌腠而内陷者,治宜发越其病气也。太阳病发热恶寒者,言病太阳标本之气,当恶寒发热,今热多寒少,乃寒已化热,阳热多而本热少,脉微弱则表阳乘虚内陷,故曰此无阳也。谓内陷则无在表之阳,不可发汗者,不可发太阳之表汗也。此表阳从肌入里,故宜桂枝二以解肌,越婢一以发越表阳之内陷。

章虚谷:此条经文,宜作两截看,宜桂枝二越婢一汤句,是接热多寒少句来,今为煞句,是汉文兜转法也。若脉微弱者,此无阳也,何得再行发汗,仲景所以禁示人曰,不可发汗,宜作煞句读,经文了了,毫无纷论矣。婢当作脾,以其辛甘发脾气,故名越脾。越婢者,传写之误也。

【解析】 "宜桂枝二越婢一汤"应在"热多寒少"句后,此为倒装文法。

原文述证甚简,须以方测证进行分析。原文提出"太阳病,发热恶寒,热多寒少",说明太阳之邪未解,与23条、25条表郁轻证类似,故用桂枝汤轻剂治疗。然从方中有辛寒之石膏分析,本证应兼有轻度的邪热内郁,可有心烦、口微渴等里热证候。本证表寒里热,郁而不发,其病机与大青龙汤证类似,但轻重程度悬殊甚大。据此可知,本证当为表郁不解,内热生成之轻证,故治用桂枝二越婢一汤微发其汗,兼清里热。

"脉微弱者,此无阳也,不可发汗",是说上证如脉微弱,属阳气不足,故不可发

汗,即使是发汗轻剂亦不可使用,从而提示:

①表郁内热轻证脉应浮而不应弱。

②阳虚者禁用桂枝二越婢一汤。

③即使小汗法亦只能用于证实脉实之表证。

因此,本段与大青龙汤证(38条)"若脉微弱,汗出恶风者,不可服之"同意,均是为说明方剂的禁例而设。同时,也更进一步提示桂枝二越婢一汤证与大青龙汤证均有表闭阳热内郁之病机。

以上23、25、27三条,分别论述了表郁轻证的三个不同类型。三者虽同属表郁轻证,但同中有异,应注意区分。三方证所同者,是病机均属表郁邪微,症状均有发热恶寒,热多寒少,治法均用辛温微汗。所异者,桂麻各半汤证表郁稍重,表现为寒热一日二三度发,治法为小发其汗,在三方中发汗力最大;桂二麻一汤证表郁较轻,表现为寒热一日再发,治法为微发其汗,其发汗力显较桂麻各半汤为轻;桂二越一汤证属表郁更兼内热,除寒热并见外,尚有轻微的里热烦躁,其治法为辛温发汗,兼清郁热。

【原文】 服桂枝汤,或下之,仍头项强痛,翕翕发热,无汗,心下满微痛,小便不利者,桂枝去桂加茯苓白术汤主之。(28)

桂枝去桂加茯苓白术汤方

芍药三两 甘草二两(炙) 生姜(切)白术 茯苓各三两 大枣十二枚(擘)

上六味,以水八升,煮取三升,去滓,温服一升。小便利则愈。本云:桂枝汤,今去桂枝,加茯苓、白术。

【提要】 太阳夹饮误治伤津,病仍不解的治法。

【选注】 许宏:问曰,心下满微痛,乃是欲成结胸,何缘作停饮治之? 答曰,诸证皆是结胸,但小便不利一症乃停饮也,故此条仲景作停饮治之。

柯韵伯:汗出不彻而遽下之,心下之水气凝结,故反无汗而外不解,心下满而微痛也。然病根在心下,而病机在膀胱。若小便利,病为在表,仍当发汗;若小便不利,病为在里,是太阳之本病,而非桂枝证未罢也。故去桂枝而君以苓术,但得膀胱水去,而太阳表里证悉除,所谓治病必求其本也。

章虚谷:太阳外邪不解而无汗者,必有恶寒,里有水邪上逆,必有心悸、或咳或呕等证,如小青龙汤、五苓散各条之证可见也。此条外症无恶寒,内症无心悸、咳呕,其非水邪上逆、表邪不解可知矣,其心下满微痛者,由误下而邪陷三焦表里之间也。经云:"三焦膀胱者,腠理毫毛其应。"故翕翕发热,无汗而不恶寒,非太阳之邪也。翕翕者,热在皮毛,应在三焦也。盖脾胃之气,必由三焦转输,外达营卫,三焦邪阻,脾胃之气不能行于营卫经络,故内则心下满微痛,外则头项强痛、发热无汗,中则水道不通而小便不利也。所以此方专在助脾和胃,以生津液,宣化三焦之气使津气周流，表里通达，小便自利，其邪亦解，故曰小便利即愈。不曰汗出愈者，明其邪不在表，而在三焦中道也，故其方又与小柴胡之和解表里相同。小柴胡主足少阳，此方主手少阳也，其与五苓散证治不同，亦非方之加减有错误也。

徐灵胎：头痛发热，桂枝证仍在也，以其无汗，则不宜更用桂枝，心下满则用白术，小便不利则用茯苓，此证乃亡津液而停饮者也。

陈修园：太阳病服桂枝汤，服后未愈，医者不审其所以未愈之故，或疑桂枝汤之不当，而又下之，仍然表证不解，而为头项强痛、翕翕发热无汗，且又兼见里证而为心下满微痛、小便不利者。然无汗则表邪无外出之路，小便不利则里邪无下出之路，总由邪陷入脾，失其转输之用，以致膀胱不得气化而外出，三焦不行决渎而下出。《内经》曰："三焦膀胱者，腠理毫毛其应。"是言通体之太阳也。此时须知利水法中，大有转旋之妙用，而发汗亦在其中，以桂枝去桂加茯苓白术者，助脾之转输，令小便一利，而诸病霍然矣。

唐容川：此与五苓散互看自明。五苓散是太阳之气不外达，故用桂枝以宣太阳之气，气外达则水自下行，而小便利矣；此方是太阳之水不下行，故去桂枝重加苓术，以行太阳之水，水下行则气自外达，而头痛发热等症自然解散，无汗者必微汗而愈矣。然则五苓散重在桂枝以发汗，发汗即所以利水也；此方重在苓术以利水，利水即所以发汗也。实知水能化气，气能行水之故，所以左宜右有。

成无己：头项强痛，翕翕发热无汗，虽经汗下，而邪气仍在表也。心下满微痛，小便不利者，则欲成结胸。今外证未罢，无汗，小便不利，则心满微痛，为停饮也。与桂枝汤以解外，加茯苓白术以利小便，行留饮。

《金鉴》：去桂当是去芍药，此方去桂，将何以治疗头项强痛、发热无汗之表乎！细玩服此汤，日余以桂枝汤法煎服，其意自见。服桂枝汤已，温覆令一时许，通身絷絷微似有汗，此服桂枝汤法也。若去桂则是芍药甘草茯苓白术，并无辛甘走营卫之品，而曰余以桂枝汤法，无所谓也。且论中有脉促胸满、汗出恶寒之证，用桂枝去芍加附子汤主之。去芍者，为胸满也，此条证虽稍异而其满则同，其为去芍药可知，当改之。此为汗下后表不解，而心下有水气者，立法治也。服桂枝汤或下之，均非其治矣。仍有头项强痛、翕翕发热之表证，心下满微痛、小便不利、停饮之里证，设未经汗下，则是表不解而心下有水气，当用小青龙汤汗之，今已经汗下，表里俱虚，小青龙汤非所宜也，故用桂枝汤去芍药之酸收，避无汗心下之满，加苓术之渗燥，使表里两解，则内外诸证自愈矣。

喻嘉言：服桂枝汤，病不解而证变，又或下之，则邪势乘虚入里，是益误矣。在表之邪未除，而在里之饮上逆，故仿五苓两解表里之法也。

张璐：此条颇似结胸，所以辨为太阳表证尚在者，全重在翕翕发热、无汗上。

林澜：头项强痛，经汗下而不解，心下满微痛，小便不利，此为水饮内蓄，故加苓术,得小便利、水饮行、腹满减,而表证悉愈矣。如十枣汤证,亦头痛,乃饮热内蓄,表证已解,故虽头痛,只用逐饮,饮去则病自安也。

尤在泾:头项强痛,翕翕发热,无汗,邪在表也;心下满微痛,饮在里也。表间之邪与心下之饮相得不解,是以发之而不从表出,夺之而不从下出也。夫表邪挟饮者,不可攻表,必治其饮而后表可解。桂枝汤去桂加茯苓白术;则不欲散邪于表,而但逐饮于里,饮去则不特满痛除,而表邪无附,亦自解矣。

张隐庵:此言肌腠之邪而入于里阴也。服汤不解,故仍头项强痛、翕翕发热;入于里阴,故无汗;邪从胸膈而入于中土,故心下满而微痛;脾不能转输其津液,故小便不利。桂枝去桂者,言邪不在肌也,入于中土而津液不输,故加茯苓白术,助脾气充达于肌腠,俾内入之邪仍从胸膈而外出。马曰:"小便利则愈者,亦言脾气之转输也。"

【解析】 本条属于《伤寒论》争论最多的条文,争论的焦点是"去桂",自《医宗金鉴》始,关于本方"去桂"的问题出现了分歧,观点大致有去桂、去芍、桂芍皆不去等几种。本条的重点是"头项强痛,翕翕发热",辨证的要点是"小便不利",品读的关键点是"仍"字。

大凡引起争论的问题,均属于反常。因为反常才引起疑惑,因为疑惑才引起争论,"去桂"问题就是如此。我们认为之所以争论不休,主要是分析的思维存在问题,因为分析思维错了,很难从根本上理解仲师的原意。试从思维的角度分析如下。

其一,知常达变是仲师最善于运用的辨证思维模式,桂枝去桂加茯苓白术汤证就是例证之一。本证从常规辨证看,外有表邪,须解肌发汗,内有水饮,须化气行水,此治法之常。桂枝外能解肌,内可化气,必当所用,此遣药之常。然而,本方却偏偏"去桂",对这种异于常规的用药思维,就应从变法中分析。细审方证,就会发现,本证并非单纯的表证与水饮相加。首先,"服桂枝汤"而表证"仍"在,就证明此表证非外感使然。其次,"心下"既"满"且"痛",就证明这非属一般性的心下有水气,若非水结之重,必不致此。所以,通过变法思维的分析,得知本证病机之要在于水结,而所谓的表证,亦是水气内结,膀胱气化失常,腑病导致太阳肤表营卫功能失常所致。亦即水病在先,是前因;表证在后,是后果。所以"头项强痛,翕翕发热,无汗",非外感风寒所致,故属太阳病的类似证。仲师唯恐人们不理解这个关键所在,故于治方中特别提出"去桂"。这是因为桂枝乃属表药,此以去桂提示方治中的表证非表也。

其二,《伤寒论》是汉代的医学著作,故研读伤寒必须运用唯物史观去分析。《医宗金鉴》主张"去芍",一方面未能理解"去桂"的内涵,另一方面是对芍药缺乏历史观的分析所致。《伤寒论》用芍药,基本反映汉代及其以前本草学的对芍药的认识。《本草经》云:"芍药,味苦平,主邪气腹痛,除血痹,破坚积,寒热疝瘕,止痛,利小便,益气。"可知,古代之芍药,其味苦非酸,性泄非收,所记述的诸多功能,均与本方证之治符合,尤其"利小便"与"止痛"功能。若抛开历史观,以今释古,必陷入芍药酸收与补益的框框里,自然会得出当去芍药的观点来。

其三,用联系的观点求旁证。《金匮要略》与《伤寒论》同为仲景所撰,早期传本为同一系统。故研究《伤寒论》,当注意与《金匮要略》合参,借以互证。《金匮要略·水气病脉证治》篇云:"气分,心下坚,大如盘,边如旋杯,水饮所作,桂枝去芍加麻辛附子汤主之。"本证亦属水饮为病,与桂枝去桂加茯苓白术汤证相较,就会发现两证由于治疗主旨与水饮出路不同,故有去芍与去桂的遣方用药的差别。去桂者,其方后注云:"小便利则愈。"显然,治以"洁净府"为主旨;去芍者,其方后注却云"当汗出虫行皮中即愈"。可知,治以"开鬼门"为主旨。芍药味苦,偏于内泄,功"利小便",正应"洁净府"之治;桂枝、味辛,主以外散,发汗常药,正应"开鬼门"之治。桂枝、芍药去留问题不言自明。

其四,分清源与流的关系,换言之,治伤寒学首先应尊重原著的本义。避免弃源追流,颠倒原著与后世家注家学说的本末关系。有人主张"桂芍皆不去"之说,若从后世对桂枝的研究与临床运用方面说,桂枝既可发汗解表,又可化气行水,从表从里,均宜用之。但这是后世的认识,也可以说是后世对桂枝药用的一个发展,绝非《伤寒论》的原义,故而不能以此硬说"去桂"是传抄之误。

以上是从分析思维的角度,对本证进行了全方位的讨论。我们还要换位思考,即仲师为什么要设立这样一条方证?他的用意究竟是什么?实际上是提醒我们,临床上有的"表证",从表面看是病在肌表,而其实是里病的外在反应,临床辨证必须透过现象看到本质。汗下之后的"仍"字,就已经提示了这个问题,而"去桂"不过是从方药上进一步证实了这个问题。关键在于我们能否从这些地方读出其中的含义。

【验案】 北京中医学院已故名老中医陈慎吾老先生曾治一小儿,一年前染感冒后,发热始终不退,因诣陈老处就诊,见其前诊,已用过桂枝汤、大柴胡汤并调胃承气汤等汗下方药,均未取效,热仍未退。因思汗下而热不退,常见两端:一者瘀血不去、阴血耗伤,祛瘀则热退;二者水饮内停而风寒不解,利水则热退。诊此患儿全无瘀血证可寻,却有小便不利、无汗、心下痛而腹鸣等症状,显系水饮停蓄,舍利小便何能收功!然久病岂可峻攻,须是既能健脾助运,又能疏利膀胱者堪任,故茯苓、白术当为首选之药;病久胃气无有不伤,用药所当兼顾,调补脾胃,无如则甘草、大枣;腹鸣有水,散水消饮,正需生姜之力。而老人每易伤阳,阳多亏虚;小儿每易伤阴,阴常不足。本例系小儿,发热逾年不退,且又几经汗下,伤阴可知,芍药益阴又且止痛,用之甚宜。故为疏方:茯苓 10g,白术 10g,芍药 10g,甘草 6g,生姜 10g,大枣十二枚。患者服头煎则热退,二煎则心下痛、腹鸣等症状消失,饮食二便皆趋正常,病告痊愈。陈老复顾所用方药,恰桂枝去桂加茯苓白术汤,叹服仲景之法,若非经而验之,弗知其微旨妙用。

【原文】 伤寒脉浮,自汗出,小便数,心烦,微恶寒,脚挛急①,反与桂枝汤,欲攻其表,此误也。得之便厥②,咽中干,烦燥,吐逆者,作甘草干姜汤与之,以复其阳;若厥愈足温者,更作芍药甘草汤与之,其脚即伸。若胃气不和,谵语者,少与调胃承气汤;若重发汗,复加烧针者,四逆汤主之。(29)

甘草干姜汤方
甘草四两(炙) 干姜二两
上二味,以水三升,煮取一升五合,去滓,分温再服。
芍药甘草汤方
芍药 甘草(炙) 各四两
上二味,以水三升,煮取一升五合,去滓,分温再服。
调胃承气汤方
大黄四两(去皮,清酒洗) 甘草二两(炙) 芒硝半升
上三味,以水三升,煮取一升,去滓,内芒硝,更上火微煮令沸,少少温服。
四逆汤方
甘草二两(炙) 干姜一两半 附子一枚(生用,去皮,破八片)
上三味,以水三升,煮取一升二合,去滓,分温再服,强人可大附子一枚,干姜三两。

【注释】 ①脚挛急:脚,小腿。小腿筋肉拘急,伸屈不利,或伴有疼痛感。
②厥:即厥逆,此指手足逆冷。
【题要】 伤寒挟虚误汗的变证及随地救治之法。
【选注】《金鉴》:伤寒脉浮,自汗出,中风证也;小便数,心烦,里无热之虚烦也;微恶寒者,表阳虚不能御也;脚挛急者,表寒收引拘急也,是当与桂枝增桂加附子汤以温经止汗,今反与桂枝汤,攻发其表,此大误也。服后便厥者,阳因汗亡也;咽干者,阴因汗竭也;烦躁者,阳失常也;吐逆者,阴格拒也。故作甘草干姜汤与之,以缓其阴而复其阳。若厥愈足温,则是阳已复,更宜作芍药甘草汤与之,以调其阴而和其阳,则脚即伸也。若胃不和而谵语,知为邪已转属阳明,当少少与调胃承气汤,令其微溏,胃和自可愈也。若重发汗者,谓不止误服桂枝汤,而更误服麻黄汤也,或后加烧针,劫取其汗,以致亡阳证具,则又非甘草干姜汤所能治,故又当与四逆汤以急救其阳也。

丹波元简:此证不啻表疏,其人阳津素少,故虽桂枝本汤,犹过其当。盖与少阴直中,稍相近似,而不比彼之寒盛,故虽经误汗,仅须甘草干姜;而阳回之后,或变胃

燥。若其重误治，则变为纯阴证也。此条本证，次条拟以桂枝增桂加附子者，不无可疑。何以言之？夫既为附子所宜，则误汗便厥之际，不得不逆与四逆，而仅用单味小方，窃恐万无其理。盖自汗出、小便数、心烦等证，与伤寒二三日，心中悸而烦（102条小建中汤证）稍同其情，而系从前虚乏，为邪凌虐者，则亦是小建中所主也。

山田正珍：伤寒二字，泛称疫而言，非太阳伤寒也。脉浮、自汗出、小便数、心烦、微恶寒、脚挛急，即少阴病。当知其汗出恶寒者，乃与附子泻心之恶寒汗出者，同为阳虚之病。故此证虽有脉浮恶寒之似表者，决不可攻表。惟寒以干姜附子扶阳剂以温之也。今乃错认其似表者以发之，故有厥冷、咽干、烦躁、吐逆之变，因作干姜附子汤，以复其阳气。旧本作甘草干姜，大非也！甘草干姜汤治肺痿多涎唾者之方，安能挽回阳气将尽者乎。

顾尚之：桂枝加附子汤证，误在不加附子，阳气以辛散而上越，故用甘草干姜以复之；阴气以辛温而内耗，故用芍药甘草汤以和之；阴耗而邪入阳明，则宜调胃；烧针以重亡阳，则宜四逆。

陈修园：热盛伤津，故脚挛急，并可悟脉浮、自汗、小便数，皆有热证，即有微恶寒一症，亦可知表之恶寒渐微，里之郁热渐盛，其与桂枝证，貌虽相似，而实悬殊。

【解析】　本条脉浮、自汗出、微恶寒诸症似同桂枝汤证，然小便数、心烦、脚挛急等症就绝非桂枝汤证了。脉浮、自汗出、微恶寒为上阳虚而不固，小便数为阳虚膀胱失摄，心烦为阳虚心神虚怯，脚挛急是筋脉缺乏阳气温煦及阴液濡养。综合征候进行分析，其病理和第20条桂枝加附子汤证大致相同。顾氏所论甚是，非丹波氏所谓建中、新加汤证，亦非山田正珍所谓干姜附子汤证，陈修园以为热证更无道理。至于《医宗金鉴》以为桂枝增桂加附子汤者，乃据后条而言，但文中并无气上冲之证，故亦无需加桂。误用桂枝汤，引起变证，阳愈虚而四肢厥冷，阴愈伤而咽中干燥，阴阳逆乱则烦躁吐逆。在此阴阳两虚之际，作甘草干姜汤以复其阳，再作芍药甘草汤以复其阴，治法井然，庶无偏弊。倘因服温药复阳致胃热而见谵语，宜少与调胃承气汤以和之，使胃和而谵语自止；若重发汗，复加烧针，是一逆再逆，其厥逆必更甚于前，则非甘草干姜汤所能为力，故应用四逆汤回阳救逆。

仲景此处对阴阳两虚之证，立先复阳后复阴之法，然则后世对此等证，常采用阴阳两复之法，其效更捷。

【验案】　史某，男，1岁，1963年4月12日会诊。病程已越一月，初起由发热十天，始出麻疹，但出之不顺，出迟而没速，因而低热久稽不退，咳嗽微喘，咽间有痰，不思饮食，大便日行二三次，稀水而色绿，面色黯而颧红，肌肉消瘦，皮肤枯燥，脉沉迟无力，舌淡唇淡，无苔，奄奄一息，甚属危殆。此由先天不足，后天营养失调，本体素弱，正不足以胜邪，所以疹出不透，出迟而没速。余毒内陷肺胃，又因苦寒过剂，以致脾胃阳衰，虚阳外浮。救治之法，以急扶胃阳为主，若得胃阳回复则生。

处方:炙甘草二钱　干姜(炮老黄色)一钱　党参一钱　粳米(炒黄)三钱　大枣(擘)二枚二剂,每剂煎取 120 毫升,分 6 次服,4 小时 1 次。

服第一剂,稍有转机,开始少思饮食,脉稍有力,舌苔亦渐生;服第二剂,手足见润汗,仍咳喘有痰,脉沉迟,舌淡苔薄白。此胃阳渐复,正气尚虚,后以益气温阳、调理脾胃而愈。

按:本例中医诊为疹后伤阳,虚阳外浮,尤以胃阳为重点,故取甘草干姜汤急复胃阳。(《蒲辅周医案》)

【原文】　问曰:证象阳旦[①],按法治之而增剧,厥逆,咽中干,两胫[②]拘急而谵语。师曰:言夜半手足当温,两脚当伸。后如师言,何以知此? 答曰:寸口脉浮而大,浮为风,大为虚,风则生微热,虚则两胫挛,病形象桂枝,因加附子参其间,增桂令汗出,附子温经,亡阳故也。厥逆咽中干,烦躁,阳明内结,谵语烦乱,更饮甘草干姜汤,夜半阳气还,两足当热,胫尚微拘急,重与芍药甘草汤,尔乃胫伸,以承气汤微溏,则止其谵语,故知病可愈。(30)

注释　①阳旦:桂枝汤之别名。张令韶云"桂枝一名阳旦"。
②胫:小腿,从膝盖到脚跟的一段。

【提要】　本条阐述前条之意,设为问答,以说明误治之后,病情所以增剧、所以痊愈以及预断的依据。

【选注】　程郊倩:此条即上条注脚,借问答以申明其义也。证象阳旦句,应前条伤寒脉浮、自汗出、小便数、心烦、微恶寒、脚挛急一段。按法治之句,应前条与桂枝汤,欲攻其表一段。而增剧至拘急而谵语句,应前条此误也,得之便厥、咽中干、烦躁吐逆者一段。师言夜半手足当温,两胫当伸,后如师言,何以知此句,应前条已用甘草干姜汤,并调胃承气汤一段。答曰寸口脉浮而大,浮则为风,大则为虚,风则生微热,虚则两胫挛,证象桂枝,因加附子参其间,增桂令汗出,附子温经,亡阳故也数句,发明以补出前证病源及用桂枝之误,见证象桂枝而实非桂枝证,将成亡阳也。厥逆,咽中干,烦躁,阳明内结,谵语烦乱,申叙前证,以著亡阳之实。更饮甘草干姜汤,夜半阳气回,两足当温,重应前条甘草干姜汤一段。胫尚微拘急,重与芍药甘草汤。尔乃胫伸,重应前条芍药甘草汤一段。以承气汤微溏,则止其谵语,重应前条调胃承气汤一段。故知其病可愈,亦非泛结,见其愈也。由于救之得法,万一为烦躁谵语等证所惑,而大青龙之见,不无交互于胸中,欲其病之愈也得乎。

陆渊雷:此条似设为问答,申明上条之义,然语无精要,反觉支离。舒驰远、尤在泾等皆以为非仲景原文,柯氏直删去,皆是也。且如脉大何以知是虚,虚何以知其两胫挛。信如所言,则脉大者,两胫必挛乎? 自病形象桂枝以下,序次凌乱,亦与上条不相应,不可从矣。

陈逊斋:因加附子参其间,"因"字下面应加一"未"字,"附子温经"四字应删去。

【解析】　本条文设问答以申明上条之义。程氏之注颇为详细。虽如陆氏所云,条文"序次凌乱"有"支离"之感,但也可从中得到以下几点启发:①伤寒阳虚自汗出,脉浮,微恶寒,证候类似于太阳中风桂枝汤证,临证务需详察审辨,心烦、小便数、脚挛急等症可资鉴别。桂枝汤虽非峻汗之剂,然终属辛温发散,阳虚误用,也可致亡阳耗津之变,不可不加注意。②病有阴阳两虚,治法阴阳两补为其常,先复阳后复阴为其变。亡阳为急,也可先复其阳,免受甘寒益阴之药的牵制,以取捷效,之后再予养阴。应结合临床实际,酌情处理。

第二章 辨太阳病脉证并治(中)

【原文】 太阳病,项背强几几,无汗恶风,葛根汤主之。(31)

葛根汤方

葛根四两 麻黄三两(去节) 桂枝二两(去皮) 生姜三两(切) 甘草二两(炙) 芍药二两 大枣十二枚(擘)

上七味,以水一斗,先煮麻黄、葛根,减二升,去白沫,内诸药,煮取三升,去滓,温服一升,覆取微似汗。余如桂枝法将息及禁忌。

【提要】 太阳伤寒兼经输不利的证治。

【选注】 成无己:太阳病项背强几几,汗出恶风者,中风表虚也;项背强几几,无汗恶风者,中风表实也。表虚宜解肌,表实宜发汗,是以葛根汤发之也。

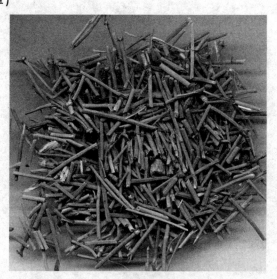

麻黄

方有执:无汗者,以起自伤寒,故汗不出,乃上篇有汗之反对,风寒之辨别也。恶风乃恶寒之互文,风寒皆通恶,而不偏有无也。

喻嘉言:按此与上桂枝加葛根汤条,以有汗无汗定伤风伤寒之别。盖太阳初交,阳明未至,两经各半,故仲景原文不用合病二字。然虽不名合病,其实乃合病之初症也。

徐灵胎:阳明病汗出而恶热,今无汗而恶风,则未全入阳明,故曰太阳病。

【解析】 上述诸家对本证的机理已阐释完备,尤以成氏平允可取。方氏指出"风寒皆通恶",有其临床实际意义。喻、徐二氏均言太阳、阳明合病,其义亦当。本证与麻黄汤证相近,二者不同的是,麻黄汤证有喘而无项背强几几,葛根汤证没有喘而有项背强几几,均有无汗恶风等太阳表实证。治疗上麻黄汤重在发汗定喘,故佐以杏仁;葛根汤重在发汗生津,故主以葛根。

学习本条应与 14 条桂枝加葛根汤证结合参看。

【验案】 案1 封姓缝匠,病恶寒,遍身无汗,循背脊之筋骨疼痛不能转侧,脉浮紧。余诊之曰:此外邪袭于皮毛,故恶寒无汗,沉脉浮紧,证属麻黄,而项背强痛,因邪气已侵及背输经络,比之麻黄更进一层,宜治以葛根汤。

葛根五钱 麻黄三钱 桂枝二钱 白芍三钱 甘草二钱 生姜四片 红枣四枚。

方义系借葛根之升提,达水液至皮肤,更佐麻黄之力,推运至毛孔之外,两解肌表,虽与桂枝二麻黄一同意,而用却不同。服后顷刻觉背内微热,再服背汗遂出,次及周身,安睡一霄,病遂告瘥。(《经方实验录》)

案2 颈部扭伤:李某,男,39 岁。工作时转头用力不当,颈部活动受限,不能向左转侧。处方:葛根、芍药各 9 克,桂枝 5 克,麻黄、炙甘草各 3 克,大枣 12 枚,生姜 6 克。水煎服,药渣外敷颈部。2 剂后有效,再服 3 剂而愈。(《浙江中医杂志》)

【原文】 太阳与阳明合病①者,必自下利②,葛根汤主之。(32)

【注释】 ①合病:二经同时受邪,同时出现症状,谓之合病。

②下利:即腹泻。

【提要】 太阳、阳明合病下利的证治。

【选注】 成无己:伤寒有合病、有并病。本太阳病不解,并于阳明者,谓之并病;二经俱受邪相合病者,谓之合病,合病者,邪气甚也。太阳阳明合病,与太阳少阳合病、阳明少阳合病,皆言必自下利者,以邪气并于阴则阴实而阳虚,邪气并于阳则阳实而阴虚,寒邪气甚,客于二阳,二阳方外实,而不主里,则里气虚,故必下利,与葛根汤以散经中甚邪。

张隐庵:合病者,合病二阳之气也。太阳主开于上,阳明主合于下,此太阳从阳明之合,故必自下利,病背俞之分而循经下入,故亦葛根汤。

徐灵胎:合病全在下利一症上审出,盖风邪入胃则下利矣。

汪琥:太阳主水,阳明主谷,二府之气不和,则水谷虽运化而不分清,故下利也。

《金鉴》:太阳与阳明合病者,表里之气,升降失常,故下利也。治法解太阳之表,表解而阳明之里自和矣。

陈修园:合病者,两经之热邪并盛。不待内陷,而胃中之津液为其逼而不守,必自下利。虽然下利,而邪犹在表,未可责之于里。既非误下邪陷之里虚,断不可以协热下利之法治之,仍将以两经之表证为急,故以葛根汤主之。

唐容川:修园以为两经之邪热内陷,非也。观下文葛根黄芩黄连汤证,方是邪热内陷。玩其文法,下节云桂枝证,而此二节所谓太阳,即可知其为麻黄证矣。麻黄证本系伤寒,乃阴邪也,阴邪内合阳明,陷于大肠,则自下利,逆于胃中则但呕。理中汤之治呕利,以寒单在里,故以温里为急;葛根汤之治呕利,则以寒自外来,故仍以发表为主,使寒仍从外解也。

《外台方议》:经云:下利不可发汗,发汗则胀满。今此下利又发汗者何也? 答曰:少阴病,下利清谷者为里虚,若更发汗,则脾虚而胀。今太阳病未罢,或有头痛、恶风寒等证尚在于表,其脉尚带浮,便传入阳明而有口渴身热等证,又自下利,必须此方发散太阳之表,以中有葛根能除阳明之邪也。故诸证但发热兼有里而脉浮者,此方最善。

喻嘉言:寒者,阴也。阴性下行,故合阳明胃中之水谷而下奔,用葛根汤以解两经之邪,不治利而利自止耳。

【解析】 本条主要阐述太阳与阳明合病的证治。所谓合病,上述诸注家均认为是太阳与阳明两经同时受邪,即是外邪较盛,侵犯人体,出现太阳经的恶寒发热、头项强痛等表证,又出现阳明经的下利之证。邪自表入,表邪未尽,故仍以解外为主。《伤寒论》中关于太阳与阳明合病一共有三条,即32条和33条("太阳与阳明合病,不下利,但呕者,葛根加半夏汤主之")、36条("太阳与阳明合病,喘而胸满者,不可下,宜麻黄汤")。这三条病机证治比较如下:

太阳和阳明合病,外邪盛于
体表、表闭邪不外泄而内迫于里
$$\left\{ \begin{array}{l} \text{下奔则利——肠(葛根汤)} \\ \text{上逆则呕——胃(葛根加半夏汤)} \\ \text{干肺则喘而胸满——肺(麻黄汤)} \end{array} \right.$$

关于表邪是寒邪还是热邪各注家意见不一。陈修园认为是表热内陷,唐容川、喻嘉言等认为是表寒内迫。从方测证,葛根汤用麻、桂、姜等辛温之品,故应以外感风寒之邪最妥。

关于本方与葛根芩连汤治利的比较。本方主治太阳阳明合病下利者,即太阳表寒之邪内迫,阳明里气不和下陷所致,治疗上以葛根配麻、桂解表散寒,寒邪散,里气和则利自止;葛根芩连汤,是太阳表虚证,医反用下,利遂不止,邪热内迫于肺出现喘而汗出,故用葛根配芩连轻清外发,清热止利,里气和,则诸证自解,重在清里。

【原文】 太阳与阳明合病,不下利,但呕者,葛根加半夏汤主之。(33)

葛根加半夏汤方

葛根四两　麻黄三两(去节)　甘草二两(炙)　芍药二两　桂枝二两(去皮)
生姜二两(切)　半夏半升(洗)　大枣十二枚(擘)

上八味,以水一斗,先煮葛根、麻黄,减二升,去白沫,内诸药,煮取三升,去滓,温服一升。覆取微似汗。

【提要】 太阳阳明合病呕逆的治法。

【选注】 成无己:邪气外甚,阳不主里,里气不和,气下而不上者,但下利而不呕;里气上逆而不下者,但呕而不下利。与葛根汤以散其邪,加半夏以下逆气。

柯韵伯：太阳阳明合病、太阳少阳舍病、阳明少阳合病，必自下利，则下利似乎合病当然之证。今不下利而呕，又似乎与少阳合病矣，于葛根汤加半夏，兼解少阳半里之邪，便不得为三阳合病。

徐灵胎：前条因下利而知太阳阳明合病，今既不下利则合病从何而知？必须从两经本证一一对勘，即不下利，而亦可定为合病矣。

喻嘉言：二条以下利不下利，辨别合病之主风主寒不同。风者阳也，阳性上行，故合阳明胃中之水饮而上逆；寒者阴也，阴性下行，故合阳明胃中之水谷而下奔。然上逆则必加半夏入葛根汤以涤饮止呕；若下利则但用葛根汤以解两经之邪，不治利而利自止耳。

《伤寒论译释》：本条与上条同样是表邪不得外泄、内迫阳明的见证。所不同的前者是下迫于肠，所以下利；此条是上犯于胃，所以呕逆。治疗仍以解表为主，故仍用葛根汤，但加半夏一味，降逆止呕。

【解析】 上述注家对本条的认识，基本精神是一致的。成氏认为外邪太甚，犯太阳阳明二经，表邪不解，里气不和，胃气上逆为呕；喻氏认为呕是外中风邪，利是外感寒邪；《伤寒论译释》认为邪迫于胃则呕，邪迫于肠则利，所见极是。惟柯氏认为呕为兼见少阳，不太合理。徐氏指出临证从实际出发，根据证候一一审定，这种态度是可取的。

本方主治太阳阳明合病，外邪不解，里气不和，邪迫于胃，兼见呕逆者。方中葛根汤发汗解肌，两解太阳阳明之寒邪，加半夏以降逆止呕，逆气降则胃和而呕止。实验证明，半夏具有良好的镇静、镇吐作用，对神经性呕吐、妊娠呕吐、胃炎呕吐等均有良效，故本方对胃肠型感冒有良好的解肌发汗、止吐生津的作用。

【原文】 太阳病，桂枝证，医反下之，利遂①不止，脉促者，表未解也；喘而汗出者，葛根黄芩黄连汤主之。(34)

葛根黄芩黄连汤方

葛根半斤　甘草二两（炙）　黄芩三两　黄连三两

上四味，以水八升，先煮葛根，减二升，内诸药，煮取二升，去滓，分温再服。

【注释】 ①遂：音随，作"于是"讲。

【句解】 医反下之：本不应使用下法而下之，故曰"反下之"。

【提要】 桂枝汤证误下，表证未解，又兼里热下利的证治。

【选注】 柯韵伯：桂枝证，脉本弱，误下后而反促者，阳气重故也。邪束于表，阳扰于内，故喘而汗出，利遂不止。利遂不止者，所谓暴注下迫，皆属于热，与脉弱而协热下利不同，此微热在表而大热入里。

成无己：桂枝汤证，邪在表也，而反下之，虚其肠胃，热为所乘，遂利不止。邪在表则见阳脉，邪在里则见阴脉。下利脉微迟，邪在里也。促为阳盛，虽下利而脉促者,知表未解也。病有汗而喘者,为自汗出而喘也,即邪气外甚所致。喘而汗出者,为因喘而汗出也,即里热气逆所致,与葛根芩连汤散表邪,除里热。

钱潢:促为阳盛,下利则脉不应促,以阳邪炽盛,故脉加急促,是以知其邪尚在表而未解也。然未若协热下利之表里俱不解,及阳虚下陷,阴邪上结,而心下痞硬,故但言表而不言里也。

《金鉴》:协热利二证,以脉之阴阳分虚实立治,故当矣。然不可不辨其下利之黏秽鸭溏,小便或白或赤,脉之有力无力也。

张锡驹:案下后发喘汗出,乃天气不降,地气不升之危证,宜用人参四逆辈。仲景用葛根芩连汤者,尚在表未解一句。

【解析】 "太阳病,桂枝证",指疾病初期为中风表虚证;医反下之,反指误下,此指医生误用攻下之法;误下损伤胃肠,因而下利不止;脉促者,指虽经误下而正气仍能与邪气相搏,邪未因攻下而内陷,故云"表未解也";此时治疗仍当解表,表解利自止。若脉不促者,表邪内陷,不可解表。若"喘而汗出者",邪陷化热内迫,上蒸于肺则作喘;外蒸体表,迫津外泄则汗出。治用葛根黄芩黄连汤清热止利。

本证与葛根汤证之下利不同,本证之下利因邪热内迫,其利如水下注,且粪便秽臭难闻,肛门有灼热,小便短赤;邪热外蒸则喘而汗出。葛根汤之下利因寒闭肌表,邪不得外解,内迫阳明,其下利与发热恶风寒,无汗的表实证同见。本证以里热为主;葛根汤证以表热为主。本证清热止利;葛根汤证发汗解表,表解利自止。

【验案】 葛根芩连汤为主治疗小儿中毒性肠炎:文中报告三个典型病例,均经西医小儿科诊断为中毒性肠炎,证候虽有轻重不同,但一般表现为腹泻清水,或暴注下迫,色黄臭秽,腹胀而软,消瘦,烦躁口渴,尿黄,唇红而干,舌红苔白,指纹紫滞等热利征象,三例均服西药无效,改用中药配合输液,分别于1~4天治愈。基本方为葛根、黄连、黄芩、甘草,热重者加银花,肺热咳嗽者加桑白皮,有积滞者加麦芽、莱菔子。(《福建中医药》)

【原文】 太阳病,头痛发热,身疼腰痛,骨节疼痛,恶风,无汗而喘者,麻黄汤主之。(35)

麻黄汤方

麻黄三两(去节) 桂枝二两(去皮) 甘草一两(炙) 杏仁七十个(去皮尖)

上四味,以水九升,先煮麻黄,减二升,去上沫,内诸药,煮取二升半,去滓,温服八合。覆取微似汗,不须啜粥,余如桂枝法将息。

【提要】 太阳伤寒的证治。

【选注】 喻嘉言:足太阳经起目内眦,循头背腰腘,故所过疼痛不利;寒邪外束,人身之阳不得宣越,故令发热;寒邪在表,不能任寒,故令恶寒;寒主闭藏,故令无汗;人身之阳,既不得宣越于外,则必壅塞于内,故令作喘;寒气刚劲,故令脉紧。

柯韵伯：太阳主一身之表，风寒外束，阳气不伸，故一身尽疼；太阳脉抵腰中，故腰痛；太阳主筋所生病，诸筋者，皆属于节，故骨节疼痛；从风寒得，故恶风；风寒客于人则皮毛闭，故无汗；太阳为诸阳主气，阳气郁于内，故喘；太阳为开，立麻黄汤以开之，诸症悉除矣。麻黄八症，头痛发热恶风同桂枝证，无汗身疼同大青龙证，本证重在发热身疼、无汗而喘。

风寒本自相因，必风先开腠理，寒得入于经络，营卫俱伤，则一身内外之阳不得越，故骨肉烦疼，脉亦应其象，而变见于寸口也……要之冬月风寒，本同一体，故中风伤寒，皆恶风恶寒。营病卫必病，中风之重者便是伤寒，伤寒之浅者便是中风，不必在风寒上细分，须当在有汗无汗上着眼耳。

《金鉴》：营病者恶寒，卫病者恶风，今营病而恶风者，盖以风动则寒生，恶则皆恶，未有恶风而不恶寒，恶寒而不恶风者，所以仲景于中风伤寒证中，每互言之。以是知中风伤寒，不在恶风恶寒上辨，而在微甚之中别之也。

钱潢：恶风，虽或可与恶寒互言，然终是营伤卫亦伤也。何则，卫病则恶风，营居卫内，寒已入营，岂有不从卫分而入者乎，故亦恶风也。

沈明宗：太阳之邪，从皮毛而入，郁逆肺气，以故作喘，且寒主收敛，伤营则腠理闭密，故用麻黄汤发之。

尤在泾：足之太阳，其脉上际巅顶，而下连腰足。而寒之为气，足以外闭卫阳，而内郁营血，故其为病，有头痛发热、身疼腰痛、骨节疼痛、恶风无汗而喘之证。然惟骨痛、脉紧、无汗为麻黄汤之证，其余则太阳中风亦得有之。学者若不以骨痛、脉紧、无汗为主，而但拘头痛、发热等证，必致发非所当发矣。

【解析】　本条说明了太阳伤寒的主证和治疗方剂，应把本条与第1条、第3条结合起来学习和理解。第1条为太阳病的总纲，包括了伤寒与中风；第3条言脉而略于证；本条则详于证而未及脉。因此，必须前后参合，相互补充，才能掌握太阳伤寒的辨证要领，以及与太阳中风的鉴别。各注家多从寒邪的特点，太阳膀胱经的循行部位，以及它主一身之表的功能来阐发太阳伤寒的发病机理是很恰当的。本病的发病机理，在于寒邪外束肌表，而使卫阳闭郁于外，营阴阻滞。太阳之经气不得畅通，郁于上则头痛，郁于外则发热，郁于经脉则身疼腰痛、骨节疼痛。营卫阻滞，卫外功能失调，则恶风寒；腠理闭则无汗。肺合皮毛，皮毛闭塞则使肺气郁闭而为喘。尤在泾把太阳伤寒的病理概括为"外闭卫阳，而内郁营血"是很精当的。对"恶风""恶寒"的解释，柯韵伯提出了精湛的见解，《金鉴》、钱潢也都指出了不可机械划分。对无汗而喘，当以沈明宗解为好。至于麻黄八症中之主次，尤氏提出"惟骨痛、脉紧、无汗为麻黄汤的症"，柯氏提出"重在发热、身疼、无汗而喘"仅供参考。柯氏所提之发热，与中风桂枝证显然不好鉴别。临床当根据太阳伤寒辨证的有关条文全面考虑，不必再强分主次。

【验案】 黄汉栋,夜行风雪中,冒寒,因而恶寒、时欲呕、脉浮紧,宜麻黄汤。生麻黄三钱,川桂枝三钱,光杏仁三钱,生甘草钱半。汉栋服后,汗出,继以桔梗五钱,生草三钱,泡汤饮之,愈。(《经方实验录》)

【原文】 太阳与阳明合病,喘而胸满者,不可下,宜麻黄汤。(36)

【提要】 太阳与阳明合病,喘而胸满者不可下。

【选注】 方有执:肺主气,气逆则喘,喘甚则肺胀。胸满者,肺胀也。胸乃阳明之部分,喘乃太阳伤寒之本病,以喘不除,甚而至于胸满,故曰合病。然肺不属太阳阳明,而太阳阳明合病之伤寒,病全在肺,何也?曰:肺为五脏之华盖,内受诸经百脉之朝会,其藏金,其性寒,寒邪凑于荣,肺以寒召寒,类应故也。不可下者,喘来太阳之初,满惟在胸,不在胃也。夫麻黄汤者,主治太阳伤寒之初病。有阳明,何以独从太阳之主治也。曰:麻黄固善于散寒,其功尤能泻肺家之实满。杏仁惟其利于下气,故其效则长于定喘。桂枝虽佐,其实有纲维之妙;甘草虽使,其才有和缓之高。是故太阳表之治法,则阳明胸之功自奏矣。

汪琥:喘而胸满,则肺气必实而胀,所以李东璧云"麻黄汤虽太阳发汗重剂,实为发散肺经火郁之药"。彼盖以喘而胸满,为肺有火邪实热之证,汤中有麻黄、杏仁专于泄肺利气,肺气泄利则喘逆自平,又何有于阳明之胸满耶。

钱潢:胸满者,太阳表邪未解,将入里而犹未入也,以阳明病而心下硬满者,尚未可攻,攻之遂利不止者死,况太阳阳明合病乎?

陆渊雷:阳明可下,合病则表证未解,故不可下。阳明病,腹满者可下,今合病而胸满,则其满不在肠,故不可下。喘而胸满者,因汗不得出,热毒壅迫于肺脏故也,与麻黄汤发汗,则胸满自除。

【解析】 本条文为太阳阳明合病的一种类型——喘而胸满者,所以谓之太阳阳明合病,当有太阳病之表现,又有阳明里证之表现。从条文看,其胸满是因喘而致,当为风寒闭束,肺气不得宣降,壅滞于肺所致。因此,汪誉友实际上否定了合病之说,从方从证看,实属有理。方有执则以"胸乃阳明之部分",张隐庵也主"膺胸乃阳明所主之部分",顺文释义,虽亦有理,但终究有牵强之感。

关于太阳、阳明合病,共列三种类型——下利、呕、喘而胸满,均有表邪不得外泄。如邪下迫大肠,则为下利,葛根汤主之;上犯于胃而为呕,葛根加半夏汤主之;阻于肺则喘而胸满,麻黄汤主之。三者均有太阳表邪不得外解,故均以解除太阳表邪为主。

【原文】 太阳病,十日以去,脉浮细而嗜卧[1]者,外已解也。设胸满胁痛者,与小柴胡汤。脉但浮者,与麻黄汤。(37)

【注释】 [1]嗜卧:嗜,喜爱之意。嗜卧,形容病人安静修养,以复体力。

【提要】 太阳病日久不愈的三种转归。

【选注】 尤在泾：太阳病，至十余日之久，脉浮不紧而细，人不烦躁而嗜卧者，所谓紧去人安，其病为已解也。下二段是就未解时说，谓脉浮细不嗜卧，而胸满胁痛者，邪已入少阳，为未解也，则当与小柴胡汤。若脉但浮而不细，不嗜卧者，邪犹在太阳而未解也，仍当用麻黄汤，非外已解而犹和之、发之之谓也。

李荫岚：太阳病十日已过，乃再经邪衰当解时也。太阳脉浮，少阳脉细，今脉浮细，是邪由太阳而转入少阳也。邪在表则不欲卧，今嗜卧者，是邪在少阳渐迫近于里也。十日以上见此脉证，而不更见其他项表证者，故知外已解也，外已解者，谓无太阳表邪也。胸胁为少阳经之所行，设见胸胁满痛，是邪留着于少阳之分，故可与小柴胡汤；若邪不在少阳，脉不细而但浮，是外证未解，且无胸胁满痛之证，虽嗜卧，仍不得谓邪已内传；以脉浮，寒邪在表，虽嗜卧，仍为太阳证也。故可与麻黄汤，以散太阳表寒也。

【解析】 本条例举脉证，说明太阳病日久可自愈、可传变，也可仍属太阳表证，不可拘于"发于阳，七日愈""七日以上行其经尽"之说。病程之长短，只能作为诊断治疗的参考。病久未药，也可自愈。病初愈，邪气虽去，正气未复，故脉浮细而嗜卧，并无他症所见，不可误认为病势深入；或已传变，必有相应脉证。设胸满胁痛者，属小柴胡汤证；身热汗自出，不恶寒反恶热者，属白虎汤证；如仍属太阳伤寒表证，必见恶寒无汗等证。条文所示小柴胡汤、麻黄汤，不过举例而言，并非太阳病日久只有这几种变化的可能。因此，注家对本条是两种还是三种结局的争论意义不大。仲景明确指出："伤寒二三日，阳明少阳证不见者，为不传也。"因此，本条的基本精神，在于证候表现是诊断和治疗的客观依据，不能单纯依病程之久暂作主观的判断。否则，就违背了"辨证施治"这一根本原则。本条虽言太阳病日久不愈的三种转归，实际上任何疾病的转归都不可逾越此三种。一者病愈；二者疾病向里深入；三者疾病未发生变化。临床选方用药，当根据临床症状灵活变通。疾病初愈，当注意休息调养；疾病发生变化，当根据症状灵活变通，积极治疗。如果疾病未发生变化，当守法守方。

【原文】 太阳中风，脉浮紧，发热恶寒，身疼痛，不汗出而烦躁者，大青龙汤主之。若脉微弱，汗出恶风者，不可服之，服之则厥逆[1]，筋惕肉瞤[2]，此为逆也。(38)

大青龙汤方

麻黄六两（去节）　桂枝二两（去皮）　甘草二两（炙）　杏仁四十枚（去皮尖）

生姜三两（切）　大枣十枚（擘）　石膏如鸡子大（碎）

上七味，以水九升，先煮麻黄，减二升，去上沫，内诸药，煮取三升，去滓，温服一升，取微似汗。汗出多者，温粉[3]粉之。一服汗者，停后服。若复服，汗多亡阳遂虚，恶风，烦躁，不得眠也。

【注释】 ①厥逆：手足冷。

②筋惕肉瞤:肌肉跳动。

③温粉:指外用扑身止汗的药粉,所指不详,有待查考。

【提要】 太阳伤寒兼里热证的证治及大青龙汤的禁例。

【选注】 程郊倩:脉则浮紧,证则发热恶寒,身疼痛,不汗出而烦躁,是寒在表,郁住阳热之气在经,而生烦热,则并扰其阴而作躁,总是阳气怫郁不得越之故。此为寒得麻黄之辛热而外出,热得石膏之甘寒而内解,龙升雨降,郁热顿除矣。然此非为烦躁设,为不汗出之烦躁设。若脉微弱,汗出恶风者,虽有烦躁证,为少阴亡阳之象,全非汗不出而郁蒸者比也。

喻嘉言:大青龙汤证,为太阳无汗而设,与麻黄汤证何异?因有烦躁一证并见,则非此法不解。

曹颖甫:发热恶寒为发于阳,故虽脉浮紧、身疼痛、不汗出并同伤寒,仲师犹以中风名之,为其发于阳也。

【解析】 "太阳中风"是概括风寒之邪伤人肌表而言。证见脉浮紧,发热,恶寒,身疼痛,无汗等,为风寒外束,卫阳被遏,营阴郁滞,是典型的太阳伤寒表实证,应以麻黄汤主之。然而,本证除典型的伤寒表实证外,又见"烦躁",则与伤寒表实证有别。"从不汗出而烦躁"看,"不汗出"既是一个症状,又是导致烦躁的原因。风寒表实,发汗则愈,若误治或迁延失治,不得汗解,以致风寒在表不解,阳郁不得宣泄,进而化热,郁热扰心,则生烦燥。烦躁固为内热所致,而内热却缘于表闭阳郁,阳气无从宣泄。因此,不汗出是烦躁之因,烦躁是不汗出之果。是以本证属外感风寒而表实,内有郁热而烦躁,故用大青龙汤外发在表之邪,内清阳郁之热。

大青龙汤为发汗之峻剂,只能用于表里俱实之证。"若脉微弱,汗出恶风者",属表里俱虚之候,故不得用本方峻发其汗。若误服之,则过汗亡阳,阳气不能充达四末,而致手足厥冷;亡阳伤液,筋肉失养,则筋肉跳动。因误治而致变逆,故称:"此为逆也。"

【验案】 案1 何保义从王太尉军中,得伤寒,脉浮涩而紧,予曰,若头痛,发热,无汗,则麻黄证也,烦躁,则青龙证也。何曰,今烦躁甚,予投以大青龙汤。三投汗解。(《伤寒九十论》)

案2 支气管哮喘:雷某,男,58岁。素有喘促史28年,每年发作1~2次,短者1月,长者数月。发作时伴烦躁,西医诊为"支气管哮喘"。昨日突发咳喘,烦躁不安,服西药无效。症见咳喘气促,痰黄黏稠,渴喜冷饮,面赤发热,无汗烦躁,舌红苔黄,脉滑数。证属寒邪外束,内热壅肺;治宜宣肺清热,止咳平喘。处方:麻黄、杏仁、甘草、桂枝、生姜各10克,石膏60克,桔梗15克,大枣7枚,水煎服。5剂后,汗出烦解,咳喘减轻;继服10剂,临床治愈。本案烦为内热壅肺不安,躁为外寒浮动不宁。本方安内攘外,实有清内热、解外寒之功。实践证明,石膏用量宜大,方能使

汗出烦解。(《中医药研究》)

【原文】 伤寒脉浮缓,身不疼但重,乍有轻时^①,无少阴证者,大青龙汤发之。(39)

【注释】 ①乍有轻时:乍,突然、猝然。指身重偶有所减轻。

【提要】 继上条,论述太阳伤寒兼里热证的变通表现及治法。

【选注】 尤在泾:伤寒脉浮缓者,脉紧去而成缓,为寒欲变热之证。经曰脉缓者多热是也。伤寒邪在表则身疼,邪入里则身重,寒已变热而脉缓,经脉不为拘急,故身不疼但重。而其脉犹浮,则邪气在或进或退之时,故身体有乍重乍轻之候也,是以欲发其表则经已有热,欲清其热则表犹不解,而大青龙汤兼擅发表解热之长,苟无少阴厥逆汗出等证者,则必以此法为良矣。不云主之而言发之者,谓邪欲入里而以药发之,使邪从表出也。

魏念庭:身重一症必须辨明,但欲寐而常重则属少阴,误发其汗变上厥下竭者,少阴热也;变筋惕肉瞤者,少阴寒也。其犯误汗之忌,一也。

徐灵胎:脉不沉紧,身有轻时,为无少阴外证;不厥利、吐逆,为无少阴里证,此邪气俱在外也,故以大青龙汤发其汗。

柯韵伯:寒有重轻,伤之重者,脉阴阳俱紧而身疼;伤之轻者,脉浮缓而身重。亦有初时脉紧见缓,初时身疼,继而不疼者,诊者易执一以拘也。然脉紧者,必身疼,脉浮缓者,身不疼,中风伤寒皆然,又可谓之定脉定证矣。脉浮缓下当有发热、恶寒、无汗、烦躁等证,盖脉浮缓、身不疼,见表证亦轻,但身重乍有轻时,见表证将罢,以无汗烦躁,故合用大青龙。无少阴证,仲景正为不汗出而烦躁之证,因少阴亦有发热恶寒、无汗烦躁之证,与大青龙汤同,法当温补,若反与麻黄之散、石膏之寒,真阳立亡矣。必细审其所不同,然后不失其所当用也。

前条是中风之重证,此条是伤寒之轻证。

【解析】 诸家对本条文见解大同小异。总之,本条文是大青龙汤的变局,其证脉不浮紧而浮缓,身不疼但重,都是说感邪程度不同。但是,如果仅凭这两句,即使无少阴证,也没有径投大青龙汤之理。仔细体会,本条精神是在大青龙汤"不汗出而烦躁"这个主症具备的前提下,脉象不出现浮紧而是浮缓,身不疼,但重,乍有轻时,只要不属于少阴证的虚寒证,还可以用大青龙汤表里两解。

(38条)太阳中风,脉浮紧;(39条)伤寒脉浮缓。此二条不属于错简,如此错综立论,表示风寒之邪不可截然分开。风随寒来,寒随风入。柯韵伯曰"寒有轻重,伤之重者,脉阴阳俱紧而身疼,伤之轻者,脉浮缓而身重"。中风甚者,可见脉浮紧,伤寒轻者,亦可见浮缓。临证用药当脉证合参,不必拘泥于中风、伤寒之名。

【验案】

曾治一人冬日得伤寒证,胸中异常烦躁。医者不识大青龙汤证,竟投以麻黄汤。服后分毫无汗,胸中烦躁益甚,自觉屋隘莫能容。诊其脉洪滑而浮,治以大青龙汤,加天花粉八钱,周身汗出如洗,病若失。(《医学衷中参西录》)

【原文】 伤寒表不解①,心下有水气,干呕发热而咳,或渴,或利,或噎②,或小便不利,少腹满,或喘者,小青龙汤主之。(40)

小青龙汤方

麻黄三两(去节) 芍药三两 干姜三两 五味子半升 甘草三两(炙) 桂枝三两(去皮) 半夏半升(洗) 细辛三两

上八味,以水一斗,先煮麻黄,减二升,去上沫,内诸药,煮取三升,去滓,温服一升。

【注释】 ①表不解:指恶寒、发热等太阳表证仍在。

②噎:由于水气上逆而致饮食时梗塞不舒。

【提要】 外有风寒、内蓄水饮的小青龙汤主证及兼证。

【选注】《金鉴》:伤寒表不解,谓脉浮紧、头痛、身痛、发热、恶寒之证仍在也。心下有水气,谓干呕而咳也。然水之病不一,故曰或渴,或利,或噎,或小便不利、少腹满,或喘者,皆有水气之证,故均以小青龙汤,如法加减主之也。

汪昂:发热、恶寒、身痛、头痛属太阳表证,仲景书中,凡有里证兼表证者,则以表不解三字赅之。内有水饮,则水寒相搏,水留胃中,故干呕而噎;水寒射肺,故咳而喘;水停则气不化,津不升故渴;水渍肠间故下利;水蓄下焦,则小便不利而少腹满,水气内溃,所传不一,故为或有之证。

【解析】 "伤寒表不解,心下有水气",明确指出了本证外有表邪,内挟水饮的病因病机。"伤寒表不解",则太阳伤寒证仍在,除条文中所载之发热外,尚应有恶寒,无汗,脉浮紧等症;"心下有水气",是水饮停蓄于心下之胃脘部。此处内近肺胃,水饮扰胃,致使胃气上逆则呕;水寒射肺,肺失宣降则咳。

自"或渴"以下皆为或有之证。由于水饮之邪变动不居,可随三焦气机升降出入,或壅于上,或积于中,或滞于下,故其症状也多有变化。盖水停为患,一般不渴,但饮停不化,津液不滋,则亦可有口渴之症,但一般表现为渴喜热饮,或饮量不多;水走肠间,清浊不分则下利;水寒滞气,气机不利则噎;水饮内停,气化不利,故小便不利,甚则少腹胀满;水寒射肺,肺气上逆则喘。诸或然症,并非必然出现,但病机关键皆为水饮内停所致。本证外有表寒,内有水饮,故以小青龙汤发汗蠲饮,表里两治。

小青龙汤证因外有风寒,内有停饮所致,其辨证特点既有发热恶风寒的表证,又有痰液清稀,色白的饮邪内停证。治宜外散风寒,温化水饮。

【验案】 案1 感冒;急性气管炎:张某母,64岁,三天来因着凉后发热咳嗽,多为清稀痰且易于咳出,伴有呼吸困难,有汗,体温波动为39.0~40.0℃。二便正常,胸闷,舌苔薄白,六脉弦滑而数,体质肥胖,两肺有少许干啰音,此"外有风寒内有饮"之感冒,急性支气管炎,处以小青龙汤加减:麻黄5克,五味子9克,半夏6克,桂枝6克,杭芍药12克,细辛2.5克,甘草6克,干姜6克,全栝楼15克。

服用1剂后汗出热退,咳嗽咯痰基本消失,除稍许便秘外已无其他不适,遂将上方麻黄改为3克、细辛1.5克、全栝楼30克,又服1剂而愈。(王占玺《伤寒论临床研究》)

案2 王某,男,45岁。咳喘十余载,往年冬发夏愈,今年起自春及夏,频发无度。时值盛夏,尚穿棉袄,夜眠覆被,凛凛恶寒,背部尤甚。咳吐稀痰,盈杯盈碗,气喘不能平卧,舌苔薄白,脉弦紧。此为风寒外束,饮邪内停,阻遏阳气,肺气失宣。法宜温肺化饮,解表通里。处方:炙麻黄3克,桂枝9克,姜半夏9克,五味子3克,干姜4.5克,白芍9克,细辛1.8克,白术9克,炙甘草3克。1周后二诊,服药后咳嗽已稀,已弃棉衣,畏寒已减。前既中的,毋事更张,原意续进。原方干姜加至6克,细辛加至3克。三诊时青龙剂已服6剂,咳喘全平,已能着单衣,睡草席,夜寐通宵,为除邪务尽计,原方再服三剂。四诊时诸恙悉减,唯动则气喘。初病在肺,久病及肾,配以都气丸常服,以图根除。(《江苏中医》)

【原文】 伤寒心下有水气,咳而微喘,发热不渴。服汤已渴者,此寒去欲解也。小青龙汤主之。(41)

【提要】 补充小青龙汤证,以药后反应推断疾病之预后。

【选注】 柯韵伯:咳与喘皆水气射肺所致。水气上升,是以不渴;服汤已而反渴,水气内散,寒邪亦外散也。此条正欲明服汤后渴者是解候,恐人服止渴药,反滋水气,故先提不渴二字作眼,后提出渴者以明之。

尤在泾:内饮外寒,相得不解,气凌于肺,为咳而微喘,发热不渴,如上条之证也。是必以小青龙外解寒邪,内消水饮为主矣。若服汤已渴者,是寒外解而饮内行也,故为欲解。"小青龙汤主之"六字当在发热不渴下。

《金鉴》:伤寒心下有水气,咳而微喘,发热不渴,此为外伤寒邪,内停寒饮,宜以小青龙汤两解之。服汤汗解以后渴者,乃已汗,寒去内燥之渴,非未汗停饮不化之渴,故曰寒去欲解也。当少少与水饮之,以滋其燥,令胃和,自可愈也。

【解析】 本条属于小青龙汤证的补充条文,补充的重点是"服汤已渴者,此寒去欲解也",因此,品读的重点亦是此句。

小青龙汤证虽然属于太阳病,但因为"心下有水气",所以与水气关系密切,而凡是水气证,一般都要牵扯到口渴的问题。正因为如此,两条小青龙汤证,讲了三种口渴,而且运用了相对比较的写法、知常达变的思维。

首先是常法的"不渴"与变法的"或渴"相对,意在说明,寒饮为病一般不渴,如气化失常,或痰饮内结,也会出现"或渴"的,只不过这种情况比较少见。

其次是服汤前的"不渴"与服汤后的"渴者"相对,其重点当然是后者。运用对比的写法,提示"服汤已渴者"的特异性和形成机制。先讲"发热不渴",然后语气一转,再举出"服汤已渴者",以此对比说明"寒去欲解"的机制。这种口渴既非水饮阻遏津液不达之口渴,亦非伤津化燥之口渴,而是水饮初化,津液一时不济所致。此种口渴一般轻微且很快自除,故无须治疗,意在说明服用小青龙汤后取得疗效的一种特殊反应。

同样是服药,由渴转为不渴是病愈的反映,如服白虎加人参汤,由不渴转渴也是病愈的反应,如服小青龙汤。仲景之论,言简义深,只有会通全书,反复比较,才可探及真谛。

【原文】 太阳病,外证①未解,脉浮弱者,当以汗解,宜桂枝汤。(42)

【注释】 ①外证:指表证。也有人认为表证与外证含义略有不同,表证所指者狭,外证所指者广。

【提要】 太阳病表未解而脉浮弱,仍可用桂枝汤汗解。

【选注】 成无己:脉浮弱者,荣弱卫强也。

方有执:外证未解,谓头痛项强、恶寒等证犹在也。浮弱,即阳浮而阴弱,此言太阳中风凡在未传变者,仍当从表解肌,盖言不得下早之意。

程知:外证未解,脉见浮弱,即日久犹当以汗解,只宜桂枝解肌之法,不宜误行大汗之剂。至于不可误下,更不待言矣。

《金鉴》:太阳病外证未解,谓太阳病表证未解也。若脉浮紧,是为伤寒外证未解,今脉浮弱,是为中风外证未解也,故当以桂枝汤汗解之。

徐灵胎:病虽过期,脉证属太阳,仍不离桂枝法。

【解析】 太阳病,外证未解,指发热恶风寒的表证仍在,法当汗解。若脉浮弱者,脉浮者,病在表;脉弱者,正气不足,不能鼓动血脉。汗法是针对无汗的表实证,由于正气不足,故虽有无汗的表实证,亦不能发汗,可改用桂枝汤。

一般来说,无汗不得用桂枝,有汗不得用麻黄。但在正气损伤的情况下,虽无汗亦可用桂枝,否则会导致邪去正又伤。临床诊治疾病,既要祛邪又要顾护正气,才不至于犯虚虚实实之戒。

【原文】 太阳病,下之微喘者,表未解故也,桂枝加厚朴杏子汤主之。(43)

【提要】 太阳病误下微喘的证治。

【选注】 成无己:下后大喘,则为里气大虚,邪气传里,正气将脱也。下后微喘,则为里气上逆,邪不能传里,犹在表也,与桂枝汤以解外,加厚朴杏仁以下逆气。

曹颖甫:究其所以喘者,则以心下微有水气,肺气不宣之故,故于桂枝汤方中加厚朴杏仁,以蠲微饮而宣肺郁,则汗一出而微喘定矣。此桂枝加厚朴杏子所以为下微喘之方也。

【解析】 本为太阳病,应用汗法,却用下法误治,但因患者体质较好,正气受损不甚,仍上冲向外,引起微喘。15 条中所谓"下之后,其气上冲",即是此病机制。表证仍在,故用桂枝汤;又兼喘证,故加厚朴杏仁。成无己和曹颖甫的解释都很合理。

本条文与 18 条,一是喘家又患太阳中风,一是太阳中风误下致喘,喘有新旧之别,中风有先后之异,但二者病机都属风寒束表,肺气不宣,故用方一样。此正为仲景辨证施治精神所在。

"微喘"并非指喘的程度轻微,而是指人体正气不虚,虽经攻下而邪不得内陷,故云"表未解也",虽用攻下邪气未陷,故用桂枝加厚朴杏子汤治疗。临证用药,不管用过什么方法治疗,只要是表不解者,仍当解表。

【验案】 马某,男,3 岁。从婴儿时起,常常感冒,2 岁时曾出现过高热咳嗽,服药后热退,但咳嗽未愈,迁延至 3 岁。近因新感,病势加重,发为喘逆,哮鸣之声,邻室可闻。一诊,咳嗽气喘,喉间痰鸣,痰清稀,白沫较多,咳时微汗出,遇风咳甚,面色微黄,舌质淡红,苔白滑。此为太阳表虚证哮喘。治宜解肌祛风,降逆平喘,以桂枝加厚朴杏子汤加味主治。处方:桂枝 6 克,炙甘草 3 克,白芍 6 克,生姜 10 克,大枣 15 枚,厚朴 4 克,杏仁 6 克,紫菀 6 克,防风 3 克。二诊:服上方 5

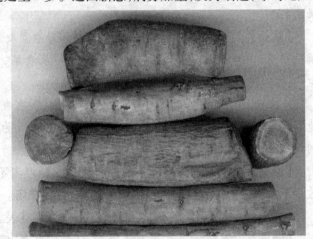

白芍

剂,咳喘明显减轻,夜能安睡。早晚遇风仍咳嗽,痰多,汗出。风邪未尽,湿痰尚盛。上方加茯苓、陈皮、半夏以除湿化痰。(《范中林六经辨证医案选》)

【原文】 太阳病,外证未解,不可下也,下之为逆①。欲解外者,宜桂枝汤②。(44)

【注释】 ①下之为逆:逆指违反治疗原则。如果太阳病外证仍在,宜以汗解。若反之下,伤人正气,引邪内陷,加重病情,故为逆。

②欲解外者,宜桂枝汤:想要解除太阳表证,适宜用桂枝汤以汗解。"宜"有斟酌、商榷之意,桂枝汤只是举例而言。如果是太阳表实证,宜麻黄汤,或用麻桂各半汤、桂枝二麻黄一汤等。总之,应当根据太阳表证的具体脉证表现,选用适当的方剂。

【提要】 治疗太阳表证未解的宜忌。

【选注】 成无己：经曰："本发汗而复下之，为逆也。"若先发汗，治不为逆。

喻嘉言：下之为逆，即指结胸等证而言。欲解外者，必无出桂枝一法。

程郊倩：若下后外证未解者，仍当解外。有是证，用是药，不可以既下而遂谓桂枝汤不中与也。

徐灵胎：此禁下之总诀，言虽有当下之证，而外证未除，亦不可下，仍宜解外而后下之。

柯韵伯：外证初起，有桂枝、麻黄之分，如当解未解时，唯桂枝可用，故桂枝汤为伤寒中风解外之总方。凡脉浮弱、汗自出而表不解者，咸得而主之也，即阳明病脉迟汗出多者宜之，太阴病脉浮者宜之，则知诸经外证之虚者，咸得同太阳未解之治法，又可见桂枝汤不专为太阳用矣。

陈元犀：桂枝汤本为解肌，误下及邪未陷者，仍用此方。若已陷者，仍宜用桂枝汤主之。

【解析】 病证在表，当先解表；病证在里，治宜攻下。今表证未解，宜桂枝汤解肌祛风，调和营卫。若误用攻下，必致邪不从表解，而内陷入里，故云"此为逆也"。

本条论述了表不解而兼有里证的治疗原则，既有表证，又有里证，当先解其外，使邪气从表而解。若误用攻下，必至邪气内陷。"此为逆也"告诫后世医家，表里同病当先表后里，而攻下是错误的治法。

【原文】 太阳病，先发汗不解，而复下之，脉浮者不愈。浮为在外，而反下之，故令不愈。今脉浮，故在外，当须解外则愈，宜桂枝汤。(45)

【提要】 太阳病汗下后，表证不解者，仍当解其表。

【选注】 喻嘉言：见已下其脉仍浮，证未增变者，仍当急解其外也。

张隐庵：此言先汗复下，仍脉浮而不愈者，先宜桂枝汤以解外也。

程郊倩：愈不愈辨之于脉。其愈者，必其脉不浮而离于表也；若脉浮者，知尚在表，则前此之下，自是误下，故令不愈。从前之误，不必计较，只据目前，目前之证，不必计较，只据其脉。脉若浮知尚在外，虽日久尚须解外则愈。有是脉，用是药，亦不以既下而遂以桂枝汤为不中与也。

柯韵伯：误下后而脉仍浮，可知表证未解，阳邪未陷，只宜桂枝解外，勿以脉浮仍用麻黄汤也。下后仍可用桂枝汤，乃见桂枝汤之力量矣。

周禹载：此条虽汗下两误，桂枝证仍在，不为坏证。

徐灵胎：脉浮而下，此为误下，下后仍浮，则邪不因误下而陷入，仍在太阳，不得因已汗下，而不复用桂枝也。

钱潢：表证未解，未可逆用他法也。医见汗后不解，疑其邪已入里，而复下之，下之而不愈者,以药不中病,故令不愈。今以脉仍浮,故知邪仍在外,当须仍解其外则愈矣,宜桂枝汤主之。

【解析】 太阳病用汗法治疗,为正治法。发汗后病不解,则应认真分析,考查其原因,妥善处理。如属汗不如法,或病重药轻,则宜师法再进,仍从表解。若汗后发生变证,则应观其脉证,随证治之。而本条则属医者不察,见发汗不解,便妄用下法,是属误治。表证误下,不唯表邪不解,反易伤损里气,易致表邪内陷,发生变证。所幸者今虽经误下,而脉仍见浮,说明病仍在表。"浮为在外,而反下之,故令不愈"为自注句,它指出病不解的原因,是表证当汗而不汗,反用下法所致。"今脉浮"以下之文,是说脉浮者,病为在外,当须发汗。但由于病在汗下之后,正气先伤,虽应再汗,亦不可用麻黄汤峻汗,以桂汤治之为宜。

审查表证是否解除,可参合脉症综合考虑,上条(44条)提出从证候上辨别,本条提出从脉象上分析,是互文以见意,读者应结合两条全面理解。

【原文】 太阳病,脉浮紧,无汗,发热,身疼痛,八九日不解,表证仍在,此当发其汗。服药已微除,其人发烦目瞑[1],剧者必衄[2],衄乃解。所以然者,阳气重[3]故也。麻黄汤主之。(46)

【注释】 ①目瞑:目瞑,闭眼懒睁,不喜强光刺激。

②剧者必衄:剧者,指病情严重。衄,泛指出血,此指鼻出血。

③阳气重:在此指阳气郁闭的程度较重。

【提要】 太阳伤寒日久不解的证治及药后衄解的证因。

【选注】 尤在泾:脉浮紧,无汗发热,身疼痛,太阳麻黄证也。至八九日之久而不解,表证仍在者,仍宜以麻黄汤发之。所谓治伤寒不可拘于日数,但见表证脉浮者,虽数日犹宜汗之是也。乃服药已,病虽微除,而其人发烦目瞑者,卫中之邪得解,而营中之热未除也。剧者血为热搏,势必成衄,衄则营中之热亦除,而病乃解。所以然者,阳气太重,营卫俱实,故须汗血并出,而后邪气乃解耳。阳气,阳中之邪气也。

柯韵伯:麻黄汤主之句,在当发其汗下,此于结句补出,是倒序法也。仲景于论证时,细明其所以然,未及于方故耳。前辈随文衍义,谓当再用麻黄以散余邪,不知得衄乃解句何处着落。

太阳脉,自目内眦络阳明脉于鼻。鼻者阳也,目者阴也。血虽阴类,从阳气而升,则从阳窍而出,故阳盛则衄。

阳络受伤,必逼血上行而衄矣。血之与汗,异名同类,不得汗,必得血,不从汗解,而从衄解。此与热结膀胱血自下者,同一局也。

程知:至于烦瞑剧衄,乃热郁于营,阳气重盛,表散之药与之相搏而然。

程郊倩:阳气重,由八九日所郁而然,得衄则解者,阳气解也。

浅田栗园:瞑则瞑眩之瞑,谓目眩。"其人"以下,所谓药瞑眩也。邪气与药气相搏而发烦闷,目亦瞑,是邪将得汗而解之兆。论云,欲自解者,必当先烦乃有汗而解。可见病将自解时,必先发闷也。

【解析】 本条说明太阳伤寒日久,表证仍在,服麻黄汤后出现烦瞑剧衄,邪得衄解的机理。关于药后烦瞑的解释,浅田栗园与程知认为是重盛之阳邪和药力相搏的表现,较其他注解舍药从邪解释高出一筹。关于邪从衄解的原因,柯氏从经络的循行路线来解释出血的部位,从血汗同源来解释邪得衄解的机理,较其他注释更为确切。柯氏所解"麻黄汤主之"当置于"此当发其汗"句下,是很恰当的。因为,"太阳病,脉浮紧,无汗,发热,身疼痛,八九日不解,表证仍在,此当发其汗"。正是麻黄汤的适应证,故应以"麻黄汤主之"。而烦瞑剧衄,则是服药后出现的证候,且邪从衄解而病向愈,何需再服麻黄汤?关于阳气重的原因,当以程郊倩所注为宜。

【原文】 太阳病,脉浮紧,发热,身无汗,自衄者愈。(47)

【提要】 太阳伤寒自衄者愈。

【选注】 成无己:风寒在经,不得汗解,郁而变热,衄则热随血散,故云自衄者愈。

周禹载:浮紧无汗,麻黄证也,使早汗之,何致衄乎?惟未经发汗,则邪热上行,势必逼血而出于鼻,故衄既成流,则阳邪随解,夺血无汗,此之谓也。仲景恐人于衄后复用表药,故曰愈。

《金鉴》:太阳病,凡从外解者,惟汗与衄二者而已。今既失汗于卫,则营中血热妄行自衄,热随衄解,必自愈矣。

黄坤载:发热无汗而脉浮紧,是宜麻黄汤发汗以泄卫郁。若失服麻黄,皮毛束闭,卫郁莫泄,蓄极思通,势必逆冲鼻窍而为衄证,自衄则卫泄而病愈矣。

方有执:此条上承,复以其更较轻者言。得衄自愈者,汗本血之液,北人谓衄为红汗,达其义也。

【解析】 太阳伤寒初起未发热之时,脉多浮紧,一旦发热已见,脉多浮数,宜麻黄汤发汗,此在52条已有论述。此时若误用攻下之法,则徒伤里气,表亦不除,甚至发生变证。本条系表证误下后,病人出现身体沉重、心悸、尺中脉微等证,说明正气受伤,而以阳气虚损为主。由于阳气虚损,清阳之气不能充实肢体,加之表邪未解,内外困顿,故身重;阳虚心神不能自主,故心悸;尺以候里,微为阳虚之主脉,更为里阳虚之佐证,故曰"此里虚"。表证误下之后,里阳虚而表邪仍在,已属夹虚伤寒之证,不可再发其汗。若误发虚人之汗,不仅会使正气更伤,而且可能导致其他变证的发生,故曰"不可发汗,当自汗出乃解"。对于此里虚兼表之证,其治法应重在补其不足,使正气来复,气血充沛,津液自和,则病人往往自汗出而愈。此是不发汗而汗出邪解之法。此与表证里不虚者径用发汗解表,有相反相成之妙。故文中云:"须表里实,津液自和,便自汗出愈。"

以上两条皆从脉象而论禁汗,但一在阳虚而里气不足,一在阴弱而营血亏损,然二者同为伤寒夹虚证,故皆禁用麻黄汤强发其汗。前人有谓此证可酌情选用小建中汤扶正补虚,调和营卫,此即"实人伤寒发其汗,虚人伤寒建其中"之意。

【原文】 二阳併病①,太阳初得病时,发其汗,汗先出不彻,因转属阳明,续自微汗出,不恶寒。若太阳病证不罢者,不可下,下之为逆,如此可小发汗。设面色缘缘正赤②者,阳气怫在表,当解之熏之。若发汗不彻,不足言,阳气怫郁不得越,当汗不汗,其人躁烦,不知痛处,乍在腹中,乍在四肢,按之不可得,其人短气,但坐以汗出不彻故也,更发汗则愈。何以知汗出不彻?以脉涩故知也。(48)

【注释】 ①二阳并病:此处指太阳病未解,又出现阳明病的病证。

②面色缘缘正赤:缘缘,持续不断。正赤,大红色。面色缘缘正赤,指满脸持续发红。

【提要】 二阳并病多因太阳病发汗不彻而致,其治法仍宜汗不宜下。

【选注】 成无己:太阳病未解,传并入阳明,而太阳证未罢者,名曰并病。续自微汗出而不恶寒者,为太阳证罢,阳明证具也,法当下之。若太阳证未罢者,为表未解,则不可下,当小发其汗,先解表也。阳明之经循面,色缘缘正赤者,阳气怫郁在表也,当解之熏之,以取其汗。若发汗不彻者,不足言阳气怫郁,止是当汗不汗,阳气不得越散,邪无从出,拥甚于经,故燥医统本作躁烦也。邪循经行,则痛无常处,或在腹中,或在四肢,按之不可得而短气,但责以汗出不彻,更发汗则愈。《内经》曰:诸过者切之,涩者,阳气有余,为身热无汗。是以脉涩知阳气拥郁而汗出不彻。

喻嘉言:太阳初得伤寒之病,以麻黄发其汗不彻,故传阳明,似乎当用下法,以太阳之邪未彻,故下之为逆,如此者可小汗。设面色正赤,是寒邪深重,阳气怫郁于表,所以重当解熏之,又非小汗所能胜矣。若是发汗不彻,不足言阳气怫郁不得越也,毕竟当汗不汗,其人烦躁,方是阳气不得越耳。

尤在泾:二阳并病者,太阳病未罢,而并于阳明也。太阳得病时,发汗不彻,则邪气不得外出,而反内走阳明,此并之由也;续自微汗出,不恶寒,此阳明证续见,乃并之证也;若太阳证不罢者,不可下,下之为逆。所谓本当发汗而反下之,此为逆是也。如是者,可小发汗,以病兼阳明,故不可大汗而可小发,此并病之治也;面色缘缘正赤者,阳气怫郁在表而不得越散,当解之熏之,以助其散,又并病之治也。"发汗不彻"下疑脱一彻字,谓发汗不彻,虽彻而不足云彻,犹腹满不减,减不足言之文。汗出不彻,则阳气怫郁不得越。阳不得越,则当汗而不得汗,于是邪无从出,攻走无常,其人躁烦,不知痛处,乍在腹中,乍在四肢,按之而不可得也。短气者,表不得泄,肺气不宣也。坐,犹缘也,言躁烦、短气等证,但缘汗出不彻所致。故当更发其汗,则邪气外达而愈,非转薰解所能已其疾矣。以面色缘缘正赤者,邪气怫郁躯壳之表;躁烦、短气者,邪气怫郁躯壳之里也。按《内经》云:脉滑者多汗。又曰:脉涩者,阴气少阳气多也。夫汗出于阳而生于阴,因诊其脉涩,而知其汗出不彻也。此又并病之治也。

汪琥:此条虽系二阳并病,其实太阳证居多。始则太阳经,汗先出不彻,因转属阳明成并病,作首一段看。虽续得微汗,不恶寒,然太阳证不因微汗而罢,故仍可小发汗,此又作一段看。设其人面色缘缘正赤,此兼阳明邪热,郁甚于表,当解之薰之,此又作一段看。若此者,终是初得病时,发汗不彻之误,以至因循而当汗不汗,其人阳气怫郁而面赤,犹不足言也。当见躁烦短气,浑身上下痛无定著,此虽与阳明并病,而太阳之邪不少衰也,故云更发汗则愈,此又作一段看。不彻者,不透也;不足言者,犹言势所必至,不须说也。

【解析】 本条论述二阳并病之病因、病机及治法。全条可分三段来看:从"二阳并病"至"不恶寒"为第一段,说明二阳并病形成之原因及症状。二阳并病之成因,多因太阳病发汗不彻而致。太阳病当用汗法,但若用之不当,或病重药轻,或服不如法,则易汗出不彻,传入阳明,致太阳未罢,阳明又起,出现不恶寒、微自汗出等阳明里热证候。当然,若太阳病失治、误治,未用汗法,亦可传入阳明引起二阳并病,文中虽未明述,但从"当汗不汗"一句,亦可悟出,非特"发汗不彻"才可致二阳并病。

从"若太阳病证不罢者"至"当解之薰之"为第二段,说明二阳并病之治法,仍拟先汗后下之法。先发汗以解太阳之表,则阳气散越,诸症自减,若表解后里热仍在者,再议清下。对于"设面色缘缘正赤……当解之薰之"一段,诸家认识未尽一致。有以面部为阳明经所布,故面色缘缘正赤是阳明热壅所致者,如上述成、汪二氏,皆有此意;但亦有据"阳气怫郁在表"和"解之薰之"之法,认为是太阳之证者。孰者为是?面色缘缘正赤一症,即所谓面色潮红也,太阳、阳明皆可见到。但因阳明之热者,必是里热薰蒸于面所致;在太阳之经者,即如成无己《伤寒明理论》所言"即风寒客于皮肤,阳气怫郁所致也"。如23条桂麻各半汤证之"面色反有热色者"之类也。文中云"阳气怫郁在表",若无风寒之外闭,岂有阳气之怫郁!且治法明言"当解之薰之",均取汗解表之法,何以治里热之阳明证,非太阳经而何?或有人以"解之"为清解之法,则与经旨相背。观《伤寒论》原文云"解"者,多指解表而言,如"欲解外者""外证未解""表未解""当以汗解""非已解也"等,又岂能断为清解之法。当然单凭"面色缘缘正赤"一症是难以辨其太阳阳明的,还需结合全身其他证候,才能辨明。《医宗金鉴》有谓"赤色深重,潮热便硬,里实也;赤色浅淡,恶寒无汗,表实也"亦可参考。

从"若发汗不彻"至"以脉涩故知也",为第三段,是重申本病因发汗不彻所致之病机脉证。但对本段条文的解释,尤其是对"若发汗不彻,不足言,阳气怫郁不得越"一句有分歧。而此一句中,症结又在"不足言"三字上。一种见解认为"不足言,阳气怫郁不得越"为一句。不足言者,是不能说也,即汗出不彻不可以认为是阳气怫郁不得越,只有当汗不汗才是阳气怫郁不得越,如成氏、喻氏等。一种见解认为"不足言,阳气怫郁不得越",中间断开分两句,不足言即不足以说、微不足道之意,是指"汗出不彻"而言,则"汗出不彻"就是引起"阳气怫郁不得越"的原因。尤、汪二氏及今之《伤寒论译释》均属此见。笔者认为从上下文义来理解,后一见解较妥。因本段是解释汗出不彻之病机及病证。前已指出,阳气怫郁不得越是二阳并病的一种病机变化,发汗不彻或当汗不汗均可引起之。更何况"发汗不彻"和"当汗不汗"二者是相互联系的,很难强分。故本段可以理解为"发汗不彻"是因当汗而未汗或汗不得法而致,并引起了阳气怫郁不得越,从而出现一系列症状:"其人躁烦,不知痛处,乍在腹中,乍在四肢,按之不可得,其人短气但坐",并指出脉象为"涩"。

这些证候归纳起来有二:一是"躁烦""不知痛处"。躁烦,即烦躁之意,不必按阴证之躁烦强解。"不知痛处"既说明阳气怫郁不得通畅之机体不适,似痛非痛,莫名其状的一种症状,故"按之不可得";又说明是躁烦的一种表现。这种病机病证与39条"身不疼,但重,乍有轻时"很相似,再加上"躁烦"一症。大青龙汤证亦有"烦躁",二者可谓相像,但实则不同。大青龙汤证为太阳病,里仅郁热而已;此则二阳并病,内外皆有,故"乍在腹中,乍在四肢",非独郁热,里真有热也。彼则病专太阳,且无汗出,故宜峻汗;此则病兼阳明,又已汗出,故宜小汗。二是"短气但坐",短气一症有表里虚实之别。其表证实证,或由汗出不彻,阳气怫郁,肺气壅塞,不能宣达而致,或是热郁于内,失其清肃,则肺气上逆;而虚证则可由过汗或热邪伤气,致肺气不足,不能续息而致。本条之短气,若初起恐多为实,但久之则恐伤肺气,转为虚证,亦不可忽略。对于"但坐"一症,乃因短气而致。尤氏等将"其人短气但坐,以汗出不彻故也"一句,断为"……其人短气,但坐以汗出不彻……",以"缘"释"坐",不知所据,故不敢贸然从之,且仍按"短气但坐"解释为是。

又,尤氏对于"汗出不彻,不足言……"一句,在"不足言"前加一"彻"字,与"腹满不减,减不足言"之句法相比。殊不知"彻"与"减"二字含义不同,故彼处则言简义通,而此处加一"彻"字,则文义难通,不免有蛇足之嫌,大可不必。

关于"脉象",笔者认为本条之"脉涩"是指脉象涩滞不畅之感,而同今之涩脉主要指血少精亏及瘀血阻滞者不完全相同。成、尤二氏俱引《内经》之文来说明,《素问·脉要精微论》原文是"诸过者切之,涩者阳气有余也……阳气有余为身热无汗"。此之阳气有余为阳邪亢盛,而相对阴血不足。从本条来说,阳邪亢盛乃因邪气闭阻,故怫郁化热,兼之阴血不足,脉道涩滞不利,故脉有涩象。因证偏属实,故必涩而有力,同血少精亏之涩而无力者不同。

有关二阳并病之病机病证已如上述。但对于本条之证,笔者认为汪氏之"其实太阳证居多"是颇有见地的。从其治之小汗法,则必是太阳病为主。再从"阳气怫郁在表",更知其为寒邪束闭于外,阳气郁遏不能发越,故用薰法解外。设若是阳明病较著,岂能擅用薰法。

二阳并病之治法,本条虽用小汗法,但应当具体分析。总的来说,当先汗后下,或先汗后清。先发汗以解太阳之表,致阳气散越则诸症自减,若表解后里热仍在者,再议清下。故小汗法只是指二阳并病之汗法而言,并不能概括二阳并病之全部治则。但若太阳表证不重,或阳明里热已炽,则不妨表里同治,或汗下同用,或清解并举,甚至亦可根据证情,以清下为主,兼祛表邪,岂可独用汗法,徒伤其津,以致内热转盛呢?后世各家对这种表里同治之法,多所发明,值得学习参考。

至于本条之具体用方,虽古人各有所见,如有用桂枝加葛根汤者(喻昌),有用桂枝二越婢一汤者(张璐),有用大青龙辈者(程应旄),有用桂麻各半汤者(张志聪),甚至有主张用麻黄汤、桂枝汤者,而《医宗金鉴》则主张,先以麻桂各半汤或桂枝二越婢一汤小和之,更用大青龙汤、葛根汤发其汗。但这些认识多为臆测之词,正如丹波元简所云"然原文语意未太明,故未审定为何是也"还较实事求是。但文中既云小汗之法,且指出外寒内热之病机,从《伤寒论》遣方用药的规律来看,则大抵麻黄、石膏合用之剂或可一试,绝不可用纯麻、桂辛温之剂,汗之太过伤其津液而助其热。至于具体方药当随证选用。

本条从太阳病发汗不彻,邪不得外解而发生的种种变化,告诫后世医家,只要阳气怫郁在表,更发汗则愈。最后高度概括其发生、变化的机制,使人读之回味无穷,"何以知汗出不彻?以脉涩故知也"。

【原文】 脉浮数者,法当汗出而愈。若下之,身重心悸者,不可发汗,当自汗出乃解。所以然者,尺中脉微,此里虚。须[1]表里实,津液自和,便自汗出愈。(49)

【注释】 [1]须:在此处作等待讲。

【提要】 太阳病误下后尺脉微者不可发汗,可待其自汗而愈。

【选注】 程郊倩:经曰,诸脉浮数,当发热而洒淅恶寒,言邪气在表也,法当汗出而解无疑矣。若下之而身重心悸者,不惟损其胃气,虚其津液,而营血亏之可知,其人尺中之脉必微,尺主里,今脉虽浮数,而尺中则微,是为表实里虚,麻黄汤之伐营为表里俱实者设,岂可更用之以虚其里乎!须如和表实里之法治之,使表里两实,则津液自和,而邪无所容,不须发汗,而自汗出愈矣。

尤在泾:脉浮数者,其病在表,法当汗出而愈,所谓脉浮数者,可发汗,宜麻黄汤是也。若下之,邪入里而身重,气内虚而心悸者,表虽不解,不可以药发汗,当候其汗自出而邪乃解。所以然者,尺中脉微,为里虚不足,若更发汗,则并虚其表,里无护卫，而散亡随之矣。故必候其表里气复，津液通和，而后汗出而愈，岂可以药强迫之哉！

《金鉴》：伤寒未发热，脉多浮紧，寒盛也；已发热，脉多浮数，热盛也，均宜麻黄汤发汗则愈。若不发汗而误下之，不成坏证者，必其人里气素实也，故唯见失汗身重之表，误下心悸之里，则不可复发其汗，当待其表里自和，自然汗出而解。所以然者，因失汗表实，误下里虚，尺中脉微，表里未谐，故不即解也。须待其里亦实，而与表平，平则和，和则阳津阴液，自相和谐，所以便自汗出而愈矣。

钱潢：身重者，因邪未入里，误下而胃中阳气虚损也。凡阳气盛则身轻，阴气盛则身重，故童子纯阳未杂，而轻儇跳跃，老人阴盛阳衰，而肢体龙钟，是其验也。误下阳虚与误汗阳虚无异，此条心悸与发汗过多、叉手冒心之心下悸，同一里虚之所致也。

魏念庭：程注谓须用表和里实之法治之，亦足匡补仲师之法，而未出方，愚谓建中、新加之属，可以斟酌而用，要在升阳透表，温中和里而已。

【解析】 脉浮主表，数为热。浮数之脉，主热在表，法当从汗而解。若用攻下之法，出现身重、心悸等症状，此时尺中脉微，为里气虚衰，虽有表证，亦不可发汗。盖尺以候内，微为阳虚，里阳不足，故当禁汗。须表里实，津液自和，便能自汗而愈。提示医者在治疗时应培养正气，使表里之气和，气血充沛，则津液自和，便自能汗出而愈。

【原文】 脉浮紧者，法当身疼痛，宜以汗解之。假令尺中迟①者，不可发汗。何以知然？以荣气不足，血少故也。(50)

【注释】 ①尺中迟：指尺部之脉出现迟象。主营血衰少。

【提要】 尺脉迟者为营阴不足，虽有表证，不可发汗。

【选注】 成无己：经曰，夺血者无汗。尺脉迟者，为荣血不足，故不可发汗。

方有执：尺以候阴，迟为不足。血，阴也，营主血；汗者，血之液。尺迟不可发汗者，嫌夺血也。

张璐：尺中脉迟，不可用麻黄发汗，当频与小建中和之。和之而邪解，不须发汗；设不解，不妨多与之，复而汗之可也。

尤在泾：脉浮紧者，寒邪在表，于法当身疼痛，而其治宜发汗。假令尺中脉迟，知其营虚而血不足，则虽身疼痛而不可发汗。所以然者，汗出于阳而生于阴，营血不足而强发之，汗必不出，汗即出而筋惕肉瞤，散亡随之矣，可不慎哉。

【解析】 各注家对本条的认识比较一致。脉浮紧，身疼痛，是太阳伤寒，汗解之似无疑义，但仲景在这里提出一个问题，假如是遇到尺中迟的，还能不能发汗？回答是不可以。因为尺中迟是"荣气不足，血少"，盖血汗同源，阴血不足，即使有脉浮紧、身疼痛的表证，也不能只看到"邪"的一方，而不看到"正"的一方。张璐认为此时可用小建中汤和之,后世亦有养血发汗之法,尤氏并指出此种情况下强发汗的严重后果,都有一定的参考价值。许叔微《本事方》载:"乡人邱生,病伤寒,发热,头痛,烦渴,脉虽浮数而无力,尺以下迟而弱。"许氏据此条认为虽病麻黄证而尺脉弱未可发汗,乃用建中汤加当归、黄芪。至五日,尺部脉方应,遂投麻黄汤,啜至第二服,发狂,须臾稍定,略睡,及汗而愈。

49、50条指出:尺中脉微,里阳虚衰;尺中脉迟,荣血亏少,故皆不可发汗。

【原文】 脉浮者,病在表,可发汗,宜麻黄汤。(51)

【提要】 脉浮主邪在表,可发汗,宜麻黄汤。

【选注】 成无己:浮为轻手得之,以候皮肤之气。《内经》曰:"其在皮者汗而发之。"

刘宏璧:但脉浮不紧,何以知其表寒实也,必然无汗始可发也。

程郊倩:麻黄汤为寒伤营之主剂,而所禁多端。乃尔,将令后人安所措手乎?曰,亦于脉与证之间互参酌之,不必泥定紧之一字始为合法也。脉浮无紧,似不在发汗之列。然视其证,一一寒伤营之表病,则不妨略脉而详证,无汗可发汗,宜麻黄汤。

【解析】 本条以脉赅证,提示太阳伤寒表实证脉浮者可用麻黄汤发汗解表。浮为表证之主脉,外感病中脉象见浮,多属病在表。然辨证贵在脉证合参,若单凭一浮脉,则难以断定病在表。从"可发汗,宜麻黄汤"看,本证当具有伤寒表实证的临床表现,故可以麻黄汤发汗。此条的主要目的,在于提示医者太阳伤寒虽以浮紧为典型脉象,但人之体质有别,患病后脉象也千变万化,临证时不可以浮紧之脉作为太阳伤寒的唯一脉象,只要其症状属表实,即便是脉浮而不紧,也可用麻黄汤发汗解表,宣肺平喘。

【原文】 脉浮而数者,可发汗,宜麻黄汤。(52)

【提要】 脉浮而数,可用麻黄汤。

【选注】 成无己:浮则伤卫,数则伤营,荣卫受邪,为病在表,故当汗散。

方有执:浮与上同,而此多数,数者,伤寒之欲传也。可发汗而宜麻黄汤者,言乘寒邪有向表之浮,当散其数而不令其至于传也。

柯韵伯:数者,急也,即紧也。紧则为寒,指受寒而言。数则为热,指发热而言。词虽异而意则同,故脉浮紧者,即是麻黄汤证。

刘宏璧:脉数何以知其未入里也,以脉兼浮,故可汗也。

程郊倩:脉浮数者,虽与浮紧稍异,然邪势拥在表可知,则不必寒伤营之表病具备,自不妨略证而详脉,无汗可发汗,宜麻黄汤。

黄坤载:浮为在表,表被风寒则宜汗。脉数即浮紧之变文,紧则必不迟缓,亦可言数,是伤寒之脉,当以麻黄汤发汗也。

尤在泾:二条凭脉以言治而不及证,且但举浮与数,而不言紧,而云可与麻黄汤发汗,殊为未备。然仲景自有太阳伤寒条与麻黄汤证,在学者当会通全书而求之,不可拘于一文一字间也。

《金鉴》:伤寒脉浮紧者,麻黄汤诚为主剂矣。今脉浮与浮数,似不在发汗之列,然视其病,皆伤寒无汗之表实,则不妨略脉而从证,亦可以用麻黄汤汗之。观其不曰以麻黄汤发之主之,而皆曰可发汗,则有商量斟酌之意焉。

【解析】 本条与上条,均以脉言治。对脉"浮而数"的理解,注家有两种看法:一种认为浮数即浮紧的变文,数乃对迟缓而言,数即不迟缓,说明里气不虚而病在表,故可以麻黄汤发汗。一种认为数为欲传里之象而未传里,故当以麻黄汤散之以防其传里之变。因条文简约,完全舍证而孤立求脉,难免出现望文生义,牵强附会。因此,学习本条还当本着前后条文互见,脉证合参的原则才能全面领会麻黄汤的证治。也就是如尤在泾所指出的"当会通全书而求之,不可拘于一文一字间也"。

【原文】 病常自汗出者,此为荣气和①,荣气和者,外不谐②,以卫气不共荣气谐和故尔,以荣行脉中③,卫行脉外,复发其汗,荣卫和则愈,宜桂枝汤。(53)

【注释】 ①荣气和:荣气,即营气,为水谷精微所化。和,平和,正常。

②外不谐:指人体浅表的营卫不相协调。

③荣行脉中,卫行脉外:指出营卫运行的生理特点。荣即营阴,是人体的营养物质,行于脉中。卫即卫阳,是保护人体的阳气,行于脉外。

【提要】 荣卫不能谐和所致的自汗出及其治法。

【选注】 柯韵伯:发热时汗便出者,以荣气不足,因阳邪下陷,阴不胜阳,故汗自出也。此无热而常自汗出者,其荣气本足,因阳气不固,不能卫外,故汗自出,当乘其汗正出时,用桂枝汤啜稀热粥,是阳不足者,温之以气,食入于阴,气长于阳也。阳气普遍,便能卫升而为固,汗不复出矣。和者,平也;谐者,合也。不和见卫强,不谐见荣弱,弱则不能合,强则不能密,皆令自汗。但以有热无热别之,以时出、常出辨之,总以桂枝汤啜热粥汗之。

周汝鸣:气取诸阳,血取诸阴,人生之初,具此阴阳,则亦具此气血。气血者,则人身之根本乎!血何以为荣,荣行脉中,滋荣之义也;气何以为卫,卫行脉外,护卫之义也。然则荣与卫,岂独无所自来哉。曰:人受谷于胃,胃为水谷之海,灌溉经络,长养百骸,五脏六腑,皆取其气,故清者为荣,浊者为卫,荣卫之气,周流不息,一日一夜,脉行五十度,平旦以复会于气口,所谓阴阳相贯,如环无端,这是二气恒相随而不相离也。夫惟血营气卫,常相流通,则人何病之有,一有窒碍,百病由此生矣。

徐灵胎:荣气和者,言荣气不病,非调和之和。自汗与发汗迥别:自汗乃荣卫相离,发汗乃荣卫相合;自汗伤正,发汗驱邪。复发者,因其自汗;而更发之,则荣卫和而自汗反止矣。

　　张令韶：卫气者，所以肥腠理，司开阖，卫外而为固也。今受邪风，不能卫外，故常自汗出，此为荣气和而卫不和也。卫为阳，荣为阴，阴阳贵乎和合，今荣气和而卫气不与之和谐，故荣自行于脉中，卫自行于脉外，两不相合，如夫妇之不调也。宜桂枝汤发其汗，调和荣卫之气则愈。

　　【解析】　第12条明确指出太阳中风的病机为卫强营弱，本条却言"荣气和"，于是有的注家认为"荣气和"是"荣气不病"，果真如此吗？需要认真品读一番。

　　徐灵胎在《伤寒论类方·桂枝汤类》中言："荣气和者，言荣气不病，非调和之和，故又申言之……自汗与发汗迥别。自汗乃营卫相离，发汗使营卫相合。自汗伤正，发汗驱邪。复发者，因其自汗而更发之，则荣卫和而自汗反止矣。"受此说影响，某些教科书亦认为"荣气和"就是荣气"未发生病理变化"。这种观点不妥，未能悟出仲景之意。其理由是，一与荣卫不和这一太阳病的基本病机概念相悖，二与医理逻辑不符。试问："荣气不病"，仲景又为何称"荣弱"？"荣气不病"，桂枝汤中的芍药、大枣又作何用？

　　这涉及辨证思维方法中的相对性思维问题。本条的"荣气和"，是相对卫气不和而言的，具有明显的相对意义。相对性思维，是仲景辨证思维的重要特征之一，如"虚烦"证之"虚"字，就不可绝对化地理解为"精气夺"。"虚"是相对有形之邪而言的，邪之无形即是"虚"意。"荣气和"之"和"亦如此，不可作实处理解（如平和、无病）。所谓"荣气和"是与卫气相对，即"荣气和者外不谐"。用这种对比的形式，以强调、提示、反衬卫气的"不和"在桂枝汤证病机中的主导地位，即"以卫气不共荣气谐和故尔"。换言之，所谓"和"，绝非什么"无病"之意。因为卫气不和必致荣阴不守，病变终究涉及荣，荣气终究因外泄而弱了，如此，还能称之为"无病"吗？"荣气和"的问题提示我们，正确理解仲景的相对性的辨证思维特征，对于研习《伤寒论》是十分重要的。

　　本条需要品读的还有一个"常"字。在此之前，所有论述桂枝汤证的汗自出，均属外感风邪导致的自汗。而本条却在自汗出前冠一"常"字，则有泛言汗证的意味，即包括内伤自汗，这也是《中医内科学》自汗证列出营卫不和型及运用桂枝汤的根据所在。亦说明仲景并未把桂枝汤视为单纯的主治外感疾病的方剂。注家讲桂枝汤外治调营卫，内治调阴阳，其实，未出仲景之意。提示临证时对外感自汗、内伤自汗，桂枝汤皆可灵活应用。

　　本条"常自汗出"，指常常、经常，指有时汗出，有时汗不出，没有恶寒之表证，属于内科杂病之范畴。中风表虚证，则邪不去而汗不止，与发热恶寒同时并见。临证不难分辨。

　　【验案】　营卫不和兼虚自汗：姜某某，男，41岁。因感冒数次，服"平热散"致汗出太多,遂致全身酸痛无力,动则汗出,食眠不佳,心悸气短。似此小恙竟病休五十余天,就诊时脉象缓弱无力,舌淡、苔白,虽时值严冬,尚自汗津津。证属营卫不和。令服桂枝汤二剂。服药后自汗大减,只觉体轻身爽,诸症若失。后以饮食调养几日而愈。(《山西医药杂志》)

【原文】 病人脏无他①病,时发热自汗出②而不愈者,此卫气不和也。先其时③发汗则愈,宜桂枝汤。(54)

【注释】 ①脏无他病:指脏腑无病,亦指里无病。

②时发热自汗出:时,有时。此指阵发性发热汗出。

③先其时:指发热自汗发作之前。

【提要】 卫气不和而致时发热自汗出的治法。

【选注】 成无己:藏无他病,里和也;卫气不和,表病也。《外台》云:"里和表病,汗之则愈。"

汪琥:藏无他病者,谓里和能食,二便如常也。又曰,及其发热自汗之时,用桂枝汤发汗则愈。苟失其时,则风邪入里,病热必深,桂枝汤非所宜矣。

程郊倩:如病人藏无他病,属之里分者,只发热自汗出,时作时止,缠绵日久不休,比较之太阳中风证之发无止时,不同矣。既无风邪,则卫不必强,营不必弱,只是卫气不和,致闭固之令有乖。病既在卫,自当治卫,虽药同于中风,服法不同,先其时发汗,使功专于固卫,则汗自敛,热自退,而病愈,此不必太阳中风而桂枝汤可主者一也。又曰,桂枝为解肌之剂,而有时云发汗者何也?以其能助卫气升腾,使正气得宣而汗出,与麻黄汤逐邪气,使汗从外泄者不同。

尤在泾:人之一身,经络网维于外,藏府传化于中,而其为病从外之内者有之,从内之外者有之。藏无他病,里无病也,时发热自汗,则有时不发热、无汗可知,而不愈者,是其病不在里而在表,不在营而在卫矣。先其时发汗则愈者,于不热无汗之时,而先用药取汗,则邪去卫和而愈;不然,汗液方泄而复发之,宁无如水淋漓之患耶!

方有执:卫气不和者,表有邪风而不和也。

【解析】 本条重点提示在"时发热自汗出"的特殊情况下,需要特殊的治疗方法,即"先其时发汗"。

发热汗出呈间歇性发作,这是因为表邪已经衰退,营卫似和非和。发热汗出之时,是邪气发作,营卫自然不和。发作过后,是邪气衰退,营卫暂时又处于相对的调和状态。

鉴于发热汗出呈间歇性发作,运用桂枝汤就要讲究技巧、选择时间。只有在邪气发作营卫不和之时,桂枝汤调和营卫的作用才得以充分发挥。因此,必须在发热汗出发作之前服用桂枝汤。

本条提示,中医临床诊治疾病,当注意用药的时间性和技巧性。姜建国教授曾治一怪病,一妇女每月经后第十三天则小腹剧烈疼痛,持续一天,第二天不药而愈,连续数月如此。西医行妇科检查一切正常,遂转治中医。辨证属肝气郁滞、血行不畅。但此病之发,时间性很强,况病虽怪异但病情较轻。所以,仅处三帖药,嘱其经后第十二天服药,连治三天。药后复诊称仅早晚痛半小时左右。续处三帖,嘱下月服法如前。药后告愈。

【原文】 伤寒脉浮紧,不发汗,因致衄者,麻黄汤主之。(55)

【提要】 伤寒表实证失汗衄血者,治用麻黄汤。

【选注】 柯韵伯:脉紧无汗者,当用麻黄汤发汗,则阳气得泄,阴血不伤所谓夺汗者无血也。不发汗,阳气内扰,阳络伤则衄血,是夺血者无汗也。若用麻黄汤再汗,液脱则毙矣。言不发汗因致衄,岂有因致衄更发汗之理乎!观少阴病无汗而强发之,则血从口鼻而出,或自目出,能不慎哉!愚故亟为校正,恐误人者多耳。

尤在泾:伤寒脉浮紧者,邪气在表,法当汗解,而不发汗,则血无从达泄,内搏于血,必致衄也。衄则其邪当去,而犹以麻黄汤主之者,此亦营卫并实,如前条所谓阳气重之证。前条卫已解而营未和,故虽已发汗,犹须得衄而解;此条营虽通而卫尚塞,故既已自衄,而仍与麻黄汤发汗而愈。然必欲衄而血不流,虽衄而热不解者乃为合法,不然靡有不竭其阴者。

曹颖甫:伤寒为病,脉浮紧无汗,为一定不易之病理;麻黄汤一方,亦为一定不移之治法。但阳气太重之人,有服麻黄汤以衄解者,亦有不待服麻黄汤而以衄解者,似不发汗而致衄,病当从衄解矣。乃自衄之后,脉之浮紧如故,发热恶寒无汗亦如故,此麻黄汤证不从衄解,而仍宜麻黄汤者,与营虚不可发汗之证,固未可同日语也。

陈修园:伤寒脉浮紧不发汗因致衄者,其衄点滴不成流,虽衄而表邪未解,仍以麻黄汤主之,俾玄府通,衄乃止,不得以衄家不可发汗为辞,谓汗后有额上陷,脉紧,目直视不能眴,不得眠之变也。盖彼为虚脱,此为邪盛,彼此判然;且衄家是素衄之家,为内因致衄,此是有邪而致,为外因。

【解析】 本条应与46、47两条结合理解。三条皆为衄血之证,病机大致相同,但病情又不完全一致。

"伤寒脉浮紧"是概言太阳伤寒表实证,此乃省文笔法。太阳伤寒,本应用麻黄汤发汗,使外邪从汗而解,若"不发汗",为当汗而失汗,则表邪闭郁,邪无外出之路。若体质壮实者,阳郁较重,则有邪从衄解的机转。如衄后表解,其病得愈,可不必再汗。若鼻衄之后,而表不解,则可能因衄血不多,达不到载邪外出的目的,此与汗出不彻而表邪不解之机制相同。因其衄后而证未变,伤寒表实证仍在,故仍可用麻黄汤发汗。不过,伤寒失汗致衄而欲再用麻黄汤,除太阳伤寒证仍在之外,还必须注意:①衄血量不多,点滴不成流。②病人无内热烦躁之象。③无舌质红绛、夜热甚等热入营血的表现。否则,辨证不确则易导致严重的后果。

本条与46、47皆为太阳伤寒证的衄血,但病情不同,转归也异。46条是已服麻黄汤后,因阳郁过甚而致衄,衄后邪随衄解,故曰"衄乃解"。47条为未服药前,不汗致衄,其邪亦随衄解,故白"自衄者愈"。对于46、47条,衄血皆为太阳病作解的途径之一。而本条为失汗致衄,衄后邪未解,表实证仍在,仍须发汗解表,故曰"麻黄汤主之"。因此,对太阳伤寒证的衄血,应审证求因,分别对待,既不能见衄而等其自愈,更不能滥投麻黄汤。

【原文】 伤寒不大便六七日,头痛有热者,与承气汤。其小便清①者,知不在里,仍在表也,当须发汗。若头痛者,必衄,宜桂枝汤。(56)

【注释】 ①小便清:小便清利如常。

【提要】 不大便而头痛有热者,有表证里证之异,辨别要点在于小便清利还是黄赤。在表宜桂枝汤解外,在里与承气汤去其里结。

【选注】 《金鉴》:伤寒不大便六七日,里已实,似可下也;头痛热未已,表未罢,可汗也。然欲下则有头痛发热之表,发汗则有不大便之里,值此两难之时,惟当以小便辨之。其小便浑赤,是热已在里,即有头痛发热之表,亦属里热,与承气汤下之可也;若小便清白,是热尚在表也,即有不大便之里,仍属表邪,宜以桂枝汤解之。

柯韵伯:此辨太阳阳明之法也! 太阳主表,头痛为主;阳明主里,不大便为主。然阳明亦有头痛者,浊气上冲也;太阳亦有不大便者,阳气太重也。六七日是解病之期,七日来仍不大便,病为在里,则头痛身热属阳明,外不解由于内不通也,下之里和而表自解矣。若大便自去,则头痛身热,病为在表,仍是太阳,宜桂枝汗之。若汗后热退而头痛不除,阳邪盛于阳位也,阳络受伤,故知必衄,衄乃解矣。

张璐:六七日不大便,明系里热,况有热以证之,更无可疑,故虽头痛,必是阳明热蒸,可与承气汤。然但曰可与,不明言大小,其旨原不在下,不过借此以证有无里热耳。若小便清者,为里无热,邪未入里可知,则不可下,仍当解表,以头痛有热,寒邪怫郁于经,势必致衄。然无身疼目瞑,知邪气原不为重,故不用麻黄而举桂枝,以解营中之邪热,则寒邪亦得解散矣。

曹颖甫:伤寒不大便六七日,已及再经之期,病邪将传阳明,六七日不见大便而见头痛发热,则已见阳明之证。但阳明头痛与太阳异,太阳之头痛,在额旁太阳穴;阳明头痛在阙上(两眉间曰阙,属阳明)。

朱彦修:外证未解,不可下,下为逆。今头痛有热,宜解表,反与承气,正是责其妄下之故也,故下文又言小便清者,知其无里邪,不当行承气,又继之曰,须当发汗,曰头痛必衄,反复告诫,论意甚明。

魏念庭:此条之衄,乃意料之辞,非已见之证也。

【解析】 倒装文法"宜桂枝汤"应接在"仍在表也,当须发汗"后。

外感病不大便六七日,伴见头痛发热,其属表属里,当须辨之表里轻重缓急。若其人小便黄赤短少,腹胀满疼痛,属阳明里证,可用承气汤攻下实热,荡涤燥结,里实得去,腑气畅通,诸症自除。若其人小便清,且无腹胀满疼痛,知无里证,虽不大便多日,邪仍在表,治宜辛温解表,方用桂枝汤,表和里自解。服用桂枝汤后,若见头痛者,阳郁较甚,损伤阳络而致衄血。其机制与第46条、47条伤寒致衄,余邪从衄而解相似。

本条指出表里证的鉴别方法。不大便,头痛发热即可见于太阳表证、又可见于阳明里证。其辨证要点在于小便的颜色,其小便清者,属太阳表证;其小便黄赤短少者,属阳明里证。

【原文】 伤寒发汗已解,半日许复烦,脉浮数者,可更发汗,宜桂枝汤。(57)

【提要】 发汗后,半日许复烦,脉浮数者,宜用桂枝汤汗解。

【选注】 方有执:伤寒发汗者,服麻黄汤以发之之谓也;解,散也;复,重复也。既解而已过半日之久矣,何事而复哉?言发汗不如法,汗后不谨,重新又有所复中也。盖汗出过多,则腠理反开,护养不谨,邪风又得易入,所以新又烦热而脉转浮数,故曰可更发汗。更,改也,言当改前法,故曰宜桂枝汤。桂枝汤者,中风解肌之法,微哉旨也。庸俗不省病加小愈之义,不遵约制,自肆粗莽,不喻汗法,微似之旨,骋以大汗为务,病致变矣,反谓邪不尽,汗而又汗,辗转增剧,卒致莫救,不知悔悟。

喻嘉言:用桂枝汤者,一以邪重犯卫,一以营虚不能复任麻黄也。

钱潢:汗乃津液血液所化,而各有生原。有阳气重而汗随衄解者,有汗出不彻而更发其汗,有病常自汗出而复宜发汗者,有先用麻黄汤而后用桂枝汤者,有津液气血虚而不可发汗者,有邪复入于肌腠而更宜汗解者,夫伤寒首重汗下,故于此申言发汗之总纲。

柯韵伯:浮弱为桂枝脉,浮数是麻黄脉。仲景见麻黄脉证,即用麻黄汤,见桂枝脉证,即用桂枝汤。此不更进麻黄,而却与桂枝者,盖发汗而解,则麻黄证已罢,脉浮数者,因内烦而然,不得仍认麻黄汤脉矣。麻黄汤纯阳之剂,不可以治烦。桂枝汤内配芍药,莫安营气,正以治烦也。且此烦因汗后所致,若再用麻黄发汗,汗从何来?必用啜热粥法始得汗。桂枝汤本治烦,服桂枝汤后,外热不解,而内热更甚,故曰反烦。麻黄证本不烦,服汤汗出,外热初解,而内热又发,故曰复烦。凡曰麻黄汤主之,桂枝汤主之者,定法也。服桂枝不解仍与桂枝,汗解后复烦,更用桂枝者,活法也。服麻黄复烦者,可更用桂枝;用桂枝复烦者,不可更用麻黄。且麻黄脉证,但可用桂枝更汗,不可先用桂枝发汗,此又活法中定法矣。

尤在泾:脉浮数,邪气在表之证,故可更发其汗,以尽其邪;但以已汗复汗,故不宜麻黄之峻剂,而宜桂枝之缓法,此仲景随时变易之妙也。

任应秋:已解后又发热、脉数,是机体的调节机能的恢复还没有十分巩固,只有续用桂枝汤进行调整。

【解析】 第16条明确指出太阳伤寒证禁用桂枝汤,而本条明明是伤寒证却言"宜桂枝汤",个中道理应该明晰,故本条品读的重点为"可更发汗,宜桂枝汤"。

关键是"可更发汗"之"更"字,本伤寒证,麻黄汤汗后,当表邪已解,脉静身凉。若汗后半日,又症见烦热,脉现浮数,则为余邪复发,表证未愈。余邪之发,具有两个特点:一是邪气已衰;二是正气亦耗。故更发汗,不宜峻剂,而改用桂枝汤。所以"可更发汗,宜桂枝汤"一句,提示了病轻则治亦轻及固护正气的治疗学思想。

中医临床运用汗吐下祛邪之方,当然也包括"虎狼之药",一定要中病即止,防止挫伤正气。所谓"杀敌一千,自伤八百",对医生来说是绝对不可取的。因此,固护正气的诊疗思想应该贯彻于临床的始终。

【原文】 凡病,若发汗,若吐,若下,若亡血,亡津液,阴阳自和①者,必自愈。(58)

【注释】 ①阴阳自和:不见阴阳偏盛偏衰之病脉病证,阴阳自趋调和。

【提要】 阴阳自和必能自愈。

【选注】 尤在泾:阴阳自和者,不偏于阴,不偏于阳,汗液自出,便溺自调之谓。汗吐下亡津液后,邪气既微,正气得守,故必自愈。

《金鉴》:凡病,谓不论中风、伤寒一切病也。若发汗,若吐,若下,若亡血,若亡津液,施治得宜,自然愈。既或治未得宜,虽不见愈,亦不致变诸坏逆,则其邪正皆衰,可不必施治,惟当静以俟之,诊其阴阳自和,必能自愈也。

柯韵伯:其人亡血、亡津液,阴阳安能自和,欲其阴阳自和,必先调其阴阳之所自,阴自亡血,阳自亡津,益血生津,阴阳自和也。

程知:脉以左右三部匀停为无病,故汗吐下后阴阳和者,必自愈,不须过治也。

【解析】 凡病,泛指一切疾病,不限于中风、伤寒。不管用过什么方法治疗,只要阴阳和谐,病皆可转愈。

本条高度概括了中医治病的目的:调理阴阳。人体阴阳的失衡可导致疾病的发生,其表现形式为阳盛则热,阴盛则寒。若阴阳和谐则身体康健。

【原文】 大下之后,复发汗,小便不利者,亡津液故也。勿治之,得小便利,必自愈。(59)

【提要】 从小便利不利,推断津液的存亡。

【选注】 尤在泾:既下复发汗,重亡津液,大邪虽解,而小便不利,是未可以药利之。俟津液渐回,则小便自行而愈,若强利之,是重竭其阴也,况未必即利耶。

柯韵伯:勿治之,是禁其勿得利小便,非待其自愈之谓也。然以亡津液之人,勿生其津液,焉得小便利?欲小便利,治在益其津液也。

程郊倩:大下之后,复发汗,津液之存于膀胱者有几?夫膀胱为津液之府,府已告匮,只宜添入,岂容减出!虽具五苓散证,勿以五苓散治之,惟充其津液,得小便利而杂痛皆愈。学者欲得利小便之所宜,必明利小便之所禁,而后勿误于利小便也已。

【解析】 此条与71条互参可知小便不利有蓄水和津伤之别。蓄水者可利,津伤者不可利,利小便则重竭阴液。"勿治之"三字意在告诫不可用利小便的方法来治疗,如属津伤不甚,小便暂时不利,没有其他症状,体内津液每可自然恢复,小便自行通利;若津伤过甚,体内津液一时难以自复的,当如柯氏所说"益其津液"病始得愈。条文既云小便不利为"亡津液故也",显然不是五苓散证,岂有既具五苓散证而不可用五苓散证之理?故程氏的说法不当。

【原文】 下之后,复发汗,必振寒,脉微细。所以然者,以内外俱虚故也。(60)

【提要】 下后复汗而致内外俱虚的脉证。

【选注】 成无己:发汗则表虚而亡阳,下之则里虚而亡血。振寒者,阳气微也;脉微细者,阴血弱也。

尤在泾:振寒,振悸而寒也;脉微为阳气虚,细为阴气少。既下复汗,身振寒而脉微细者,阴阳并伤,而内外俱虚也,是必以甘温之剂,和之养之为当矣。

张璐:误汗亡阳,误下亡阴,故内外俱虚。虽不出方,其用附子回阳,人参益阴,已有成法,不必赘也。

柯韵伯:内阳虚故脉微细,外阳虚故振寒,即干姜、附子之证。

唐容川:振寒二字,振是振战。凡老人手多战动,皆是血不养筋之故。此因下后伤阴血,血不养筋,则筋强急;若不恶寒,则无所触发,筋虽强急,亦不振动。兹因复发其汗,伤其阳气,气虚生寒,是以发寒而振。唯其气虚,则脉应之而微,微者气不能鼓出,故脉之动轻;唯其血虚,则脉应之而细,细者血管中血少,故缩而窄小。所以然者,内被下而血虚,外被汗而气虚之故也。仲景文法,字字承接,一丝不乱,读此节可悟仲景全部文法,此与苓桂术甘、真武证之振皆同,惟彼单论水寒,此兼论血气,义自有别。

【解析】 下之虚其里,汗之虚其表,是阴阳俱虚。振寒,脉微是阳气虚,脉细是阴血不足。汗下后见此脉证,为内外俱虚之候。成氏、尤氏、张氏所论甚是,唐氏分析更为具体入微,柯氏单从阳虚着眼,似不够全面。

【原文】 下之后,复发汗,昼日烦躁不得眠,夜而安静,不呕,不渴,无表证,脉沉微,身无大热者,干姜附子汤主之。(61)

干姜附子汤方

干姜一两　附子一枚(生用,去皮,切八片)

上二味,以水三升,煮取一升,去滓,顿服。

【提要】 汗下亡阳之证治。

【选注】 成无己:下之虚其里,汗之虚其表,既下又汗,则表里俱虚。阳主于昼,阳欲复,虚不胜邪,正邪交争,故昼日烦躁不得眠;夜阴为主,阳虚不能与之争,是夜则安静。不呕不渴者,里无热也;身无大热者,表无热也。又表证而脉沉微,知阳气大虚,阴寒气胜,与干姜附子汤退阴复阳。

程郊倩:昼日烦躁不得眠,虚阳扰乱,外见假热也;夜而安静,不呕不渴,无表证,脉沉微,身无大热,阴气独治,内系真寒也。宜干姜附子汤,直从阴中回阳,不当于昼日烦躁一假热证狐疑也。

朱肱:阴发躁,热发厥,物极则反也,大率以脉为主,诸数为热,诸迟为寒,无如此最验也。假令身体微热,烦躁面赤,其脉沉而微者,皆阴证也;身微热,里寒故也;烦躁者,阴盛故也;面戴阳者,下虚故也。若医者不看脉,以虚阳上膈躁,误以为实热,与凉药,则气消成大病矣。

顾尚之:烦而兼呕,是少阳证;烦而兼渴,是白虎证,故辨之。又恐外邪袭入而烦躁,再以脉证审之。

【解析】 本条以昼与夜、烦躁与安静的相对,说明亡阳急证的救治。尤其是"昼日烦躁"更具辨证意义,因此是品读的重点所在。

太阳与少阴相表里,病在太阳,汗下失序,则易病入少阴。阳衰而阴盛,天人相应,昼日阳旺,虚阳得天阳之助,能够与阴邪相争,故昼日烦躁不得眠。夜则阳衰,虚阳益加虚衰,难以与阴邪相争,故夜而安静。所谓"安静",非病人平静安和,而是神疲倦卧的整体虚衰状态,即少阴病提纲证中所谓的"但欲寐"。按字面分析,按常规辨证,烦躁总属病态,而安静似乎为平和。本条的意义恰恰在此,即用烦躁与安静的悖论,以说明正气存否对病证的影响。烦躁虽为病态,但在此却反映了正气(阳气)尚存的机转;安静虽意平和,但在此却反映了正气(阳气)衰亡的机转。有阳则生,无阳则死,故安静比烦躁更为凶险。昼日烦躁与夜而安静相对比较,说明本证昼轻夜重。只是汗下太过,伤阳太骤,故而宜速速回阳。干姜附子汤,即四逆汤去甘草之缓和,方后注之"顿服",均说明急治之理。

"烦躁"按发病之常规,大多属热,其病机多为热扰心神。无论是表热还是里热均有烦躁。阳虚也可以烦躁,揭示了烦躁辨证的双重性、复杂性及常变观。阳虚烦躁,从脏腑而言,大多与心肾二脏相关,轻者为心阳虚而烦,重者为肾阳亡而躁,前者治以桂枝甘草龙骨牡蛎汤之类,后者治以四逆汤之类。

昼日属阳,烦躁属热,而病机属阴,这就有鉴别诊断的必要。不呕,提示病不在少阳;不渴,提示病不在阳明;无表证,提示病不在太阳,即排除了三阳病。排除三阳病的目的,意在说明本证的"昼日烦躁"属于三阴病,即病在少阴阳衰。这是仲景常用的一种否定之肯定的排除性辨证思维,如附子汤证的"口中和"亦同于此。所以不能简单化地认为"不呕、不渴、无表证"这类的话可有可无。

【验案】 一妇人,得伤寒数日,咽干,烦渴,脉弦细,医者汗之,其始衄血,继而脐中出血,医者惊骇而遁。予曰:少阴强汗之所致也。盖少阴不当发汗。仲景云:少阴强发汗,必动其血,未至从何道而出,或从口鼻,或从目出者,是名下厥上竭,为难治。予投以姜附汤数服,血止,后得微汗愈。本少阴证,而误汗之,故血妄行,自脐中出,若服以止血药,可见其标,而不见其本。予以治少阴之本,而用姜附汤,故血止而病除。(孙溥泉《伤寒论医案集》)

【原文】 发汗后,身疼痛,脉沉迟者,桂枝加芍药生姜各一两、人参三两新加汤主之。(62)

桂枝加芍药生姜各一两人参三两新加汤方

桂枝三两(去皮) 芍药四两 甘草二两(炙) 人参三两 大枣十二枚(擘) 生姜四两

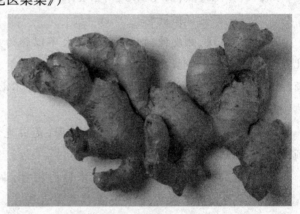

生姜

上六味,以水一斗二升,煮取三升,去滓,温服一升。本云:桂枝汤,今加芍药、生姜、人参。

【提要】 发汗太过,损伤气营的证治。

【选注】 成无己:汗后,身疼痛,邪气未尽也;脉沉迟,荣血不足也。经曰:"其脉沉者,荣气微也。"

尤在泾:发汗后邪痹于外而营虚于内,故身疼痛不除,而脉转沉迟。经曰:"其脉沉者,营气微也。"又曰:"迟者荣气不足,血少故也。"故以桂枝加芍药生姜人参,以益不足之血,而散未尽之邪。

程郊倩:身疼痛,脉沉迟,全属阴经寒证之象。然而得之太阳病发汗后,非属阴寒,乃由内阳外越,营阴遂虚。经曰:"其脉沉者,营气微也。"又曰:"迟者营中寒。"营主血少,则隧道窒涩,卫气不流通,故身疼痛。于桂枝汤中倍芍药、生姜,养营分而从阴分宣阳,加人参三两,托里虚而从阳分长阴。曰新加汤者,明沉迟之脉,非本来之沉迟,乃汗后新得之沉迟,故治法亦新加人参而倍姜芍耳。

陈修园:发汗后邪已净矣。而身犹疼痛,为血虚无以荣身,且其脉沉迟者,沉则不浮,不浮则非表邪矣。迟则不数紧,不数紧则非表邪之疼痛矣,以桂枝加芍药生姜各一两人参三两新加汤主之,俾血运行则病愈。

《伤寒论译释》："发汗后"三字为本条辨证论治之主要眼目,身疼痛,脉沉迟,见于发汗后,方能断为营血不足,卫气失于流畅,而用新加汤治疗。若不在发汗以后,则沉主里,迟主寒,身疼痛为寒湿痹之类,就须用桂枝附子汤一类的方剂来治疗了。

【解析】　身疼痛为太阳表证常见的症状,汗后表解,身疼痛自应消失。今汗出后身疼痛仍在,故当凭脉辨证,细审其因。若身疼痛伴脉浮者,多为表不解,可再发汗解表;今脉象不浮而变为沉迟,说明病情发生了改变。沉脉主里,迟主血少气虚,故此身疼痛并非单因表证所致,而是发汗之后,损伤营气,致筋脉失养,气血不周,加之表邪未尽所引起,治用桂枝新加汤益气和营,调和营卫。此正如尤在泾《伤寒贯珠集》所论:"发汗后邪痹于外而营虚于内,故身痛不除,而脉转沉迟。经曰:其脉沉者,营气微也。又曰:迟者,营气不足,血少故也。故以桂枝汤加芍药生姜人参,以益不足之血,而散未尽之邪。"

本条之"身疼痛"以"发汗后"与"脉沉迟"为辨证的眼目。身疼痛见于发汗之后,不仅可知此非单纯表证,而且提示有营气受损之机。脉沉迟,是里之气虚血少的内在依据。二者相互参合,则本证身疼痛之病机自明。

【验案】　一老人大便不通,数日,上逆头眩。医与备急丸而自若,以倍加分量而投之,得利,于是身体麻痹,上逆益甚,而大便复结。更医诊之,与以大承气汤,一服,不得下利,复三贴,下利如倾盆,身体冷痛,不得卧,大便复结。又转医作地黄剂使服之,上逆又剧,面色如醉,大便益不通,于是请治于先生,心下痞硬,少腹无力。即于桂枝加芍药生姜人参汤服之,三贴,冲气即降,大便痛快。经二三日,冷痛止,得卧,大便续痛快。二旬之后,诸症去而复常。(《全国名医验案类编》)

【原文】　发汗后,不可更行桂枝汤,汗出而喘,无大热者,可与麻黄杏仁甘草石膏汤。(63)

麻黄杏仁甘草石膏汤方

麻黄四两(去节)　杏仁五十个(去皮、尖)　甘草二两(炙)　石膏半斤(碎,绵裹)

上四味,以水七升,煮麻黄,减二升,去上沫,内诸药,煮取二升,去滓,温服一升。

【提要】　汗后邪热迫肺作喘的证治。

【选注】　方有执:更行,犹言再用。不可更行桂枝汤则是已经用过,所以禁止也。盖伤寒当发汗,不当用桂枝。桂枝固卫,寒不得泄,而气转上逆,所以喘益甚也。无大热者,郁伏而不显见也。以伤寒之表犹在,故用麻黄以发之,杏仁下气定喘,甘草退热和中,本麻黄正治之佐使也。石膏有撤热之功,尤能助下喘之用,故易桂枝以石膏,为麻黄之变制。而太阳伤寒,误汗转喘之主治,所以必四物者而后可行也。

尤在泾：发汗后，汗出而喘，无大热者，其邪不在肌腠，而入肺中。缘邪气外闭之时，肺中已自蕴热，发汗之后，其邪不从汗而出之表者，必从内而并于肺耳。

《金鉴》：今太阳病发汗后，汗出而喘，身无大热而不恶寒者，知邪已不在太阳之表，且汗出而不恶热者，知邪亦不在阳明之里。其所以汗出而喘，既无大热又不恶寒，是邪独在太阴肺经。故不可更行桂枝汤，可与麻黄杏子甘草石膏汤，发散肺邪，而汗喘自止矣。

【解析】　品读《伤寒论》，主症、主脉固然重要，但有时确非尽然如此，如本条之"不可更行桂枝汤"和"无大热"，虽然非属主症和主治，却是需要品读的重点所在。

按正常病机演变和用药规律，发汗后邪气已衰，当用桂枝汤；按正常脉证辨证规律，"无大热"就是翕翕发热，加之"汗出"，就当用桂枝汤。但本条所述又确非桂枝汤证，这种脉症的悖论，就有"不可更行桂枝汤"叮嘱的必要。发汗后有两种结局：一是邪衰病愈，一是表热入里，本条属于后者。表热内陷于肺，导致肺热壅盛，一般身热较重，甚至壮热不退，但有时也会大热内结，阳不外达，反而出现表"无大热"的怪异现象。汗之前的发热，属太阳之热，当然宜行桂枝汤。汗之后的发热，则不一定属太阳表热，即使"无大热"，与桂枝汤证的"翕翕发热"相似，也要鉴别清楚，不可误辨误治。其实本证虽发热而不恶寒，虽汗出而不恶风，还应兼见口渴尿赤、舌红苔黄、脉象滑数等里热脉症。

仲景不愧是阐述变法辨证思维的高手，明明是大热证，却偏偏讲什么"无大热"，其中的深意特别值得仔细品味。大热证发展至极期，有两种情况需要特别注意：一者热邪内结，阳不外达，导致真热假寒证；一者热陷心包，热动肝风，导致神昏痉挛证，凡此均属热病之大忌，为医者尤当慎于此。这就是仲景于麻杏甘石汤证、大陷胸汤证、白虎加人参汤证、承气汤证提出"无大热"或"微热"的原因所在，也是白虎汤证(加人参汤证)讲"时时恶风""背微恶寒"甚至"厥"的原因所在，同时也是为什么第11条论述"身大寒，反不欲近衣者，寒在皮肤，热在骨髓也"的原因所在。

一般来说，表证汗出忌用麻黄，里无亢热不用石膏。但麻杏甘石汤证是邪热壅肺证，汗出是肺热蒸迫津液外泄所致。而麻杏甘石汤中的麻黄治疗本证其用不在于发汗而在于平喘，至于其发散之性，又可助石膏清肃肺热，透泄于外，所以麻黄配石膏，令肺热得清，只要肺热得清，则汗出自止。可见，麻杏甘石汤证中虽"汗出"而不忌麻黄。本证之"无大热"，并不是里热不甚，而是邪热内陷，令邪热不易外透所致。因此，肤表貌似"无大热"，但却里热极盛，既然里热亢盛，那么本证虽然"无大热"亦要用石膏。

麻黄杏仁甘草石膏汤方药配伍,若简单释之,麻黄、杏仁平喘,石膏清热,甘草调药。其实,此方药仅四味,但配伍意义较大。本方以麻黄为核心,有两个药对配伍。麻黄与杏仁,属相反相成之药对配伍,麻黄与杏仁虽均归经于肺,均有止咳平喘之功,但麻黄味辛而宜散,杏仁味苦而降下。肺脏的主要功能是宣发与肃降,肺气只要宣降正常,咳喘自然痊愈。故此以麻黄、杏仁一宣一降之配伍,直接调治肺脏宣发与肃降。另一个药对配伍是麻黄与石膏,从药的五味而言,属相辅相成之配伍,两药均味辛,以此透发宜散肺之热邪,从药的四气而言,又属相反相成之配伍。石膏之寒,一者清肺热,一者制麻黄。可知,从麻黄与石膏的温寒药性相反而言,又体现了麻黄的舍性取用之治,即舍麻黄之温性,而用其味辛宣肺平喘、透热散热之功。总之,对此方的配伍之理不可忽视。此方之所以成为历代清肺平喘之名方,至今仍为临床常用,是有其内在的合理用药、科学配伍的因素在其中。

在临床运用中,麻杏甘石汤还要注意与其他药的配伍。如治小儿肺炎发热咳喘证,姜建国教授常用此方与大黄配伍。他认为当今的儿童,每以膏粱厚味为进食特点,所以内热体质尤其多,大便秘结者亦不少,当感冒或患肺炎高热喘咳而运用麻杏甘石汤时,往往初服热退喘平,移时复又发作。若患儿平素大便秘结,或自患病从未大便,则当配合大黄,往往随着便通热退,喘咳不易复发。此时麻黄与大黄配伍,"扬汤止沸"与"釜底抽薪"并举;石膏与大黄配伍,清透气热与清泻实热并举,应该说是两个较好的药对配伍。另一方面,麻杏甘石汤加大黄,还体现了肺与大肠相表里的整体观在实践中的运用,及"病在上,取之下"治法在临床上的运用。

【验案】 叶某某,女,28岁。因鼻炎引起过敏性哮喘已8年,秋冬季节发作频繁。近感风寒,身热,有汗,鼻塞多涕,咳嗽气喘,胸膈烦闷,口唇发绀,便秘,口苦而渴,舌苔薄黄,脉浮数。证属风寒在表,肺有郁热,失其宣降。法当宣肺泄热,降气平喘。方用麻黄3克,生甘草3克,生石膏15克,苦杏仁、桑白皮、栝楼皮、苏子各9克,生代赭石30克。服药三剂,气喘平,循法继续治疗,诸症皆得改善。以后复发,均用该方获效。(《浙江中医药》)

【原文】 发汗过多,其人叉手自冒心[①],心下悸,欲得按者,桂枝甘草汤主之。(64)

桂枝甘草汤方

桂枝四两(去皮)　甘草二两(炙)

上二味,以水三升,煮取一升,去滓,顿服。

【注释】 ①叉手自冒心:冒有按捺、覆盖之意。两手交叉覆盖,按捺心胸部位。

【提要】 发汗过多,损伤心阳的证治。

【选注】 成无己:发汗过多亡阳也。阳受气于胸中,胸中阳气不足,故病人叉手自冒心。心下悸欲得按者,与桂枝甘草汤,以调不足之气。

尤在泾:叉手自冒心,里虚欲作外护;悸,心动筑筑然不宁,欲得按而止。故宜补心阳为主。

徐灵胎:发汗不误,误在过多。汗为心之液,多则心气虚。二味扶阳补中,此乃阳虚之轻者,甚而振振欲擗地,则用真武汤矣。一证而轻重不同,用方奇异,其意精矣。

《金鉴》:发汗过多,外亡其液,内虚其气,气液两虚,中空无倚,故心下悸,惕惕然不能自主,所以叉手冒心,欲得自按,以庇护而求定也。故用桂枝甘草汤,以补阳气而生津液,自可愈也。

程郊倩:汗为心液,不惟妄汗不可,即当汗而先其分数亦不可。叉手冒心欲得按者,因阳虚不能自主,而心下悸也。然心下悸有心气虚,有水气乘,水乘先因心气虚,今心下悸者,乃阳气虚惕然自恐,欲得按以御之,故用桂枝甘草,载还上焦之阳,使回旋于胸中也。

【解析】 "发汗过多"与"心下悸"是本条的重点,前者言其病因特点,后者则言其病证特点。另外,桂枝甘草汤的"顿服"亦须认真品味之。

心属火而为阳脏,汗乃心之液,为阳气所化生。今发汗过多,则心阳随汗外泄,以致心阳虚损。心阳虚则心脏无所主持,故悸动不安。虚则喜按,是欲借乎以为护持,而使稍安,此即"心下悸,欲得按"之来由。此证除心悸外,常伴有胸闷、气短、乏力等。故用桂枝甘草汤,辛甘合化,温通心阳之功。心阳得复,则心悸自止。

本方的配伍特点是桂枝倍重于炙甘草,使温通心阳之力专纯,甘守而无壅滞之弊。服法犹有特点,《伤寒论》方一般分三次、四次,甚至五六次服,而本方却煎汁顿服。用意何在呢?意在速效,即迅速恢复心阳。之所以采取这样的特殊的服药方式,一是因为一过性汗多伤阳,比较容易恢复。二是因为所伤为心阳,救治不及容易转属为少阴病。本方为温通心阳之祖方,临床可随证加味,以适应病情需要,如桂枝甘草龙骨牡蛎汤、桂枝去芍药加蜀漆牡蛎龙骨救逆汤、桂枝加桂汤、苓桂甘枣汤都可视为本方的加减方。

【验案】 沈康生夫人,病经一月,两脉虚浮,自汗恶风,此卫虚而阳弱也,与黄芪建中汤一剂汗遂止。夫人身之表,卫气主之,所以温分肉,实腠理,司开合者,皆此卫气之用。故《内经》曰:"阳者卫外而为固也。"今卫气一虚而分肉不温,腠理不密,周身毛窍有开无合,由是风之补入,汗之内外其孰从而拒之,故用黄芪建中汤以建立中气,而温卫实表也。越一日病者叉手自冒心间,脉之虚濡特甚,此汗出过而心阳受伤也。仲景云:"发汗过多,病人叉手自冒心,心下悸者,桂枝甘草汤主之。"与一剂具已。(马元仪医案)

【原文】 发汗后,其人脐下悸者,欲作奔豚①,茯苓桂枝甘草大枣汤主之。(65)

茯苓桂枝甘草大枣汤方

茯苓半斤　桂枝四两(去皮)　甘草二两(炙)　大枣十五枚(擘)

上四味,以甘澜水一斗,先煮茯苓,减二升,内诸药,煮取三升,去滓,温服一升,日三服。

作甘澜水法:取水二斗,置大盆内,以杓扬之,水上有珠子五六千颗相逐,取用之。

【注释】　①欲作奔豚:奔豚,病名。欲作奔豚,指奔豚欲作未做,只是脐下悸动不安。

【提要】　误汗伤阳,肾气上逆证治。

【选注】　成无己:汗者心之液,发汗后脐下悸者,心气虚而肾气发动也。肾之积曰奔豚,发则从少腹上至心下,为肾气逆,欲上凌心,今脐下悸为肾气发动,故云欲作奔豚,与茯苓桂枝甘草大枣汤以降肾气。

柯韵伯:心下悸欲按者,心气虚。脐下悸者,肾水乘火而上克……然水势尚在下焦,欲作奔豚,尚未发也。

《金鉴》:今发汗后,脐下悸欲作奔豚者,乃心阳虚,而肾水之阴邪乘虚欲上干于心也。主之以苓桂枣甘汤者,一以助阳,一以补土,使水邪不致上干,则脐下悸可安矣。

【解析】　发汗后,心阳不足,不能温暖肾水,水寒之气停于下,欲有上冲之势,故病人自感脐下悸动不安,犹如奔豚之将作。用茯苓桂枝甘草大枣汤温通心阳,化气行水。

本方重用茯苓,且先煮,是以淡渗利水为主。桂枝甘草辛甘合用,温通心阳;茯苓、大枣、甘草合用,培土制水,使寒水之邪不得上逆,故可防止奔豚之欲作。甘澜水煎药,取其性兼而势急为引,用取类比象之义。

【原文】　发汗后,腹胀满者,厚朴生姜半夏甘草人参汤主之。(66)

厚朴生姜半夏甘草人参汤方

厚朴半斤(炙,去皮)　生姜半斤(切)　半夏半升(洗)甘草二两(炙)　人参一两

上五味,以水一斗,煮取三升,去滓,温服一升,日三服。

【提要】　汗后脾虚气滞腹胀满的证治。

【选注】　成无己:吐后腹胀和下后腹胀满皆为实,言邪气乘虚入里为实。发汗后,外已解也。腹胀满知非里实,由脾胃津液不足,气涩不通,壅而为满,与此汤和脾胃而降气。

张隐庵:此因发汗而致脾脏之穷约也。夫脾为胃行其津液者也,胃府之津液消亡,则脾气虚而腹胀满矣。

程郊倩：胃为津液之主，发汗亡阳，则胃气虚，而不能敷布诸气，故壅滞而为胀满，是当实其所虚，自能虚其所实矣。虚气留滞之胀满，较实者，自不坚痛。

尤在泾：发汗后表邪虽解而腹胀满者，汗多伤阳，气窒不行也。是不可以徒补，补之则气愈窒；亦不可以径攻，攻之则阳益伤，故以人参、甘草、生姜助阳气，厚朴、半夏行滞气，乃补泄皆行之法也。

柯韵伯：此条不是妄汗，以其人本虚故也。上条（指89条）汗后见不足证，此条汗后反见有余证，邪气盛则实，故用厚朴、姜、夏，散邪以除腹满；正气虚，故用人参、甘草补中而益元气。

《金鉴》：发汗后表已解而腹满者，太阴里虚之腹满也。故以厚朴生姜半夏甘草人参汤主之，消胀除散满，补中降逆也。

汪琥：此条乃汗后气虚腹胀满，其人虽作胀满而内无实形，所以用人参、炙甘草等甘温补药无疑也。

张令韶：此言发汗而伤其脾气也。脾主腹，故腹满为太阴主病。发汗后而腹胀满，则知其人脾气素虚，今脾气愈虚，则不能转输，浊气不降，清气不升，而胀满作矣。

山田正珍：阳明篇曰"吐后腹胀满者，调胃承气汤主之"。又曰"大下后，六七日不大便，烦不解，腹满痛者，此有燥屎也，宜大承气汤"。按下后胀满者，为邪实；吐后胀满者，乃药毒遗害也。成无己概为邪实，非矣。

【解析】　腹部胀满，有虚实之分。成无己《伤寒明理论》说："腹满者，俗谓之肚胀是也……腹满不减者，则为实也；若腹满时减者，又为虚也。"《金匮要略》曰："腹满时减，复如故，此虚寒从下上也，当以温药和之。盖虚气留滞，亦为之胀，但比之实者，不至坚痛也。大抵腹满，属太阴证也，阳热为邪者，则腹满而咽干；阴寒为邪者，则腹满而吐，食不下，自利益甚，时腹自痛。太阴者，脾土也，治中央，故专主腹满之候。"综观《伤寒论》所论及腹满条文，属虚证有66、273、279等条，大都由于脾阳不振，脾主大腹，脾阳虚不能运化转输所致。临证见腹部外形膨满，但按之则虚满而不硬，温熨揉按便觉舒适，脉虚弱无力或虚大，不耐寻按，舌质淡苔薄，大便有时不实。如本条的腹满，即因发汗阳气外泄，以致脾阳虚而不运，气壅湿滞所致。治疗时必须补消兼施，补虚健脾，开结散满。体现了《内经》"塞因塞用"的治疗原则。属实证者有79、208、241、249、254、255、322等条，可分为三种情况：①热邪结于里，并不一定有燥屎，以清热消结为主，如79条用栀子厚朴汤。②热结邪实，大便不通，腹部硬满而痛，手不可按，其脉实，其苔黄厚，治疗必须攻下实邪，祛除肠道积滞或燥屎，如208、241、254、255条用大、小承气汤。③尽管曾有虚证的过程，只要当前的里实症状很具体，仍得攻里，如322条少阴病大承气汤急下证。

汗、吐、下后，均能发生腹胀满，但吐、下后之腹胀满多为表证误治以致邪气乘虚内陷，而满属实；汗后之腹胀满，则因脾胃素虚，发汗时阳气外泄，汗后表邪虽解，而脾阳更虚，失于运化，而满属虚。但也非绝对。如肠胃实热壅滞，汗后亦可有属实之胀满，如254条；脾胃素虚，表邪轻微，误吐、下后，亦可有属虚之腹胀满，如279条下后的桂枝加芍药汤证，即属里虚腹满痛。临床鉴别腹胀满的属实属虚，不能拘泥于汗、吐、下后，主要应根据脉证来判断。

理解本条精神应方证互参，活看。可能是脾胃素虚者，所患外感，因汗而脾气愈虚，引发腹胀满。即使未经发汗，只要是脾胃素虚、气壅湿滞的腹胀满，同样可以用厚朴生姜半夏甘草人参汤来治疗。

【验案】 尹某，男性，患腹胀证，自述心下胀满，日夜有不适感，按之不痛，是属虚胀证，投以厚朴生姜半夏甘草人参汤，经复诊一次，未易方而愈。（《岳美中医案集》）

【原文】 伤寒若吐、若下后，心下逆满①，气上冲胸，起则头眩②，脉沉紧，发汗则动经③，身为振振摇者，茯苓桂枝白术甘草汤主之。(67)

茯苓桂枝白术甘草汤方

茯苓四两　桂枝三两(去皮)白术　甘草各二两(炙)

上四味，以水六升，煮取三升，去滓，分温三服。

【注释】 ①心下逆满：心下，即胃脘部。逆满，气逆胀满。

②起则头眩：起，由卧而起。可理解为动则眩晕也。

③动经：扰动经脉之气。

【提要】 伤寒误下之后，中阳虚而水饮上逆的脉证、治法及禁忌。

【选注】 尤在泾：此邪解而饮发之证。饮停于中则满，逆于上则气上冲而头眩，入于经则身振振而动摇。《金匮》云："膈间支饮，其人喘满，心下痞坚，其脉沉紧。"又云："心下有痰饮，胸胁支满，目眩。"又云："其人振振身瞤剧，必有伏饮是也。"发汗则动经者，无邪可发，而反动其经气，故与茯苓、白术以蠲饮气，桂枝、甘草以生阳气，所谓病痰饮者，当以温药和之也。

成无己：吐下后，里气虚，上逆者，心下逆满，气上冲胸；表虚阳不足，起则头眩；脉浮紧为邪在表，当发汗；脉沉紧，为邪在里，则不可发汗。发汗则外动经络，损伤阳气。阳气外虚，则不能主持诸脉，身为振振摇者，与此汤以和经益阳。

【解析】 本条为伤寒误治损伤中阳，清阳不升，水气上逆，故"起则头眩，心下逆满，气上冲胸"；"脉沉紧"也为寒饮在里之证。尤在泾联系《金匮要略》有关内容，点明此属"痰饮病"，简捷明了，正中要害。既为痰饮，治疗"当以温药和之"，汗、叶、下三法均非所宜。尤氏的注释有助于我们掌握本条的基本精神。

细析原文"发汗则动经"句，显然是强调痰饮病禁用汗法。误用则"身为振振摇者"，为阳虚水泛，当温经回阳利水，苓桂术甘汤难以胜任，故成、尤二氏认为"身为振振摇"也属苓桂术甘汤证，恐与原文本义不合，也与临床实际不符。后世提出用真武汤治之，很有道理。

【验案】 痰饮聚于胸中，咳而短气，心悸，用四君补气，二陈化痰，款冬止咳，加减成方，仍不越苓桂术甘之制，若舍仲景，别求良法，是犹废规矩，而为方圆也，讵可得哉。桂枝、茯苓、白术、甘草、半夏、陈皮、党参、款冬花。（《王旭高医案》）

【原文】 发汗，病不解①，反恶寒者，虚故也，芍药甘草附子汤主之。(68)

芍药甘草附子汤方

芍药 甘草各三两（炙） 附子一枚（炮，去皮，破八片）

上三味，以水五升，煮取一升五合，去滓，分温三服。

【注释】 发汗病不解：指发汗后，表证虽去而病仍未解。

【提要】 虚人病表，误汗而致阴阳俱虚的证治。

【选注】 钱潢：发汗病不解者，发汗过多而阳气虚损，故生外寒，仍未解之状也。恶寒而曰反者，不当恶而恶也。本以发热恶寒而汗之，得汗则邪气当解，而不恶寒矣。今病不解，而反恶寒者，非风寒在表而恶寒，乃误汗亡阳，卫气丧失，阳虚不能卫外而恶寒也。或曰，既云发汗病不解，安知非表邪未尽乎！曰，若伤寒汗出不解，则当仍有头痛、发热、脉浮紧之辨矣。而仲景非惟不言发热，且毫不更用解表而毅然断之曰虚故也，即以芍药甘草附子汤主之。则知所谓虚者，阳气也……其脉必微弱或虚大，虚数而见汗多，但恶寒之证……而以芍药甘草附子汤而主之。

方有执：未汗而恶寒，邪盛而表实；已汗而恶寒，邪退而表虚。汗出之后，大邪退散，荣气衰微，卫气疏漫而但恶寒，故曰虚。

曹颖甫：发汗病不解，未可定为何证也。汗出恶热，则为白虎汤证；外证不解，汗出恶风，则仍宜发汗，为桂枝汤证。若反恶寒者，则为营气不足，血分中温度太低，不能温分肉而濡皮毛，故反恶寒。

【解析】 太阳病当宜汗解，汗后表解则恶寒当罢。今发汗后，恶寒不但不罢，反而加重。可知"病不解"，并非太阳表证不解，而指疾病未解，故云"虚故也"，概括了疾病病机。治宜芍药甘草附子汤扶阳益阴并用。

恶寒即可见于太阳表证，又可见于里虚之证。一般来讲"恶寒"属太阳，当汗出而解；若汗出疾病不解，非太阳表寒证，而属里虚证，治宜扶阳育阴并用。

【原文】 发汗，若下之，病仍不解，烦躁①等，茯苓四逆汤主之。(69)

茯苓四逆汤方

茯苓四两 人参一两 附子一枚（生用，去皮，破八片） 甘草二两（炙） 干姜一两半

上五味，以水五升，煮取三升，去滓，温服七合，日二服。

【注释】 ①烦躁：胸中热郁不安为烦，手足扰动不宁为躁。烦与躁常并见、并

称。本证可见于内伤、外感多种疾病，有虚实寒热之分。外感病中，一般凡不经汗下而烦躁者多实，汗下后烦躁者多虚。内伤杂证，烦多于躁，常见于阴虚火旺证候。

【提要】 汗下后，阴阳两伤的症状和治法。

【选注】 成无己：发汗若下，病宜解也，若病仍不解，则发汗外虚阳气，下之内虚阴气，阴阳俱虚，邪毒不解，故生烦躁，与茯苓四逆汤以复阴阳之气。

程郊倩：发汗下后，病仍不解，而烦躁者，此时既有未解之外寒，复有内热之烦躁，大青龙之证备具矣，不为所误者几何？不知得之汗下后，则阳虚为阴所凌，故外亡而作烦躁，必须温补兼施。盖虚不回则阳不复，故加人参于四逆汤中，而只以茯苓一味泄热除烦。

尤在泾：发汗若下不能尽其邪，而反伤其正，于是正气欲复而不得复，邪气虽微而不即去，正邪交争，乃生烦躁，是不可更以麻桂之属逐其邪，以及栀豉之类止其烦矣。是方干姜、生附子之辛所以散邪，茯苓、人参、甘草之甘所以养正，乃强主弱客之法也。

陈修园：太阳病发汗病不解，若下之而病仍不解，忽增出烦躁之证者，以太阳底面，即是少阴，汗伤心液，下伤肾液，少阴之阴阳水火离隔所致也，以茯苓四逆汤主之。

柯韵伯：未经汗下而烦躁，为阳盛；汗下后而烦躁，是阳虚。汗多既亡阳，下多又亡阴，故热仍不解，姜附以回阳，参苓以滋阴，则烦躁止而外热自除。此又阴阳双补法。

汪琥：此条亦系真寒证，既误汗之，复误下之，病仍不解，反作烦躁，乃阴寒病，误服凉药之所致也。又，伤寒汗下，则烦躁止而病解矣。若阴盛之烦躁，强发其汗，则表疏亡阳；复下之，则里虚亡阴。卫阳失护，营阴内空，邪仍不解，更生烦躁，此亦虚烦虚躁，乃假热之象也。只宜温补，不当散邪，故以茯苓四逆汤主之。

【解析】 关于本条所论烦躁的病机，注家见解不一。成无己认为"阴阳俱虚，邪毒不解，故生烦躁"；程郊倩认为"阳虚为阴所凌，故外亡而作烦躁"；尤在泾认为"正邪交争，乃生烦躁"；陈修园认为烦躁是"少阴之阴阳水火离隔所致"；汪琥认为烦躁是"阴寒病误服凉药之所致"；柯韵伯与成无己见解相同。从本条所论烦躁的病因来看，是因于汗下之后，正如成无己所说"发汗若下之，病宜解也，若病仍不解，则发汗外虚阳气，下之内虚阴气"，汗下后阴阳两虚是肯定的。从所用方药茯苓四逆汤的组成来看，四逆汤为回阳正剂，加参、苓有益阴之效。茯苓的益阴作用前人也有记载。再从本方证的烦躁与干姜附子汤证的烦躁之区别来看：干姜附子汤证的烦躁，虽也发于汗下后，但其强调昼日烦躁不得眠，夜而安静，单属阳虚；茯苓四逆汤证的烦躁不分昼夜，正是阴阳两虚的表现。所以，成无己的见解是正确的。

本条与干姜附子汤之烦躁不同。本条之烦躁属阴阳俱虚证，故其烦躁之发作，昼夜皆可出现;而干姜附子汤之烦躁属肾阳虚,故其发作,昼日烦躁不得眠,夜而安静。

【验案】 殷某某,素体衰弱,形体消瘦,患病一年余,久治不愈。证见两目欲脱,烦躁欲死,以头冲墙,高声呼烦。家属诉:初起微烦头痛,屡经诊治,因其烦躁,均用寒凉清热之剂,多剂无效,病反增剧。面色青黑,精神疲惫,气喘不足以息,急汗如油而凉,四肢厥逆,脉沉细如绝。拟方如下:茯苓30克,高丽参30克,炮附子30克,炮干姜30克,甘草30克。急煎服之。服后烦躁自止,后减其量,继服十余剂而愈。(《中医杂志》)

【原文】 发汗后,恶寒者,虚故也。不恶寒,但热者,实也,当和胃气,与调胃承气汤。(70)

【提要】 辨汗后虚实两种不同的转归。

【选注】 尤在泾:汗出而恶寒者,阳不足而为虚也,芍药甘草附子汤治是证。汗出而不恶寒但热者,邪入里成实也,然不可以峻攻,但与调胃承气汤和其胃气而已。

黄坤载:阳虚之人,汗则亡阳;阴虚之人,汗则亡阴。汗后恶寒者,气泄而阳虚也,故防入少阴;不恶寒反恶热者,津伤而阳实也,是已入阳明,将成大承气汤证,宜早以调胃承气和其胃气,予夺其实也。

成无己:汗出而恶寒者,表虚也;汗出而不恶寒但热者,里实也。经曰:"汗出不恶寒者,此表解里未和也,与调胃承气汤和其胃气。"

柯韵伯:虚实皆指胃言。汗后正气夺则胃虚,故用附子、芍药;邪气盛则胃实,故用大黄、芒硝。此自用甘草是和胃之意,此见调胃承气汤是和剂而非下剂也。

【解析】 太阳表证治宜发汗,使邪从表而散。由于人体体质的差异,故发汗后即可转为虚证,亦可转为实证。若发汗后恶寒者,因人素体阳气不足,误汗伤阳,阳气损伤不能温煦肌肤故见恶寒,因阳气虚损之故;若发汗后不恶寒、但热者,因人素体阳气亢盛,误汗伤津,津伤肠燥,糟粕内停,转属阳明故为实也,当泄实和胃,方用调胃承气汤。

发汗后既可转为虚证,亦可转为实证。其转变之根本在于人体体质的差异。外因是变化的条件,内因是变化的根据。

【原文】 太阳病,发汗后,大汗出,胃中干[①],烦躁不得眠,欲得饮水者,少少与饮之,令胃气和则愈。若脉浮,小便不利,微热消渴[②]者,五苓散主之。(71)

五苓散方

猪苓十八铢(去皮)　泽泻一两六铢　白术十八铢　茯苓十八铢　桂枝半两(去皮)

上五味,捣为散,以白饮[③]和服方寸匕[④],日三服。多饮暖水,汗出愈,如法涤息。

【注释】 ①胃中干:因汗出损伤阴津而导致的胃中津液不足。

②消渴:指口渴饮水多,但饮不解渴的症状。与内科杂病中消渴不同。

③白饮:即米汤。此作面汤水。

④方寸匕:古代量药的一种器皿,呈正方形,有柄。因其边长一寸,故名"方寸匕"。

【提要】 五苓散证及与胃中干燥烦渴之鉴别。

【选注】 《金鉴》:若脉浮,小便不利,微热,消渴者,则是太阳表邪未罢,膀胱里饮已成,经曰:"膀胱者州都之官,津液藏焉,气化则能出矣。"今邪热薰灼,燥其现有之津,饮水不化,绝其未生之液,津液告匮,求水自救,所以水入则消渴不止也。用五苓散者,以其能外解表热,内输水腑,则气化津生,热渴止而小便利矣。

张令韶:大汗出,胃中干者,乃胃无津液而烦躁,故与水以润之;小便不利者,乃脾不转输,水精不布而溢渴,故用五苓散以散之。若胃中干者,复与五苓散利其小便,则愈干矣。

【解析】 太阳病发汗后,汗出太过,以至胃中津液受损,出现烦躁不得眠,欲得饮水等症,应少量补充水分,使胃得滋润,津液恢复,则诸症自除。若汗后脉浮,小便不利,微热消渴者,因汗法用之不当,邪不得外解,循经入里,而导致膀胱气化不行,水蓄于内。治用五苓散化气行水。

汗法用于太阳表证,若汗法用之不当,邪不从汗解,而出现两种病症。若病症轻者,只需少量补充水液,令胃气和则愈;若影响膀胱气化,而致水饮内停者,治用五苓散化气行水可愈。

【验案】 赵某,女,25岁。初产娩后小便点滴不通,经妇科导尿3次,皆通而复闭,家属欲服中药治疗。检查:一般情况良好,汗出身有微热,恶风,体温37.5℃,下腹膨胀,腹壁较紧张,欲尿不能下,口渴多饮,苔薄白,微腻,脉浮数。此乃表热入腑,小便与热结而停聚,故少腹满而尿不能下,津液不升而口渴,方用五苓散主治。处方:茯苓30克,泽泻30克,猪苓12克,白术10克,桂枝6克,车前子10克,水煎服,服后即愈。(《六经辨证实用解》)

【原文】 发汗已,脉浮数,烦渴①者,五苓散主之。(72)

【注释】 ①烦渴:形容口渴不止的程度。

【提要】 补述蓄水证的脉证。

【选注】 陈逊斋:此亦有小便不利在内,否则为阳明热结之白虎证也。

方有执:已,言当发汗毕,非谓表病罢也。烦渴者,膀胱水蓄不化,故用四苓以利之;浮数者,外证未除,故凭一桂以和之,所以谓五苓能两解表里也。

《金鉴》:发汗已,为太阳病已发过汗也;脉浮数,知邪尚在表也。若小便利而烦渴者,是初入阳明,胃热白虎证也;今小便不利而烦渴,足太阳腑病,膀胱水蓄,五苓散证也,故用五苓散,如法服之,外疏内利,表里两解也。

【解析】 本条承上条再论五苓散证的脉证,故文字简略。"发汗已,脉浮数,烦渴",证似白虎,注家多着重从小便之利与不利加以鉴别,不无道理。但我们认为,单凭小便的变化是不够的,尚需结合脉象和舌象全面分析。白虎汤证脉洪数,烦渴而舌红干燥无津;五苓散证脉浮数,烦渴而舌不红而质润。

【原文】 伤寒汗出而渴者,五苓散主之;不渴者,茯苓甘草汤主之。(73)

茯苓甘草汤方

茯苓二两　桂枝二两(去皮)　甘草一两(炙)　生姜三两(切)

上四味,以水四升,煮取二升,去滓,分温三服。

【提要】 根据口渴与否,判断水停的部位。

【选注】 张隐庵:此释上文之义,而申明助脾调胃之不同也。大汗出而渴者,乃津液之不能上输,用五苓散主之以助脾;不渴者,津液犹得上达,但调中和胃可也,茯苓甘草汤主之,方中四味主调中和胃而通利三焦。

《金鉴》:此申上条或渴而不烦,或烦而不渴者,以别其治也。伤寒发汗后,脉浮数,汗出烦渴,小便不利者,五苓散主之。今惟曰汗出者,省文也。渴而不烦,是饮盛于热,故亦以五苓散主之,利水以化津也;若不烦且不渴者,是里无热也,惟脉浮数,汗出小便不利,是营卫不和也,故主以茯苓甘草汤和表以利水也。

【解析】 本条是蓄水证四段条文中最令人费解的,因为五苓散证与茯苓甘草汤证同属于水气证,可是一个"渴",一个"不渴",区别极为鲜明,因此渴与不渴是品读的重点。

有教科书解释本条云:五苓散证水气不化,津液难以上承口舌,故口渴;茯苓甘草汤证水气不化,津液尚能上承口舌,故不渴。可问题是:同是阳虚水气不化,为什么一个津液不能上承,一个津液能够上承? 遗憾的是,类似这种圆囵吞枣、言不及义的所谓注解,在各种教材中比比皆是。

伤寒注家亦对本条两个水气证的渴与不渴做出解释,如张隐庵主张脾胃分病说,云:"此释上文之义,而申明助脾调胃之不同也。大汗出而渴者,乃津液之不能上输,用五苓散主之以助脾;不渴者,津液犹得上达,但调中和胃可也,茯苓甘草汤主之。"问题是:五苓散证如果讲成单纯膀胱蓄水的话,与"脾"何涉? 如果视为三焦气化不利蓄水的话,其"渴"又何止涉脾? 程郊倩提出阳水阴水说,云:"观厥阴条,厥而心下悸者,用茯苓甘草汤治水,是知此条之渴与不渴,有阳水阴水之别。"意为五苓散证属"热蓄膀胱",故为阳水而渴。然而,一般说来,水证之渴,与"热"关系不大。五苓散证虽有"微热",但属表热,不会致渴。至于"热蓄膀胱",更属臆谈。试问五苓散乃温阳行水之方,何以能治"热蓄"?

其实,本条渴与不渴之理,在于蓄水部位之别。五苓散证属三焦气化不利之蓄水证,下焦水气不化,则小便不利;中焦水气不化,则水入即吐;上焦水气不化,则津液难承口舌,必见口渴。而且病涉三焦水道,脾肾诸经虽旁通于口,亦难输津于上,所以五苓散证之渴较为严重(故又称"消渴")。茯苓甘草汤证则不然,此证纯属单纯的胃内停水,上焦气化尚属正常,即使中焦津难上承,上焦津气亦会输于口舌的。另外,下焦津气亦可旁通经络输于上部。所以,茯苓甘草汤证尽管蓄水,一般不渴,或者说导致口渴的情况极少,或者说即便渴,与五苓散证相比亦微不足道。这就是仲景以口渴与否作为鉴别五苓散证与茯苓甘草汤证的原因所在,更为重要的是提示了"病位"在水气病口渴辨证中的意义,可谓别具匠心。

【原文】 中风发热,六七日不解而烦,有表里证①,渴欲饮水,水入则吐者,名曰水逆②,五苓散主之。(74)

【注释】 ①表里证:指太阳表证和蓄水证同时存在。

②水逆:属于蓄水的重证,由于水饮内停,格而不纳,故饮水则吐。

【提要】 水逆证治。

【选注】 柯韵伯:邪水凝结于内,水饮拒绝于外,既不能外输于玄府,又不能上输于口舌,亦不能下输于膀胱,此水逆所由名也。

黄坤载:中风发热,六七日经尽不解,而且烦渴思饮。外而发热,是有表证;内而作渴,是有里证;渴欲饮水,而水入则吐者,是有里水瘀停也,此名水逆。由阳水在中,而又得新水,以水济水,正其所恶,两水莫容,自当逆上也。五苓散,桂枝行经而发表,白术燥土而生津。二苓、泽泻泄水而泄湿也。多服暖水,蒸泄皮毛,使宿水亦从汗散,表里皆愈矣。

【解析】 太阳中风发热,六七日表不解,邪气随经入腑,以致经腑俱病,故称:"有表里证。"口渴能饮,饮不解渴,即所谓"消渴",是太阳蓄水见证之一。若口渴能饮,水入则吐,吐后仍渴,再饮再吐,则称为"水逆"。水逆证是蓄水重证,水邪上逆而致。水蓄于下,气化不利,由下而上迫于胃,使胃气不降则吐;水蓄膀胱,气化不行,津不上承,则口渴不止,由此形成再饮再吐,渴仍不解之症。因此,水逆的同时必见小便不利之症状。治疗用五苓散解表利水,小便得利,则气化行,津液通达,胃气因和,而口渴自止,水逆自愈。

【原文】 未持脉①时,病人手叉自冒心,师因教试令欬,而不欬者,此必两耳聋无闻也,所以然者,以重发汗,虚故如此。发汗后,饮水多必喘,以水灌②之亦喘。(75)

【注释】 ①持脉:即诊脉。

②灌:洗,以水洗浴的意思。

【提要】 本条提示了通过望诊和问诊诊断病情的方法。同时指出汗后水邪从不同途径伤肺,可导致喘证。

【选注】 柯韵伯:汗出多则心液虚,故叉手外卫,此望而知之。心寄窍于耳,心虚故耳聋,此问而知之。

喻嘉言:此示推测阳虚之一端也,阳虚耳聋,宜即顾其阳,与少阳传经邪甚之耳聋迥别矣。

程郊倩:诸阳虽受气于胸中,而精气则上通于耳。今以重发汗而虚其阳,阳气所不到之处,精气亦不复注而通之,故聋以此验。叉手自冒心之为悸,为心虚之悸,非水乘之悸也。

钱天来:误汗亡阳,则肾家之真阳败泄,所以肾窍之两耳无闻,犹老年肾惫阳衰亦两耳无闻,其义一也,治法宜固其阳。

成无己:喘,肺疾,饮水多喘者,饮冷伤肺也;以冷水灌洗而喘者,形寒伤肺也。

丹波元简:水攻,论中无所考,惟《玉函脉经》有可水篇,其中一条云"寸口脉洪而大,数而滑"云云,针药所不能制,与水灌枯槁,阳气微散,身寒温衣复汗出,表里通利,其病即除。正其义也。

尤在泾:发汗之后肺气必虚,设饮水过多,水气从胃上射肺中必喘,或以水灌洗致汗,水寒之气从皮毛而内侵其所合亦喘,成氏谓喘为肺疾是也。

【解析】 未诊脉的时候,见到病人两手交叉覆盖于心胸部位,假设医生叫病人咳嗽而病人没有咳嗽,就证明他的耳朵已聋,对医生的话没有任何反应,之所以这样,是因为发汗太过,病人虚弱的缘故。"以重发汗,虚故如此"属于问诊的范畴,通过了解病史得知疾病的变化因"重发汗"所致。汗后伤津,津伤求救于水,欲饮水者,宜少少与饮之,以汗多津亏阳亦微,阳微不能行水,故饮水多者,则水停不化,水寒射肺故喘;以水灌之,则外寒闭肺,而致肺气不宣,故亦喘。

本条运用四诊的方法诊断疾病,为后世医家做出楷模。

"病人叉手自冒心"为望诊;"师因教试令咳而不咳"是听声音,属于闻听范畴;"以重发汗,虚故如此"是通过了解病情,属于问诊的范畴;"持脉"为切脉,属于切诊范畴。

【原文】 发汗后,水药不得入口为逆,若更发汗,必吐下不止。发汗吐下后,虚烦①不得眠,若剧者,必反复颠倒,心中懊憹②,栀子豉汤主之;若少气③者,栀子甘草豉汤主之;若呕者,栀子生姜豉汤主之。(76)

栀子豉汤方

栀子十四个(擘) 香豉四合(绵裹)

上二味,以水四升,先煮栀子,得二升半,内豉,煮取一升半,去滓,分为二服,温进一服。得吐者,止后服。

栀子甘草豉汤方

栀子十四个（擘）

甘草二两（炙）　香豉四合（绵裹）

上三味，以水四升，先煮栀子、甘草，取二升半，内豉，煮取一升半，去滓，分二服，温进一服。得吐者，止后服。

栀子生姜豉汤方

栀子十四个（擘）

生姜五两　香豉四合（绵裹）

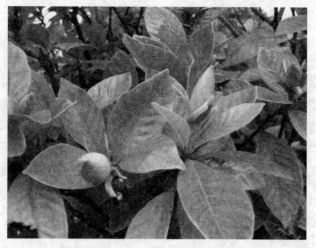

栀子

上三味，以水四升，先煮栀子、生姜，取二升半，内豉，煮取一升半，去滓，分二服，温进一服。得吐者，止后服。

【注释】　①虚烦：指无形邪热留扰胸膈所致的心烦。虚，非正气虚。与有形痰水宿食所导致的疾病相对而言。

②心中懊侬：谓心中烦乱之极，莫可名状，而有无可奈何之感。

③少气：指气少不足以息。

【提要】　（1）发汗后出现剧烈呕吐者，不可更发汗。

（2）汗、吐、下后余热留扰胸膈的症状、治法及其加减法。

【选注】　程郊倩：此证胃阳属虚，凤有寒饮，假令始初即以制饮散逆之品加入发汗药内，必无此逆也。

柯韵伯：阳重之人，大发其汗，有升无降，故水药拒隔而不得入也。若认为中风之干呕，伤寒之呕逆而更汗之，则吐不止，胃气大伤矣。此热在胃口，须用栀子豉汤、瓜蒂散，因其势而吐之，亦通因通用之法也。五苓散亦下剂，不可认为水逆而妄用之。

成无己：发汗吐下后，邪热乘虚客于胸中，谓之虚烦者，热也，胸中烦热，郁闷而不得发散者是也。热气伏于里者，则喜睡，今热气浮于上，烦扰阳气，故不得眠；心恶热，热甚则必神昏，是以剧者反复颠倒而不安，心中懊侬而愦闷。

《金鉴》：未经汗吐下之烦，多属热，谓之热烦；已经汗吐下之烦，多属虚，谓之虚烦。不得眠者，烦不能卧也。若剧者，较烦尤甚，必反复颠倒，心中懊侬也。烦，心烦也；躁，身躁也。身之反复颠倒，则谓之躁无宁时，三阴死证也。心之反复颠倒，则谓之懊侬，三阳热证也。懊侬者，即心中欲吐不吐，烦扰不宁之象也，因汗、吐、下后，邪热乘虚客于胸中所致。既无可汗之表，又无可下之里，故用栀子豉汤顺其势以涌其热,自可愈也。

【解析】 本条重点论述本太阳病,因汗不如法,以致邪热乘虚扰于胸膈,出现以虚烦不得眠、心中懊憹为特征的栀子豉汤证及其变证加减法。但仔细推敲原文精神,觉得前后文意互有出入,当分而论之。

前半段从"发汗后,水药……必吐下不止"为一层意思。太阳病用发汗剂为正治之法,一般不会发生呕吐,如桂枝汤尚有治"鼻鸣干呕"之症,今见"水药不得入口",必有二因:一是汗之太过伤及中阳,胃气因而不和乃吐;一是患者素属胃阳不足之体或宿有寒饮,发汗引动饮邪上逆而吐。如程郊倩所说的"此证胃阳属虚,凤有寒饮"即是。本证二经发汗中阳受损,上为吐逆不止,水药不得入口;下为下利清谷,无火则无以熟谷矣。当用理中汤合小半夏汤等温中和胃一类方剂投治,以回中阳。

后半段"发汗吐下后,虚烦不得眠……栀子生姜豉汤主之"为太阳病误用汗、吐、下后出现的另外一种病证。本证经汗、吐、下后,实邪虽去,但余热未尽,邪热乘虚留扰胸膈,而见虚烦不得眠。所谓"虚烦"者,从厥阴篇375条"下利后更烦,按之心下濡者,为虚烦也,宜栀子豉汤"内容来分析,虚烦的含义不仅患者自觉心烦闷乱,且临床上有"按之心下濡"的特征,可见此非有形实邪,而是无形之余热。进而理解此"虚"字,是乘虚而入之意,不作"虚实"之"虚"义解。邪热客于胸中,故虚烦不安,不可眠睡;余热扰乱心神,故甚则出现神不安舍,反复颠倒,烦扰不守。

【原文】 发汗若下之,而烦热胸中窒①者,栀子豉汤主之。(77)

【注释】 ①胸中窒:胸中痞塞不舒,似有窒息之感。

【提要】 补充栀子豉汤的证候。

【选注】 张锡驹:窒,窒碍而不通也。热不为汗下而解,故烦热,热不解而留于胸中,故窒塞而不通也,亦宜栀子豉汤,升降上下,而胸中自通矣。

方有执:窒者,邪热壅滞而窒塞,未至于痛而此痛轻也。

成无己:阳受气于胸中,发汗若下,使阳气不足,邪热客于胸中,结而不散,故烦热而胸中窒塞。

【解析】 发汗或下之,无形邪热留扰胸中,故见烦热胸中窒塞不通。用栀子豉汤治疗。

本条与上条虚烦不得眠证的病位虽然不同,但病机相同,故同用栀子豉汤治疗。

【原文】 伤寒五六日,大下之后,身热不去,心中结痛①者,未欲解也,栀子豉汤主之。(78)

【注释】 ①结痛:结,郁结;痛,疼痛。较之"胸中窒"为甚。

【提要】 栀子豉汤证候之一较前为剧。

【选注】 尤在泾:心中结痛者,邪结心间而为痛也。然虽结痛而身热不去,则其邪亦未尽入,与结胸之心下痛而身不热者不同。此栀子豉汤之散邪彻热,所以轻于小陷胸之荡实除热也。

程郊倩:痛而云结,殊类结胸,但结胸身无大热,知热已尽归于里,为实邪;此则身热不去,则所结者因下而结,邪仍在于表,故云未欲解也。

柯韵伯:病发于阳而反下之,外热未除,心中结痛,虽轻于结胸,而甚于懊恼矣。结胸是水结胸胁,用陷胸汤,水郁则折之也;此乃热结于心中,用栀子豉汤,火郁则发之也。

【解析】 76、77、78 三条均为栀子豉汤方证,76 条主症是"虚烦不得眠",77 条主症是"烦热胸中窒",78 条是"身热不去,心中结痛"。一症更比一症重,可以理解为栀子豉汤证的轻、中、重三种不同证型。病因均属太阳病误治邪陷胸膈,余热扰乱所致。

本条身热不去,心中结痛,恙起大下之后,似与结胸证、痞证类似,但病理机制有所不同,为便于辨治,列表如下(表1):

表1 栀子豉汤、陷胸汤、泻心汤证比较

	栀子豉汤证	陷胸汤证	泻心汤证
痛的情况	胸中窒、支结而痛、按之心下濡	按之心下石硬,痛不可近	心下痞、痞甚则硬但不痛
烦的程度	虚烦(懊恼不眠)	实烦(便秘,心下至少腹硬满而痛)	痞烦为主
病 因	余热留扰(无形)	热与水结(有形)	邪陷气结(无形)
治 则	清热止烦	荡实逐水	开结泻痞

至于"身热不去"一症,程郊倩认为"邪仍在于表",张隐庵则认为"栀子豉汤能解表里之余邪也"。其实不然,本证"伤寒五六日",又经大下,实邪已去,仅存余热,"身热不去"为余邪未去之象。若夫邪在表,则必有恶寒发热并见,且栀子豉汤仅以清热除烦为专,并无解表之功,不足为凭。所谓"未欲解",是指余热未解,非指表邪未解。

本条"心中结痛"较心烦,胸中窒为重。但皆属无形热留扰所致,故同用栀子豉汤清热除烦。此即异证同治之法。

【原文】 伤寒下后,心烦腹满,卧起不安者,栀子厚朴汤主之。(79)

栀子厚朴汤方

栀子十四个(擘) 厚朴四两(炙,去皮) 枳实四枚(水浸,炙令黄)

上三味,以水三升半,煮取一升半,去滓,分二服,温进一服。得吐者,止后服。

【提要】 伤寒下后心烦腹满的治法。

【选注】 成无己:下后但腹满而不心烦,即邪气入里为里实,但心烦而不腹满,即邪气在胸中为虚烦;既烦且满,则邪气壅于胸腹间也。满则不能坐,烦则不能卧,故卧起不安。

柯韵伯:心烦则难卧,腹满则难起,起卧不安是心移热于胃,与反复颠倒之虚烦不同。

【解析】 伤寒下后,邪热留扰于胸,故心烦;邪乘攻下,气滞于腹,故腹满;气机壅滞于胸腹,故卧起不安。用栀子厚朴汤清热除烦,宽中除满。

未经攻下之心烦腹满下之可愈;下后心烦腹满,非里实所致,因邪乘攻下之势留扰胸中,故治用栀子清热除烦;加厚朴、枳实宽中除满。

【原文】 伤寒,医以丸药①大下之,身热不去,微烦者,栀子干姜汤主之。(80)

栀子干姜汤方

栀子十四个(擘) 干姜二两

上二味,以水三升半,煮取一升半,去滓,分二服,温进一服。得吐者,止后服。

【注释】 ①丸药:汉代流行的具有泻下作用的丸剂成药,一般有寒下与温下两种。

【提要】 本条论术邪郁胸膈兼中寒下利的证治。

【选注】 尤在泾:大下后,身热不去,证与前同,乃中无结痛而烦,又微而不甚,正气虚不能与邪争,虽争而亦不能胜之也,故以栀子彻胸中陷入之邪,干姜复下药损伤之气。

柯韵伯:攻里不远寒,用丸药大下之,寒气留中可知。心微烦而不懊侬,非吐剂所宜也,用栀子以解烦,倍干姜以逐内寒,而散表热,热因寒用,二味成方,而三法备矣。

【解析】 本条论述栀子豉汤禁例,是一条非重点条文,但是有一个字还是需要品读的,即"旧微溏"之"旧"字。

"旧"字,讲的是体质问题,是说病人平素大便溏泄,这是脾胃虚寒体质的表现。而栀子豉汤毕竟为清宣邪热之剂,尤其栀子苦寒之性更易伤阳,即令热郁胸膈,亦应考虑中焦本寒而慎用之。可参照栀子干姜汤之例,随证加减治之。

可知,"旧微溏"之"旧"字,与当归四逆加吴茱萸生姜汤的"久寒"、乌梅丸的"久利"之"久"一样,提示了临床辨证论治当重视体质辨证的重要性。

【原文】 凡用栀子汤,病人旧微溏①者,不可与服之。(81)

【注释】 ①旧微溏:病人平素大便稀溏。

【提要】 栀子汤禁例。

【选注】 程郊倩：凡治上焦之病者，辄当顾中、下。栀子为苦寒之品，病人今受燥邪，不必其溏否，但旧微溏，便知中禀素寒，三焦不足，栀子之涌，虽去得上焦之邪，而寒气攻动脏腑，坐生他变，困辄难支，凡用栀子汤者，俱不可不守此禁，非独虚烦一证也。

尤在泾：病人旧微溏者，未病之先，大便本自微溏，为里虚而寒在下也。栀子汤本涌泄胸中客热之剂，旧微溏者，中气不固，与之，恐药气乘虚下泄而不能上达，则膈热反因之而深入也，故曰不可与服之。

黄坤载：栀子苦寒之性，弛脾胃而滑大肠。凡用栀子诸汤，设病人旧日脾阳素虚，大便微溏者，不可与服也。

【解析】 病人平素大便稀溏者，属于脾胃虚寒证，虽有心烦，不能从热论治。因栀子苦寒，服用后更伤脾胃，必致泄泻不止。假如须用栀子豉汤时，必守此戒。

【原文】 太阳病发汗，汗出不解，其人仍发热，心下悸，头眩，身瞤动①，振振欲擗地②者，真武汤主之。(82)

【注释】 ①身瞤动：身体肌肉跳动。

②振振欲擗地：身体震颤，站立不稳而欲仆倒在地之态。

【提要】 太阳误汗，阳虚水泛之证治。

【选注】 曹颖甫：太阳与少阴为表里，太阳为寒水之经，外主皮毛，内统上中二焦；少阴为寒水之脏，膀胱为寒水之府，属下焦。发汗不解，则少阴肾气为浮阳所吸，水气凌心，故心下悸；水在心下，故阳不归根而头眩；身瞤动，振振欲擗地者，上实下虚，故痿弱不支，谚所谓头重脚轻也。此为表汗太过、少阴上逆之证，故非用炮附子一枚温其肾气，使三焦水液化蒸气外出皮毛，上及头目，不足以收散亡之阳；非利水之茯苓、白术，不足以遏心下之水；非芍药、生姜疏营之瘀而发其汗液，不足以杀其水气。此太阳篇用真武汤之义也。少阴病情，与此相反，所以同一方治者，详少阴篇中。

钱潢：汗出不解，仍发热者，非仍前表邪发热，仍汗后亡阳，虚阳浮散于外也。心下悸者，非心悸也，盖心之下，胃脘之上，鸠尾之间，气海之中，《灵枢》谓膻中为气之海也。误汗亡阳则膻中之阳气不充，所以筑筑然跳动也。振振欲擗地，前注不解，而方氏引毛诗注云："擗，拊心也。"喻氏谓无可置身，欲擗地而避处其内，并非也。愚谓振振欲擗地者，即所谓发汗则动经，身为振振摇之意，言头眩而身瞤动，振振然身不能自持，而欲仆地，因卫分之真阳伤亡于外，周身经脉总无定主也，乃用真武汤者，非行水导湿，乃补其虚而复其阳也。

喻嘉言：此本为误服大青龙汤，因而致变者立法。然阳虚之人，才发其汗，便出不止，用麻黄，火劫之法，多有见此证者。所以仲景于桂枝汤中，垂戒不可令如水淋漓，益见解肌中且有逼汗亡阳之事矣。大青龙证中垂戒云，若脉微弱，汗出恶风者，不可服,服之则厥逆,筋惕肉瞤,正与此段互发。振振欲擗地五字,形容亡阳之状如绘,汗虽出,热不退,则邪未尽而正已大伤,况里虚为悸,上虚为眩,经虚为身瞤振振摇,无往而非亡阳之象,所以行真武把关坐镇之法也。

张隐庵:太阳发汗,仍发热者,太阳之病不解也;心下悸者,夺其心液而心气内虚也;头眩者,肾精不升,太阳阳气虚于上也;身瞤动振振欲擗地者,生阳之气不充于身,筋无所养,故有经风不宁之象也……

【解析】 太阳病本应发汗解表,若治疗不当,发汗太过,都能导致过汗亡阳的变证。过汗亡阳,虚阳外越,故有"汗出不解,其人仍发热";肾阳虚衰不能制水,水气上逆,则见心下悸;卫外亡阳不固,周身经脉无主,故身瞤动,振振欲擗地。《素问·生气通天论》指出:"阳气者,精则养神,柔则养筋。"此发汗过多,津液枯少,阳气偏虚,筋肉失其所养使然。可见,本证病理主要是阳气不充,挟有水气,用真武汤之目的在于补其虚,复其阳,行水湿。柯韵伯氏指出:"此条用真武者,全在降火利水,重在发热而心下悸,并不在头眩身瞤。"他认为"若肾火归原,水气自然下降,外热因之亦解",这是从另一方面论述了真武汤证的病理及治疗意义。对于本条发热,不少注家认为是"虚阳外越",但张志聪认为是"太阳之病不解",余如方有执、成无己、魏念庭、张璐等均采此说,故将张志聪注录出作为相反意见,以便进一步研究讨论。

本条之"振振欲擗地"与67条苓桂术甘汤证,"发汗则动经,身为振振摇",同为阳虚水动,但本条重点在肾阳虚、证较重,67条为中阳虚水饮上逆、证较轻。本条与64条都有心下悸的症状,但真武汤证为误汗损伤肾阳,水气上逆,故心下悸、振振欲擗地、头眩、身瞤动;而桂枝甘草汤证乃误汗损伤心阳,心气虚而内动,故心下筑筑然悸动不宁、欲得外护而按之,此当鉴别。

【原文】 咽喉干燥者,不可发汗。(83)

【提要】 咽喉干燥者禁汗。

【选注】 方有执:咽喉干燥者,胃中无津液,肾水亦耗衰,少阴之脉循喉咙也,发汗则津液愈亡,而肾水益衰,故致戒如此。

尤在泾:病寒之人,非汗不解,而亦有不可发汗者,不可不审。咽喉者,诸阴之所集,而干燥则阴不足矣;汗者,出于阳而生于阴,故咽喉干燥者,虽有邪气,不可温药发汗,若强发之,干燥益甚,为咳,为咽痛,为吐脓血,无所不至矣。

陈修园:汗之不可轻发,必于未发之先,审察辨别,而予断其不可。咽喉为三阴经脉所循之处,考脾足太阴之脉挟咽,肾足少阴之脉循喉咙,肝足厥阴之脉循喉咙之后,三阴精血虚少,不能上滋而干燥者,不可发汗,或误发之,命将难全,亦不必再论变证也。

【解析】 太阳表证以辛温发汗解表为正治之法,但其中也有禁汗之例,当须审慎辨别。咽通于胃,喉通于肺,咽喉不仅为肺胃之门户,而且是三阴经所循之处,尤其手太阴肺和足少阴肾经均贯于喉。生理情况下,咽喉必依赖于肺肾阴液的滋养。若咽喉干燥,则为阴液不足之象,尤其是肺肾阴亏。此时,虽有太阳表证,亦不可辛温发汗。因阴液不足,发汗无源,若强发之,不仅伤阴耗液,而且更助阳热,以致阴伤热炽,变证蜂起,不可不戒。

本条未出方治,但其病机既为阴虚兼表,则其治法可于滋阴解表中求之。另外,本条虽以咽喉干燥为例,但意在提示凡阴液不足者,均不可使用辛温发汗之法。

【原文】 淋家①不可发汗,发汗必便血。(84)

【注释】 ①淋家:淋,指小便淋沥不尽,尿频量少,尿道涩痛之证。淋家,知久患淋证之人。

【提要】 淋家禁汗及误汗变证。

【选注】 成无己:膀胱里热则淋,反以汤药发汗,亡耗津液,增益客热,膀胱虚燥,必小便血。

方有执:膀胱蓄热而血妄则淋,复发汗以迫其血,则血愈不循经而愈妄,便出者,其道顺故也。

尤在泾:巢氏云"淋者,肾虚而膀胱热也,更发其汗,损伤脏阴,益增腑热。则必便血,如强发少阴汗而动其血之倒也。"

【解析】 久患淋病之人,多属肾阴亏虚而膀胱蓄热,虽有太阳表证,亦不可径用辛温发汗。若误发其汗,不但助膀胱之热,且更伤少阴之阴,阴伤则邪热炽盛,甚则侵犯阴络,迫血妄行,则可发生尿血之证。

若淋家外感,可采用辛凉解表之剂。对于误施汗法而致尿血者,可用养阴清热凉血法治疗,方用猪苓汤或小蓟饮子。

【原文】 疮家①,虽身疼痛,不可发汗,汗出则痓②。(85)

【注释】 ①疮家:久患疮疡的病人。

②痓:(音至),此处"痓"当是"痉"字之误。《金匮玉涵经》《脉经》作"痉",可从。痉,筋脉拘急。

【提要】 疮家禁汗及误汗变证。

【选注】 成无己:表虚聚热则生疮,疮家身疼如伤寒,不可发汗,发汗则表气愈虚,热势愈甚,生风,故变痓也。

柯韵伯:疮家病与外感不同,故治法与风寒亦异,若以风寒之法治之,其变亦不可不知也。疮虽痛偏一处,而血气壅遏,亦有遍身疼者,然与风寒有别,汗之则津液越出,筋脉血虚,挛急而为痓矣,诸脉证之当审,正此故耳。

尤在泾:身疼痛,表有邪也,疮家脓血流溢,损伤阴气,虽有表邪,不可发汗,汗之血虚生风,必发痓也。

【解析】 久患疮疡之人,每因脓血流失而气血两伤。"虽身疼痛,不可发汗",是说疮家复感外邪而致身疼痛者,不可用辛温汗法解之。因血汗同源,发汗必然更伤营血,疮家已有气血两虚于前,更用汗法则使营血更伤。营血伤不能濡养筋脉,则导致筋脉强直,肢体拘挛的变证。

对疮家外感的治疗,根据其病机,可采用益气养血兼解表之法。

【原文】 衄家,不可发汗,汗出必额上陷脉急紧[1],直视不能眴[2],不得眠。(86)

【注释】 ①陷脉急紧:指额部两旁(相当于太阳穴)凹陷处动脉拘急。

②眴:指眼球转动。

【提要】 衄家禁汗及误汗变证。

【选注】 陈修园:血从阴经并督脉而出者为衄,汗为血液,凡素患衄血之人,必额上陷,脉紧急,目直视不能眴,不得眠。所以然者,以太阳之脉起于目内眦,上额交巅;阳明之脉,起于鼻,交额中,旁纳太阳之脉;少阳之脉起于目锐眦,三经相互贯通,俱在于额上鼻目之间,三阳之血,不营于脉,故额上陷脉紧急也。三阳之血,不贯于目,故目直视不能眴也;阳血虚少,则卫气不能行于阳,故不得眠也。此三阳之危证也。

柯韵伯:太阳之脉,起自目内眦上额,已脱血而复汗之,津液枯竭,故脉紧急而目直视也,亦心肾俱绝矣,目不转故不能眴,目不合故不得眠。

钱潢:额上,非即额也,额骨坚硬,岂得即陷,盖额以上之囟门也。

《金鉴》:衄家者,该吐血而言也,谓凡吐血、衄血之人,阴气暴亡,若再发其汗,汗出液竭,诸脉失养,则额角上陷中之脉,为热所灼,故紧且急也。

【解析】 素患鼻衄之人,阴血亏虚者居多,故虽有表证,亦不可径用辛温发汗。若强发其汗,势必更加损伤阴血。阴血损伤,血不濡养筋脉,则额两旁陷中之脉紧急;血虚不能上注于目,则目直视而睛不能转动。血虚不能养心,阴不涵阳,心神失守,则不得眠。

本条衄家不可发汗,与第55条"伤寒脉浮紧,不发汗因致衄者,麻黄汤主之"在病因病机、证候治法上均不相同,应注意区分。彼条是伤寒表实证未能及时治疗,导致阳气郁遏太甚,损伤络脉而衄血,其量必不多,且衄后表实证仍在,故仍以麻黄汤发汗;此条乃素日即多衄血之人,阴血素亏,又患外感,故治疗时必须虑及其虚,故不可单纯使用辛温汗法,临证时可以养血解表法治之。

【原文】 亡血家[1],不可发汗,发汗则寒栗而振[2]。(87)

【注释】 ①亡血家:指平素经常出血的人。

②寒栗而振:畏寒而战栗。即寒战。

【提要】 亡血家禁汗及误汗的变证。

【选注】 成无己:《针经》曰:"夺血者无汗,夺汗者无血。"亡血发汗则阴阳俱虚,故寒慄而振摇。

程郊倩:亡血而更发汗,身内只剩一空壳子,阳于何有,寒自内生,故寒慄而振,是为阴阳两竭。凡遇可汗之证,便不可不顾虑,夫阴经之荣血有如此者。

陈修园:阳亡而阴无所附,阳从外脱,其人则寒慄而振。

唐容川:此寒慄而振,与前必振寒,内外俱虚故也同义。彼是下后亡阴,筋脉失养,复发汗又亡其阳,则寒气发动,筋脉不能自持,故振;此节亡血家即是阴筋失养,复发汗以亡其阳,则寒气发动,筋脉不能自持,故寒慄而振,其义正与前同。

【解析】 亡血家,指经常有失血的病人,临床常见的有吐血、衄血、咳血、便血等。长期出血之人,不但阴血亏虚,气无所依附而衰微。虽有表证亦不可汗之,若用汗法,不但伤阴,亦可伤阳,阴血虚则无以濡养筋脉,阳气虚则机体失其温煦,故可发生寒慄而振的变证。

【原文】 汗家,重发汗,必恍惚心乱①,小便已阴疼②,与禹余粮丸。(88)

【注释】 ①恍惚心乱:神志昏迷,心中烦乱不安而不能自主。

②小便已阴疼:指小便后尿道疼痛。

【提要】 汗家禁汗及误汗的变证。

【选注】 成无己:汗者,心之液,汗家重发汗,则心虚恍惚心乱,夺汗者无水,故小便已阴中疼。

程郊倩:心主血,汗者心之液,平素多汗之家,心虚血少可知。重发其汗,遂至心失所主,神恍惚而多忡憧之象,此之谓乱。小肠与心相表里,心液虚,而小肠之水亦竭,自致小便已阴疼,与禹余粮丸,其为养心血和津液,不急于利小便,可意及也。

舒驰远:平日汗多者,表阳素亏,若重发其汗,则阳从外亡,胸中神魂无主,故心神恍惚而内乱也。小便已阴疼者,阳气大虚,便出则气愈泄而化源伤,故疼。便前疼为实,便后痛为虚。从来皆云汗者心之液,汗多者重汗则心血伤,小肠之血亦伤,宜生心血通水道,愚谓不然,如果血虚,曷为不生内烦诸证,此病在气分,宜于涩以固脱之外,大补阳气则当矣。

尤在泾:禹余粮丸方缺。常器之云"只禹余粮一味火煅服亦可。"按禹余粮体重可以去怯,甘寒可以除热,又性涩主下焦前阴诸病也。

【解析】 汗乃心之液,系阳气蒸化津液而成,平素汗出过多,不论自汗盗汗,皆多有阴血阳气之先伤。若再予发汗,则不唯伤阳,亦必损阴,以致阴阳两虚,心失所养,心神无主,神气浮越,故恍惚而心乱。汗家重发汗,阴津受伤,阴中涩滞,故小便后阴疼,治用禹余粮丸。

禹余粮丸方已佚,但从主药禹余粮可推断大法为敛阴止汗,重镇固涩,既救其汗,亦补其虚。

【原文】 病人有寒，复发汗，胃中冷，必吐蚘①。(89)

【注释】 ①蚘：即蛔之古体字，即蛔虫。

【提要】 胃中虚寒误汗的变证。

【选注】 张隐庵：夫阴阳气血，皆生于胃府水谷，病人有寒，胃气虚矣，若复发汗，更虚其中焦之气，则胃中冷，必吐蚘。夫蚘乃阴类，不得阳热之气，则顷刻殒生而外出矣。

《金鉴》：胃寒复汗，阳气愈微，胃中冷甚，蚘不能安，故必吐蚘也。宜理中汤、乌梅丸可也。

【解析】 病人素有寒，胃阳不足，虽有太阳表证，也不可单纯予以发汗。汗之则阳气外泄，胃中更加虚寒，故可吐蛔或吐逆。应在温中的基础上解表，《金鉴》提出用理中汤送服乌梅丸，很有参考价值，也可考虑应用小建中汤、吴茱萸汤之类。临证时，若病人发热恶寒、时时欲吐、不能食、腹中冷痛，多属平素胃中虚寒而又病伤寒，即应注意在温中的同时解表，这是学习本条的真正意义。

83~89七条论述了太阳病的禁忌证。太阳病表证当发其汗，使邪从表而散，若出现上述七种情况不可发汗。不可发汗，是指不可单用发汗之法，可用表里同治之法。临床辨证用药当注意观察病人的体质，了解疾病的发病过程。

注意体质：83条"咽喉干燥者"，指阴津不足的人；89条"病人有寒"，指平素中阳不足之人。平素有阴虚与阳虚之人，感受外邪，不可单用辛温发汗，否则必生他变。

了解病史：84条"淋家"，指有湿热内蕴者；85条"疮家"，指气血两虚者；86条"衄家"，阴血亏虚者；87条"亡血家"，指血虚气衰者；88条"汗家"，指阳气虚弱，卫外不固者。

【原文】 本发汗，而复下之，此为逆也；若先发汗，治不为逆。本先下之，而反汗之，为逆；若先下之，治不为逆。(90)

【提要】 汗下先后逆顺。

【选注】《金鉴》：若表急于里，本应先汗而反下之，此为逆也；若先汗后下，治不为逆也；若里急于表，本应先下而反汗，此为逆也；若先下而后汗，治不为逆。

程郊倩：大凡治伤寒之法，表证急者即宜汗，里证急者即宜下，不可拘之于先汗而后下。汗下得宜，治不为逆。

黄坤载：风寒外闭，宜辛温发散而不宜下；燥热内结，宜苦寒攻下而不宜汗。若表邪未解，里邪复盛，则宜先汗而后下；若里邪急迫，表邪轻微，则宜先下而后汗，错成逆矣。若治法得宜，先后不失，不为逆也。

顾尚之：先表后里，仲景定法，此处忽有先下之说，可见刘河间之通圣散、双解散，并以硝黄入表剂中，而吴又可《瘟疫论》谓以承气通其里，里气一通，不待发散，多有自汗而愈者,皆深得仲景之微旨也。

【解析】 治疗疾病,必先分辨疾病之表里、轻重、缓急而后施治。一般而论,表不解当用汗法,使邪气从表而散。若用汗法,而反下之,则属误治。若太阳表邪不解,治用汗法,属于正确的治法。若里实已成,反用汗法,属于误治;苦先用攻下之法,属于正确的治法。

疾病的治疗当汗下有序,是指表里同病时的治法。既有表证,又有里证,须先辨其表里、轻重、缓急。常规治法,先表后里,表不解则不可用攻下之法;但在里证急、重之时,亦可先攻其里。病有表里、轻重;治有先后、缓急;临床治疗用药不可不知。

【原文】 伤寒,医下之,续得下利清谷①不止,身疼痛者,急当救里;后身疼痛,清便自调②者,急当救表。救里宜四逆汤,救表宜桂枝汤。(91)

【注释】 ①下利清谷:指粪便中有未经消化的谷物。

②清便自调:指二便已恢复正常。

【提要】 表证误下而致表未解、下利清谷的治疗规律。

【选注】 尤在泾:伤寒下后,邪气变热,乘虚入里者,则为挟热下利。其邪未入里,而脏虚生寒者,则为下利清谷,各因其人邪气之寒热,与脏气之阴阳而为病也。身疼痛者,邪在表也,然脏气不充,则无以为发汗散邪之地,故必以温药舍其表而救其里,服后清便自调,里气已固而病不除,则又以辛甘发散为急,不然在表之邪又将入里而增患矣。

喻嘉言:下利清谷者,脾中之阳气微,而饮食不能腐化也。身体疼痛者,在里之阴邪盛,而筋脉为其阻滞也。阳微阴盛,凶危之至,当急救其里之微阳,俾利与痛而俱止,救后小便清大便调,则在里之阳已复,而身痛不止。明是表邪未尽,营卫不和所致,又当急救其表,俾外邪仍从外解,而表里之辨,始为详且尽耳。

王三阳:此证当照顾协热利,须审其利之色何如,与势之缓急,不可轻投四逆桂枝也。

程郊倩:身痛疼者,伤寒之本证;下利清谷者,为医误下之续证。缓急之宜,只是先医药,后医病。病只伤人于外,药辄伤人于里。清便自调者,药邪去而里气和,乃从外邪治病。

【解析】 第90条讲完表里先后汗下大法之后,随即第91、92两条举临证治疗实例以说明之。焦点是先"救里",还是先"救表"的问题。

"先表后里"是基本治则,属于表里同病治疗之常法,而第91、92两条主要是阐述表里同病表兼里虚证之治疗变法。伤寒误下,出现下利清谷,此属变证,为下伤脾肾所致。身体疼痛,说明表邪未全内陷。虽然先病为本,后病为标,但此时脾肾虚寒,阳气衰微,证急且重,故当急则治标,先救变证,即原文"急当救里"之谓,宜

伤寒论·各论

图文珍藏版

四逆汤回阳救逆。待下利愈，里阳得复，表证未罢，身仍疼痛，然后宜桂枝汤解表。

表兼里虚证，尤其是虚在少阴，则必须先救里后解表。若是里虚不涉少阴心肾之根本，如仅仅是中焦脾胃之虚，则亦可表里同治，如协热寒利的桂枝人参汤证即是。退而言之，若是里虚虽然涉及少阴，但尚未至亡阳，亦可表里同治，如麻黄细辛附子汤、麻黄附子甘草汤即是。至于表兼里虚证治要先里后表的缘因，则不难理解。尽管先病（表）为本，后病（里）为标，但中医有"急则治其标"之治则，因为表证再重不致危及生命，而里证则不然，尤其是涉及少阴心肾的里虚证。正因为如此，所以仲景有"急温之，宜四逆汤"之训诫。

【原文】　发热头痛，脉反沉，若不差，身体疼痛，当救其里，四逆汤方。(92)

【提要】　表里同病，先里后表。

【选注】　成无己：发热头痛，表病也。脉反沉者，里脉也。经曰，表有病者，脉当浮大，今脉反沉迟，故知愈也。见表病而得里脉则当差，若不差，为内虚寒甚也，与四逆汤救其里。

柯韵伯：此太阳麻黄汤证，病为在表，脉浮而反沉，此为逆也。若汗之不差，即身体疼痛不罢，先凭其脉之沉而为在里矣。阳证见阴脉，是阳消阴长之兆也。热虽发于表，为虚阳，寒反据于里，是真阴矣。必有里证伏而未见，藉其表阳之尚存，乘其阴之未发，迎而夺之，庶无吐下利厥逆之患，里和而表自解矣。邪之所凑，其气必虚，故脉有余而证不足，则从证；证有余而脉不足，则从脉。有余可假，不足为真，此仲景心法。

尤在泾：发热身疼痛，邪在表也，而脉反沉，则脉与病左矣。不差者，谓以汗药发之而不差也，以其里气虚寒，无以为发汗散邪之地，故与四逆汤，舍其表而救其里，如下利身疼痛之例也。

《金鉴》：身体疼痛之下，当有"下利清谷"四字，若无此四字，则当温其里之文竟无着落矣，未有表病而温里之理也。

周禹载：身体疼痛，并不及恶寒微厥，则四逆何敢漫投？而仲景明言救其里，因脉本沉，中则阳气素虚，复投汗药，则阳气外亡，阴寒内存，至此则发热变为身疼，敢不回阳，则身痛必如被杖，阴燥因致厥逆，势所必致。然曰，当救者，可想而知也。

程郊倩：此条乃太阳中之少阴，麻黄附子细辛条，乃少阴中之太阳，究竟二证皆是发于阳，而病在阴，故皆阳病见阴脉。

陆渊雷："若不差"上当有阙文，身体疼痛亦未见是急当救里之候。以意推之，当云病发热头痛，脉反沉，可与麻黄附子细辛汤；若不差，身体疼痛，下利呕逆者，当救其里，宜四逆汤。盖发热头痛，是太阳证，其脉当浮，今得少阴之沉脉，故曰反。证则太阳，脉则少阴，此即《内经》所谓两感之病，其实乃正气祛病而力不足之现象，宜发汗、温经并行，则麻附细辛为对证之方，且以文势论，亦必有"可与"一句，然后"若不差"句有所承接,下文云"腹中急痛,先与小建中汤;不差者,小柴胡汤主之(100条)"可以为例也。身体疼痛,虽太阳少阴俱有之证,究不得为里,必有下利呕逆而脉沉,乃为里寒,合于救里之义也。

曹颖甫:病发热头痛,其病在表,则其脉当浮,而脉反见沉,则表证当减,为血分之热度渐低,而表热当除,头痛当愈也,此理之可通也。惟后文所云"若不差,身体疼痛,当救其里,宜四逆汤"则大误矣。夫身体疼痛,为麻黄汤证,即上节所谓急当救表者,岂有病在表而反救其里之理? 愚按,"身体疼痛"四字实为"腹中疼痛"之误,寒邪入腹,故脉沉,如此乃与宜四逆汤密合无间。自来注家遇此等大疑窦,犹复望文生训,坐令仲师医学失传,可叹也。

【解析】 诸注家对本条的理解角度不同,故其观点不尽一致,然皆大同小异,似可互相补充。兹分下列几点略论之:

(1)认为本条是论脉证相逆,舍证从脉的治法。大多数注家都认为本条发热头痛、身体疼痛皆是太阳表证。若脉象见浮,是表证见表脉,自当从太阳论治,采用发汗方剂。今脉象不见浮而反见沉,沉脉主里、主虚,为少阴阳虚之脉象,是表证见里脉,为脉证不应,故以汗法治之,非但表证不解,反易损伤阳气,导致里之虚寒更甚,则当以四逆汤急救其里。可与少阴篇323条"少阴病,脉沉者,急温之,宜四逆汤"互参。

(2)认为本条先是太阳、少阴两感之病。如程氏、陆氏均认为本条发热头痛,脉反沉为证属太阳,脉属少阴,是多于阳而病在阴,即《内经》所说"两感之病"。太阳与少阴相表里,实则太阳,虚则少阴。今证见发热头痛、脉反沉,实是正气祛病而力不足的现象,本条提到"若不差",当是已用麻黄附子细辛汤发表温经的治法,但不愈,脉象仍沉,此时,虽有身体疼痛的表证,但因里虚为急,所以急当救里,宜四逆汤。此可与少阴篇301条"少阴病,始得之,反发热,脉沉者,麻黄细辛附子汤主之"参看。

(3)认为本条有阙文错简。如《医宗金鉴》认为"身体疼痛"下当有"下利清谷"四字。陆氏认为"若不寒"上有阙文,当云"病发热头痛,脉反沉,可与麻黄附子细辛汤。若不差,身体疼痛,下利呕逆者,当救其里,宜四逆汤"。此皆为独有心得的见解,很有临床参考意义。从本条条文来看,虽只提到脉沉,并无里虚寒症状,但从脉测证,确应有"下利清谷"等症状,否则,头痛发热,反脉沉者,则与301条麻黄附子细辛汤证无异,又何须用四逆汤急救其里呢? 其实本条也可认为是表里同病,表实里虚,先里后表的一个治例,可与前条(91条)"伤寒,医下之,续得下利清谷不止,身疼痛,急当救里;后身疼痛,清便自调者,急当救表。救里宜四逆汤,救表宜桂枝汤"合参,其理益明。至于曹氏认为"身体疼痛"当是"腹中疼痛",于临床亦有实用价值,可资参考。不过,其言曰"误",恐未能全识仲景本意,若能参阅厥阴篇372

条"下利,腹胀满,身体疼痛者,先温其里,乃攻其表。温里宜四逆汤,攻表宜桂枝汤"则可知本条腹中疼痛或胀满等腹部症状当有,但身体疼痛之症状也并非不可见也。

【原文】 太阳病,先下而不愈,因复发汗,以此表里俱虚,其人因致冒。冒家①汗出自愈。所以然者,汗出表和故也。里未和,然后复下之。(93)

【注释】 ①冒家:即头晕目眩的人。

【提要】 正虚邪郁致冒,仍可汗出而愈。

【选注】 成无己:冒者,郁也。下之则里虚而亡血,汗之则表虚而亡阳,表里俱虚,寒气怫郁,其人因致冒。《金匮要略》曰:"亡血复汗,寒多故令郁冒,汗之则郁怫之邪得解则冒愈。"又曰:"冒家欲解必大汗出,汗出表和而里未和者,然后复下之。"

程郊倩:其人因致冒者,阳气不到也;汗者,阳气之所酿。汗出,知阳气复还于表,故愈。

《金鉴》:太阳表病,当汗不汗,先下之不愈,因复发其汗,以此表里俱虚。因虚,其人致冒,理必然也。冒家者,谓凡因病而昏冒者也。然冒家或有汗出自愈,其所以然者,非表里俱虚,乃邪正皆衰,表里自和故也。得汗出而自愈者,和于表也;得下利而自愈者,和于里也。得里未和,然后下之。

【解析】 太阳病,汗下失序,正气受损,表邪未解,阳气怫郁在上,故病人头目昏冒。汗出,则表邪去,阳气通达,冒证可除。本条所谓"表里俱虚",意为邪气不甚,正气亦受损,正邪相持于表,并非正气衰竭之意,故可"汗出自愈"。"所以然者,汗出表和故也"。鉴于邪气不甚,正气受损,可考虑采用微汗法或在发汗剂中酌加扶正之药。若属汗下不当、正气欲脱之时时自冒者,绝不可认为"汗出自愈",这是学习本条应该注意到的问题。

【原文】 太阳病未解,脉阴阳俱停①,必先振栗汗出而解。但阳脉微者,先汗出而解;但阴脉微者,下之而解。若欲下之,宜调胃承气汤。(94)

【注释】 ①脉阴阳俱停:尺脉为阴,寸脉为阳;指尺寸脉俱隐伏不出。

【提要】 从脉诊判断战汗自愈之机及汗之或下之而解。

【选注】 成无己:脉阴阳俱停,无偏胜者,阴阳气和也。经曰"寸口、关上、尺中三处,大小浮沉迟数同等,此脉阴阳为和平,虽剧当愈"。今脉阴阳俱和,必先振慄汗出而解。但阳脉微者,阳不足而阴有余也,经曰"阳虚阴盛,汗之则愈"。阴脉微者,阴不足而阳有余也,经曰"阳盛阴虚,下之则愈"。

程郊倩:太阳病不解,脉阴阳俱停止而不见者,是阴极而阳欲复也。三部既无偏胜,解之兆也。然必先振慄,汗出而解者,郁极而欲复,邪正必交争,而阴阳乃退耳。若见停止之脉,而仍不解者,必阴阳有偏胜处也。但于三部停止中,而阳脉微见者,即于阳微处,知其阳部之邪实盛,故此处欲停之,而不能停也,先汗出以解其表邪则愈;于三部停止中,而阴脉微见者,即于阴微处,知其阴部之邪实盛,故此处欲停之,而不能停也,下之以解其里邪则愈。

《金鉴》:太阳病未解,当见未解之脉,今不见未解之脉,而阴阳脉俱停,三部沉伏不见。既三部沉伏不见,则当见可死之证,而又不见可死之证,是欲作解之兆也。作解之兆,必先见振慄,汗出而始解者,乃邪正交争作汗故也。但作解之脉,不能久停,脉之将出,必有其先,先者何,先于三部上下阴阳沉伏不见处求之也。若从寸脉阳部微微而见者,则知病势向外,必先汗出而解。若从尺脉阴部微微而见者,则知病势向内,必自下利而解。如不自下利,若欲下之以和里,宜调胃承气汤主之。由此推之,则可知如不自汗出者,若欲汗之以和表,宜麻桂各半汤主之也。

黄坤载:太阳表证未解,脉忽尺寸俱停,止而不动,此心气虚不能外发、营卫郁闷之故也。顷之必先振慄战摇而后汗出而解,其未停止之先,尺寸之脉,必有大小不均,若但寸脉微弱者,是阳郁于下,必阳气升发,汗出而后解,此先振慄而后汗出者也。若但尺脉微弱者,是阴虚阳燥,下窍堵塞,得汗不解,必下之通其结燥,使胃热下泄而后解。阳明病腑热蒸发,则汗出表解,今太阳病表证未解,是内热未实,此时若欲下之,宜于汗后用调胃承气,硝黄甘草调其胃府之燥热也。

汪琥:"脉微"二字应活看,此非微弱之微,乃邪滞而脉道细伏之义。邪滞于经,则表气不得利达,故阳脉微;邪滞于腑,则里气不能通畅,故阴脉微。先汗出而解,仲景无方,《千金》云"宜桂枝汤。"

徐灵胎:脉法无停字,疑是沉滞不起,即下微字之义。寸为阳,尺为阴,微字即上停字之意,与微弱不同,微弱则不当复汗下也。

丹波元简:案停脉,成氏为均调之义。方、喻、张、柯、魏、汪(指方有执、喻嘉言、张璐、柯韵伯、魏念庭、汪琥)并同。程钱二氏(指程郊倩、钱潢)及《金鉴》为停止之谓,然据下文"阴脉微""阳脉微"推之,宋版注一作微者,极为允当。况停脉,《素》《灵》《难经》及《本经》中,他无所见,必是讹谬,且本条文意与他条不同,诸注亦未明切,但程注稍似可通,故姑取之云。

【解析】 太阳病未解,邪在肌表,正气趋外与邪相争,脉当阴阳俱浮。今尺寸脉即三部脉俱隐伏不出,因正气被邪气郁闭而一时不能伸展所致,随着正气的蓄积,奋起与邪抗争,故必振栗,继而通身汗出而解。若阳脉(即寸脉)微者,寸脉候上、候外的病症,故先发汗,使邪从表而散;若阴脉(即尺脉)微者,尺脉候里,邪气郁闭而不畅通,故治用攻下,方用调胃承气汤。

本条根据脉象的变化,推测疾病的表里。由于感邪较重,气血一时不得畅通,故三部脉象隐伏而不出,随着时间的推移,正气聚集与邪抗争则振栗汗出而解;若阳脉微者,邪在表,先发汗而解;若阴脉微者,邪结在里,宜用攻下,方用调胃承气汤。

【原文】 太阳病,发热汗出者,此为荣弱卫强,故使汗出,欲救①邪风②者,宜桂枝汤。(95)

【注释】 ①救:解除的意思。

②邪风:此处作风邪解。

【提要】 桂枝汤证发热汗出的病机。

【选注】 程应旄:邪风者,四时不正之风也,邪风则不必脉尽浮缓,然太阳病之发热、汗出证自存也。夫汗者荣所主,固之者卫。今卫受风邪,则荣为卫所并而荣弱矣;正气夺则虚,故云弱也。卫受风邪,肌表不能固密,此亦卫之弱处,何以为强,邪气盛则实,故云强也。荣弱而卫受邪,故津液失其所主与所护,徒随邪风外行而溢之为汗。然则荣之弱固弱,卫之强亦弱,凡皆邪风为之也。

《金鉴》:经曰"邪气盛则实,精气夺则虚"。卫为风入则发热,邪气因之而实,故为卫强,是卫中之邪气强也;荣受邪蒸则汗出,精气因之而虚,故为荣弱,是荣中之阴气弱也。

方有执:上(即12条)言阳浮而阴弱,此言营弱卫强。卫强即阳浮,营弱即阴弱,彼此互言而互相发明者也。救者,解救、救护之谓。不曰风邪,而曰邪风者,以本体言也。

柯韵伯:此释中风汗出之义,见桂枝汤为调和营卫而设。营者阴也,卫者阳也,阴弱不能藏,阳强不能密,故汗出。

尤在泾:仲景荣弱卫强之说,不过发明所以发热汗出之故,后人不察,遂有风并于卫,卫实而荣虚;寒中于荣,荣实而卫虚之说。不知邪气之来,自皮毛而入肌肉,无论中风伤寒,未有不及于卫者,其甚者,乃并伤于荣耳,郭白雪所谓涉卫中荣者是也。是以寒之浅者,仅伤于卫;风之甚者,并及于荣。卫之实者,风亦难泄;卫而虚者,寒犹不固。无汗必发其汗,麻黄汤之所以去表实而发邪气;有汗不可更发汗,桂枝汤所以助表气而逐邪气。学者但当分病证之有汗无汗,以严麻黄、桂枝之辨,不必执荣卫之孰虚孰实,以证伤寒、中风之殊,且无汗为表实,何云卫虚,麻黄之去实,宁独遗卫,能不胶于俗说者,斯为豪杰之士。

【解析】 本条对太阳中风证的证候特点、机制、病因、治疗做了进一步的补充和说明。

本条指出太阳中风证的基本症状是发热汗出,进一步强调了中风与伤寒的辨证关键在于汗出一症。本条还提出其基本病机是营弱卫强。所谓卫强,并非指卫气的正常功能强盛,而是指由于风寒袭表,卫气浮盛于外,与邪相争所致发热的病理性亢奋状态,亦即"阳浮者,热自发"之意。所谓营弱,亦不是营阴真正的虚弱,而是指卫外不固,营不内守而外泄所致的汗出而言。由于汗出营伤,与"卫强"相比呈现出相对不足的状态，故称"荣弱"，亦即"阴弱者，汗自出"之意。荣弱卫强，即后人所谓的营卫不和或营卫失调，其中以卫气的病理改变为主，而营气失和乃卫失外固外致。由于太阳中风证是因风寒外袭，风邪偏胜，营卫失和所致，当用桂枝汤调和营卫，故曰："欲救邪风者，宜桂枝汤。"

本条以"发热汗出"点出太阳中风的主症，以"荣弱卫强"道出其基本病机，以"欲救邪风"说明其病因与治则，以"宜桂枝汤"点出其治疗方剂，是因症状而分析病机，因病机而推断病因，因病因病机而决定治疗，充分体现了仲景理法方药融于一贯的原则。

【原文】 伤寒五六日，中风，往来寒热①，胸胁苦满②，嘿嘿③不欲饮食，心烦喜呕④，或胸中烦而不呕，或渴，或腹中痛，或胁下痞鞕，或心下悸、小便不利，或不渴、身有微热，或欬者，小柴胡汤主之。(96)

小柴胡汤方

柴胡半斤　黄芩三两　人参三两　半夏半升（洗）　甘草（炙）　生姜各三两（切）　大枣十二枚（擘）

上七味，以水一斗二升，煮取六升，去滓，再煎取三升，温服一升，日三服。若胸中烦而不呕者，去半夏、人参，加栝楼实一枚；若渴，去半夏，加人参合前成四两半、栝楼根四两；若腹中痛者，去黄芩，加芍药三两；若胁下痞鞕，去大枣，加牡蛎四两；若心下悸、小便不利者，去黄芩，加茯苓四两；若不渴、外有微热者，去人参，加桂枝三两，温覆微汗愈；若欬者，去人参、大枣、生姜，加五味子半升、干姜二两。

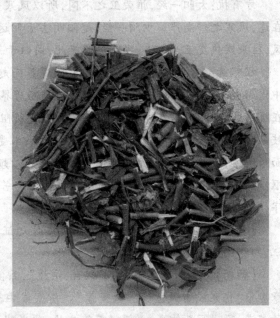

柴胡

【注释】 ①往来寒热：指发热恶寒交替出现。

②胸胁苦满：苦，作动词用，即病人苦于胸胁满闷，或被胸胁满闷所苦。

③嘿嘿：嘿同默。即表情沉默，不欲语言。

④心烦喜呕：烦则因热，呕则木郁犯胃，呕者气机畅达，为肝之所喜。

【提要】 小柴胡汤证治。

【选注】 成无己：病有在表者，有在里者，有在表里之间者。此邪气在表里之间,谓之半表半里证。五六日,邪气自表传里之时。中风者,或伤寒至五六日也。《玉函》曰:"中风五六日,伤寒,往来寒热即是。"或中风,或伤寒,非是伤寒再中风,中风复伤寒也。经曰"伤寒中风,有柴胡证,但见一证便是,不必悉具者"正是。谓或中风或伤寒也,邪在表则寒,邪在里则热,今邪在半表半里之间,未有定处,是以寒热往来也。邪在表,则心腹不满;邪在里,则心腹胀满。今止言胸胁苦满知邪气在表里之间,未至于心腹满,言胸胁苦满,知邪气在表里也。嘿嘿,静也。邪在表,则呻吟不安;邪在里,则烦闷乱。《内经》曰"阳入之阴则静"。嘿嘿者,邪方自表之里,在表里之间也。邪在表则能食,邪在里则不能食,不欲食者,邪在表里之间,未至于必不能食也。邪在表,则不烦不呕;邪在里,则烦满而呕。烦喜呕者,邪在表方传里也。邪初入里,未有定处,则所传不一,故有或为之证。有柴胡证,但见一证便是,即是此或为之证。

方有执:太阳一经,惟荣卫之不同,所以风寒分异治,阳明切近太阳,荣卫之道在迩,风寒之辨尚严。少阳一经,越阳明去太阳远风寒无异治,经以伤寒五六日中风,往来寒热交互为文者,发明风寒至此,同归于一治也。

程郊倩:少阳无自受之邪,俱属太阳逼蒸而起,故曰伤寒中风,非寒伤少阳,风中少阳也。职属中枢,去表稍远,邪必逗延而后界此,故曰五六日。少阳脉循胁肋,在腹阴背阳两歧间,在表之邪欲入里,为里气所阻,故寒往而热来;表里互拒而留于歧分,故胸胁苦满;神志以拒而昏困,故嘿嘿;木受邪则妨土,故不欲食。胆为阳木而居清道,为邪所郁,火无从泄,逼炎心分,故心烦;清气郁而为浊,则成痰滞,故喜呕。然不曰呕,而曰喜呕,则非真呕可知。此与苦满之"苦"字,不欲饮食之"不欲"字,皆病情之得于内者,所贵在无形以揣之也。

《金鉴》:伤寒中风,见口苦、咽干、目眩之证与弦细之脉,更见往来寒热云云证,知邪已传少阳矣。

【解析】 分析本条"伤寒五六百,中风",系倒装句法。观诸家之见,此句的原意应是"伤寒或中风已经五六天了"。伤寒或中风五六日后,出现了往来寒热、胸胁苦满、嘿嘿不欲饮食、心烦喜呕等症状,这说明太阳表证已罢,邪由表入里,正气抗邪,正邪相争在半表半里,为小柴胡汤的主证。寒热往来,交替发作,日发数次,发无定时,这是邪在少阳的特征。它既与太阳病寒热同时兼具的发热恶寒不同,又与疟疾病寒热发作有定时的往来寒热有本质区别。胸胁是少阳部位,邪热壅于少阳,故胸胁苦满;邪热郁阻胸中,气机不宣,影响于胃,故嘿嘿不欲饮食;热郁则烦,胃逆则呕,故心烦喜呕。若热邪郁结胸胁,而未涉及胃部,则胸中烦而不呕;若热郁于胸,气机不宣,津液不布,虽渴亦不多饮,故曰或渴;若肝气犯脾,或有腹痛证,故曰或腹中痛;若邪气蓄于胸胁,可能出现胁下痞硬症状。少阳统辖三焦,三焦的决渎之官,乃水气通行之道路,三焦发生病变,则影响水液的通调,如水停于胸则心悸、水停于下则小便不利。若里气已和则不渴，表犹未尽则身有微热。若水气犯肺，有时也出现咳嗽症状。凡此种种病变，其主证可投以小柴胡汤治之，若有兼证可在小柴胡汤方的基础上，根据出现的兼证灵活加减。

本条所叙述的是小柴胡汤主治证，但这些还不能完全包括少阳病的主证，少阳病提纲的口苦、咽干、目眩等症也是临床常见的少阳病证候。因此，把二者结合起来看，对少阳病的认识更清楚，对加深理解小柴胡汤的主治范围更有帮助。

【验案】 齐秉慧以小柴胡汤治张太来妻之寒热间作，口苦咽干，头痛两侧，默不欲食，眼中时见红影动，其家以为雷号，来寓备述，予曰非也。少阳胆热溢于肝经，目为肝窍，热乘肝胆，而目昏花，予用小柴胡汤和解少阳，加当归、香附宣通血分，羚羊角泻肝热而廓清目中，不数剂而愈。

治予八女，六岁，寒热往来，每予梦中惊叫而醒，爬人身上，且哭且怕，至十余夜，不能瞑目，将合眼就大叫大哭，维时予南罢外回，归家妇语如故。余曰：此胆虚热乘，用小柴胡汤去黄芩（未见口苦咽干，不用黄芩），加白茯苓、远志宁心安神，竹茹开郁，真琥珀定惊，一剂而全。（《齐氏医案》）

小柴胡汤加减治疗产后发热 8 例。8 例发热均由产后感染而致，体温 38℃～39.6℃，持续发热天数 3～6 天，白细胞 $(1.2～3.2)×10^9$，常见头晕头痛，发热以午后为甚，胸闷，口苦或泛恶。诊前均已用西药如抗生素、安乃近、冬眠灵等治疗，因疗效不显，或热退而其他症状仍存在，用中药治疗，基本处方为小柴胡汤加减（软柴胡、炒黄芩、党参、姜半夏、甘草、当归、川芎、炒白芍、丹参、益母草、生姜）。如恶露未净，腹痛拒按者去白芍、生姜，合生化汤；发热微恶寒，肢节烦疼，自汗出者，加桂枝；兼血压高者，柴胡用醋炒；有形寒、肌肉疼痛者，用柴胡加桂枝汤。疗效：服 3～5 剂后均痊愈。（上海中医药杂志，1965 年第 10 期）

小柴胡汤去党参加防风、葛根治疗疟疾 4 例，其中 2 例为恶性疟，2 例为间日疟，均经血涂片检查证实。一般症状为寒热往来，头痛，颈痛，腹痛，食欲不振，口渴。服法：每日一剂，分两次服。第一次在发作前 2 小时服，4 小时后服第二次。症状消除后，改用补中益气汤加减善后。疗效：4 例均于 1～4 日内退热，其中 1 例恶性疟于 8 日后涂片检查仍为阳性。（《中医中药治疗经验汇编》，广西北海，1959年第一辑）

【原文】 血弱气尽[1]，腠理[2]开，邪气因入，与正气相搏，结于胁下。正邪分争，往来寒热，休作有时，嘿嘿不欲饮食。藏府相连，其痛必下，邪高痛下[3]，故使呕也，小柴胡汤主之。服柴胡汤已，渴者，属阳明，以法治之。(97)

【注释】 ①血弱气尽：气血不足、正气衰弱的意思。

②腠理：皮肤、肌肉之纹理。

③邪高痛下：邪高指邪在上焦，痛（一作病）下是指病邪渐传入下部。

【提要】 小柴胡证的病机及转属阳明之证治。

【选注】 王肯堂：血弱气尽至结于胁下，是释胸胁苦满句；正邪分争三句，是释往来寒热句，倒装法也。嘿嘿不欲饮食，兼上文满痛而言；脏腑相连四句，释心烦喜呕也。

尤在泾：血弱气尽，腠理开，谓亡血、新产、劳力之人，气血不足，腠理疏豁，而邪气乘之也。邪入必与正相搏而结于胁下，胁下者，少阳之募，而少阳者，阴阳之交也。邪气居之，阴出而与邪争则寒，阳入而与邪争则热，阴阳出入，各有其时，故寒热往来、休作有时也。嘿嘿不欲饮食，必如上条。"脏腑相连"四句，是原所以邪气入结之故。谓胆寄于肝，地逼气通，是以其邪必从腑入脏，所以其痛必下也。邪高谓病所来处，痛下谓病所结处，邪欲入而正拒之，则必上逆而呕也。至其治法，亦不出小柴胡和解表里之法。服后邪解气和，自必不渴，若渴者，是少阳邪气复还阳明也。以法治之者，谓当从阳明之法，而不可复从少阳之法矣。

黄坤载：少阳之病，缘太阳阳明之经，外感风寒，经气郁勃，逼侵少阳，少阳之经，因于二阳之侵，血弱气尽，腠理开泄，二阳经邪因而内入，与本经正气两相搏战；经气郁迫，结滞胁下，少阳之经，自头走足，脉循胁肋，病则经气不降，横塞胁肋，此胸胁苦满、胁下痞硬之故也。正气病则正亦为邪，阴郁而为寒，是为阴邪；阳郁而为热，是为阳邪。邪正分争，休作有时，此往来寒热之故也。分争之久，正气困乏，精神衰倦，静默无言，饮食不思，此嘿嘿不欲饮食之故也。脾脏胃府以膜相连，一被木郁，则胃气上逆，脾气下陷，脾气既陷，则肝气抑遏而克脾土，其痛必在下部，此腹中作痛之故也。胃土既逆，则上脘填塞，君火下降，浊气涌翻，于是心烦而喜呕吐；胃土逆而邪高，脾气下陷则痛下，痛下而邪高，此心烦喜呕之故也。是皆小柴胡汤证，宜以主之。

郑重光：少阳、阳明之病机在呕渴中分，渴则转属阳明，呕则仍在少阳。如呕多虽有阳明证，不可攻之，因病未离少阳也。服柴胡汤渴当止，若服柴胡汤已加渴者，是热入胃府，耗津消水，此属阳明胃病也。

方有执：已，毕也。渴亦柴胡或为之一症，然非津液不足，水饮停逆则不渴，或为之渴，寒热往来之暂渴也。今服柴胡毕而渴，则非暂渴，其为热已入胃，亡津液而渴可知，故曰属阳明也。

【解析】 "血弱气尽，腠理开"，指出气血虚弱之人，因营卫失和，卫阳不能外固腠理疏松；"邪气因入，与正气相搏，结于胁下"，指出邪气乘人体之虚直入于里，与正气相搏，结于胁下，胁下为少阳所主部位，知邪气直入少阳，故正邪分争，互有胜负，正胜则热，邪胜则寒，故往来寒热，休作有时；胆热内郁，疏泄不利，故神情默默；木不疏土，脾失健运，故不欲饮食。脏腑相连，指肝脾相连，脾胃相关；其痛必下，脾主大腹，肝木乘脾，痛在腹中，腹部较肝胆部位偏下，故云：其痛必下；"邪高"，指肝胆有病，"痛下"，指腹痛，病在肝胆，痛在腹中，故云：邪高痛下；胆热犯胃，胃失和降，故使呕也。方用小柴胡汤和解少阳枢机。服用小柴胡汤后，出现渴者，疾病已转属阳明，阳明为里热实证，治宜清下。

本条补述了少阳发病的病因。96条指出"伤寒五六日，中风"，因外邪多日不解，或治疗不及时，邪由太阳进入少阳。本条指出"血弱气尽，腠理开"，因人体正气虚弱，腠理疏松，邪气直入少阳。

【原文】 得病六七日，脉迟浮弱，恶风寒，手足温。医二三下之，不能食，而胁下满痛，面目及身黄，颈项强，小便难者，与柴胡汤，后必下重①；本渴饮水而呕者，柴胡汤不中②与也，食谷者哕③。(98)

【注释】 ①后必下重：大便时有肛门下坠感。

②中：适合，当。

③哕：呃逆。

【提要】 太阳病兼太阴里虚而被误下改变的柴胡疑似证。

【选注】 柯韵伯：浮弱为桂枝脉，恶风为桂枝证，然手足温而身不热，脉迟为寒，为无阳，为在脏，是表里虚寒也。法当温中散寒，而反二三下之，胃阳丧亡，不能食矣。食谷则哕，饮水则呕，虚阳外走，故一身面目悉黄；肺气不化，故小便难而渴；营血不足，故颈项强；少阳之枢机无主，故胁下满痛，此太阳中风误下之坏病，非柴胡证矣。柴胡证不欲食，非不能食，小便不利，非小便难，胁下痞硬不是满痛，或渴不是不能饮水，喜呕不是饮水而呕，与小柴胡汤后必下利者，虽有参甘，不禁柴芩、瓜蒌之寒也。此条亦是柴胡疑似证，而非柴胡坏证……此条似少阳而实太阳坏病。

成无己：得病六七日，脉迟浮弱，恶风寒，手足温，则邪气在半表半里未为实，反二三下之，虚其胃气，损其津液，邪蕴于里，故不能食而胁下满痛；胃虚为热蒸之，薰发于外，面目及身悉黄也。颈项强者，表仍未解，小便难者，内亡津液，虽本柴胡证，然以里虚、下焦涩而小便难，若与柴胡汤又走津液，后必下重也。不因饮水而呕者，柴胡汤证；若因饮而呕者，水停心下也。《金匮要略》曰"先渴却呕者，为水停心下，此属饮家"。饮水者，水停而呕；食谷者，物聚而哕，皆非小柴胡汤所宜。二者皆柴胡汤之戒，不可不识也。

《金鉴》：得病六七日，少阳入太阴之时也。脉迟，太阴脉也；脉浮，太阳脉也；恶风寒，太阳证也；手足温，太阴证也。医不以柴胡桂枝汤解而和之，反二三下之，表里两失矣。今不能食，胁下满痛，虽似少阳之证，而实非少阳也。面目及身发黄，太阴之证已具矣；颈项强，则阳明之邪未已也；小便难者，数下夺津之候也。此皆由医之误下，以致表里杂揉，阴阳同病，若更以有少阳胁下满痛之一症，不必悉具，而又误与柴胡汤，则后必下重，是使邪更进于太阴也。虽有渴证，乃系数下夺津之渴，其饮水即呕，亦非少阳本证之呕，缘误下所致，故柴胡汤不中与也。

尤在泾：病六七日，脉浮不去，恶风寒不除，其邪犹在表也。医及二三下之，胃气垂伤，邪气入里，则不能食而胁下满痛，且面目及身黄，颈项强，小便难。所以然者，其人脉迟弱而不数，手足温而不热，为太阴本自有湿，而热又入之，相得不解，交蒸互郁，而面目身体悉黄矣。颈项强者，湿痹于上也；胁下满痛者，湿聚于中也；小便难者，湿不下走也，皆与热相得之故也。医以其胁下满痛，与柴胡汤以解其邪，后必下重者，邪外解而湿下行，将欲作利也。设热湿并除，则汗液俱通而愈矣，何至下重哉。本渴而饮水呕者，《金匮》所谓"先渴却呕者，为水停心下，此属饮家也"。饮在心下，则食谷必哕，所谓诸呕吐，谷不得下者，小半夏汤主之是也，岂小柴胡所能治哉。

【解析】 本条文"得病六七日，脉迟浮弱，恶风寒，手足温"是追叙患病的日数及先时的脉证。从其脉证来分析，柯氏、《金鉴》都认为是里虚表未解之证；而成氏则认为是半表半里证，欠妥，因从脉征来看，并无半表半里之少阳证。尤氏虽认识到表邪未解，但对里虚的估计不足，仅认识到太阴本自有湿。柯氏、《金鉴》认为本自虚寒，下之只能伤其胃阳，因此出现寒湿发黄；而尤氏和成氏则认为下后表邪内陷，热入于里与内湿相结，而造成湿热发黄。两者有着根本的不同。因此，对本条文最后提出"柴胡汤不中与之"的理解也截然不同。我们认为柯氏、《金鉴》之说似为有理，因为条文一开始就明确指出"脉迟浮私，手足温"，伤寒本论中曰"太阴伤寒，手足自温"，可见其先时之证，当系太阳表邪未解，而兼见太阴里虚寒之证无疑，应温中解表。但医屡用攻下，正气愈伤，土虚湿郁而发生一系列变证。脾胃阳伤，故不能食；土虚无从安木，肝木横进，故胁下满痛；湿邪郁蒸，而面目身黄。王好古曰："伤寒病……若下之太过，往往变成阴黄。"湿滞于下，故小便不利；湿痹于上，故颈项强。若医不察，以胁下满痛误用小柴胡汤，"虽有参草，不禁柴芩"，以致脾气更虚，中气下陷，故必下重。柯氏并举柴胡证与本证详细对照分析，辨其真伪，其论颇得要领。

【原文】 伤寒四五日，身热恶风，颈项强，胁下满，手足温而渴者，小柴胡汤主之。(99)

【提要】 三阳证见，治从少阳。

【选注】《金鉴》：身热恶风，太阳证也；颈项强，太阳阳明证也；胁下满，手足温而渴，阳明少阳证也。此为三阳合病之始，固权其孰缓孰急，以施其治。然其人胁下满，手足温而渴，是已露去表入里，归并少阳之机，故独从少阳以为治也。

柯韵伯：身热恶风，颈项强，桂枝证未罢。胁下满，已见柴胡一证，便当用小柴胡去参夏加桂枝瓜蒌以两解之。不任桂枝而主柴胡者，从枢故也。

张隐庵：手足温者，手足不冷也。非病人自觉其温，乃诊者按之而得也。

汪琥：此条系三阳经齐病，而少阳之邪居多也。

承淡安：上条与本条之证几相似，彼不能用柴胡汤，此则可用之。彼属太阴之热，此属三阳之热也。症相似而虚实悬殊，仲师以本条紧接上条，似有深意在焉，上条恐人误认柴胡证，本条又恐人比拟上条，不敢用柴胡汤也。

【解析】 本条实际属于太少合病治从少阳，其他的症状比较明确，值得品味的是"手足温"。既然属于阳病，就应该手足热，而本条却称"手足温"，颇有些反常。

手足乃人体四肢之末经脉交接之处，《灵枢·逆顺肥瘦》云："手之三阴，从脏走手；手之三阳，从手走头；足之三阳，从头走足；足之三阴，从足走腹。"由此可见，手足是人体阴阳经气交汇之所，对于人体阴阳运动平衡有着至关重要的作用。在《伤寒论》中，仲景多次提到手足温的情况，如手足冷，手足温，手足寒，手足自温，手足逆冷，手足厥寒等，并根据手足冷暖寒热，以说明疾病的产生、发展、预后及转归。

关于手足温的病机，成无己《注解伤寒论》云："邪在表则手足通热，邪在里则手足厥寒，今手足温者，知邪在表里之间也……"这是从表里病位的角度进行解释，有些过于笼统。如阳明病属于里病，虽有手足厥，但更多的是手足热。所以关于手足温度病机单纯从表里病位解释是不合适的，应该结合阴阳气的多少和变化进行解释方能求得真谛。

首先，手足温之"温"是一个具有相对性的表示阳气多少的"量"的概念，是《黄帝内经》"阴阳之气各有多少，故曰三阴三阳"理论临床的具体运用。同时作为一个辨证指标，用以阐明六经病阳气的进退及定位辨证，其表现形式归纳起来有四种：

其一，少阳为病手足温。三阳病以阳气盛为基本病理特征，故当手足热。但三阳病相比较，少阳的阳气较少，所以本条以"胁下满，手足温"提示病机主在少阳，这也是"小柴胡汤主之"的根据所在。

其二，太阴为病手足温。三阴病以阳气虚为基本病理特征，故当手足厥。但三阴病相比较，太阴阳虚较轻，故少阴、厥阴病手足厥，太阴为病手足温。如条文第187、278为证。

其三，阴病阳复手足温。手足厥冷一症，是阴病寒化的特征，少阴、厥阴为病尤为如此。所以，仲景常把手足厥与手足温作为正邪胜负，阳气进退，特别是推测预后的重要指征。如第368条"下利后脉绝，手足厥冷，晬时脉还，手足温者生，脉不还者死"就是证明。

其四，阳病热退手足温。手足热是阳病热盛的特征。三阳病中，阳明病乃属"两阳合明"，故热邪亢盛，故其手足热。若阳明之热衰退，手足之热势亦必随之降低，如第221条的"手足温"。

【原文】 伤寒，阳脉涩，阴脉弦，法当腹中急痛，先与小建中汤。不差者，小柴胡汤主之。(100)

【提要】 少阳兼里虚寒证，治用先补后和之法。

【选注】 方有执：阳主气，涩主痛，阴主血，弦主急，投以小建中汤者，求之于益阴而和阳也，不差则不对可知矣。小柴胡汤者，少阳之主治也，盖少阳属木，其脉弦，木盛则土受制，故涩而急痛也，然则是治也者，伐木以救土之谓也。

喻嘉言：阳脉涩，阴脉弦，浑似在里之阴寒，所以法当腹中急痛，故以小建中之缓而和其急，腹痛止而脉不弦涩矣。若不差，则弦为少阳之本脉，而涩乃汗出不彻，腹痛乃邪欲传太阴也，则用小柴胡汤以和阴阳，为的当无疑矣。

尤在泾：阳脉涩，阳气少也；阴脉弦，阴有邪也。阳不足而阴乘之，法当腹中急痛，故以小建中汤温里益虚散阴气。若不差，知非虚寒在里，而是风邪内干也，故当以小柴胡汤散邪气止腹痛。

《金鉴》：伤寒脉得浮涩，营卫不足也；脉得沉弦，木入土中也。营卫不足则表虚，木入土中则里急，惟表虚里急，腹中急痛，所以先用小建中汤，以其能补营卫兼缓中急，则病可差也。或不差，必邪尚滞于表，知涩为营卫不通。弦为少阳本脉，故与小柴胡汤，按法施治也。

【解析】 阳脉与阴脉有按轻取、重取解释者。阳脉涩，尤在泾认为是阳气少；阴脉弦，《金鉴》认为是木入土中。本条以脉示人以病机，轻取脉涩，可理解为中阳虚弱；重取脉沉弦，可理解为少阳邪盛。本条病机正是少阳之邪不解，更见脾胃虚寒。见此病机，当先和解少阳还是先温中补虚？须看二者缓急之情，少阳证急如呕满寒热，当先和解少阳，如里证急迫，如本条所能谓腹中急痛，则当以温中补虚为先。里和往往外邪自解，如不能自解是少阳之邪未解，仍可以用和法，以小柴胡汤治疗。但不能理解为不差是没有虚寒之里证。

【原文】 伤寒中风，有柴胡证，但见一证便是，不必悉具。凡柴胡汤病证而下之，若柴胡证不罢者，复与柴胡汤，必蒸蒸而振①，却复发热汗出而解。(101)

【注释】 ①蒸蒸而振：蒸蒸，内热貌。气从内达，邪从外出，则发生振慄之状，是形容战汗的现象。

【提要】 辨柴胡汤的使用法及辨误下后服柴胡汤的机转。

【选注】 郑重光：有柴胡证，但见一证便是，不必悉具者，言往来寒热是柴胡证。此外，兼见胸胁满硬，心烦喜呕，及诸证中凡有一证者，即是半表半里，故曰呕而发热者，小柴胡汤主之。因柴胡为枢机之剂，风寒不全在表，未全入里者，皆可用，故证不必悉具，而方有加减法也。至若柴胡有疑似证，不可不审者，如胁下满痛、本渴而饮水呕者，柴胡不中与也；及但欲呕，胸中痛，微溏者，亦非柴胡证。此等又当细为详辨者也。

程郊倩：柴胡汤病证已经误治，而里证无伤，不妨仍作小柴胡汤处治，有如下之一法，柴胡证之所禁者，犯此须防表邪乘虚而入，坏病随成，不复留此柴胡证耳。若柴胡证不罢者，则里气尚能拒表，枢机未经解纽，复与小柴胡汤，使邪气得还于表，而阳神内复，自当蒸蒸而振，振后却发热汗出解。

黄坤载：柴胡证本不宜下而误下之，柴胡证罢，此为坏病；若其证不罢，复与柴胡汤，必蒸蒸而振慄，却发热汗出而解。阳气欲发，为阴邪所束，郁勃鼓动，故振慄战摇，顷之透发肌表，则汗而解矣。

尤在泾：柴胡证，如前条所谓往来寒热，胸胁苦满等证是也。伤寒中风者，谓无论伤寒中风，有柴胡证者，但见一证，便当以小柴胡和解之，不可谓具不具，而以他药发之也……柴胡证不应下而反下之，于法为逆，若柴胡证不罢者，仍宜柴胡汤和解，所谓此虽已下，不为逆也。蒸蒸而振者，气从内达，邪从外出，有战胜之义焉，是以发热汗出而解也。

张隐庵：恐泥或烦、或渴、或痛、或痞、或悸、或咳之并呈，故于此申明之。

钱潢：蒸蒸者，热气从内达外，如蒸炊之状也。邪在半里，不易达表，必得气蒸肤润，振战鼓慄，而后发热，汗出而解也。

刘栋：凡柴胡汤正证中，往来寒热一证也，胸胁苦满一证也，嘿嘿不欲饮食一证也，心烦喜呕一证也。病人于此四证中，但见一证者当服柴胡汤也，不必须其他悉具矣。

【解析】 "有柴胡证"，此指柴胡汤证。"但见一证便是，不必悉具"，指出了柴胡汤的临床使用；所谓一证，不是一个症状，而是一部分能反映少阳病机的症状，如37条"设胸满胁痛者，与小柴胡汤"，149条"呕而发热者，柴胡汤证具"，379条"呕而发热者，小柴胡汤主之"。不必主证具备后再用之。若柴胡汤病证，误用攻下后，柴胡汤证未因攻下而发生变化者，仍然可以使用柴胡汤，服药后正气得药力相助，奋起抗邪，正邪交争，则见全身振栗恶寒，及至正胜邪却，则恶寒自罢，而复发热汗出而解。此种病机的机转过程，后世称之为"战汗"。

少阳八证"口苦，咽干，目眩，往来寒热，胸胁苦满，默默不欲饮食，心烦喜呕，脉弦细"，临证用药，不必八证具备，只要具备一部分能反映少阳病机的症状即可使用小柴胡汤。若误用攻下后，虽然柴胡汤证未罢，但因攻下后，正气已伤，所以再服用柴胡汤会出现蒸蒸而振，复发热汗出而解的现象。

【原文】 伤寒二三日，心中悸而烦者，小建中汤主之。(102)

小建中汤方

桂枝三两(去皮) 甘草二两(炙) 大枣十二枚(擘) 芍药六两 生姜三两(切) 胶饴一升

上六味，以水七升，煮取三升，去滓，内饴，更上微火消解，温服一升，日三服。

呕家不可用建中汤，以甜故也。

【提要】 伤寒里虚，心中悸而烦的证治。

【选注】 陈平伯：但云心中烦悸，不云无汗恶寒等证，可知服过麻黄汤后，表实已解，里虚渐著，故以此汤补之。

《金鉴》：伤寒二三日，未经汗下，即心悸而烦，必其人中气素虚，虽有表证，亦不可汗之。盖心悸阳已微，心烦阴已弱，故以小建中汤先建其中，兼调营卫也。

魏念庭：建中者，治其本也。与建中后，徐审其在表，则仍当发汗，以中州既建，虽发汗阳亦不致亡矣；审其传里，则应下之，以中州既建，虽下阳亦不致陷矣。所谓急则从标，而缓则从本也。

汪琥：伤寒二三日，邪当传里之时，今则别无他证，但心中悸而烦者，此外邪已微而不传，正气骤虚，不能自持也。盖阳气内虚则心悸，阴气内虚则心烦，故以小建中汤，以建其里气之虚。

【解析】 本段条文所述本为里虚外感之证治，但后世均以小建中汤治疗中焦虚寒，却忽视了它还可以治疗虚人外感。更为重要的是，"心中悸而烦"本属于"心"病，心病治从中焦，心病需要"建中"，其中的奥旨十分值得品读。另外，甘温之药治心悸则可，治心烦则难以理解，这又是需要分析的。

首先要重视"二三日"。"二三日"说明感邪时间短暂，如此短暂的时间即出现心中悸而烦的里证，说明患者具有平素里气虚弱的体质因素，所以此证应属里虚外感之类。小建中汤是由桂枝汤倍芍药加饴糖而成，其中桂枝汤本为治外感之方，加用补益之药则内外兼顾，表里共治。如第276条"太阴病，脉浮者，可发汗，宜桂枝汤"，亦是证明。

关于"心中悸而烦"，中焦受气取汁，化生气血。今中焦内虚，化源不足，则气血双亏，心失所养，空虚无主则悸，心神不宁则烦。治以小建中汤，建中补虚，以资化源，从本求治。需要注意两点：其一，不少注家均认为"悸而烦"为"里虚邪扰"所致，令人茫然不解，心在里，邪在表，如何扰得？不如解释为平素里虚，气血双亏，今外邪来犯，气血趋表，里虚更甚，故而平素"里虚"之象得以显现，呈现"心中悸而烦"。其二，对"心烦"病机的常规认识，一般局限于火扰心神，治以寒凉清热除烦，已成医家之共识，仲景此处却施以温补之法，既令人费解，又开人思路。孰不知此"烦"乃气血（阴阳）俱虚所致。《黄帝内经》云："阴阳俱不足，补阳则阴竭，泻阴则阳脱，如是者可将以甘药。"此甘温之品可以扶助中焦，气血化源充足，里虚之证自消，"心烦"遁形矣。"烦"从泄火治，乃治烦之常法；"烦"从温补治，乃治烦之变法。参合《金匮要略》小建中汤证之"虚劳里急、悸、衄、腹中痛、梦失精、四肢酸痛、手足烦热、咽干口燥"就更好理解小建中汤可以治疗虚劳心烦的机制了。

小建中汤的临床应用甚广，可治疗慢性胃炎、胃下垂、慢性肝炎、习惯性便秘、神经衰弱、眩晕、虚劳遗精、产后体虚等,但最常用于胃及十二指肠溃疡。然而不论治疗何种疾病都必须认识到:①本方为甘温补中之剂,虚者方可用之;②本方以甘温建中之药可治阴阳不足之病;③本方体现了寓汗于补的治法思维,可用于治疗里虚外感病。

【原文】 太阳病,过经十余日,反二三下之,后四五日,柴胡证仍在者,先与小柴胡。呕不止,心下急①,郁郁微烦者,为未解也,与大柴胡汤,下之则愈。(103)

大柴胡汤方

柴胡半斤　黄芩三两　芍药三两　半夏半升(洗)　生姜五两(切)　枳实四枚(炙)　大枣十二枚(擘)

上七味,以水一斗二升,煮取六升,去滓,再煎,温服一升,日三服。一方加大黄二两,若不加,恐不为大柴胡汤。

【注释】 ①心下急:心下,指胃上脘部。急,有窘迫之势。此指胃脘部有拘急不快或疼痛的感觉。

【提要】 少阳兼里实证的证治。

【选注】 喻嘉言:过经十余日,而不知太阳证犹未罢,反二三下之,因而致变者多矣。后四五日,柴胡汤证仍在,未有他变,本当行大柴胡汤两解表里之邪,屡因误下之深入,既非大柴胡汤下法所能服,故须先用小柴胡汤提其邪出半表,然后乃用大柴胡汤合法也。

成无己:日数过多,累经攻下,而柴胡证不罢者,亦须先与小柴胡汤,以解其表。经曰"凡柴胡汤病证而下之,若柴胡证不罢者,复与小柴胡汤者是也"。呕止者,表里和也;若呕不止,郁郁微烦者,里热已甚,结于胃中也,与大柴胡汤下其里热则愈。

章虚谷:过经十余日者,太阳之邪过于少阳经也。少阳不当下,而反二三下之,幸其人体强无他变证,后四五日柴胡证仍在者,先与小柴胡和之。若呕不止,心下急,郁郁微烦者,其陷入阳明腑邪未解也,故不用参、甘补中,仍以柴、芩、半夏之升降,姜、枣之调和,而加白芍平肝,枳实、大黄通利,使郁逆之邪,从阳明而下,是经腑兼治而大其制也。

【解析】 本条的过经与123条的过经意义略有不同。彼之过经,为病起时间而言;此之过经,为病传少阳而言。根据"仍"字来看,可知未下前已具有柴胡证。文中"先与小柴胡汤"之"先"字,已寓有后与大柴胡汤之意。盖攻下之法,仅可荡涤在内之食、水、燥结实邪,不能解半表半里之积热。且津液愈耗,其热愈甚。所谓"柴胡证仍在者",我以为当是大小柴胡证均在,先以小柴胡汤解半表半里之热,更以大柴胡汤解半表半里之结,即所谓"阳证先外后内"之法。小柴胡汤偏于半表,大柴胡汤偏于半里。

【验案】 羽流蒋尊病,其初心烦喜呕,往来寒热,医初以小柴胡汤与之,不除。

予诊之曰,脉洪大而实,热结在里,小柴胡安能除也。仲景云伤寒十余日,热结在里,复往来寒热者,与大柴胡汤,二服而病除。(《伤寒九十论》)

【原文】 伤寒十三日不解,胸胁满而呕,日晡所发潮热,已而微利,此本柴胡证,下之以不得利,今反利者,知医以丸药下之,此非其治也。潮热者,实也,先宜服小柴胡汤以解外,后以柴胡加芒硝汤主之。(104)

柴胡加芒硝汤方

柴胡二两十六铢　黄芩一两　人参一两　甘草一两(炙)　生姜一两(切)　半夏二十铢(本云五枚,洗)　大枣四枚(擘)芒硝二两

上八味,以水四升,煮取二升,去滓,内芒硝,更煮微沸,分温再服。不解,更作。

臣亿等谨按:《金匮玉函》方中无芒硝。别一方云,以水七升,下芒硝二合,大黄四两,桑螵蛸五枚,煮取一升半,服五合,微下即愈。本云,柴胡再服,以解其外,余二升加芒硝、大黄、桑螵蛸也。

【提要】 少阳兼里实的证治。

【选注】 成无己:伤寒十三日,再传经尽当解之时也。若不解,胸胁苦满而呕者,邪气犹在表里之间,此为柴胡汤证,若以柴胡汤下之,则更无潮热自利,医反以丸药下之,虚其肠胃,邪热乘虚入府,日晡所发潮热,热已而利也;潮热虽为热实,然胸胁之邪未已,故先以小柴胡汤以解外,后以柴胡加芒硝汤以下胃热。

喻嘉言:胸胁满而呕,邪在少阳表里之间也;发潮热,里可攻也;微下利便未硬也。以大柴胡汤分解表邪,荡涤里热,则邪去而微利亦自止矣。若误用丸药,则徒引热邪内陷而下利,表里俱不解也。故先用小柴胡分提以解外邪,后加芒硝以涤胃中之热也。

【解析】 上述注家对"已而下利"意见不一,喻氏以为下利,"便未硬也";成氏认为下利为误治变证。根据原文中"医以丸药下之"句分析,当以成氏之说法为妥。

伤寒不解,症见胸胁满而呕,此本大柴胡汤证,应以大柴胡汤治之。医误用丸药下之,故外证不解,反见"日晡所发潮热,已而微利",虽利而内实不去,徒伤肠胃,已不能再任大柴胡汤攻下,故先服小柴胡汤以解其外,后以柴胡加芒硝汤和解之中兼泻下实热。

本条首先指出伤寒十三日后的症状,然后再层层分析出现"微利"原因,得出治疗不当而导致疾病不能尽除的结果,最后指出误治后病不除的治疗方法。

【验案】 李某,男,30岁。着凉4日,恶寒发热,胸胁疼痛,口苦而干,食欲不振,有时伴有恶心但不呕吐,发汗而不解,体温39℃,大便3日未行,下后身发潮热。舌质正常,苔薄白微黄而干,脉弦数。心率108次/分,心肺(-),肝脾(-),左下腹压痛(±),可触及粪块。此少阳兼里实之轻证。与柴胡加芒硝汤主之:柴胡10克,黄芩10克,半夏10克,党参10克(炙),甘草6克,生姜10克,芒硝10克(冲服),

大枣4枚。服用1剂,身微汗,便通,继之体温降至37℃,身发寒热等症大减。再1剂,诸症消失而愈。(孟永利《伤寒论现代研究与临床应用》)

【原文】 伤寒十三日,过经谵语者,以有热也,当以汤下之。若小便利者,大便当鞕,而反下利,脉调和①者,知医以丸药②下之,非其治也。若自下利者,脉当微厥③,今反和者,此为内实也,调胃承气汤主之。(105)

【注释】 ①脉调和:与下文"脉当微厥"相对而言。若为虚寒自利,脉当微厥,今不微厥,故谓调和。

②丸药:指汉代民间常用的泻下成药,多为几种小量烈性的药配制而成。

③脉当微厥:《伤寒论·辨不可下病脉证并治》云"厥者,脉初来大,渐渐小,更来渐渐大,是其候也"可供参考。

【提要】 阳明里实误用丸药攻下而里实仍在证治。

【选注】 汪琥:谵语者,自言也。寒邪郁里,胃中有热,热气薰膈,则神昏而自言也。谵语有热,法当以汤药涤之。若小便利者,大便当坚硬而不出,今反下利,及诊其脉又调和,而非自利之脉,知医非其治,而以丸药下之也。若其人不因误下而自利者,其脉当微,而手足见厥,此为内虚,不可下也。今脉反和,反和者,言其脉与阳明腑证不相背之意。若脉果调和,则无病矣。此为内实,故见谵语下利等证。与调胃承气汤,以下胃中之实热也。肠中坚实之物不能去,所下者,旁流溏垢耳。据仲景法,下利谵语者,有燥屎也,宜小承气汤,今改用调胃者,以医误下之故,内实不去,胃气徒伤,故于小承气汤去枳实、厚朴,而加甘草,以调和之也。因便坚实,以故复加芒硝。

张令韶:若胃气虚寒而自利者,脉当微厥。厥者,脉初来大,渐渐小,更来渐渐大也。

钱潢:微厥者,忽见微细也。微厥则正气虚衰,真阳欲亡,乃虚寒之脉证也。

【解析】 太阳表证日久不解,邪转入阳明而见谵语者,是里有实热之证,当用汤药下之。若见小便利者,大便当硬;今大便反利,脉反调和者,此因误用丸药攻下所致。丸药性缓,不能尽除实热,故见下利,脉沉实。凡阳明热实证,宜速不宜迟,宜汤不宜丸。用丸药攻逐阳明里热实证是不得当的,故云:非其治也。

若自下利者,当伴有脉微手足逆冷,今脉反见沉实,属阳明里实证,用调胃承气汤泻热和胃,润燥软坚。

太阳转入阳明误治后的辨证。下利,脉沉实者,因误用丸药攻下后所致,这是治疗失误的缘故;若自下利者,当伴有脉微手足逆冷,属阴寒内盛所致,若脉沉而有力,此为阳明内实证,治用调胃承气汤。文中"下利",属后世"热结旁流"类。

【原文】 太阳病不解,热结膀胱①,其人如狂②,血自下,下者愈。其外不解者,尚未可攻,当先解其外;外解已,但少腹急结③者,乃可攻之,宜桃核承气汤。(106)

桃核承气汤方

桃仁五十个(去皮尖)　大黄四两　桂枝二两(去皮)　甘草二两(炙)　芒硝二两

上五味,以水七升,煮取二升半,去滓,内芒硝,更上火,微沸下火,先食温服五合,日三服,当微利。

【注释】　①热结膀胱:膀胱,此处泛指小腹部位,非特指膀胱之腑。热结膀胱,指邪热结聚在少腹下焦部位。

②其人如狂:是指神志异常,似狂非狂,较发狂为轻。

③少腹急结:自觉小腹部如物结聚,急迫不舒,而按之亦有轻度硬紧之感。

【提要】　太阳蓄血病因证治。

【选注】　《金鉴》:太阳病不解,当传阳明,若不传阳明而邪热随经瘀于膀胱营分,则其人必如狂。如狂者,瘀热内结,心为所扰,有似于狂也。当此之时,血若自下,下者自愈,若不自下或下而未尽,则热与瘀血下蓄膀胱,必少腹急结也。设外证不解者,尚未可攻,当先以麻黄汤解外,外解已,但少腹急结痛者,乃可攻之,宜桃核承气汤。

尤在泾:太阳之邪不从表出而内传于府,与血相搏,名曰蓄血,其人当如狂,所谓蓄血在下,其人如狂是也;其证当下血,血下则热随血出而愈,所谓血病见血自愈也;如其不愈而少腹急者,必以法攻而去之。然其外证不解者,则尚未可攻,攻之恐血去而邪复入里也,是必先解其外之邪而后攻其里之血,所谓从外之内而盛于内者,先治其外而后治其内也。

柯韵伯:阳气太重,标本俱病,故其人如狂,血得热则行,故尿血也,血下则不结,故愈。冲任之血,合于少腹,热极则血不下而反结,故急。然病自外来者,当先审表热之轻重以治其表,继用桃仁承气汤以攻其里之结血。此少腹未硬满,故不用抵当,然服五合取微利亦不欲下意。

沈金鳌:此小便尿血也,缘阳气太重,标本俱病,血得热则行,故尿血。若热极则血反结,少腹为膀胱之室,故膀胱之热结,少腹必急结,尚未硬满,故不用抵当,只用承专。

钱潢:盖太阳在经之表邪末解,故热邪随经,内入于府,而瘀热结于膀胱,则热在下焦,血受煎迫,故溢入迴肠,其所不能自下者,蓄积于少腹而急结也……若果膀胱之血,蓄而不行,则膀胱瘀塞,下文所谓少腹硬满,小便自利者又何自出乎? 历见蓄血必从大便而出,未见有伤寒蓄血而出于小便者。若果出于小便,因何反用桃仁承气及抵当通其大便乎!

【解析】　第一段自"太阳病不解"至"下者愈",论述蓄血证的形成及血下可愈之转机。太阳表邪不解,循经入里化热,与血相结于下焦,即"太阳病不解,热结膀胱"。证见"其人如狂",乃血热互结,灼热上扰心神所致。"如狂"指患者的视听言动时慧时昧,然尚有别于打人毁物、骂詈不避亲疏之"发狂"。本证尚属邪热与血初结,热重而瘀轻,病势较为轻浅,故有"血自下,下者愈"的机转。

第二段自"其外不解者"至"当先解其外",论先表后里之治疗原则。本证血热初结,虽然病势较为轻浅,但若不能自下者,则须用药攻逐。此时应该注意,外有表证不解者尚不可攻,应先发汗解表,待表证解除以后,乃可攻之。

第三段自"外解已"至文末,论蓄血证的治疗。若外证已解,表现为"少腹急结",此为瘀热互结于下焦,气血凝滞不通所致。"急结"是指疼痛、胀满、拘急不舒。血与热结,气血不通,瘀血已无自下之可能,故当须攻之,宜桃核承气汤活血化瘀,泄下邪热。

太阳蓄水和太阳蓄血两证皆为太阳经表之邪不解而随经入里所致,然其病变一在膀胱气分,使气化失常,故必见小便不利;一在下焦血分,热与血相结,故见神志如狂,因不关气分,所以小便自利。可见两者鉴别要点在于小便利与不利,以及神志正常与否。

【验案】 李某,年二十余,先患外感,诸医杂治,证屡变,医者却走。其父不远数十里踵门求诊。审视面色微黄,少腹满胀,身无寒热,坐片刻即怒目注人,手拳紧握,伸张如欲击人状,有顷即止,嗣复如初。脉沉涩,舌苔黄暗,底面露绛红色。诊毕主人促疏方,并询病因。答曰,病已入血分,前医但知用气分药,宜其不效。《内经》言:"血在上善忘,血在下如狂。"此证即《伤寒论》热结膀胱,其人如狂也,当用桃核承气汤,即疏方授之。一剂知,二剂已,嗣以逍遥散加丹、栀、生地调理而妥。(《豚园医案》)

赵某,女,25岁,1971年8月27日初诊。由爱人代诉:患者自今年5月结婚后,月经即未来潮,自认为怀孕,后经某医院妇产科检查,并非怀孕,即用调经药医治十余天,月仍不来潮而停药。后三日,于夜间陡然烦躁不安,时哭时笑,骂詈奔走,经中西医调治,疗效不显。诊见少腹硬满,小便通利,苔黄,舌质红,尖端有紫点,脉象沉弱而结。据此脉证,乃肝气郁结,气滞血阻,冲任失调,血瘀阻滞于子宫,经闭如狂,遂先用桃仁承气汤加味。处方:桃仁三钱,大黄三钱,桂枝二钱,炙甘草二钱,赤芍三钱,丹皮四钱,茯苓三钱,玄明粉二钱(冲服)。两剂,水煎饭前服。8月29日二诊,患者服药后,大便数次,睡眠好转,其他症状也减轻,已不骂人和奔走,脉渐有缓象,两尺尤显。又按前方予二剂,服法同前。9月4日三诊,自诉服第四剂药的第一次煎药后,于9月3日夜间9时左右,少腹疼痛,又大便一次,遂即月经来潮,内有黑紫色血块。现诸症消失。再诊其脉,结脉消失,脉象和缓。遂嘱其停药一周再诊。9月12日四诊,脉象缓和,经尽病愈。从此停药,膳食静养。

【原文】 伤寒八九日,下之,胸满烦惊,小便不利,谵语,一身尽重,不可转侧

者,柴胡加龙骨牡蛎汤主之。(107)

柴胡加龙骨牡蛎汤方

柴胡四两　龙骨　黄芩　生姜(切)　铅丹　人参　桂枝(去皮)　茯苓各一两半　半夏二合半(洗)　大黄二两　牡蛎一两半(熬)　大枣六枚(擘)

上十二味,以水八升,煮取四升,内大黄,切如碁子,更煮一两沸,去滓,温服一升。本云柴胡汤,今加龙骨等。

【提要】　伤寒误下后邪气内陷证治。

【选注】　成无己:伤寒八九日,邪气已成热,而复传经之时,下之虚其里,而热不除;胸满而烦者,阳热客于胸中也;惊者,心恶热而神不守也;小便不利者,里虚津液不行也;谵语者,胃热也;一身尽重,不可转侧者,阳气内行于里,不荣于表也。

《金鉴》:伤寒八九日,邪不解,表不尽,不可下也。若下之,其邪乘虚内陷,在上者,轻则胸满,重则结胸;胸满者,热入于胸,气壅塞也。在中者,轻则烦惊,重则昏狂,烦惊谵语者,热乘在心,神不宁也。在下者,轻则小便不利,重则少腹满痛;小便不利者,热客下焦,水道阻也;邪壅三焦,则荣卫不行;水无去路,则外泄肌体,故一身尽重,不可转侧也。此柴胡加龙骨牡蛎汤主之,其大意在和解镇固,攻补兼施也。

张璐:此系少阳之里证,诸家注作心经病,误也。盖少阳有三禁,不可妄犯。虽八九日过经,下之尚且邪气内犯,胃土受伤,胆木失荣,痰聚膈上,有如是之变,故主以小柴胡和解内外,逐饮通津,加龙骨、牡蛎以镇肝胆之惊也。

【解析】　伤寒八九日,误用攻下之法,邪不得外解,内陷入里,弥漫全身。邪陷少阳,枢机不利,则见胸胁满闷;胆火上炎,胃热上蒸,心神被扰,轻者心烦,重者惊惕不安、谵语;少阳枢机不运,三焦水道不通,膀胱气化不行,则小便不利;枢机不运,三焦壅滞,气机运行不畅,则一身尽重而不可转侧。治用柴胡加龙骨牡蛎汤和解少阳,通阳泻热,重镇安神。

【验案】　案1　詹某某,男,36岁。据述数月来左胸膺隐隐作痛,易惊,入睡时尤甚,常因惊惧不能入寐,心悸闻响声增剧,有时心悸略减,即左侧委中跳动。委中不跳,心悸又剧。当时舌苔薄,脉细涩,口苦,大便干结,溲赤,畏冷。处方:柴胡、桂枝、甘草各八分,半夏、黄芩各一钱半,石决明、牡蛎各四钱,大黄、广丹各四分,龙骨二钱,生姜三片,大枣三枚。连服三剂,入睡时不惊恐,心悸已,委中不跳。(《浙江中医杂志》)

案2　陈某某,女,11岁。身材修长,状如十四、五岁,性情较躁急,据家长代诉:近年来睡时时常魇梦惊起或外出。如无恶梦,每日午后亦呀呀惊叫,余如常人。处方:柴胡、桂枝、龙胆草各八分,黄芩、半夏各一钱,茯苓、龙骨各三钱,广丹、大黄各五分,牡蛎四钱,生姜三片,大枣三枚。二剂病已,连服十剂,至今数月来见发作。

（《浙江中医杂志》）

【原文】 伤寒腹满谵语，寸口脉浮而紧，此肝乘脾也，名曰纵[1]，刺期门[2]。（108）

【注释】 ①纵：五行顺次相克的形式。《平脉法》："水行乘火，金行乘木，名曰纵。"又，纵，恣也，放也，恣纵无度之意。

②期门：为肝经募穴，第六肋间隙、距正中线三寸半，刺之可泻肝经邪气。

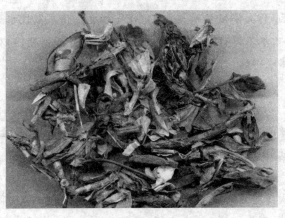

龙胆草

【提要】 肝乘脾的证治。

【选注】 成无己：腹满谵语者，脾胃疾也。浮而紧者，肝脉也。脾病见肝脉，木行乘土也。经曰，水行乘火，木行乘土，名曰纵。此其类矣。期门者，肝之募，刺之以泻肝经盛气。

柯韵伯：腹满谵语，得太阴阳明内证；脉浮而紧，得太阳阳明表脉。阴阳表里，疑似难明，则证当详辨，脉宜类推。脉法曰："脉浮而紧者，名曰弦也。"弦为肝脉，《内经》曰"诸腹胀大，皆属于热。"又曰"肝气盛者多言"。是腹满由肝火，而谵语乃肝旺所发也。肝旺则侮其所胜，直犯脾土，故曰纵。刺期门以泻之。

张令韶：纵，谓纵势而往，无所顾虑也。

《金鉴》：伤寒脉浮紧，太阳表寒证也。腹满谵语，太阴阳明里热也。欲从太阳而发汗，则有太阴阳明之里，欲从太阴阳明而下之，又有太阳之表，主治诚为两难，故不药而用刺法也。虽然太阴论中，太阳表不解，太阴腹满痛而用桂枝加大黄汤，亦可法也。此肝乘脾名曰纵，刺期门，与上文义不属，似有贻误。

【解析】 本条腹满、谵语，近似阳明腑实证，但未见腑实证的实大之脉和潮热、腹痛之症。寸口脉浮而紧，近似太阳伤寒，但不见头痛恶寒发热之表证，故非太阳病。本证之病机在于肝木亢盛，正如柯韵伯所说"是腹满由肝火，而谵语乃肝旺所发也。肝旺则侮其所胜，直犯脾土"。刺期门，以泻肝经之实邪，治病求本也。

【原文】 伤寒发热，啬啬恶寒，大渴欲饮水，其腹必满。自汗出，小便利，其病欲解，此肝乘肺也，名曰横[1]，刺期门。（109）

【注释】 ①横：五行反克的形式。如《平脉法》曰："火行乘水，木行乘金，名曰横。"

【选注】 成无己：伤寒发热，啬啬恶寒，肺病也。大渴欲饮水，肝气胜也。《玉函》作大渴欲饮酢浆,是知肝气胜也。伤寒欲饮水者愈,若不愈而腹满者,此肝行乘肺,水不得行也。经曰"木行乘金名横",刺期门以泻肝之盛气,肝肺气平,水散而津液得通,外作自汗出,内为小便利而解也。

张令韶:横,谓横肆妄行,无复忌惮也。

黄坤载:肺统卫气而性收敛,肝司营血而性疏泄,发热恶寒,大渴腹满,是金气敛闭,而木不能泄也。汗出便利,是木气发泄,而金不能收也。营泄而卫宣,故其病欲解。

【解析】 发热恶寒似太阳证,大渴腹满似阳明。但发热恶寒不见头项强痛,大渴腹满而无潮热便秘,此与太阳、阳明不同。肺主皮毛,肺病则毛窍闭,故见发热,啬啬恶寒;肺失宣降,不能通调水道,故见小便不利而腹满;木火刑金,津液被劫,不能上行,故见大渴欲饮。"若见自汗出,小便利,其病欲解",是倒装句法,应放在"刺期门"后面。本病因肝木乘肺金,侮其所不胜,故名曰"横"。仍需刺期门以泄肝邪。刺期门后,肝邪得泄,肺不受侮,毛窍通畅,则自汗出,水道通调则小便利,故其病欲解。

以上两条,虽然不同,但致病的因素都是由于肝实,一则顺次相克,肝木克脾土,故名曰"纵";一则逆次反克,本应金克木,反见肝木乘肺金,故名曰"横"。运用五行生克乘侮的理论论述了疾病的发生发展及治疗。

【原文】 太阳病,二日反躁,凡熨①其背,而大汗出,大热入胃,胃中水竭,躁烦,必发谵语。十余日振栗自下利者,此为欲解也。故其汗从腰以下不得汗,欲小便不得,反呕,欲失溲,足下恶风,大便鞭,小便当数,而反不数,及不多,大便已,头卓然而痛②,其人足心必热,谷气③下流故也。(110)

【注释】 ①熨:是火热疗法之一。民间亦有以砖烧热,外以布包放置体外用以取暖发汗的。

②卓然而痛:即突然头痛加剧。

③谷气:指人饮食后所产生的阳热之气。

【提要】 太阳病误用火攻的变证、正复欲解的证候及其后遗症的症状和机理。

【选注】 成无己:太阳病二日,则邪在表,不当发躁而反躁者,热气行于里也。反熨其背而发汗,大汗出,则胃中干燥,火热入胃,胃中燥热,躁烦而谵语,至十余日,振栗,自下利者,火邪势微,阴气复生,津液得复也,故为欲解。火邪去,大汗出,则愈。若从腰以下不得汗,则津液不得下通,故欲小便不得,热气上逆而反呕也。欲失溲、足下恶风者,气不得通于下而虚也。津液偏渗,令大便硬者,小便当数。经曰,小便数者,大便必硬也。此以火气内燥,津液不得下通,故小便不数及不多也。若火热消,津液积则硬结之便得润,因自大便也。便已,头卓然而痛者,先大便硬,则阳气不得下通,既得大便,则阳气降下,头中阳虚,故卓然而痛。谷气者,阳气也。

先阳气不通于下之时,足下恶风,今阳气得下,故足心热也。

黄坤载:太阳病,皮毛被感,表郁为热,内尚无热,候其表热传胃,日久失清,乃见烦躁。今二日之内,方入阳明,不应躁而反躁,其胃阳素盛可知,乃不用清凉,反熨其背而大汗出,火炎就燥,邪热入胃,胃中水竭,乃生躁烦,燥热薰心,必发谵语。若十余日后,微阴内复,忽振栗而自下利,则胃热下泄,此为欲解也。方其熨背取汗,火热薰腾,上虽热而下则寒,故从腰以下绝无汗意。外寒郁其内热,故膀胱闭涩,欲小便而不得,阳气升泄,不根于水,膀胱无约,时欲失溲,如此则小便当数而反不数者,津液枯也。水枯则大便干硬,便干肠结,胃热不得下达,故气逆作呕。火气上逆,故足下逆冷而恶风寒。及振栗下利,大便已行,则谷气宣畅四达,头痛而火从上散,足热而阳从下达,胃小燥热,解散无余,缘谷气以便通而下流故也。便通而头痛者,如炉底壅塞,火焰不升,一通则火即上炎也。

柯韵伯:此指火逆之轻者言之。太阳病二日,不汗出而烦躁,此大青龙证也。不知发汗而兼以清火,而反以火熨其背,背者太阳之部也。太阳被迫,因转属阳明。胃者,阳明之腑,水谷之海也,火邪入胃,胃中水竭,屎必燥硬,烦躁不止,谵语所由发也,非调胃承气下之,胃气绝矣。十余日句,接大汗出来,盖其人虽大汗出,而火热未入胃中,胃家无恙,谵语不发,烦躁已除。至二候之后,火气已衰,阳气微,故振栗而解;阴气复,故自利而解。此阴阳自和而自愈者也。故其汗至末,是倒叙法。释下利未解前症,溯其因而究其由也。言所以能自下利者,何以故?因其自汗出时,从腰以下不得汗,夫腰以下为地,地为阴,是火邪未陷入于阴位也,二肠膀胱之液俱未伤也。欲小便不得,而反呕欲失溲,此非无小便也,其津液在上焦,欲还入胃中故也。凡大便硬者,小便当数而不多,今小便反不数而反多,此应前欲小便不得句,正以明津液自还入胃中而下利之意也。利是通利,非泻利之谓,观大便已可知矣。头为诸阳之会,卓然而痛者,阴气复则阳气虚也。心必热,反应足下恶风句,前大汗出则风已去,故身不恶风,汗出不至足,故足下恶风也。今火气下流,故足心热。火气下流,则谷气因之下流,故大便自利也。大便已头痛,可与小便已阴疼者参之。欲小便不得,反失溲,小便当数,反不数,及不多,与上条小便难、小便利,俱是审其阴气之虚不虚,津液之竭不竭耳。

《金鉴》:将本条列入"太阳下篇"存疑。

陆渊雷引丹波氏云:十余日振栗自下利者,《金匮玉函经》《脉经》作十余日振栗而反汗出者,似是。欲解也故之故,《玉函》无之,亦似是。成注云,大汗出则愈,且成注文代以若字,皆与《玉函》符,极觉明畅。渊雷按:自此以下,论火逆烧针之坏证,然此条文不明畅,亦非仲景语,今从丹波氏所斠,合成注观之。

【解析】 此条可分五段来理解:

(1)"太阳病二日,反躁":叙述误用熨法之前的证候。

"太阳病"指"脉浮,头项强痛而恶寒"。"二日"指刚得病不久,邪气按正常规律应是尚未入里化热。"反躁"一句中之"反"是指出现不符合一般规律的现象;"躁"系手足躁扰不安,乃下文所述"躁烦"之轻者。它是由于内热素盛,复感寒邪,风寒束表,阳热内郁,不能外达,无形之热留扰胸膈,影响脾胃,波及其外合所致。所以正治方法应按柯琴氏之意见,采用大青龙汤,发汗解表以散外寒,辛寒除烦而清里热。

(2)"反熨其背……必发谵语":叙述误用熨法火攻的变证及其机理。

熨法属于火热疗法之一种,它既有发汗解表作用,又有散寒逐痹之功,适用于风寒湿痹和感寒而无里热、阴液不虚者。此条所述之病为表寒里热,故不应当使用熨法。今误用之,以致变端蜂起。《伤寒论》120条云:"脉浮,宜以汗解。用火灸之,邪无从出,因火而盛……名火逆也。"使用熨法之后,火气虽微,内攻有力。火热迫汗大出,表虽解而津液受伤,火邪入里,与胸膈无形之热邪相合而成"大热",由太阳传入阳明胃腑,热伤津液,致"胃中水竭"。热邪上扰神明,故"躁烦""必发谵语"。当是之时,救逆之法,按柯氏所言,用调胃承气汤釜底抽薪、泄热存阴,较为稳妥。

(3)"十余日振栗,自下利者,此为欲解也":叙述火攻变证转愈的证候。

疾病转归不外两途:一为恶化,一为向愈。使用熨法出现变证之后十余日,突然出现振栗,是津气回复,正气驱邪外达之象。"自下利"之"利",柯氏作"通利"解,其说可取。大便向下通利,是里气亦和,津液恢复之象。此病出现表里之气趋向调和,所以疾病"欲解"。值得提出的是,黄坤载认为"振栗""自下利"都属于胃热下泄,对两种症状的解释也含糊不清,容易给人造成误解。

(4)"故其汗……小便当数而反不数及不多":属插入句,补叙误火之后的变证。

"故从腰以下不得汗",是说误熨虽然"大汗出",但是由于熨的部位在背,所以出汗的范围仅限于腰以上,而腰以下未得出汗,因此足下仍然恶风。火邪入里,汗出过多,津伤胃燥则大便变硬。常见的大便变硬,如成氏所言,津液偏渗膀胱,小便应当增多。今小便反不数及不多,是津液受伤太甚的表现,故时"欲小便不得",或"欲失溲"。津液受伤,阳明腑热过盛则胃失和降,故气机上逆而反作呕吐。在阐述此段时,成无己注文中将开头的"故"字改为"若"字,陆氏认为此一改与《玉函》符,颇感明畅。笔者认为,根据《辞源》的解释,"故"在古文句子之首用作"承上之词"或"发语词"来使用,本来其意义和"若"字就无大区别,因此,无论改与不改,都不会影响对这段话的理解。

(5)"大便已……谷气下流故也":叙述火逆证之病机和证候。

此段所述之证候的解释,诸注家分歧较多。成氏认为是阳气下降,头中阳虚;

黄氏认为是阳从下达,火气上散;柯氏认为是火气下流,阳气上虚。推敲起来,均属望文生义、随文作注,不符合临床实际。结合临床所见,笔者认为,"大便已,头卓然而痛,其人足心必热"应作为火逆变证临床痊愈后的后遗症解释较妥。为什么出现头卓然而痛、足心热? 正如文中所述,是"谷气下流"的缘故。"谷气",指水谷之精气,它本来是津液的来源,这里被用来作为津液的笼统代名词。津液出于中焦,其"下流"系指流于肠中,以濡润肠道。肠道得津液之濡,则燥热可除,大便得通,令大便多日不通之人可以"大便已"。

可是,由于火逆之证使津液受伤太甚,所以虽然经患者十余日纳谷进饮食,津液有所恢复,但是在疾病转愈过程中,谷气下流,濡润肠道就要耗去大量津液,以致不能"内渗于骨空,补益脑髓"(《灵枢·五癃津液别论》)。轻者出现脑转耳鸣,重者阴虚阳亢则"头卓然而痛"。足心为少阴肾脉之分野,肾之津液不足,阴虚生内热,故其"足心必热"。这两个症状,加上大便偏干的症状,都是热性病临床治愈后,常遗留的真阴不足证候,用朱丹溪所制大补阴丸有一定疗效。

综上所述,本条对火逆证误治前后的症状、正复欲解的证候,以及临床治愈后的后遗症做了全面而系统的描述,很像一个个案病例。因此,笔者认为,将本条作为特殊经验来看待比较恰当,不同意《医宗金鉴》将它列入"存疑"的观点。

【原文】 太阳病中风,以火劫发汗,邪风被火热,血气流溢,失其常度。两阳[①]相熏灼,其身发黄。阳盛则欲衄,阴虚小便难。阴阳俱虚竭,身体则枯燥,但头汗出,剂颈而还,腹满微喘,口干咽烂,或不大便,久则谵语,甚者至哕,手足躁扰,捻衣摸床[②]。小便利者,其人可治。(111)

【注释】 ①两阳:风为阳邪,火属阳,太阳中风用火劫,故称两阳相熏灼。

②捻衣摸床:病人在昏糊的情况下,两手不自觉地摸弄衣襟与床边。

【提要】 误用火劫产生发黄等变证及其预后。

【选注】 《金鉴》:太阳病中风,不以桂枝汤汗之,而以火劫发汗,故致生诸逆也。风属于阳邪,被火益逆,故血气流溢,失其常态也。以风火俱阳,故曰两阳薰灼。热蒸血瘀,达于肌表,故其身发黄也。血为热迫,故上逆欲衄。阴虚液竭,故小便难。阴阳俱竭,故身体枯燥。阳热薰灼,阴液上越,故头汗出、剂颈而还也。热搏太阴,故腹满口燥。热传少阴,故口燥咽烂。热壅于胸,故肺热微喘。热结于胃,故不大便。愈久则热益深,故喘逆谵语、神明昏乱、手足躁扰、捻衣摸床之证见矣。凡此诸坏证,推求其源,皆由邪火逆乱,真阴立亡,多不可治。然或小便利者,则阴气尚在,故犹为可治也。可不慎于始哉!

钱潢:上文言阳盛,似不当言阴阳虚竭。然前所谓阳盛者,盖指阳邪而言,后所谓阴虚者,以正气言也。自所谓火食气,以火邪过盛,阳亦为之消烁矣。

成无己:三阳经络至颈,三阴至胸中而还,但头汗出、剂颈而还者,热气炎上,搏阳而不搏于阴也。

柯韵伯:中风伤寒之病,以阳为主,故最畏亡阳。而火逆之病,则以阴为主,故最怕阴竭。小便利者为可治,是阴不虚,津液未亡,太阳膀胱之气化犹在也。

张令韶:但头汗出,剂颈而还者,火热上攻,而津液不能周遍也。夫身体既枯燥,安能有汗,所以剂颈而还。脾为津液之主,而肺为水之上源,脾肺不能转输,故腹满微喘也。因于风者,上先受之,风火上攻,故口干咽烂。或不大便,久则谵语者,风火之阳邪,合并于阳明也。甚者至哕,火热入胃,而胃气败逆也。四肢为诸阳之本,阳实于四肢,故不能自主,而手足躁扰,捻衣摸床也。小便利者,阴液未尽消亡,而三焦决渎之官尚不失职也,故其人可治。

【解析】 本病的病机是邪风与火热之气相互为伍,外薰肌肤,内迫脏腑,造成了一个邪热炽盛,阴阳俱虚的局面,故而喘哕躁扰、循衣摸床、二便不利等险证蜂起。由于本病终是火邪为患,故而小便之通利与否,成为本病预后的关键所在。如小便利者,为津液未竭,尚可救治;如小便不利,则津液告竭,难以挽救。

对于剂颈而还一句,各家注解不一,有的说是因为热气炎上,搏阳而不搏于阴;有的说是阳热薰灼,阴液上越之故;还有的说火热上攻,津液不能周遍使然。但如果能结合本论134条太阳病误下后"若不结胸,但头汗出,余处无汗,剂颈而还,小便不利,身必发黄"和《金匮要略·黄疸病脉证并治第十五》篇中"病黄疸,发热烦喘,胸满口燥者,以病发时火劫其汗,两热所得,然黄家所得,从湿得之"一条的内容来看,发黄的病因和病机,除了两热相得外,还应该有湿邪的存在。湿与热相搏结,郁阻于肌肤,玄府之开阖失司,湿热不得从汗而泄,上蒸于头,则"但头汗出,剂颈而还",湿热困阻于中焦,脾胃失其健运之功,致使三焦之水道不通,州都之气化无能,故而小便不利。湿热既无外出之路,则氤氲薰蒸而为黄疸。所以说"但头汗出,剂颈而还"与"小便难"都应当看作是湿热为患使然。小便利,说明脾胃、三焦、膀胱各司其职,湿热之邪有外出之路,正气恢复有望,所以说尚可治愈。

另外,对"小便利者,其人可治"一句,柯氏和张氏除了从阴液是否枯竭这方面来认识外,还能联系到膀胱气化、三焦决渎的功能是否正常,这是十分难得的。因为本病终究还是"阴阳俱虚竭",其他注家只看到阴虚的一面,忽略了阳虚的一面,较之柯、张二氏,略逊一筹。正因为本病阴阳虚,湿热又盛,扶正怕碍邪,攻邪恐伤正,湿热搏结难解,所以我们认为本病是黄疸之重症,预后不良。

【原文】 伤寒脉浮,医以火迫劫之①,亡阳②,必惊狂,卧起不安者,桂枝去芍药加蜀漆牡蛎龙骨救逆汤主之。(112)

桂枝去芍药加蜀漆牡蛎龙骨救逆汤方

桂枝三两(去皮) 甘草二两(炙) 生姜三两(切) 大枣十二枚(擘) 牡蛎五两(熬) 蜀漆三两(洗去腥) 龙骨四两

上七味，以水一斗二升，先煮蜀漆，减二升，内诸药，煮取三升，去滓，温服一升。本云桂枝汤，今去芍药，加蜀漆、牡蛎、龙骨。

【注释】　①火迫劫之：用火疗（如烧针、瓦熨之类）强迫发汗。

②亡阳：指亡失心阳，此指阳气损伤的程度，非指阳气败亡。

【提要】　伤寒火劫，致心阳亡失，心神浮越的变证和治法。

【选注】　山田正珍：以火迫劫之者，谓以温针强发其汗也。下文太阳伤寒者，加温针必惊也，劫与胁古字通用，迫劫，即迫胁也……此条卧起不安，乃前条（107条）胸满之外候。救逆二字，后人所加，宜删……惊狂，卧起不安，乃火攻汗过多，遂亡其阳，火热乘虚陷脉中，上而乘心，心气为之不镇也。故于桂枝方内，去芍药加蜀漆牡蛎龙骨以镇其躁扰也……此证虽云亡阳，然而未至汗出恶寒、四肢厥冷之甚，故无取乎姜附剂也。

成无已：伤寒脉浮，责邪在表，医以火劫发汗，汗大出者，亡其阳。汗者，心之液。亡阳则心气虚，心恶热，火邪内迫，则心神浮越，故惊狂、起卧不安。与桂枝汤，解未尽表邪；去芍药，以芍药益阴，非亡阳所宜也；火邪错逆，加蜀漆之辛以散之；阳气亡脱，加龙骨、牡蛎之涩以固之。《本草》云"涩可去脱"，龙骨、牡蛎之属是也。

孙纯一：亡阳者，心阳被火迫劫而不内守，故曰亡阳也。惊狂、起卧不安者，以热攻寒，邪被火迫不得外泄而内扰神明，心虚阳浮，而邪扰之故，惊狂甚则起卧不安也。桂枝去芍药加蜀漆龙骨牡蛎救逆汤主之。桂枝去芍药者，因心阳虚，神气外浮，故去芍药，仍用桂枝以助心阳，甘草以和中，生姜、大枣调和营卫，重加龙骨、牡蛎震慑安神。心气虚则痰浊易生，故加蜀漆以涤痰逐邪。因病势急，故名桂枝去芍药加蜀漆龙骨牡蛎救逆汤。

《金鉴》：伤寒脉浮，医不用麻桂之药，而以火劫取汗，汗过亡阳，故见惊狂，起卧不安之证。盖由火劫之误，热气从心，且大脱津液，神明失倚也。然不用附子、四逆辈者，以其为火劫亡阳也。宜以桂枝汤法芍药加蜀漆龙骨牡蛎救逆汤主之。去芍药者，恐其阴性迟滞，兼制桂枝不能迅去其外，反失救急之旨，况既加龙、蛎之固脱，亦不须芍药之酸收也。蜀漆气寒味苦，寒能胜热，苦能降逆，火邪错逆，在所必需。

喻嘉言：篇中误服大青龙汤厥逆、筋惕肉瞤而亡阳者，乃汗多所致，故用真武汤救之。此以火迫劫而亡阳者，乃方寸元阳之神，被火迫劫而飞腾散乱，故惊狂、起卧不安，有如此者，少缓须臾，神丹莫挽矣，故以此汤救之。盖神气散乱，当求之于阳，桂枝汤阳药也，然必去芍药之阴敛，始得疾趋以达于阳位。更加蜀漆者，缘蜀漆之性最急，又加龙骨、牡蛎，有形之骨属，为之舟楫，以载神而返其宅也。

方有执：亡阳者，阳以气言，火能助气，甚则反耗气也。惊狂、起卧不安者，神者，阳之灵，阳亡则神散乱，所以动皆不安，阳主动也。

柯韵伯：伤寒者，寒伤君主之阳也。以火迫劫汗，并亡离中之阴，此为火逆矣。妄汗亡阴，而曰亡阳者，心阳为阳中之太阳，故心之液为阳之汗也。惊狂者，神明扰乱也。阴不藏精，惊发于内；阳不能固，狂发于外。起卧不安者，起则狂，卧则惊也。凡发热自汗者，是心液不收，桂枝方用芍药，是酸以收之也。此因迫汗，津液既亡，无液可敛，故去芍药。加龙骨者，取其咸以补心，重以镇怯，涩以固脱，故曰救逆也。且去芍药之酸，则肝家得辛甘之补，加牡蛎之咸，肾家有既济之力，此虚则补母之法，又五行承制之妙理也。蜀漆不见本草，未详何物，诸云常山苗则谬。

尤在泾：阳者心之阳，即神明也。亡阳者，火气通于心，神被火迫不守，此与发汗亡阳者不同。发汗者，摇其精则厥逆，筋惕肉瞤，故当用四逆；被火者，动其神则惊狂，起卧不安，故当用龙、蛎。其去芍药者，盖欲以甘草急复心阳，而不须酸味更益营气也。与发汗后，其人叉手自冒心，心下悸欲得按者，用桂枝甘草汤同意。蜀漆即常山苗，味辛，能去胸中邪结气，此证火气内迫心包，故须之逐邪而安正耳。

承淡安：伤寒、脉浮，病在表也，应以汗解，医则以火迫劫取其汗，致卫阳亡于外，火毒劫于内，而为惊狂、卧起不安。以表证未解，仍用桂枝汤；以起卧不安，胸有痰浊，去芍药而加蜀漆；以其惊狂，复加龙、牡以镇之。

钱潢：火迫者，或熏，或熨，或烧针，皆是也。劫者，要挟逼胁之称也。以火劫之，而强逼其汗，阳气随汗而泄，致卫阳丧亡，而真阳飞越矣。

汪琥：伤寒脉浮者，是伤寒见风脉也。风脉既见，其为表虚可知，医人误以火迫劫之，汗乃大出而亡其阳……夫亡阳者，汗必多，汗为血液，何不用芍药以和营，以方中已有牡蛎之咸寒，龙骨之收涩，而芍药可不用也。且也，牡蛎、龙骨兼能胜火热之气而镇惊狂。其加蜀漆者，必病人素有痰热结于胸膈，至此，复挟火邪错逆，故用蜀漆之辛以散之也。否则亡阳证，而用此暴悍之剂，大非所宜。又桂枝汤中，生姜一味亦太辛散，虽有寒邪，宜稍减用之。

张隐庵：伤寒脉浮，病在太阳之表，以火迫劫，则阳气外亡矣。亡阳则神失其养，必惊狂而起卧不安也。用桂枝保助心神；龙骨、牡蛎启水中之生阳；蜀漆乃常山之苗，从阴达阳，以清火热；甘草、姜枣，助中焦水谷之精，以生此神；芍药苦泄，故去之。夫太阳合心主之神，外浮于肤表，以火迫劫之，此为逆也。用桂枝加蜀漆牡蛎龙骨汤，启下焦之生气，助中焦之谷精，以续外亡之阳，故名曰救逆。

陆渊雷：此条之亡阳，与附子四逆证之亡阳意义稍异，所亡者是肌表之卫阳，而其人适阳盛者，于是胸腹内脏之阳上冲以补其阙失，冲气剧而胸腹动甚，有似惊狂者，卧起不安，即惊狂之状也。

【解析】　1.诸家对导致惊狂、卧起不安的认识有所不同

（1）认为惊狂的产生，是因为汗多亡心阳，再加火邪内迫心神，致使心神浮越而为惊狂，如山田氏、成氏、承氏、《医宗金鉴》等。

（2）认为惊狂、卧起不安的产生，是由于火迫劫之，而火扰心神，致使心神不守，肝风内动，而为惊狂、卧起不安，如尤氏、喻氏、章氏（见"〔方解〕"）。

（3）认为惊狂、卧起不安的产生，是因为以火迫劫之，汗出过多，既损津液，又伤阳气，使心失所养，神不内守而为惊狂，卧起不安，如柯氏、张氏。

（4）认为惊狂、卧起不安的产生，是由于火迫劫之，汗出过多，损伤心阳，再加外邪被火迫之后，不得外泄而内扰于心，即心阴虚阳浮而邪扰之，故为惊狂、卧起不安，如孙氏。

（5）认为惊狂、卧起不安的产生，是因为火劫迫汗，损伤卫阳，而胸腹内脏之阳上冲以补其阙失，冲气剧而胸腹动甚，故有似惊狂、卧起不安，如陆氏。

上述几种对导致惊狂、卧起不安的看法，当以第一种为是。因为伤寒脉浮是病邪在表，当以麻黄汤发汗，或桂枝汤解肌。若用火法劫汗，以致大汗淋漓，汗为心之液，汗出过多，不但耗伤津液，也会损伤心阳，汗出液伤，阴不能敛阳，神不内守，再加火邪内迫于心，致使心阴虚阳浮，心神失养，神不内藏，故惊狂、卧起不安。

2.关于亡阳

以上诸家，对本条所论之亡阳，有不同的看法，可归纳为以下三方面：①认为是亡心阳，如成氏、孙氏、喻氏、尤氏、《医宗金鉴》中。②认为是亡卫阳，如承氏、陆氏、钱氏等。③只指出是亡阳，而不具体说明是哪一种，如山田氏、方氏等。

《伤寒论》中对于亡阳的论述，可归纳为亡心阳、亡肾阳和亡卫阳三个方面，其主要论述条文，有以下数条。

（1）亡心阳：①"伤寒脉浮，医以火迫劫之，亡阳必惊狂、卧起不安者，桂枝去芍药加蜀漆牡蛎龙骨救逆汤主之。"（112条）②"发汗多，若重发汗者，亡其阳，谵语，脉短者死，脉自和者不死。"（211条）③即38条大青龙汤证的服法禁忌所论述的"一服汗者，停后服，若复服，汗多亡阳，遂虚，恶风烦躁，不得眠也"。

心藏神，汗出过多，不但耗伤津液，也会损伤心阳，"阳气者，精则养神"（《素问·生气通天论》），心阳损伤，神失所养而不内守，再加火邪内迫，故出现惊狂、卧起不安、谵语、烦躁、不得眠等神志症状，治宜复阳镇惊安神，方用桂枝去芍药加蜀漆牡蛎龙骨救逆汤。

（2）亡肾阳：①"太阳中风，脉浮紧，发热恶寒，身疼痛，不汗出而烦躁者，大青龙汤主之。若脉微弱，汗出恶风者，不可服。服之则厥逆，筋惕肉瞤，此为逆也。"（38条）②"太阳病发汗，汗出不解，其人仍发热，心下悸，头眩身瞤动，振振欲擗地者，真武汤主之。"（82条）③"病人脉阴阳俱紧，反汗出者，亡阳也，此属少阴，法当咽痛而复吐利。"（283条）

肾为先天之本，内寓元阴元阳而主水，发汗太过，损伤肾阳，致使阳虚水逆，"阳气者，精则养神，柔则养筋"（《素问·生气通天论》）。肾阳虚不能温煦经脉和制水,阳虚水逆,故有厥逆下利、脉微细、筋惕肉瞤、头眩、身瞤动等症状出现,治宜温肾回阳,方用真武汤、四逆汤等。

(3)亡卫阳:①"太阳病,发汗遂漏不止,其人恶风,小便难,四肢微急,难以屈伸者,桂枝加附子汤主之。"(20条)②"若微寒者,桂枝去芍药加附子汤主之。"(22条)③"发汗病不解,反恶寒者,虚故也,芍药甘草附子汤主之。"(68条)

发汗太过或汗不如法,汗为人体的阴液与阳气所化,大汗不但伤阴,也可亡阳,"阳者,卫外而为固也"(《素问·生气通天论》)。阳虚不能卫外,故产生汗多、恶风寒等症状,治宜固卫阳,方用桂枝加附子汤或芍药甘草附子汤等。

通过以上讨论,我们可以看出,本条所论亡阳,当是亡心阳。

3.关于心阳损伤几个方面的比较

(1)桂枝甘草汤:"发汗过多,其人叉手自冒心,心下悸欲得按者,桂枝甘草汤主之。"本方心阳损伤轻,只有心下悸,故只用桂枝温心阳,甘草益心气。

(2)茯苓桂枝甘草大枣汤:"发汗后,其人脐下悸者,欲作奔豚,茯苓桂枝甘草大枣汤主之。"本方为心阳损伤较轻而肾水上逆,故方中用桂枝温心阳,甘草益心气,茯苓、大枣安肾气、培中土以治水邪。

(3)桂枝甘草龙骨牡蛎汤:"火逆下之,因烧针烦躁者,桂枝甘草龙骨牡蛎汤主之。"本方为心阳受损较重,再加以火邪内迫,致神不内守,心神烦乱,故方中用桂枝温心阳,甘草益心气,龙骨、牡蛎安神镇惊。

(4)桂枝去芍药加蜀漆牡蛎龙骨救逆汤:"伤寒脉浮,医以火迫劫之,亡阳必惊狂,卧起不安者,桂枝去芍药加蜀漆牡蛎龙骨救逆汤主之。"本方为心阳损伤最重,再加火邪内迫,致神不内守,浮越于外,故用桂枝温心阳,甘草益心气,牡蛎、龙骨安神镇惊,蜀漆通泄阳热之邪,生姜、大枣以资助中焦之气。

【验案】 梁某,男,36岁,病因大惊而起,日夜恐惧不安,晚上不敢独宿,即使有人陪伴,也难安寐而时惊醒;白天不敢独行,即使有人陪伴,也触目多惊而畏不前,每逢可怕之事,即自发呆,而身寒、肢厥、拘急并引入阴筋,手足心出汗,发作过后,则矢气、尿多,饮食减少,舌淡苔白,脉弦。1964年6月1日初诊,我即投以桂枝汤去芍药加龙骨牡蛎等(桂枝四钱,炙甘草八钱,生姜三钱,大枣六枚,生龙骨一两,远志三钱,桂圆肉二两,小麦二两)连服三剂,夜寐渐安,恐惧感明显减退,发呆次数大减,可以独自出外行走,不再需人陪伴。(万友生讲稿《桂枝汤及其加减法的理论探讨和临床运用》)

按:本案虽为桂枝去芍药加蜀漆牡蛎龙骨救逆汤的加减运用,但也可看出,本方对心肝阳虚,神魂不宁之证,疗效是较好的,确有温心阳、益心气、镇静安神之功效。

【原文】 形作伤寒①,其脉不弦紧而弱。弱者必渴,被火必谵语。弱者发热脉

浮,解之当汗出愈。(113)

【注释】 ①形作伤寒:是指病的症状,好像伤寒。

【按语】

见到恶寒,发热,头痛的表证,可根据脉象的变化,推测疾病的寒热,若脉弦紧,病属伤寒;若脉不弦紧而渴,属于里热,阴津不足,故必见口渴。若误用火法必谵语。阴津不足而伴见脉浮者,解之当汗出而愈。温病学家吴鞠通指出:"温病亦喜发汗,发汗则宜辛凉。"

【提要】 里虚不得用火法治疗。

【选注】 成无己:形作伤寒,谓头痛身热也,脉不弦紧,则无伤寒表脉也。经曰"诸弱发热"则脉弱为里热,故云弱者必渴。若被火气,两热相合,搏于胃中,胃中躁烦,必发谵语;脉弱发热者,得脉浮为邪气还表,当汗出而解矣。

《金鉴》:三"弱"字,当俱是"数"字,若是"弱"字,热从何有?不但文义不属,且论中并无此说。形作伤寒者,言其病形作伤寒之状也。但其脉不弦紧而数,数者热也。脉浮数热在表,太阳证也;沉数热在里,阳明证也。数脉为热,热入阳明,故必口渴;若被火劫,其热更甚,故必谵语,脉数之病,虽皆发热,然其施治不无别焉。若脉浮数,发热,解之当以汗,汗出可愈,宜大青龙汤;脉沉数,发热,解之当以下,下之可愈,宜调胃承气汤;若脉数无表里证,惟发热而渴、谵语者,不可汗下,宜白虎汤、黄连解毒汤,清之可也。

孙纯一:形作伤寒,有头痛、身热等症也。伤寒脉当弦紧,今不弦紧而反弱者,为病实而正虚也。脉弱为阴不足,而邪气乘之,生热损阴,则必发渴,即太阳病发热而渴,不恶寒者为温病也。被火劫汗,两热相合,邪热愈炽,扰及神明,必神昏谵语矣。弱者发热脉浮,则邪欲出表,阴气虽虚,解之使汗而愈,宜用辛凉解表,忌辛温解表法。

钱潢:此温病之似伤寒者也。形作伤寒者,谓其形象有似乎伤寒,亦有颈项强痛、发热体痛、恶寒无汗之症,而实非伤寒也。因其脉不似伤寒之弦紧而反弱,弱者细软无力之谓也。如今之发斑者,每见轻软细数无伦之脉,而其实则口燥舌焦,齿垢目赤,发热谵语,乃脉不应证之病也。故弱者必渴,以脉虽似弱,而邪热则盛于里,故胃热而渴也。以邪热炽盛之证,又形似伤寒之无汗,故误用火劫取汗之法,必致温邪得火,邪热愈炽,胃热神昏而语言不伦,遂成重剧难治之病矣。若前所谓,其脉不弦紧而弱者,身发热而又见浮脉,乃弱脉变为浮脉,为邪气还表,而复归于太阳也,宜用解散之法,当汗出而愈矣。

柯韵伯:形作伤寒,见恶寒、体痛、厥逆,脉当弦紧,而反浮弱,其本虚可知,此东垣所云劳倦内伤证也。夫脉弱者,阳不足,阳气陷入阴分必渴,渴者液虚故也。若以恶寒而用火攻，津液亡，必胃实而谵语，然脉虽弱而发热，身痛不休，宜消息和解其外，谅非麻黄所宜，必桂枝汤啜热稀粥，汗出则愈矣，此为挟虚伤寒之证。

尤在泾：形作伤寒，其脉当弦紧，而反弱，为病实而正虚也。脉弱而阴不足，而邪气乘之，生热损阴，则必发渴，及更以火劫汗，两热相合，胃中躁烦，汗必不出而谵语立至矣。若发热脉浮，则邪欲出表，阴气虽虚，可解之，使从汗而愈，如前桂枝二越婢一法；若脉不浮，则邪热内扰，将救阴之不暇，而可更取其汗耶。

顾尚之：形作伤寒，无汗可知，乃脉不紧而弱，则又似桂枝证，况弱脉不渴者多矣。而云弱者必渴，则必另有液亏之证，而不可过劫其阴，故被火而谵语。发热脉浮，当以汗解，借用桂枝二越婢一汤，庶乎近之。

汪琥：愚疑以"发热"二字当在渴字之前。形作伤寒，言病人之形，似太阳伤寒，头项强痛，恶寒而无汗矣。及诊其脉，不弦紧而反弱，弱者，风脉也，风为阳，其人必发热而渴，误被火劫。汗虽不出，风火相合，热搏于胃，胃中躁烦，必至谵语。然此谵语者，非胃实，不可下也。还诊其脉，而弱中带浮，邪仍在表，解之法，当用药使汗出而愈。按此条论，仲景无治法，《补亡论》则用救逆汤，误矣。愚意云，宜大青龙汤，更加凉药主之。

《伤寒论译释》：认为本条是温病有四个根据：①形作伤寒，脉不弦紧而弱，浮紧为表寒，弱与紧为相对而言，既不称紧，其无表寒可知，然既有寒热头痛等症，总属外感一类。②弱者必渴，脉弱是温邪内炽，阴血不足之证，阴不足故口渴。③被火必谵语，原属温邪，被火是火上加油，故必发谵语。④发热脉浮，解之当汗出愈，虽非寒邪，但脉浮总是外出之机，故可用辛凉解肌发汗之法。

本证似为温病初期症状。因其恶寒、发热、头痛等症类似伤寒，所以说形作伤寒。但伤寒脉浮，按之必弦紧，今脉反弱，弱是阴不足的表现，而且口渴更是有热的确据。原是温邪，当然不能用火法治疗，假使误火，必邪热愈炽，胃热神昏，就要发生言语谵妄等变证。如本证脉弱兼有浮象，是邪气有外出之机，可用解表的方法以发其汗，汗出便可痊愈。但是这种汗法，不是麻黄、桂枝辛温发汗所宜的，后人吴鞠通在《温病条辨》中说："温病亦喜发汗，发汗则宜辛凉解肌。"因此，我们可以从汗病发汗方中选择恰当的方药。"被火必谵语"句，亦属于倒装文法，应放在"解之当汗出愈"句后，意思是不用汗法而用火法，就会产生谵语的变证。本条与第6条温病误治脉证互看，其理益明。

【解析】 综上可以看出，诸家对本条持有不同见解，可归纳为以下几个方面：①认为本条所述是里热证，如成氏、《医宗金鉴》等，《医宗金鉴》并指出如果脉浮发热可用大青龙汤治疗；②认为本条是温病，如钱氏、孙氏和《伤寒论译释》，《伤寒论译释》并列出四条根据；③认为本条是阴亏之体而又感受外邪，如尤氏、顾氏；④认为本条是属劳倦内伤而又外感风寒的挟虚伤寒之证，如柯氏等。

根据以上所述和原文精神,当以尤氏、顾氏之说为是,即阴虚之体而又外感寒邪。外感寒邪故形似伤寒而有头痛、身热等症,阴虚液不足故脉弱而渴。脉弱而渴也是与体实之人感寒不同之处,是辨证的要点。若误用火攻,是阴虚被火,胃中津液愈虚,火邪越炽,故"必发谵语";若发热而脉弱中见浮,示正气尚能达表,可驱邪外出,所以说"解之当汗出愈",可酌用《千金方》加减葳蕤汤。

　　【原文】　太阳病,以火熏之,不得汗,其人必躁,到经不解,必清血^①,名为火邪。(114)

　　【注释】　①清血:即便血。

　　【提要】　太阳病误用火法而发生便血证。

　　【选注】　成无己:此火邪逼血,而血下行者也。太阳病用火熏之,不得汗,则热无从出,阴虚被火,必发躁也。六日传经尽,至七日再到太阳经,则热气当解,热气逼血下行,必清血。

　　张隐庵:太阳病以火熏之,则伤其表阳之气;不得汗,则不得阴液以和之。火伤心主之神,故其人必躁。躁者,上伤心主之神,而下动少阴之气也。到经者,成氏谓复到太阳之经,则当汗出而解。若不解,则火气内攻,必动其血而下圊矣。

　　喻嘉言:名为火邪,示人以治火邪,而不治其血也。

　　《金鉴》:太阳病,以火熏之不得汗,其人必内热躁甚,阴液愈伤,阳不得阴,无从化汗,故反致不解也。其火袭入阴中,伤其阴络,迫血下行,故必圊血也。命名火邪,示人以当治火邪,不必治圊血也。

　　方有执:躁,手足疾动也;到,犹言反也,谓徒躁扰而反不得解也。汗为血之液,血得热则行,火性大热,既不得汗,则血必横溢,所以必圊血也。

　　程郊倩:太阳病以火熏之,取汗竟不得汗,其液之素少可知,盖阳不得阴,则无从化汗也。阴虚被火,热无从出,故其人躁扰不宁也。到经者,随经入里也。火邪内攻,由浅入深,循行一周,经既尽矣。若不解则热邪且陷入血室矣,必当圊血,缘阳邪不从汗解,因火袭入阴络,故逼血下行。名为火邪,苟火邪不尽,圊血必不止。故申其示人以治火邪,而不治其血也。

　　唐容川:此与热入血室、热结膀胱、蓄血等证,皆是指血室而言。

　　舒驰远:火邪迫血,皆无汗而致,若有汗,阳邪有其出路矣,自无迫血之事也。上条(111条)血从上逆者,是风伤卫,风性上行,故欲衄;此条下趋阴窍者,是寒伤荣,寒性下行,故圊血。

　　汪琥:太阳病,本无汗,此麻黄汤证也。医人误以火熏迫之,究不得汗,热原无从出,火邪入胃,以故发躁而不宁也。寒伤营而汗又为血液。到经不解者,太阳到六七日,为传经已尽,邪仍不解,则胃中所郁火热之邪,将迫血下行而如圊矣。此名为火邪者,是申明圊血之故,实由火邪所迫而言也。按此条论,仲景无治法。《补亡论》常器之云,可依前救逆汤、黄芩芍药汤。愚以黄芩芍药汤,庶几犹可;救逆汤,还宜加减用之。

丹波元简:案"到经"二字未详。方氏无"经"字,注云"到,反也,反不得解也"。喻氏不解,志聪、锡驹、钱氏、汪氏并从成注。柯氏改为"过经"。程氏云"到经者,随经入里也"。魏氏云"火邪散到经络之间为害"。数说未知孰是,姑依成解。

王肯堂:到,与倒通,反也。到不解者,犹云反不解而加甚也。本文称太阳病,则不可便注为传经尽也。

尤在泾:此火邪迫血,而血下行者也。太阳表病用火薰之,而不得汗,则邪无从出,热气内攻,必发躁也。六日传经尽,至七日则病当解,若不解,火邪迫血,下走肠间,则必圊血。圊血,便血也。

孙纯一:清作圊,圊血即便血之意。太阳病用以火薰法不得汗,因而火热内迫,热扰于血而作躁,到七日传经之期而不解,必伤及血络而便血,拟用葛根黄芩黄连汤加贯众炭一两治之。

【解析】 本条主要是论述天陌表证,误用火薰治疗而发生便血的火逆证治。对于导致便血的病因病机,诸家的认识基本上是一致的,即误用火法以治太阳表证,病不解而火气反而内攻,损伤阴络,迫血下行而为便血。

对躁扰不安的认识,有的认为是火伤心神,如张隐庵;有的认为是热邪入胃,如汪氏;有的认为是阴虚被火,热无从出,如成氏、程氏。但从全文来看,当以火伤心神解释较好。因本条是因误用火法,火邪内迫,深入营血,损伤阴络,迫血下行而为便血,心主神志又主血,热在血分,热扰心神故有躁扰不安之症。

对"到经"的认识,各家不同。成氏、尤氏等认为到经是指到太阳经,即"太阳病,头痛至七日以上自愈者,以行其经尽故也"之意;而王氏和方氏认为"到"与"倒"通,是反不解而加甚之意。但从本条病因病理来看,躁扰不安是火热内陷而扰心神,如果经过几天躁扰不解,热邪郁久,必定更加炽盛,损伤阴络而为便血。根据以上所述,对"到经"的理解,当以成氏之说为是,但不必拘于其七日之说。

关于本条治法,孙氏认为可用葛根黄芩黄连汤加贯众炭治疗,可资参考。

【原文】 脉浮热甚,而反灸①之,此为实。实以虚治,因火而动,必咽燥吐血。(115)

【注释】 ①灸:即是以艾炷燃火置于一定部位的治疗方法。

【提要】 表实阳热证候,误用灸治而致咽燥吐血的变证。

【选注】 成无己:此火邪迫热,而血上行者也。脉浮热甚为表实,医以脉浮为虚,用火灸之,因火气动血,迫血上行,故咽燥唾血。

喻嘉言:脉浮热甚,邪气甚也。邪气盛则实,反灸之,是实以虚治也。血随火炎而妄逆,在所必至矣。咽燥者,火势上逼,枯涸之应耳。

尤在泾：此火邪迫血，而血上行者也。脉浮热甚，此为表实，古法泻多用针，补多用灸，医不知而反灸之，是实以虚治也。两实相合，迫血妄行，必咽燥而唾血。

程郊倩：脉浮热甚，无灸之理，而反灸之，由其人虚实不辨故也。表实有热，误认虚寒，而用灸法，热无从泄，因火而动，自然内攻，邪束于外，火攻于内，肺金被伤，故咽燥而吐血。

张令韶：上节（114条）以火熏发汗，反动其血，血即汗，汗即血，不出于毛窍而为汗，即出于阴窍而圊血。此节言阳不下陷，而反以下陷灸之，以致迫血上行而唾血。

《金鉴》：脉浮热甚，实热在表也，无灸之之理，而反灸之，此为实实，谓其误以实为虚也。故热因火动，其势炎炎，致咽燥而吐血必矣。盖上条（114条）火伤阴分，迫血下行，故令圊血；此条火伤阳分，迫血上行，故吐血也。

陈修园：手少阴之脉上膈挟咽，火气循经上出于阳络。经云"阳络伤则血外溢是也"。大黄泻心汤可用，或加黄芩。

汪琥：脉浮热甚，乃风邪盛于表，此为表实，灸法多补，病惟虚寒者宜之。今者表有风热而反灸，是以实作虚治也。邪因火动，内搏于胃，故咽燥而唾血。此条论，仲景无治法，《补亡论》常器之云，可依前救逆汤，误矣。愚意云，宜犀角地黄汤。

孙纯一：脉浮热甚者，表热甚之症也，宜发散表邪，而反灸之，此为表实证。表实证用治虚寒灸法治之，是实所其实。因火上亢而动其上焦之血，必火灼津液而咽喉干燥，火灼动血而吐血，拟用黄芩黄连大黄泻心汤加贯众炭治之。

【解析】　脉浮热盛，表热里实，反用灸法，以热治热，必致火热亢盛，火热上炎，而致咽燥吐血的变证。

上条是火邪下迫，热伤阴络的便血证；本条是火邪上炎，灼伤阳络的吐血证。

【原文】　微数之脉，慎不可灸，因火为邪，则为烦逆，追虚逐实①，血散脉中，火气虽微，内攻有力，焦骨伤筋②，血难复也。脉浮，宜以汗解，用火灸之，邪无从出③，因火而盛，病从腰以下必重而痹，名火逆也。欲自解者，必当先烦，烦乃有汗而解。何以知之？脉浮，故知汗出解。（116）

【注释】　①追虚逐实：血本虚而用火法，劫伤阴津，是为追虚；热本实，更用火法，增加里热，是为逐实。

②焦骨伤筋：血为火劫，筋骨失去营血的濡养，故云：焦骨伤筋。

③邪无从出：误治后表邪不得从汗而解。

【提要】　误用火法的变证及自愈的机转。

【选注】　成无己：微数之脉，则为热也，灸则除寒，不能散热，是慎不可灸也。若反灸之，热因火则甚，遂为烦逆，灸本以追虚，而复逐热为实，热则伤血，又加火气，使血散脉中。气主煦之，血主濡之，气血消散，不能濡润筋骨，致焦骨伤筋，血散而难复也。脉浮在表,宜以汗解之,医以火灸取汗,而不得汗,邪无从出,又加火气相助,则热愈甚,身半以上,同天之阳,身半以下,同地之阴,火性炎上,则腰以下阴气独治,故从腰以下,必重而痹也。烦热也,邪气还表,则为烦热,汗出而解,以脉浮,故为邪还表也。

柯韵伯:欲自解便寓不可妄治意。诸经皆有烦,而阳更甚,故有发烦、反烦、更烦、内烦等症。盖烦为阳邪内扰,汗为阳气外发,浮为阳盛之脉,脉浮则阳自发,故可必其先烦,见其烦必当待其有汗,勿遽投汤剂也。汗出则阳盛,而寒邪自解矣。若烦而不得汗,或汗而不解,则审脉定证,麻黄青龙在所施而恰当矣。

程郊倩:若血少阴虚之人,脉见微数,尤不可灸。虚邪因火内入,上攻则为烦为逆。血本虚也,而更加火,则为追虚;热本实也,而更加火,则为逐实……脉浮在表,汗解为宜矣。用火灸之,不能得汗,则邪无出路,因火而盛,虽不必焦骨伤筋,而火阻其邪,阴气渐竭。下焦乃营血所治,营气竭而莫运,必重著而为痹,名曰火逆,则欲治其痹者,宜先治其火矣。如诊得脉浮,即是邪还于表之兆,切勿妄治其烦,使汗却而当解者,反不解也。

【解析】 本条分为三段学习。

第一段"微数之脉……血难复也"。微数之脉,即脉数而无力,多主阴虚火旺,治宜养阴清热,故云"慎不可灸"。若误用灸法,而反伤阴助热,火热炽盛则烦闷气逆。本为阴虚火旺,再用灸法,火邪既能伤阴又能助热,使虚者更虚,使实者更实,则导致血液散乱于脉中。灸火火力虽微,但对于阴虚火旺者,犹如火上浇油,进一步灼伤阴血,可导致阴血难复,肌肤筋骨失去濡养,则形成肌肤枯燥,焦骨伤筋等严重的后果。

第二段"脉浮……名为火邪"。脉浮为病在表,治宜发汗解表,邪随汗解。若误用火灸,邪不得从表而散,且因火助其热,内热炽盛,津伤气耗,故病从腰以下沉重而麻痹不仁,因火邪助热伤津而导致气血两亏证,名曰"火逆"。

第三段"欲自解者……故知汗出解"。若正气充实之人,仍有恢复气血循行之力,可以从汗出邪去而解。唯于汗出之先,必当先烦,烦乃有汗而解。"何以知之",脉浮为邪在表,所以知道邪随汗出解。"欲自解者"不能静静等待正气的恢复,而需要积极治疗,用药物鼓舞正气驱邪外散。

第一段括出阴虚火旺者,禁用火法,即使是灸法亦不可用。灸法虽然火势微,但对于阴虚火旺之人,亦会引起大火燎原之势,而导致焦骨伤筋的严重后果。第二段指出阴虚火旺者,误用火灸,可以导致气血两亏证,气虚邪阻,营血运行不畅,则腰以下发生重着的痹症。

【原文】 烧针令其汗,针处被寒,核起而赤者,必发奔豚①。气从少腹上冲心者,灸其核上各一壮,与桂枝加桂汤,更加桂二两也。(117)

桂枝加桂汤方

桂枝五两（去皮）　芍药三两　生姜三两（切）　甘草二两（炙）　大枣十二枚（擘）

上五味，以水七升，煮取三升，去滓，温服一升。本云，桂枝汤今加桂满五两。所以加桂者，以能泄奔豚气也。

【注释】　①奔豚：证候名。是以小猪的奔突状态来形容病人自觉有气从少腹急冲胸咽，发作憋闷欲死，痛苦异常，时发时止的证候。

【提要】　烧针发汗，针处受寒引发奔豚的症状与治法。

【选注】　成无己：烧针发汗，则损阴血，而惊动心气，针处被寒气聚而成核，心气因惊而虚，肝气乘寒而动，发为奔豚。《金匮要略》曰："病有奔豚，从惊发得之，肾气欲上乘心，故其气从少腹上冲心也，先灸核上以散其寒，与桂枝加桂汤以泻奔豚之气。"

黄坤载：汗后阳虚脾陷，木气不舒，一被外寒闭其针孔，风木郁动，必先奔豚。若气从少腹上冲心胸，必是奔豚发作，宜先灸核上各一壮，散其外寒，即以桂枝加桂汤更加桂枝以疏风木而降奔豚也。

章虚谷：针处被寒，寒闭其经穴而核起，太阳之邪不得外泄，内逼肾脏水寒之气，必致上冲于心，如豚之奔突，以太阳经脉络肾，寒邪由表犯里也。先灸核上，通阳散寒，再服桂枝加桂汤平肾邪而调营卫，则表里通和，邪解而愈。

山田正珍：按烧针取汗，其术极暴，若其人虚弱者，为之必亡阳而发奔豚也，否则何以至于其针处被寒核起而赤耶，其暴可知也。今其人既已亡阳而不取姜附者，以未见筋惕肉瞤、汗出恶风、厥逆烦躁等危候也，故与之桂枝加桂汤，以下冲气也。盖奔豚，虚悸之甚者耳，其灸核上者，以温散寒邪也。

汪琥：病至用烧针发汗，此必是太阳伤寒证也，仲景法宜用麻黄汤以汗之。今医误用烧针，以令其汗，太阳初得病，为寒气在表，故其寒邪，即从针孔处，反入于里。在外，则肉肿起如核而色赤；在内，必发奔豚，其气从少腹直上冲心也。盖太阳为寒水之经，肾即为寒水之脏，脏腑相合，经病用针，故引寒邪之气，内入于脏也。

《金鉴》：烧针即温针也，烧针取汗，亦是汗法，但针处宜当避寒，若不谨慎，外被寒袭，火郁脉中，血不流行，必结肿核赤起矣。且温针之火，发为赤核，又被寒侵，故不但不解，反召阴邪。盖加针之时，心既被惊，所以肾阴乘心之虚，上凌心阳而发奔豚也。奔豚者，肾阴邪也，其状气从少腹上冲于心也。先灸核上各一壮者，外去寒邪，继与桂枝加桂汤，更加桂者，内伐肾邪也。

柯韵伯：寒气外束，火邪不散，发为赤核，是将作奔豚之兆也。从少腹上冲心，是奔豚已发之象也。此因当汗不发汗，阳气不舒，阴气上逆，必灸其核以散寒，仍用桂枝以解外，更加桂者，补心气以益火之阳而阴自平。

尤在泾:烧针发其汗,针处被寒者,故寒邪虽从汗而出,新寒复从针孔而入也。核起而赤者,针处红肿如核,寒气所郁也。于是心气因汗而内虚,肾气乘寒而上逆,则发为奔豚,气从少腹上冲心也。灸其核上,以杜再入之邪,与桂枝加桂,以泄上逆之气。

钱潢:烧针者,烧热其针而取汗也……风寒本当以汗解,而漫以烧针取汗,虽或不至于因火为邪,而针处孔穴不闭,已被寒邪所侵,故肿起如核,皮肤色赤。直达阴经,阴邪迅发,所以必发奔豚气也。

魏念庭:崇明何氏云,奔豚一证,乃寒邪自针孔入,风邪不能外出,直犯太阳本府,引动肾中素有阴寒,因发而上冲。

张令韶:张均卫问曰:"烧针亦是火攻,因火而逆,何以复用火灸?"答曰:"灸者,灸其被寒之处也,外寒束其内火,火郁于内,故核起而赤也。"

孙纯一:烧针者,用粗针外裹棉花蘸油烧之,俟针红去棉而刺入,是古人取汗之一法也。核起而赤者,针处被寒,寒气所郁,气血壅滞,故红肿如果核而赤也。奔豚者,少腹突起一块,直上冲心,有时扪之可得,其粗如臂,按之作响,气闷如绝,又有时忽然消失,痛苦立解,以其状如豚之奔,故名奔豚也。一壮,火灸一枚艾球也。烧针令其汗,针处被寒(被,受也)邪所郁,气血壅滞,则核起而赤者,肾脏寒水与寒上凌心胸,而发奔豚也,灸其核上各一次。以桂枝加桂汤,有云加桂枝以治外邪者,又有云加肉桂以治肾寒者,此条加桂,以肾寒证重,宜加肉桂。

《伤寒论讲义》(二版教材):用烧针取汗,表邪未解,而针处复被寒邪所乘,邪滞于针处不得疏散,突起如核,发为赤色者,必发奔豚。这是因为其人素有寒,复因烧针取汗,损伤心阳,寒气乘虚上犯所致。用桂枝汤止冲以解表,灸其核上各一壮,以散针处之寒邪。

【解析】 本条主要是论述表证而误用烧针取汗,导致奔豚的证治。大多数注家认为奔豚的产生是肾之水寒之气逆而上冲所致。但对其导致的原因,各家则有不同看法,可归纳如下:

(1)太阳表证,误用烧针,表寒不解,反致寒邪入里,太阳与少阴相表里,太阳寒邪入里,引致少阴水寒之气上冲而发为奔豚,如章氏、汪氏、张氏、孙氏等。

(2)烧针发汗,汗出太过,损伤心阳,复感寒邪,引致肾脏寒水之气上逆而发奔豚,如尤氏、柯氏。

(3)因烧针刺激,使心神被惊而致虚,肾之水寒之气乘心阳虚而上逆,发为奔豚。即《金匮要略》所载奔豚等四种病从惊发得之之意,如山田氏、《医宗金鉴》等。

(4)发汗致阳虚脾陷,木郁不舒,再加外寒郁闭,致风木之气郁而内动发为奔豚,如黄氏。

(5)烧针发汗既可损伤阴血而动肾气,又可用因惊而致心虚,再加复感外寒引动肾气致肾之寒水之气上冲而发奔豚,如成氏。

综上所述,可以认为导致奔豚发生的主要原因之一是烧针发汗,汗出过多致使心阳受损伤,但是并没有达到像112条明确提出"亡阳"的程度。另外,烧针使心神被惊而致虚,这也是有可能的。因为《金匮要略》里明确指出"病有奔豚,有吐脓,有惊怖,有火邪,此四部病皆从惊发得之"。另外,复感外寒也是引起奔豚的原因之一。"针处被寒,核起而赤者,必发奔豚",这说明复感寒邪,引动肾之寒水之气上冲,也是一个主要原因。另外,素体有寒也是一个主要原因。综上我们可以认为,导致奔豚产生的原因,内因是素体有寒,外因是烧针发汗和复感外寒。病机是心阳虚,外寒引动肾之寒水之气上冲发为奔豚。

【验案】 崔某某,女,50岁,其证颇奇,自觉有一股气流,先从两腿内开始沿阴股往上滚动,至少腹则腹胀;至心胸则心悸不稳,头出冷汗,胸中憋气,精神极度紧张,有死的恐怖感。病待一会儿,气往下行,症状随之减轻,每日发作三四次。兼见腰酸,白带较多,病人面色青黄不泽,舌体胖、质嫩、苔白而润,脉弦数无力。辨证:此病为"奔豚气",气从内踝上冲,(不从少腹)为仅见之症。凡犯上之气,必因上虚所致。今心阳虚而火不旺,肾之阴气得以上犯。夫阴来搏阳,阳虚被迫而与之争,故脉虽数而按之无力也。弦脉属阴,阴盛则上逆。舌质胖嫩,无非阳虚之象。阴来搏阳,凡阴气所过之处,则发胀、心憋、心悸不安等,亦无怪其然。治当助心阳伐阴降冲。方药:桂枝五钱,白芍三钱,生姜三钱,炙甘草二钱,大枣七枚。另服"黑锡丹"二钱。共服五帖,其病不发而愈。(《伤寒论十四讲》)

【原文】 火逆下之,因烧针烦躁者,桂枝甘草龙骨牡蛎汤主之。(118)

桂枝甘草龙骨牡蛎汤方

桂枝一两　甘草二两　牡蛎二两(熬)　龙骨二两

右为末,以水五升,煮取二升半,去滓,温服八合,日三服。

【提要】 心阳虚烦躁的证治。

【选注】 喻嘉言:此证误而又误,虽无惊狂等变,然烦躁则外邪未尽之候,亦真阳欲亡之机,故但用桂枝以解其外,龙牡以安其内。

尤在泾:火逆复下,已误复误,又加烧针,火气内迫,心阳内伤,则生烦躁,桂枝、甘草以复心阳之气,牡蛎、龙骨以安烦乱之神。

成无己:先火为逆,复以下除之,里气因虚,又加烧针,里虚而为火热所烦,故生烦躁,与桂枝甘草龙骨牡蛎汤以散火邪。

张隐庵:火逆者,因火而逆也。逆则阳气上浮,下之则阴气下陷,因加烧针,则阴阳水火之气不和。夫太阳不得少阴之气以和之则烦,少阴不得太阳之气以下交则躁,宜桂枝甘草龙骨牡蛎汤和太阳少阴心肾相交之血气。

【解析】 各家对本条的见解略有不同,成、尤、张三氏认为是先火后下,又加

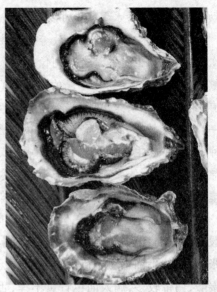

牡蛎

烧针,是经过三误;喻氏认为烧针即火逆,烧针与下之,但为两误。此外,还有认为烦躁乃火逆之后果,"下之"二字为衍文应删去,火逆是总的提纲,而烧针致烦躁是火逆诸证中之一种。据条文来看,喻氏之说较为妥当,烧针即为火逆,火逆后复下之。

尤在泾说"火气内迫,心阳内伤,则生烦躁"。本条火逆烦躁的机制是火邪扰动心阳,令心神浮越,桂枝甘草汤证为心阳不足,但无心神浮越,与本证有轻重不同。

【原文】 太阳伤寒者,加温针①必惊②也。(119)

【注释】 ①温针:即是烧针,可参117条"烧针"解。

②惊:这里是指惊恐不安。

【提要】 太阳伤寒误用温针的变证。

【选注】 章虚谷:太阳伤寒,邪闭营卫,阳气已郁,用药发汗,则外解而阳伸,妄用温针,不能解表,反使火气入营,内扰于心,则必惊甚则狂也。

陈修园:病在肌表,不宜针刺伤其经脉,神气外浮,故心惊。《内经》所谓起居如惊,神气乃浮是也。

汪琥:太阳伤寒,宜用麻黄汤以发汗。医人误加温针,以攻其寒,殊不知寒盛于外,热郁于内,针用火温,营血得之,反增其热,热气凑心,必见惊证。惊者,神不宁而时作筝动故也。按此条论,仲景无治法,《补亡论》常器之云,可依前救逆汤。愚以救逆汤,宜加减用之。

成无己:寒则伤荣,荣气微者,加烧针,则血留不行。惊者温针,损荣血而动心气。《金匮要略》曰"血气少者属于心"。

尤在泾:寒邪在表,不以汗解,而以温针,心虚热入,必作惊也。

柯韵伯:温针者,即烧针也,烧之令其温耳。寒在形躯而用温针刺之,寒气内迫于心,故振惊也。

《金鉴》:太阳伤寒,加温针必惊者,谓病伤寒之人,卒然加以温针,其心畏而必惊也。非温针之后,必生惊病也。

钱潢:温针,即前烧针也。太阳伤寒,当以麻黄汤发汗,乃为正治。若以温针取汗,虽欲以热攻寒,而邪受火迫,不得外泄而反内走,必致火邪内犯阳神,故震惊摇动也。

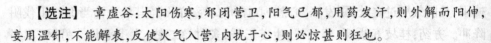

孙纯一：太阳伤寒者，宜发汗而解，伤寒虽属寒邪，竟是表热邪盛之证。妄加用温针，不能出汗，反使火气入营，热邪由营血随经内扰于心神，必为惊也。

山田正珍：此条火逆总纲……所谓太阳伤寒者，即是麻黄汤所主。若误加温针，则火热入脉中，上而乘心，心气为之不镇，令人惊狂也。

【解析】 太阳伤寒为邪在表，当用汗法。今反用温针迫汗，温针亦属火也。寒邪不能从外解，反而被火逼迫内陷，温针助热劫烁营血，神气外浮故必惊也。

【原文】 太阳病，当恶寒发热，今自汗出，反不恶寒发热，关上脉细数者，以医吐之过也。一二日吐之者，腹中饥，口不能食；三四日吐之者，不喜糜粥，欲食冷食，朝食暮吐，以医吐之所致也，此为小逆①。(120)

【注释】 ①小逆：虽属误治而引起的病变，但尚不十分严重的意思。

【提要】 误吐而胃阳受伤，出现轻重不同的各种变证。

【选注】 程郊倩：病一二日，邪气尚浅，吐之者，胃不尽伤，膈气早逆也，故腹中饥、口不能食；三四日邪入渐深，吐之者，胃气大伤，阳浮在膈也，故不喜糜粥，欲食冷食，朝食暮吐。

陈修园：一二日吐之者，以二日为阳明主气之期，吐之则胃伤而脾未伤。故脾能运而腹中饥，胃不能纳而不能食；三四日吐之者，以四日为太阴主气之期，吐之则脾伤而胃未伤，脾伤则不胜谷，故不喜糜粥；胃未伤仍喜柔润，故欲食冷食；朝为阳，胃为阳土，胃阳未伤，故能朝食；暮为阴，脾为阴土，脾阴已虚，故主暮吐。所以然者，以医误吐之所致也。前伤胃而不伤脾，后伤脾而不伤胃，非脾胃两伤之剧证，此为小逆。

章虚谷：自汗出而不恶寒发热者，表邪去，荣卫和也。邪去则脉和，今关上细数者，知医以吐伤胃中阳和之气也。吐中有发散，故使表得解，然其吐时有迟早，而中气受伤有不同，如一二日邪盛于表而吐之，下焦火升，腹中则饥，上焦气逆，口不能食也；三四日邪已侵里而吐之，胃阳大伤，不喜糜粥，余热内扰，欲食冷食，非真胃气，食不能消，即所谓客气动膈，胃中虚冷，故朝食暮吐，虽无大害，亦为小逆。

【解析】 本条主要讨论太阳病误用吐法导致胃中虚寒的变证，其中"关上脉细数者"，尤其是脉"数"，容易引起误解，虚寒而脉数，应仔细体会其中的旨意。

关上脉细数者，是由太阳病误吐损伤胃阳所致。原文不但提出脉细数之难点，还有两对反常和矛盾的症状，一是腹中饥与口不能食，一是欲食冷食与朝食暮吐。胃阳躁动则易饥，脾阳虚衰则不欲食；胃阳躁动则欲食冷食，脾胃阳虚则朝食暮吐。但关上脉细数者，仍然是最为难以理解的。其中，"关上"乃指寸口脉寸关尺三部之关部，关部主中焦病，与本条胃中虚寒之病位相符，此无可厚非。"细"脉主虚，与本条误吐伤损正气之病机亦相符，此亦合情合理。唯有"数"则很难理解。一则"数"乃至数概念，寸关尺三部数则俱数，迟则俱迟，不可能仅"关上""数"。二则"数"主阳热，但本条是误吐伤损阳气所导致的胃寒证，有"朝食暮吐"为证，何以脉

国学经典文库

中医四大名著

伤寒论·各论

图文珍藏版

首先,必须明确仲景善用脉象的寸关尺三部阐释病位之辨证,如论痞证则云:"心下痞,按之濡,其脉关上浮。"痞结"心下","心下"乃中焦,故"其脉关上浮"。以"关上"示痞之病位,"浮"示热之病机。本条的"关上脉细数"亦是如此,以"关上"示误吐变证之病位在中焦胃脘,以"细数"示误吐致胃阳虚躁之病机。因此,读此脉应注重"关上"之脉部之辨,至于"数"则必然是寸关尺皆"数",决不会只"关上"一部"数"的。

其次,按脉象主病之常,数脉自当主热,然而亦须结合病变之实际而具体分析之。本条之"数",即使主热,亦是虚热,而非实热。至于虚热,有阴虚之热,亦有阳虚之热,本条当属后者。误吐之后,胃阳受损,胃阳虚躁,非但其脉关上"数",其证亦反欲冷食。这当然是一种假象,所以一旦冷食入胃,胃寒难以腐熟,故而"朝食暮吐"。

之所以提出关上脉数,寸尺部位是否亦数的问题,是因为《伤寒论》原文中还有与此相类似的条文,而注家往往随文释义。如第50条"脉浮紧者,法当身疼痛,宜以汗解之,假令尺中迟者,不可发汗,何以知然? 以荣气不足,血少故也"。此条之"尺中迟"与"关上脉细数"一样,亦是用脉部之"尺",说明病在里,用脉象之"迟"(迟滞不利),说明荣血虚,以提示里虚不可发汗之义。但注家或避而不谈顺文释之,或径言尺部独迟,均未及仲景之本义。所以对尺中迟或关上数的"迟"与"数"应相对的看待,具体的分析。

【原文】 太阳病吐之,但太阳病当恶寒,今反不恶寒,不欲近衣,此为吐之内烦①也。(121)

【注释】 ①内烦:心中烦之意。

【提要】 表证误吐以致内烦。

【选注】 方有执:此亦误吐之变证,不恶寒,不欲近衣,言表虽不显热而热在里也,故曰内烦。内烦者吐则津液亡,胃中干而热悗内作也。

《金鉴》:太阳病吐之,表解者当不恶寒;里解者,亦不恶热。今反不恶寒,不欲近衣者,是恶热也。此由吐之后,表解里不解,内生烦热也。盖无汗烦热热在表。大青龙证也;有汗烦热热在内,白虎汤证也;吐下后心中懊憹,无汗烦热,大便虽硬,热扰在内,栀子豉汤证也;有汗烦热,大便已硬,热悉入府,调胃承气汤证也。今因吐后内生烦热,是为气液已伤之虚烦,非未经汗下之实烦也。以上之法,皆不可施,惟宜用竹叶石膏汤,于益气生津中清热宁烦可也。

【解析】 太阳病当汗解而不宜吐。若误用吐法,邪不从表散而内陷入里,故云:太阳病当恶寒,今反不恶寒。不欲近衣,里热已盛。此为吐之内烦也,指出不欲近衣,内烦是因为吐后邪不从表散,邪热内陷入里所致。

【原文】 病人脉数,数为热,当消谷①引食②,而反吐者,此以发汗,令阳气微,

膈气③虚,脉乃数也。数为客热④,不能消谷,以胃中虚冷,故吐也。(122)

【注释】 ①消谷:消化饮食。

②引食:能食的意思。

③膈气:膈间正气。

④客热:即虚热。

【提要】 发汗不当致中虚胃寒的脉证。

【选注】 张隐庵:病人脉数为热,热当消谷引食,而反吐者,此以发汗令表阳气微,膈内气虚而脉数,数则为虚矣。故数为客热,非太阳之正气,不能消谷也。夫客热内乘,则真阳不足,胃中正气虚冷,故吐也。

程郊倩:见脉数而反吐者,数为热脉,无力则为虚脉,膈虚阳乘于上,不能下温,故令胃中虚冷。数为客热,寒为真寒,究其根由,只由发汗令阳气微,然则阳气之珍重何如,而可误汗乎。

钱潢:若胃脘之阳气盛,则能消谷引食矣。然此数,非胃中之热气盛而数也,乃误汗之后,阳气衰微,膈气空虚,其外越之虚阳所致也,以其非胃脘之真阳,故为客热。其所以不能消谷者,以胃中虚冷,非惟不能消谷,抑且不能容纳,故吐也。

【解析】 数脉为热,胃中有热,当消谷善饥。今反不能消谷而反吐者,这是因为汗多伤及阳气,胸膈阳气亦虚,阳微气虚,脉当迟弱无力,今反见脉数,非真有热,此脉当数而无力。"数为客热",客热即假热。所以客热不能消谷,以胃中虚冷不能消化水谷而反呕吐。

数脉为热,当消谷善饥,且脉数而有力;若脉数而无力,不能消谷,而反吐者,此为胃中虚寒。

【原文】 太阳病,过经十余日,心下温温①欲吐,而胸中痛,大便反溏,腹微满,郁郁微烦,先此时自极吐下者,与调胃承气汤。若不尔者,不可与。但欲呕,胸中痛,微溏者,此非柴胡汤证,以呕故知极吐下也。(123)

【注释】 ①温温:温通"愠",恶心不适之状。(河南中医学院《中医字典》)

【提要】 太阳病日久,误行吐下致邪陷阳明,以及调胃承气汤证与大柴胡汤证之区别。

【选注】 柯韵伯:太阳居三阳之表,其病过经不解,不转属阳明,则转属少阳矣。心烦喜呕为柴胡证,然柴胡证或胸中烦而不痛,或大便微结而不溏,或腹中痛而不满,则此胸中痛,大便溏,腹微满,皆不是柴胡证,但以欲呕一症似柴胡,当深究其欲呕之故矣。夫伤寒中风有柴胡证,有半表证也,故呕而发热者主之。此病既不关少阳寒热往来、胁下痞硬之半表,是太阳过经而来,一切皆属里证,必十日前吐下而误之坏病也。胸中痛者,必极吐可知。腹微满,便微溏,必误下可知,是太阳病转属阳明而不属少阳矣。今胃气虽伤,而余邪未尽,故与调胃承气和之。不用枳朴者,以胸中痛,上焦伤,即呕多虽有太阳证不可攻之谓也。若未经吐下,是病气分而不在胃,则呕不止,而郁郁微烦者,当属大柴胡矣。

尤在泾:过经者,病过一经,不复在太阳矣。心下温温欲吐而胸中痛者,上气因吐而逆,不得下降也,与病人欲吐者不同。大便溏而不实者,下气因下而注,不得上行也,与大便本自溏者不同。设见腹满郁郁微烦,知其热结在中者犹甚,则必以调胃承气,以尽其邪矣。邪尽则不特腹中之烦满释,即胸中之呕痛亦除矣,此因势利导之法也。若不因吐下而致者,则病人欲吐者,与大便自溏者,均有不可下之戒,岂可漫与调胃承气汤哉。但欲呕,胸中痛,有似柴胡证,而系在极吐下后,则病在中气,非柴胡所得而治者矣。所以知其为极吐大下者,以大便溏而仍复呕也,不然,病既在下,岂得复行于上哉。

【注释】 本条所述之证,为太阳病误用吐、下法,而致邪热内陷,郁阻肠胃,故用调胃承气汤和胃泻热。伤寒用柴胡汤重在"解其外",所谓外者,发热、恶寒之半表证也。本证无发热、恶寒之半表证,而又见腹微满、便溏、胸痛,可见此非柴胡证。柯氏的注释尤其详尽合理,可供参考。本证由极吐下之后由太阳转属阳明,若用柴胡汤不但中焦邪热不解,反伤上焦之气,提示我们不可以为柴胡汤为和剂而滥用。

【原文】 太阳病六七日,表证仍在,脉微而沉,反不结胸①,其人发狂者,以热在下焦,少腹当鞕满;小便自利者,下血乃愈。所以然者,以太阳随经②,瘀热在里故也,抵当汤主之。(124)

抵当汤方

水蛭(熬) 虻虫各三十个(去翅足,熬) 桃仁二十个(去皮尖) 大黄三两(酒洗)

上四味,以水五升,煮取三升,去滓,温服一升。不下,更服。

【注释】 ①结胸:证名,指有形实邪结于胸膈胃脘的病证。

②太阳随经,瘀热在里:指太阳本经邪热,由表入里,与瘀血蓄于下焦。

【提要】 蓄血重证的病因病机及证治。

【选注】《金鉴》:太阳病六七日,表证仍在者,脉当浮大,若脉微而沉,则是外有太阳表而内见少阴之脉,乃麻黄附子细辛汤证也;或邪入里,则为结胸、脏结之证。今既无太阳、少阴兼病之证,而又不作结胸、脏结之病,但其人发狂,是知太阳随经瘀热,不结于上焦之卫分,而结于下焦之营分也。故少腹当硬满,而小便自利者,是血蓄于下焦也。下血乃愈者,言不自下者,须当下之,非抵当汤不足以逐血下瘀,乃至当不易之法也。

尤在泾:此亦太阳热结膀胱之证,六七日表证仍在而脉微沉者,病未离太阳之经而已入太阳之府也。反不结胸,其人发狂者,热不在上而在下也。少腹硬满,小便自利者,不结于气而结于血也,下血则热随血去,故愈。所以然者,太阳经也,膀胱府也;太阳之邪,随经入里,与血俱结于膀胱,所谓经邪入府,亦谓之传本是也。抵当汤中水蛭、虻虫食血去瘀之力,倍于芒硝,而又无桂枝之甘辛、甘草之甘缓,视桃仁承气汤为较峻矣。盖血自下者,其血易动,故宜缓剂,以去未尽之邪;瘀热在里者,其血难动,故须峻药以破固之势也。

柯韵伯:此因误下,热邪随经入府结于膀胱,故少腹硬满而不结胸,小便自利而不发黄也。太阳经少气多血,病六七日而表证仍在,阳气重可知,阳极则扰阴,故血燥而蓄于中耳。血病则知觉昏昧,故发狂。此经病传府,表病传里,气病传血,上焦病传下焦也。少腹居下焦,为膀胱之室,厥阴经脉所聚,冲任血海所由,瘀血留结,故硬满。然下其血而气自舒,攻其里而表自解矣。《难经》云"气结而不行者,为气先病;血滞而不濡者,为血后病"深合此证之义。

钱潢:热在下焦者,即桃核承气条,所谓热结膀胱也。热邪煎迫,血沸妄溢,留于少腹,故少腹当硬满。热在阴分血分,无伤于阳分气分,则三焦之气化仍得运行,故小便自利也。若此者,当下其血乃愈。

【解析】 此句作为蓄血重证的辨证眼目见于第124条。"脉微而沉"之"微",显然脉证不符,属于难点,需要认真品读之。

微脉与沉脉均主阳气虚衰,故属于少阴寒化证之主脉,此其常。仲景云"少阴病,脉微,不可发汗,亡阳故也""少阴病,脉沉者,急温之"可证。而本条所述乃血热搏结下焦之重证,病性属热、属实。一般来讲,其脉当沉结而有力,却云"脉微而沉",显然与蓄血证病机恰恰相反。这就说明,此处之"脉微"决不可作"极沉极轻极软"的微脉解,只是形容热与血结,气血阻滞,脉沉伏不起,难以触指而已,类似现今脉法的伏脉。正如陈平伯所云:"微者,举之不足;沉者,按之有余,不得作沉微解。"这又属于仲景脉法阐述的特殊性,必须灵活视之。

至于"反不结胸",这既是针对"脉微而沉"说的,亦是针对蓄血证而言的。因为脉微而沉亦可见于大结胸证。原因在于太阳病六七日,脉象由浮转沉,说明表热已经内陷,那么就实证来讲,存在两种可能:一是内陷之热与胸脘之停痰宿饮相结则形成结胸证;二是内陷之热与下焦之瘀血相结则形成蓄血证。而此处仲景言之凿凿"反不结胸",那么一般来讲便属于蓄血无疑了,此四字对于蓄血证的鉴别至关重要,当然亦从侧面丰富、补充了结胸证的脉象。

【验案】 张意田治角口焦姓人,七月间患壮热舌赤,少腹闷满,小便自利,目赤发狂,已三十余日。初服解散,继则攻下,但得微汗而病终不解。诊之脉至沉微,重按疾急。夫表证仍在,脉反沉微者,邪陷于阴也。重按疾急者,阴不胜真阳,则脉流搏疾,并乃狂矣。此随经血瘀血,结于少腹也,宜服抵当汤。乃自制虻虫、水蛭,加桃仁、大黄煎服,服后下血无算,随用熟地一味捣烂煎汁,时时饮之,以救阴液,候其通畅,用人参、附子、炙草,渐渐服之,以固真元,共服熟地二斤余,人参半斤,附子四两,渐得平复。(《续名医类案》)

【原文】 太阳病身黄①,脉沉结,少腹鞕,小便不利者,为无血也。小便自利,其人如狂者,血证谛也,抵当汤主之。(125)

国学经典文库

中医四大名著

伤寒论·各论

图文珍藏版

【注释】　①身黄：指皮肤发黄。与黄疸病的身黄、目黄、小便黄不同。

【提要】　补述抵当汤的脉证，并以小便的利与不利来辨别是否是蓄血证。

【选注】　程郊倩：太阳病至于蓄血，其身必黄，里热固谛于色矣；脉沉而结，里热且谛于脉矣；少腹硬满，里热更谛于证矣。据此可指为血证，而用抵当乎？未也，须以小便谛之。小便不利，前三者虽具，只为蓄溺而发黄，属茵陈五苓散证，毋论抵当不中与，即桃核承气亦不中与也。若前三者既具，而小便自利，其人如狂，是血证谛，何论桃核承气，直须以抵当汤主之，而无狐疑矣。

成无己：身黄，脉沉结，少腹硬，小便不利者，胃热发黄也，可与茵陈汤；身黄，脉沉结，少腹硬，小便自利，其人如狂者，非胃中瘀热，为热结下焦而为蓄血也，与抵当汤以下蓄血。

柯韵伯：太阳病发黄与狂，有气血之分，小便不利而发黄者，病在气分，麻黄连轺赤小豆汤证也；若小便自利而发狂者，病在血分，抵当汤证也。湿热留于皮肤而发黄，卫气不行之故也；燥血结于膀胱而发黄，营气不敷之故也。

汪琥：按本文云，小便不利者之下，仲景不言治法。成注云"可与茵陈汤"；《补亡论》云"与五苓散"；《后条辨》云"属茵陈五苓散"；此三方可选而用之。

【解析】　第125条虽然也属论述蓄血证，但其重点不在证治，在于辨证，而辨证的重点就是小便利否。小便证本属于气分病变，一般与蓄血无关，可是仲景偏偏在蓄血证中反复提及小便的问题，而且令其成为蓄血有无的重要辨证依据，这就需要认真地品读一番。

原文云："小便不利者，为无血也。"而紧随其后又说"小便自利，其人如狂者，血证谛也"。显然是在运用小便前后利与不利的两个不同，对比说明蓄血与否的道理。可知，小便不利作为蓄水证的主要症状，之所以能作为蓄血证的辨证关键，显然又是建立在蓄水证与蓄血证对比鉴别的基础之上。这说明仲景处处运用相对的形式在阐发病理机制和辨证思维。

小便自利与否，是鉴别蓄血证与蓄水证的关键所在，这是容易理解的。因为蓄血证病在血分，一般与水液气化无关，所以不会影响到小便。问题是，正如钱天来所云，果真血蓄膀胱，小便会"自利"吗？只要明确了蓄血证病位在脉络之中，这个问题自会冰然释解。膀胱为水腑，而腑，指空腔言，尿液所在，气化而出。而蓄血证是血热搏结于膀胱壁（或周围组织）之脉络中，其病变与腑腔水液无多大关系，即注家"不在血分"之谓。故尽管血蓄膀胱，仍然可以"小便自利"的。正因为如此，在"小便自利"的基础上，加上"其人如狂"，就可以毫无疑问地诊断"血证谛也"。

上面讨论了"小便不利者，为无血也"的辨证指征，在世还要分析一个悖论，即虽然仲景讲"小便不利者，为无血也"，但验之临床，"小便不利者"果真"无血"吗？这个悖论是温病学家吴又可根据临床经验提出的。吴又可在《瘟疫论·蓄血》言及蓄血与蓄水之辨时云："胃移热于下焦气分，小便不利，热结膀胱也。移热于下焦血分,膀胱蓄血也。小腹硬满,疑其小便不利。今小便自利者,责之蓄血也。小便不利亦有蓄血者,非小便自利便为蓄血也。"可惜吴氏惜墨如金,未道出其中缘由,并未引起后世医家的重视。

其实,只要确认蓄血的主要部位在脉络,那么蓄血证就可以出现小便不利。即使是认为血蓄在膀胱也会有两种情况会导致小便不利:一是血肿(蓄血)发生在膀胱三角区部位的脉络导致脉络瘀肿,压迫尿道会小便不利;二是离经之血(如肾与膀胱出血)凝结成块,阻塞尿道也会小便不利,甚至癃闭。有临床报道:一妇女外伤引起大面积阴道血肿,压迫尿道小便点滴不出,诊为蓄血证,用桃核承气汤治愈。所以,临证中有服用蓄血三方,有未见下血而愈者,也有"下血乃愈"者。前者则属于脉内瘀通或瘀血内消,后者则多属溢于脉外的离经瘀血随之而下。

由此可知,血蓄脉络的前提下,小便利否可以作为蓄血与蓄水鉴别的关键,此为蓄血证辨证之常法。而在特殊情况下,蓄血证亦可见到小便不利的情况,此属蓄血证辨证之变法。所以,小便利否之于蓄血证,仲景所论是其常,吴又可所论是其变。对待任何临床问题应知有常有变,处理临床问题应当知常达变。

【验案】 郭某某,女,37岁。素有痛经病史10余年,经前腹痛,连及腰背,经色紫暗,兼有血块,淋漓不畅,少腹硬满拒按,舌质有瘀斑,苔黄少津,脉象弦数。此为瘀血之重证。处以:水蛭、大黄、桃仁各15克,虻虫4.5克。煎服后下瘀血,少腹硬满疼痛减轻。续服4剂而愈。(《上海中医药杂志》)

【原文】 伤寒有热,少腹满,应小便不利,今反利者,为有血也,当下之,不可余药[1],宜抵当丸。(126)

抵当丸方

水蛭二十个(熬) 虻虫二十个(去翅足,熬) 桃仁二十五个(去皮尖) 大黄三两

上四味,捣分四丸,以水一升,煮一丸,取七合服之,晬时[2]当下血,若不下者,更服。

【注释】 ①不可余药:不可用其他的药剂。急者用汤,缓用丸。
②晬时:周时,即一昼夜。(河南中医学院《中医字典》)

【提要】 蓄血证的缓攻法。

【选注】 成无己:伤寒有热,少腹满,是蓄血于下焦。若热蓄津液不通,则小便不利,其热不蓄津液,而蓄血不行,小便自利者,乃为蓄血,当与桃仁承气汤、抵当汤下之。然此无身黄屎黑,又无喜忘发狂,是未至于甚,故不可与快峻之药也,可与抵当丸,小可下之也。

程郊倩:夫满因热入气分,而蓄及津液者,应小便不利,今反利者,则知其所蓄非津液也,乃血也,血因热而满结,故用抵当汤,变易为丸,煮而连滓服之,使之直达血所,以下旧热,荡尽新瘀,乃除根耳。

方有执:上条之方,变汤为丸。名虽丸也,而犹煮汤焉。汤者荡也,丸者缓也,变汤为丸,而犹不离乎汤,盖取欲缓不缓,不荡而荡之意也。

【解析】 桃核承气汤、抵当汤及丸是治疗蓄血证的三个方剂,为了便于鉴别运用,列表如下(表2):

表2 蓄血证三方比较表

		桃核承气汤	抵当汤	抵当丸
相同点		同属下焦蓄血,均有如狂、小便自利等症		
不同点	方药	桃仁、桂枝、芒硝、大黄、甘草	水蛭、虻虫、桃仁、大黄	抵当丸方药与抵当汤同,其攻瘀逐血之效力介于桃核承气汤和抵当汤之间,适用于不可不攻又不可峻攻者
	功能	除热逐瘀缓剂	破瘀逐血峻剂	
	原因	太阳病瘀热结于膀胱	其人本有瘀血,热邪乘之结于下焦	
	病机	瘀热初结,浅而轻,尚有下通之机	瘀血已结之后,深而重,全无下通之机	
	症状	少腹急结,如狂	少腹硬满、发狂(间或如狂)	
	脉象	沉涩	沉结	
	运用	如有表证,当先解表而后攻之	里证为急,虽有表证亦应先攻其瘀	
	药效	逐瘀缓剂,服后微利,不一定下血	逐瘀峻剂,服后晬时下血	
备注		抵当汤尚有脉沉结、身黄等症,并治阳明蓄血证		

【验案】 常熟鹿苑钱钦伯之妻,经停九月,腹中有块,攻痛,自知非孕,医予三棱、莪术未应,当予抵当丸三钱,开水送下。入夜,病者在床上反复爬行,腹痛不堪,天将旦,随大便下污物甚多,其色黄、白、红,夹杂不一,痛乃大除。次日复诊,予加味四物汤调理而愈。(《经方实验录》)

【原文】 **太阳病,小便利者,以饮水多,必心下悸;小便少者,必苦里急**①**也。**(127)

【注释】 ①苦里急:即里急之痛苦,指小腹部有胀满急迫的不适感。

【提要】 从小便之利与不利辨停水之部位。

【选注】 程郊倩:太阳病,小便利而得水,此温热在上中二焦,虽可与水,少少与之,和其胃而止。若饮水过多,则水停心下,乘及心火,火畏水乘,必心下悸。若小便少而欲得水者,此温热在下焦,属五苓散证,强而与之,纵不格拒,而水积不行,必苦里作急满也。

《金鉴》:太阳初病,不欲饮水,将传阳明,则欲饮水,此其常也。今太阳初病,即饮水多,必其人平素胃燥可知,设胃阳不衰,则所饮之水,亦可以敷布于外,作汗而解,今饮水多而胃阳不充,即使小便利,亦必停中焦而为心下悸。若更小便少,则水停下焦,必苦里急矣。

成无己:饮水多而小便自利者,则水不内蓄,但腹中水多,令心下悸。《金匮要略》曰:"食少饮多,水停心下,甚者则悸。"饮水多而小便不利,则水蓄于内而不行,必苦里急也。

【解析】 既云"小便利",似乎无蓄水之虞,而仲景却复云"必心下悸"。如此言之凿凿,其中道理,还需仔细参研。

原文是:"太阳病,小便利者,以饮水多,必心下悸;小便少者,必苦里急也。"一般情况下,蓄水证往往会出现"小便不利",甚至"少腹满"的情况,譬如五苓散证即是,此乃蓄水证的常规表现。而此处仲景却又言及了一种特殊情况,即小便虽利,但亦可停水。这就丰富了蓄水证的内涵,让我们对蓄水证有了一种非常规的认识,即变法思维认识,而这种认识才是我们更应该学习的,是复杂性辨证思维的体现。小便通利的情况下,因其"饮水多",水内消外散不及,故而停水。水停胃脘则心下悸动,这与《金匮要略》讲的"夫病人饮水多,必暴喘满。凡食少饮多,水停心下,甚者则悸,微者短气"如出一辙。

小便通利的情况下,尚有蓄水之虞,那么如果小便少的话,岂不是蓄水更重了吗?所以,紧承上文仲景复曰"小便少者,必苦里急也"。由此可见,在这里,此语对其后所述蓄水重症的机制又起到了间接的阐释作用。

第三章　辨太阳病脉证并治（下）

【原文】 问曰：病有结胸①，有藏结②，其状何如？答曰：按之痛，寸脉浮，关脉沉，名曰结胸也。（128）

【注释】 ①结胸：证候名，是有形之邪气凝结于胸膈，以胸脘部疼痛为主症的一种病证。

②藏结：证候名，其证与结胸相似，但病变性质不同，是脏气虚衰，阴寒凝结的一种病证。

【提要】 结胸证主要脉证。

【选注】 成无己：结胸者，邪结在胸；脏结者，邪结在脏。二者皆下后，邪气乘虚入里所致。下后邪气入里，与阳相结者为结胸，以阳受气于胸中故尔；与阴相结者，为脏结，以阴受之，则入五脏故尔。

张隐庵：结胸者，病发于太阳而结于胸也；脏结者，病发于少阴而结于脏也。病气结于胸膈之有形，而太阳之正气反格于外，而不能入，故按之痛；太阳之气主向表，故寸脉浮；邪结于胸，故关脉沉，名曰结胸也。

汪琥：盖结胸病，始因误下，而伤其上焦之阳，阳气即伤，则风寒之邪，乘虚而入。上结于胸，按之则痛者，胸中实也；寸浮关沉者，邪气相结，而为实之证也。

【解析】 各注家对本条注释意见基本上是一致的。脏结与结胸之别，不外一阴一阳、一虚一实、一寒一热。

成氏注认为，邪结于胸为结胸，邪结于脏为脏结。二者皆由误下而致，比张氏的"病发太阳"或"病发少阴"的说法要具体一些，也易于理解。况且从结胸与脏结的病因看"病发太阳""病发少阴"亦觉过于狭隘。

汪琥对条文中所举的脉证做了说明，但对结胸为邪热与有形之邪相结这一点强调得不够。而张隐庵的注释，突出了"病气结于胸膈之有形"，只有这样，才会对结胸病的拒按有所理解。

结胸证本为误下所致，病仍属太阳，且病位在上，故寸脉浮；由于误下，邪热内陷与胸中素有之痰饮互相搏结于内，故关脉沉。本条的"关脉沉"正与129条脏结证的"关脉小细沉紧"做对照，由此可知本条的关脉沉，必是沉而有力。二者脉象不同，说明了二者病机的各异，结胸证属阳、属实、属热，脏结证属阴、属虚、属寒，临床虽见证有相似之处，医者必须详辨。

【原文】 何谓藏结？答曰：如结胸状，饮食如故，时时下利，寸脉浮，关脉小细

沉紧,名曰藏结。舌上白胎滑者,难治。(129)

【提要】 脏结的脉证及预后。

【选注】 成无己:结胸者,邪结在胸;脏结者,邪结在脏,二者皆下后邪气乘虚入里所致。下后邪气入里,与阳相结者为结胸,以阳受气于胸中,故尔;与阴相结者,为脏结,以阴受之则入五脏,故尔。气宜通而塞,故痛,邪结阳分,则阴气不得上通,邪结阴分,则阳气不得下通,是二者皆心下硬痛。寸脉浮,关脉沉,知邪在阳也;寸脉浮,关脉小细沉紧,知邪结在阴也,阴结而阳不结,虽心下结痛,饮食亦自如故,阴气乘阳虚而下,故时时自下利,阴得阳则解,脏结得热证多,则易治,舌上白胎滑者,其胸中亦寒,故难治。

尤在泾:此设为问答,以辨结胸、脏结之异。结胸者邪结胸中,按之则痛;脏结者,邪结肠间,按之亦痛,如结胸状,谓如结胸之按而痛也。然胸高而脏下,胸阳而脏阴,病状虽同,而所处之位则不同,是以结胸不能食,脏结则饮食如故;结胸不必下利,脏结则时时下利;结胸关脉沉,脏结则更小细而紧,而其病之从表入里,与表犹未尽之故,则又无不同,故结胸、脏结,其寸脉俱浮也。舌上白胎滑者,在里之阳不振,入结之邪已深,结邪非攻不去,而脏虚又不可攻,故曰难治。

《金鉴》:按此条"舌上白胎滑者,难治"句,前人旧注,皆单指脏结而言,未见明晰,误人不少。盖舌胎白滑,即结胸证具,亦是假实;舌苔干黄,虽脏结证具,每伏真热。脏结阴邪,白滑为顺,尚可温散;结胸阳邪,见此为逆,不堪攻之,故为难治。

曹颖甫:湿痰并居中脘,无阳热与之相抗,则其病为胸下结硬,是为脏结。脏结者,结在太阴之脏也,此即太阳之病,系在太阴,误下而成脏结之明证也。

任应秋:脏结与结胸的比较:两证寸脉均浮,是其相同;两证饮食都不好,是其相同。结胸关脉沉,脏结关脉小细沉紧,这是两证的脉不同;结胸只是心下硬按之痛,脏结便痛连脐旁入少腹引阴筋;结胸者有阳证、有阴证,脏结者便为纯有阴无阳,这是两证的大不相同处。

【解析】 (1)对"饮食如故"之认识历代医家对"饮食如故"一句解释不尽相同,如成无己认为"阴结而阳不结,虽心下结痛,饮食亦自如故"。尤在泾氏认为"然胸高而脏下,胸阳而脏阴,病状虽同,而所处之位则不同,是以结胸不能食,脏结则饮食如故……"。又南京中医学院《伤寒论译释》亦认为"饮食如故,时时下利,正就是脏结证的独有症状,因为它是邪结在脏,胃腑无病,所以饮食如故"。即他们都认为"饮食如故"是饮食正常,并作为与结胸证不能食的鉴别点、不同处。

而任应秋氏在其《伤寒论证治类诠》一书中则认为"饮食如故"乃言饮食也如结胸证一般,即指饮食不佳而言。

根据仲景原文对脏结证的描述,如关脉小细沉紧,正表明其为虚寒之候;舌苔白为寒,滑为阴盛,又时时下利,皆标明脏结证本属正虚邪胜,脏为寒结,阳气衰微,中焦虚寒,不能运化,此种病理改变情况下,饮食必然不佳。所以任氏的解释比较合理。

(2)对苔白滑一症的认识:注家对"苔白滑"一症的理解各不相同。成无己认为"阴得阳则解,脏结得热证多,则易治,舌上白胎滑者,其胸中亦寒,故难治"。尤在泾氏则认为"舌上白胎滑者,在里之阳不振,入结之邪已深,结邪非攻不去,而脏虚又不可攻,故曰难治"。但《金鉴》认为"盖舌胎白滑,即结胸证具,亦是假实;舌胎干黄,虽脏结证具,每伏真热。脏结阴邪,白滑为顺,尚可温散;结胸阳邪,见此为逆,故为难治"。

成氏、尤氏对白胎滑者难治的理解颇为确当,因为本条"舌上白胎滑"者一句是紧接在脏结之下,且脏结本为阴寒

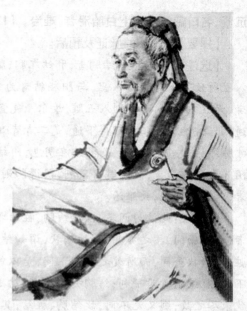

张仲景

之证,白苔属寒,滑为阴盛,白而至滑,为阴寒更重的表现,正虚邪实,所以称为难治,于理相合。而《金鉴》之谓白胎滑者难治,并不是单指脏结而言,脏结属阴,如见此苔是应有现象,尚可温散治疗,而为顺证;结胸属阳,若见此苔,便是反常现象,为逆证,与阳证见阴脉是相同道理,所以难治。这种说法有其一定道理,但未免离题太远,因条文是紧接在脏结之下,而未言及结胸。所以还是尤、成二氏之说为是。

(3)关于脏结的病因病机:通过本条症状的分析可测知脏结的病因病机是太阳病误下,阴寒之邪结于脏,使脏气虚寒而结,中虚邪胜,阳气衰微,不能运化,水湿聚而成痰,湿痰并居中脘,无阳热与之相抗,则其病为胸下结硬如结胸状;脾不运化则饮食不好、时时下利;关脉小细沉紧,舌苔白滑皆属中阳虚的表现。所以,脏结病机关键在于误下伤正、中焦虚寒、阴结于脏而致。

(4)脏结与结胸的比较:二者的相同点:均有心下硬满,按之痛,所以说脏结状如结胸,两证寸脉均浮,饮食都不好。

二者的不同点:①病理不同:脏结是误下邪气入里与阴相结;结胸是下后邪气入里与阳相结。②性质不同:脏结是寒结于脏,属阴;结胸主要是热结于胸,属阳,但也有寒实结胸。③症状上不同:脏结有时时下利,而结胸则无。④脉象上不同:虽然都有寸脉浮,但脏结关脉小细沉紧,结胸关脉沉。⑤舌苔方面:脏结舌上白胎滑,是胸中无热、阳气衰愈的表现;结胸证虽没有言明舌苔的变化,但从137条的"不大便五六日,舌上燥而渴……大陷胸汤主之",结合结胸证里实有热的证候推测,则知其苔必黄燥(除寒实结胸无热证者外)。

从以上几方面可以鉴别脏结与结胸的不同。

【原文】 藏结无阳证,不往来寒热,其人反静,舌上胎①滑者,不可攻也。(130)

【注释】 ①胎、同"苔"。

【提要】 进一步说明脏结证的症状、性质及治疗上的注意点。

【选注】 成无己:脏结于法当下,无阳证为表无热,不往来寒热为半表半里无热,其人反静为里无热。经曰:"舌上如胎者,以丹田有热,胸中有寒邪气。"以表里皆寒,故不可攻。

方有执:无阳证,言当脏结之时,表已罢除,无太阳也。不往来寒热,言痞虽属胁下,由素常有而发,非少阳传经之邪也。反静,言无阳明之谵妄也。舌,心之苗也,胎滑,生长滑腻,如胎膜也。胎滑本由丹田有热、胸中有寒而成。然丹田阴也,胸中阳也,热反在阴而寒反在阳,所以为不可攻也。

柯韵伯:结胸是阳邪下陷,当有阳证见于下,故脉虽沉紧,有可攻之理;脏结是积渐凝结而为阴,五脏之阳已竭也,外无烦躁潮热之阳,舌无黄黑芒刺之胎,虽有硬满之证,慎不可攻,理中四逆辈温之,尚有可生之义。

尤在泾:邪结在脏,必阳气内动,或邪气外达,而后可施攻取之法,若无阳证,不往来寒热,则内动外达之机俱泯,是以其人反静,其舌胎反滑,邪气伏而不发,正气弱而不振,虽欲攻之,无可攻已,盖即上文难治之端,而引其说如此。

【解析】 脏结无阳证,指出脏结没有阳热的症状;不往来寒热,虽有胁下硬满的少阳类证,但不属于少阳证;其人不烦躁反静,阴盛则静;若见到舌上苔滑者,为阳气虚衰,寒湿凝聚,故治疗不可攻下。

【原文】 病发于阳,而反下之,热入因作结胸;病发于阴,而反下之,因作痞也。所以成结胸者,以下之太早故也。结胸者,项亦强,如柔痉①状,下之则和,宜大陷胸丸。(131)

大陷胸丸方

大黄半斤 葶苈子半升(熬) 芒硝半升 杏仁半升(去皮尖,熬黑)

上四味,捣筛二味,内杏仁、芒硝,合研如脂,和散,取如弹丸一枚;别捣甘遂末一钱匕,白蜜二合,水二升,煮取一升,温顿服之,一宿乃下,如不下,更服,取下为效,禁如药法。

【注释】 ①柔痉:今通作柔痉,属于痉病的一种。痉是以项背强,角弓反张为主的疾病,其症若见汗出者为柔痉。

【提要】 结胸和痞的成因及大陷胸丸的适应证。

【选注】 《金鉴》:中风阳邪,故曰病发于阳也,不汗而反下之,热邪乘虚陷入,因作结胸;伤寒阴邪,故曰病发于阴也,不汗而反下之,热邪乘虚陷入,因作痞硬。

成无己:发热恶寒者,发于阳也,而反下之,则表中阳邪入里,结于胸中为结胸;无热恶寒者,发于阴也,而反下之,表中之阴入里,结于心下为痞。

柯韵伯:阳者,指外而言,形躯是也;阴者,指内而言,胸中、心下是也。此指人身之外为阳,内为阴,非指阴经之阴,亦非指阴证之阴。发阴发阳,俱指发热、结胸与痞,俱是热证,作痞不言热入者,热原发于里也,误下而热不得散,因而痞硬。不可以发阴作无热解也。若作痞谓非热证,泻心汤不得用芩、连、大黄矣。

尤在泾:病发于阳者,邪在阳之经;病发于阴者,邪在阴之经也。阳经受邪,郁即成热,其气内陷,则为结胸;阴经受邪未即成热,其气内陷,则作痞,所以然者,病邪在经,本当发散而反下之,里气则虚,邪气因入,与饮相搏而为病也。要之阳经受邪,原有可下之例,特以里未成实,而早行下法,故有结胸之变证。审其当下,而后下之,何至是哉?仲景申明所以成结胸之故,而不及痞,岂非以阴经受邪,则无论迟早,俱未可言下耶?

山田正珍:其实阴阳皆有痞、有结胸也,言热入而不言寒入者,以结胸得之外来之邪,痞得之心气之结也。

张璐:病发于阳者,太阳表证误下,邪结于胸也。病发于阴者,皆是内挟痰饮,外感风寒,中气先伤,所以汗下不解,而心下痞也。或言中风为阳邪,伤寒为阴邪,要有风伤卫气,气受伤而反变为结胸,寒伤营血,血受伤而反成痞之理。

【解析】 对于"病发于阳""病发于阴"的解释,历代注家争论不休,各执一端。《金鉴》认为伤寒为阴,中风为阳;成氏认为发热恶寒为发于阳,无热恶寒为发于阴;柯氏以外为阳,内为阴;尤氏则指阴经,阳经。其实以上四种代表性的观点,均不能恰当地概括结胸与痞两种病证的成因。从临床所见的情况看,二者皆可由太阳病误下而来,其变证不同的原因,是由于体质各异。胃阳素盛者,误下后,陷入之邪热与素有之痰饮相结,便成结胸;若其人本胃阳不足,误下后,重伤胃气,中焦升降失职,客气结于心下,因而成痞。所以病发阴、阳,是病因、病位、病性总的概括,阳表示表证、实证、热证,阴表示里证、虚证寒证。

【原文】 结胸证,其脉浮大者,不可下,下之则死。(132)

【提要】 结胸证,脉浮大者,禁用下法。

【选注】 《金鉴》:结胸证,若脉大,是为胃实,知结热已实,乃可下,下之则愈。今其脉浮大,是尚在表,知热结未实,故不可下,若误下之,未尽之表邪,复乘虚入里,误而又误,结而又结,病热弥深,正气愈虚,则死矣。

山田正珍:结胸之病,不可不下,但其脉浮大者,犹为表未解,可与小陷胸汤以和解之。按钱潢以浮大为里虚之脉,甚非也,凡脉大者,皆邪热炽盛之形,兼浮为表实,兼沉为里实。

方有执:此示人凭脉证之要旨,戒人勿孟浪之意。夫结胸之为阳邪内陷,法固当下,下必待实,浮为在表,大则为虚,浮虚相搏,则表犹有未尽入而里未全实可知,下则尚虚之里气必脱,未尽之表邪皆陷,祸可立至,如此而命尽,谓非医咎何,是故致戒也。

黄坤载：结胸之脉，寸浮关沉，寸浮则上热，关沉则中寒，上热甚而中寒不甚，则浮多而沉少，是以可下，若其脉浮大，绝无沉意，是非无中寒也，乃中寒之极，阳气全格于上，是以但见浮大，而不见其沉，下之中气败竭，必死无疑也。结胸可以下愈者，下焦之阳未至绝根，故推荡其上郁之阳，使之通达于下，以接下焦之根，是以愈也，其脉浮大，则阳已绝根于下，是中虚外寒之诊，下之所以速其死也。

　　【解析】　对"脉浮大"的意见，一大多数注家认为表邪未尽，也有人认为是正气虚脱，但都一致认为，本脉证不可下，下之必生它变。

　　128条的"寸脉浮，关脉沉"为结胸证主脉，本条之"脉浮大"不独指寸口脉浮，关、尺脉亦浮。结胸证，脉见浮大，必不可下，对"脉浮大"的两种看法都有道理，关键是看其脉浮大是有力，还是无力。若浮大有力，是主表邪犹盛，当先解其表，后攻其里，若下之，则表邪内陷，其结益深，正气大损，预后不佳；若浮大而无力，说明患者邪盛正衰，临床见此脉，多为正气虚极，阳浮于外的现象，当此之时正如黄坤载所说"其脉浮大，则阳已绝根于下，是中虚外寒诊，下之所以速其死也"。结胸证为邪实内结，脉应见沉见实，为脉证相合，若反见沉大之脉，是脉证相反，犹阳明腑实脉反涩，厥阴下利脉反实，正虚邪实，不下尚且难以调治，若再攻下，则正气不支而必危。

　　山田氏认为，本条文脉证可与小陷胸汤和解之，尚有斟酌的必要，本证或为表里同病，或为正虚邪实，当根据情况而定。脉象有力者，先解其表，后顾其里；脉象无力无根者，应急固其虚脱之阳，缓议祛邪之法。本条结胸若本大结胸证，则小陷胸汤无济于事；若本小结胸证，则必为表里同病，治法当先表后里。小陷胸汤非和解之剂，本证亦非和解之法的适应证，故用小陷胸汤非所宜也。

　　黄坤载认为本条"脉浮大"为虚阳外脱，在临床上有广泛的意义，不只局限本证，但凡邪实证见脉浮大无根者都可考虑为正气虚脱。但他在结胸的病机上，以其关脉沉而认为是中寒，则与结胸证水热互结的情况不符，此关脉沉不主寒，而主实，当以证参之。

　　【原文】　结胸证悉具[1]，烦躁者亦死。（133）

　　【注释】　[1]悉具：全部具备。

　　【提要】　结胸证兼见烦躁者，预后不良。

　　【选注】　《金鉴》：悉具者，谓胸之上，少腹之上，左右两胁，无不硬满而痛也，较之大结胸为尤甚，此时宜急下之，或有生者。若复迁延，必致邪胜正负，形气相离，烦躁不宁，下亦死，不下亦死矣。

　　张隐庵：结胸证悉具者，在外之如柔痉状，在内之膈内剧痛，外内之证悉具也。烦躁者，上下之阴阳不相交济也，故上节（指132条）外内相离者死，此上下不交者亦死。

　　柯韵伯：结胸是邪气实，烦躁是正气虚，故死。

程邓倩：此时下之则死，不下亦死，惟从前失下，至于如此，须玩一悉字。

成无己：结胸证悉具，邪结已深也。烦躁者，正气散乱也。邪气胜正，病者必死。

尤在泾：伤寒邪欲入而烦躁者，正气与邪争也，邪既结而烦躁者，正气不胜，而将欲散乱也。结胸证悉具，谓脉沉紧，心下痛，按之石硬及不大便，舌上燥而渴，日晡所潮热，如上文所云也。而又烦躁不宁，则邪结甚深，而正虚欲散，或下利者，是邪气淫溢，际上极下，所谓病胜脏者也，虽欲不死，其可得乎。

【解析】　烦躁一症在伤寒各篇中多次出现，有因于热盛者，如大青龙、白虎、承气汤等证；有因于热郁者，如栀子豉汤证类；有因于阳虚者，如干姜附子、四逆、通脉四逆汤等证；有因于阴虚者，如猪苓汤等证；有因于阴阳两虚者，如茯苓四逆汤等证；有因于火逆者，如桂枝甘草加龙骨牡蛎、桂枝去芍加蜀漆龙骨牡蛎汤等证。综其大要，不外邪气盛与正气虚两种情况。邪气盛者，必因火热之邪；正气虚者，当仔细分辨阴虚、阳虚。临证不可模棱两可，稍有疏忽，即可产生不可挽回的后果。

结胸证悉具，如《金鉴》所述，证型本极为危重，宜急下之，尚存一线生机，倘若再见烦躁，是正气不能胜邪，而将欲散乱之象，故此时下亦死，不下亦死，预后不佳。各注家对本条注释意见基本一致。

学习本条，当与132条对照。前条言结胸不可下之症，后条论结胸可下失下之症。132条强调结胸证具而表未解者，不可下，当先解其表；本条告诫学者，结胸证当下而失下，必导致邪盛正衰而出现烦躁，是正气散乱之象，预后不佳。故临床运用下法要果断，当下则不可贻误时机。两条条文字虽不多，却可见仲景用心之良苦。

【原文】　太阳病，脉浮而动①数，浮则为风，数则为热，动则为痛，数则为虚，头痛发热，微盗汗出，而反恶寒者，表未解也。医反下之，动数变迟，膈内拒痛，胃中空虚，客气②动膈，短气躁烦，心中懊憹，阳气③内陷，心下因鞕，则为结胸，大陷胸汤主之。若不结胸，但头汗出，余处无汗，剂颈而还，小便不利，身必发黄。（134）

大陷胸汤方

大黄六两（去皮）　芒硝一升　甘遂一钱匕

上三味，以水六升，先煮大黄取二升，去滓，内芒硝，煮一两沸，内甘遂末，温服一升。得快利，止后服。

【注释】　①动：指脉象。以脉短如豆，滑数有力，独见于关上为特征。主疼痛、主惊。

②客气：指外来的邪气。因邪气外来，客于人体，故称客气。

③阳气：指表热之邪气。

【提要】　表邪未解而误下之，使邪热内陷，有三种不同的转归：一为结胸，一为热郁胸膈，一为发黄。并提出结胸病的正治之法。

【选注】　成无己：头痛、发热、微盗汗出、反恶寒者，表未解也，当发其汗。医反下之，虚其胃气，表邪乘虚则陷……阳气内陷，气不得通于膈，壅于心下，为硬满而痛，成结胸也，与大陷胸汤以下结。若胃中空虚，阳气内陷，不结于胸膈，下入于胃中者，遍身汗出，则为热越，不能发黄。若但头汗出，身无汗，剂颈而还，小便不利者，热不得越，必发黄也。

尤在泾：邪气在表，法当发散而反下之，正气则虚，邪气乃陷……阳邪内陷，与饮相结，痞硬不消，而结胸之病成矣。大陷胸汤则正治阳邪内结胸中之药也。若其不结胸者，热气散漫，既不能从汗而外泄，亦不得从溺而下出，蒸郁不解，浸淫肌体，势必发黄也。

《金鉴》：朱震亨曰，若胃中空虚，客气动膈，心中懊恼者，亦以栀子豉汤，吐胸中之邪，可也。

【解析】　对本条主要精神，各注家看法基本上一致。即太阳表证未解，不可下之，若误下，则阳邪内陷，变证迭出。若邪热与胸中素饮相结，则为结胸证；倘若患者内无水饮，邪热未与有形之邪相结，散漫于肌肤，汗不得出，小便复又不利，邪热无从外出，与湿相合，湿热蒸郁，势必发黄。

注家对本条有争议的地方，在于"胃中空虚，客气动膈，短气烦躁，心中懊恼，阳气内陷，心下因硬，则为结胸"。多数注家认为，上下文字，一气相贯，都是讲结胸证。成无己则认为，若胃中空虚，阳邪内陷于胃中，则不会出现结胸或发黄，必遍身汗出，而"热越"，似指白虎汤证。但仔细推敲原文，还是朱震亨解释为栀子豉汤证更为贴切。133条曰"结胸证悉具，烦躁者亦死"，此段文字见"烦躁"而不言"死"，是结胸证未具也。可见"胃中空虚，客气动膈，短气烦躁，心中懊恼"与结胸无关。而与76条所述的栀子豉汤证，无论在病机上，还是在症状上，丝毫没有矛盾之处。"胃中空虚"，非指胃气虚，而是指胃中无有形之邪（如痰、水、宿食）与热相结，因而不能形成结胸，故客气郁于胸膈，而致心中懊恼。从文字结构看，此段与下文"阳气内陷，心下因硬，则为结胸"是并列关系，只要仔细玩味"客气动膈"与"阳气内陷"相对，"心中懊恼"与"心下因硬"相对，即可知，二者所言，显然不是同一证。

因此，本条文列举表未解而误下的后果有三：①邪热内陷与水饮相结，为结胸；②邪热未与有形之邪相结而郁于胸膈，为栀子豉汤证；③若邪热散漫于肌肤，而汗不得出，复小便不利，热与湿相熏蒸而邪无出路，则郁而发黄。

【验案】　维扬李寅，始病，头痛，发热，恶风，医者下之，忽而心下坚硬，项强短气，宛然结胸中证也。予曰，幸尔脉不浮，心不烦躁，非陷胸汤不可。投入，一宿乃下。（《伤寒九十论》）

沈家湾陈姓孩，年十四……忽得病，脉洪大，大热，口干，自汗，右足不得伸屈，病属阳明，然口虽渴，终日不欲饮水，胸部如塞，按之似痛，不胀不硬，又类悬饮内痛，大便五日未通，上湿下燥与此可见。且太阳之湿，内入胸膈，与阳明内热同病，不攻其痰湿,燥热焉除,于是遂书大陷胸汤与之……服后,大便通畅,燥屎与痰涎俱下,诸恙均各霍然,乃复书一清热之方,以肃余邪。(《经方实验录》)

【原文】 伤寒六七日,结胸热实①,脉沉而紧,心下痛,按之石鞕者,大陷胸汤主之。(135)

【注释】 (1)结胸热实:与141条"寒实结胸"相对而言,明确本条所指结胸属热、属实。

【提要】 结胸证亦有未经误下而成者,只要脉证属热、属实,即可用大陷胸汤主治。

【选注】 喻嘉言:此条热实二字,形容结胸之状,甚明,其邪热填实于胸间不散漫也。上条言寸脉浮,关脉沉(指赵本第128条),此言脉沉紧,更明。盖脉紧有浮沉之别,浮紧主伤寒,无汗;沉紧主伤寒结胸,与中风之阳邪结胸迥殊,此所以不言浮也。

程郊倩:结胸一证,虽曰阳邪陷入,然阴阳二字,从虚实寒热上区别,非从中风伤寒上区别。表热盛实,转入胃府,则为阳明证;表热盛实,不转入胃府,而陷入膈,则为结胸证。故不必误下始成,伤寒六七日,有竟成结胸者,以热已成实,而填塞在胸也。脉沉紧,心下痛,按之实硬,知邪热聚于此一处矣。不因下而成结胸者,必其人胸有燥邪,以失汗而表邪合之,遂成里实,此处之紧脉,从痛得之,不做寒断。

柯韵伯:前条言病因与外证(指赵本第136条),此条言脉与内证,又当于热实二字着眼。六七日中,详辨结胸有热实,亦有寒实,太阳病误下,成热实结胸,外无大热,内有大热也;太阴病误下,成寒实结胸,胸中结硬,外内无热症也。沉为在里,紧则为寒,此正水结胸胁之脉,心下满痛,按之石硬,此正水结胸胁之症,然其脉其症,不异于寒实结胸。故必审其为病发于阳,误下热入所致,乃可用大陷胸汤,是谓治病必求其本耳。

成无己:此不云下后,而云伤寒六七日,则是传里之实热也。沉为在里,紧为里实。以心下痛,按之实硬,是以为结胸,与大陷胸汤,以下结热。

尤在泾:邪气内结,即热且实,脉复沉紧,有似大承气证,然结在心下,而不在腹中,虽按之石硬而痛,亦是水食互结,与阳明之燥粪不同,故宜甘遂之破饮,而不宜枳、朴之散气。

【解析】 本条是唯一阐述未经过误下而自然形成的结胸证。"脉沉而紧"属于难点,"心下痛,按之石硬"属于重点。其中"脉沉而紧"之"紧",需要认真品读。

按脉象主病之常,紧脉主寒,"脉阴阳俱紧者,名曰伤寒"可证。结胸证属大实热证,大热证而出现紧脉,是为反常。凡是反常的东西辨证的意义尤其重大,这就需要问一个为什么。本条的"脉沉而紧"的机制,应该与上条结胸成因脉之"动数变迟"联系起来看待。在结胸证形成的过程中,有"数则为虚"的弛张之热,变为"动数变迟",就说明弛张之热已内陷郁结,而且热邪结的愈重,脉象愈是沉迟紧实。可知,作为一种紧实弹指、如转绳索的脉象,非但主寒,亦可见于邪结及诸痛之证,包括像结胸这样的热邪内结证。另外,结胸证以疼痛为主症,疼痛是经脉不通或经脉挛急所致,疼痛愈甚,则脉愈易呈现紧象。所以,本条之"脉沉而紧",一为邪气结使然,一为心下痛使然。提示我们诊脉辨脉当知常达变,又提示我们临床辨证当脉症合参。

"心下痛,按之石硬",是结胸证之主症。虽然名曰结胸,其实病位不只局限于胸膈,常常波及"心下",是以"膈内拒痛"和"心下痛"为病位特征的疾病。另外,"按之石硬"也是结胸证的主要特征。结胸证与痞证均属邪气结于心下,而且半夏泻心汤证也是有形之湿浊结滞,可是痞证"但满而不痛",更不会"按之石硬",足见结胸证实邪结滞十分严重。否则,也不会用甘遂、大黄、芒硝这等峻猛之药。

条文开头的"伤寒六七日",亦具有辨证意义。"六七日"属于经尽之时,既是邪退病愈之时,亦属邪进病变之时。结胸证凡属误下所致者,发病没有日数的规律,而自然形成者,则一般是有日数规律的。

【原文】 伤寒十余日,热结在里,复往来寒热者,与大柴胡汤;但结胸,无大热者,此为水结在胸胁也,但头微汗出者,大陷胸汤主之。(136)

【提要】 大柴胡汤证与大陷胸汤证的鉴别。

【选注】喻嘉言:治结胸之证,取用陷胸之法者,以外邪挟内饮,搏结胸间,未全入于里也。若十余日,热结在里,则是无形之邪热蕴结,必不定在胸上,加以往来寒热,仍兼半表,当用大柴胡汤,以两解表里之热邪,于陷胸之义无取矣。无大热与上文热实互意,内陷之邪但结胸间,表里之热反不炽盛,是为水饮结在胸胁;其人头有微汗,乃邪结在高,而阳气不能下达之明征,此则主用大陷胸汤,允为的对也。

成无己:伤寒十余日,热结在里,是可下之证,复往来寒热,为正邪分争,未全敛结,与大柴胡汤下之。但结胸无大热者,非热结也,是水饮于胸胁,谓之水结胸,周身汗出者,是水饮外散则愈;若但头微汗出,余处无汗,是水饮不得外泄,停蓄而不行也,与大陷胸汤以逐其水。

柯韵伯:上条(赵本131条)言热入是结胸之因,此条言水结是结胸之本,互相发明结胸病源。若不误下,则热不入,热不入,则水不结,若胸胁无水气,则热必入胃而不结于胸胁矣;此因误下热入,太阳寒水之邪,亦随热而内陷于胸胁间,水邪热邪结而不散,故名曰结胸。粗工不解此义,竟另列水结胸一证,由是多歧滋惑矣,不思大陷胸汤丸,仲景用甘遂、葶苈何为耶。无大热,指表言;未下时大热,下后无大热,可知大热乘虚入里矣。但头微汗者,热气上蒸也;余处无汗者,水气内结也,水结于内则热不得散,热结于内则水不得行,故用甘遂以直攻其水,任硝、黄以大下其热,所谓"其次治六府"也,又大变乎五苓、十枣等法。

尤在泾:若但结胸而无大热,如口燥渴、心烦等症者,此为水饮结在胸胁之间,所谓水结胸者是也。盖邪气入里,必挟身中所有,以为依附之地,是以在肠胃则结于糟粕,在胸膈则结于水饮,各随其所有而为病耳。水结在胸,而但头汗出者,邪隔于上而不下通也,故与大陷胸汤,以破饮而散结。

【解析】 伤寒十余日,指表证多日不解,表邪已化热入里,故云"热结在里"。应当见有阳明热结之证。若又见到往来寒热,则属少阳阳明并病,治用大柴胡汤。但结胸无大热证,此为邪热与水搏结于胸胁;邪热与水互结,但见头汗出,指出本证的部位在上;而大柴胡汤邪结的部位偏下。既有少阳邪热内阻,又有阳明燥屎内结,故常伴大热之证。

【原文】 太阳病,重发汗而复下之,不大便五六日,舌上燥而渴,日晡所①小有潮热,从心下至少腹鞕满而痛,不可近者②,大陷胸汤主之。(137)

【注释】 ①日晡所:日晡,申时(下午3~5时);所,副词,表示大概范围,即下午3~5时。

②不可近:指疼痛剧烈拒按。

【提要】 大陷胸汤证治之一。

【选注】 喻嘉言:不大便,燥渴,日晡潮热,少腹硬满,证与阳明颇同,但小有潮热则不似阳明大热,从心下至少腹手不可近,则阳明又不如此大痛,因是辨其为太阳结胸,兼阳明内实也。缘误汗复误下,重伤津液,不大便而燥渴潮热,虽太阳阳明亦属下证,但水饮内结,必用陷胸汤,由胸胁以及胃肠荡涤始无余,若但下肠胃结热,反遗胸膈内结之水饮,则非治矣。

成无己:重发汗而复下之,则内外重亡津液,而邪热内结,致不大便五六日,舌上燥而渴也。日晡潮热者属胃,此日晡小有潮热,非但在胃。从心下至少腹,硬满而痛不可近者,是一腹之中,上下邪气俱甚也,与大陷胸汤以下其邪。

尤在泾:不用大承气而用大陷胸者,亦以水食互结,且虽至少腹,而未离心下故也,不然,下证悉具,下药已行,何以不臣枳、朴而臣甘遂哉。

方有执:此明结胸有阳明内实疑似之辨。晡,日加申时也;小有,微觉有也。盖不大便,燥渴,日晡潮热,从心下至少腹硬满而痛,皆似阳明内热,惟小有潮热,不似阳明大热之甚。所以阳明必以胃家实为主,而凡有一毫太阳证在,皆不得入阳明例者,亦以此也。

程知:太阳结胸兼阳明内实,故用大陷胸汤,由胸胁以及肠胃,皆可荡涤无余。若但下肠胃结热,而遗胸上痰饮,则非法矣。

柯韵伯:此妄汗妄下,将转属阳明而尚未离乎太阳也。不大便五六日,舌上燥渴,日晡潮热,是阳明病矣,然心下者太阳之位,小腹者膀胱之室也,从心下至小腹,硬满而痛不可近,是热入水结所致,而非胃家实,故不得名为阳明病也。若复用承气下之,水结不散,其变不可胜数矣。

【解析】 本条主要精神是论述大结胸证兼阳明内实必用大陷胸汤,而不可用大承气汤。

太阳病发汗，本属正治，但应注意掌握汗法。桂枝汤方后强调"遍身漐漐微似有汗者益佳，不可令如水流漓，病必不除"，麻黄汤方之强调"覆取微似汗"，大青龙汤方之强调"取微似汗，汗出多者，温粉扑之"。仲景再三重复，无非告诫医者重视正气，勿使阳亡、津伤。本条重发汗，则已伤津液，复加攻下更伤里气，邪热因而得以内传，此时，若内无水饮，仅是燥屎内结，则为阳明腑实；若内有水饮，热与水结，则成结胸。

对于本条所述之证为何病，诸注家有两种意见：多数注家认为本条所述为太阳结胸兼阳明内实，而方氏、柯氏认为本条证属太阳结胸而未入阳明。方有执说："阳明必以胃家实为主，而凡有一毫太阳证在，皆不得入阳明例者。"似过于绝对，若果如此，那么合病、并病都不可言阳明了。《经方实验录》载曹颖甫治陈姓男孩一案，证与本条所述类同，用大陷胸汤后"燥屎与痰涎俱下"，即说明结胸可兼阳明腑实，否则燥屎从何而来。柯韵伯说："心下者，太阳之位；小腹者，膀胱之室。"而认为非阳明证，其实原文为"心下至少腹硬满而痛"，为了说明无阳明证，他竟然对心下与少腹之间的阳明部位，闭口不谈，显然是不严肃的态度。看条文所述症状，如不大便、舌上燥渴、潮热等显系阳明实热，只因其轻微，而作结胸之兼证而已，故当从喻、成等注家之意见，本条为太阳结胸兼阳明内实，所以言兼阳明内实者，以其证仍以结胸为主也。

在治疗上，诸注家意见完全一致，即本证必用大陷胸汤。而不可用大承气汤，如尤在泾所说"不用大承气，而用大陷胸者，亦以水食互结，且虽至少腹，而未离心下故也，不然下证悉具，下药已行，何以不臣枳、朴，而臣甘遂哉"。其原因就是恐但下肠胃热结，反遗胸膈内结之水饮为患，这也是仲景设本条的主要意旨。

本条与131条、136条在内容上都有与其相应的疑似证相辨别的寓意。131条大陷胸丸证的项强与柔痉相似；136条的大陷胸汤证与大柴胡汤证的心下急相似；本条大陷胸汤证的不大便、舌上燥渴、日晡潮热与大承气汤证相似。这就是所谓结胸的太阳、少阳、阳明类证。虽然结胸的疑似证较多，但只要我们掌握结胸证的病机为水热互结，主症是胸胁、心下或少腹硬满而拒痛，在临床上也就不难辨认了。

【验案】 李某某，男，18岁，学生。主诉：晚饭后两小时突然上腹剧痛，为持续性，不放射，伴恶心、呕吐，呕吐食物一次，约100毫升。体检：体温37℃，脉搏84次/分，血压130/80毫米汞柱，舌红苔白，脉弦滑。头颈、心肺正常。腹平、腹式呼吸消失，全腹均有明显肌紧张，上腹有明显压痛及反跳痛，肝脾触诊不满意。肝浊音界消失，移动性浊音(-)。肠鸣音弱，脊柱四肢(-)。实验室检查：白细胞13×10^9/升，中性94%，腹腔穿刺为黏稠黄色脓性液体，反应呈碱性。镜检：脓细胞满视野，红细胞1~2个。X线检查，右膈下有游离气体。西医诊断：十二指肠溃疡并发穿孔，弥漫性腹膜炎。

中医辨证：水热互结，证属结胸。治疗经过：禁食、胃肠减压、输液、针刺止痛，并予生甘遂面0.9克、大黄0.6克、芒硝0.3克。1日2次。服药后，稀便四次，腹痛减轻，腹膜炎体征消失，体温渐退，再服药一次，逐渐恢复。（《伤寒论方医案选编》）

【原文】 小结胸病，正在心下①，按之则痛，脉浮滑者，小陷胸汤主之。（138）

小陷胸汤方

黄连一两　半夏半升（洗）　栝楼实大者一枚

上三味，以水六升，先煮栝楼，取三升，去滓，内诸药，煮取二升，去滓，分温三服。

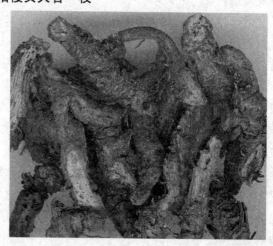

黄连

【注释】 ①心下：指胃脘部位。

【提要】 小结胸的证治。

【选注】 成无己：心下硬痛，手不可近者，结胸也。正在心下，按之则痛，是热气犹浅，谓之小结胸。结胸脉沉紧或寸浮关沉，今脉浮滑，知热未深结，与小陷胸汤，以除胸膈上结热也。

尤在泾：胸中结邪，视结胸较轻者，为小结胸。其症正在心下，按之则痛，不似结胸之心下至少腹硬满而痛不可近也。其脉浮滑，不似结胸之脉沉而紧也。是以黄连之下热，轻于大黄；半夏之破饮，缓于甘遂；瓜蒌之润利，和于芒硝。而其蠲除胸中结邪之意，则又无不同也，故曰小陷胸汤。

王肯堂：上文云硬满而痛，不可近者，是不待按而亦痛也；此云按之则痛，是按之然后作痛尔。上文云至少腹，是通一腹而言之；此云正在心下，则少腹不硬痛可知矣。热微于前，故云小陷胸也。

张兼善：从心下至少腹石硬而痛，不可近者，大结胸也；正在心下，未及腹胁，按之痛未至石硬，小结胸也，形证之分如此。盖大结胸者，是水结在胸腹，故其脉沉紧；小结胸者，是痰结于心下，故其脉微滑。水结宜下，故用甘遂、葶、杏、硝、黄等；痰结宜消，故用瓜蒌、半夏等。

【解析】 1.对小结胸病的认识

历代医家对小结胸一证的认识是比较一致的。认为其病机是痰热互结，其病位是正在心下，即痰热互结于心下（胃脘部位），其性质是属于实热证，其临床表现是按之则痛，且疼痛范围较局限，未及腹胁，也未至石硬，其脉是浮滑之象，所以该条条文文字虽少，但精确地将小结胸病的脉证概括描述。历代医家都认为此证是结胸证之轻浅者，所以称小结胸，以与大结胸相区别。

2.大、小结胸证的鉴别

张令韶曰:"汤有大小之别,证有轻重之殊,今人多以小陷胸汤治大结胸证,皆致不救,遂诿结胸为不可治之证,不知结胸之不可治,只一二节,余智可治者,苟不体认经旨,必致临时推诿,误人性命也。"张氏之说,充分阐明了大、小陷胸汤证鉴别的必要性,因此二证病因虽然相同,但轻重不同,治则迥异。如若大陷胸证仅投小陷胸汤,恐病重药轻,无济于事,误人性命;如若小陷胸证误投大陷胸汤,则病轻药过,杀人难免。因此,临床上应注意此二证之鉴别。现将二者鉴别点列表(表3)如下:

表3　大小结胸证之鉴别要点

病名	病机	部位	脉象	疼痛性质	治则	方剂
小结胸	痰与热互结心下	局限于胃脘部,仅在心下	浮滑	按之始痛,不按不痛	痰结宜消	小陷胸汤
大结胸	热与水饮结于胸腹	从心下至少腹(全腹部)	寸浮关沉	硬满而痛,手不可近	水结宜下	大陷胸汤

【验案】　老年妇人,五十余岁。疼痛正在心下胃脘部,且痛时有包鼓起,形如馒头之半,心疑为癌,即住医院作吞钡透视检查。在等待吞钡透视期间,因疼痛加剧不可忍耐,而请中医诊治。脉见弦滑,舌质偏红,苔黄不甚厚,胃脘按之不硬,大便不爽,遂辨为小结胸证。服小陷胸汤二剂后,大便泻下黄涎甚多,痛止而包消。后作钡餐检查无异常。(《伤寒论诠解》)

【原文】　太阳病二三日,不能卧,但欲起,心下必结,脉微弱者,此本有寒分[1]也。反下之,若利止,必作结胸;未止者,四日复下之,此作协热利[2]也。(139)

【注释】　①寒分:汪氏曰"痰饮也",以痰饮本寒,故曰寒分。即指寒饮也。
②协热利:挟表热而下利。就是里寒挟有表热的下利。

【提要】　素有寒饮的人,患太阳病,误用下法,可引起结胸或协热利的变证。

【选注】　成无己:太阳病二三日,邪在表也,不能卧、但欲起、心下必结者,以心下结满,卧则气拥而愈甚,故不能卧,而但欲起也。心下结满,有水分,有寒分,有气分,今脉微弱,知本有寒分,医见心下结而反下之,则太阳表邪乘虚入里,利止则邪气留结为结胸,利不止,至次日复如前下利不止者,是邪热下攻肠胃,为挟热利也。

柯韵伯:不得卧,但欲起,在二三日,似乎与阳明并病,必心下有结,故作此状,然而不硬,脉微弱而不浮大,此其人素有久寒宿饮,结于心下,非亡津液而胃家实也,与小青龙以逐水气,而反下之,表实里虚,当利不止。若利自止者,是太阳之热入与心下之水气交持不散,必作结胸矣;若利未止者,里既已虚,表尚未解,宜葛根汤、五苓散辈。医以心下结为病不尽,而复下之,表热里寒不解,此协热利,所由来也。

《金鉴》:太阳病,谓头项强痛而恶寒也,二三日见不得卧、但欲起之症,谓传阳明也。心下,胃之分也;必结,谓胃分必有结也,则当下之;今脉微弱,是胃分有寒而结也,法不当下,不当下而下之,谓之反下,二三日正当解太阳阳明之表,反下之,表热乘虚入里必自利,设利自止,是其人胃实而同燥化,必作结胸矣。今利未止,四日仍复下利,是其人胃虚而同湿化,故必作协热利也。

曹颖甫:太阳病二三候,正当传阳明少阳之期。不能卧,但欲起,心下结,此正与胃家实相似,盖胃不和,固寐不安也,误下之因实出于此。由是以微弱之脉本有寒分者,置之不辨,反与滑大之脉同治。若一下而即止,标热与本寒停蓄心下,因作结胸;若一下不止,则标热与本寒并趋大肠,因作协热利。

【解析】 所谓"协热利",应该是协表热而下利。在《伤寒论》中明确提出"协热利"有两次。本条是首次提及,原文云"太阳病,二三日,不能卧,但欲起,心下必结,脉微弱者,此本有寒分也。反下之,若利止,必作结胸;未止者,四日复下之,此作协热利也。"本条仲景将"结胸"与"邪热利"相提并论,其中旨意值得品味。

"太阳病,二三日",出现了"不能卧,但欲起"的情况,可能有两种原因:一为里有水饮("咳逆倚息不得卧,小青龙汤主之"同此);二为里有积滞。故云"心下必结"。当然,水饮需温化,积滞需荡涤。但"脉微弱者,此本有寒分也",则排除了里有积滞的可能,那么应为外有表邪内有水饮之证。此时如果用下法,可能出现两种不同的结果:一是下利虽止,但水饮不能下出,表热又从而内陷,水饮与热邪两相搏结,则形成结胸证;一是阳气更虚,下利不止,表热不解,成为表未解的协热寒利证。

仲景于此处巧妙地将结胸和协热利放在一起进行比较论述,旨在告诉我们,结胸虽为"水热互结",但人体也存在"水热不互结"的情况,任何问题都有常有变,看问题切不可拘泥。

"协热利"分协热寒利和协热热利两种。本条与第163条的桂枝人参汤证同属于协热寒利,尚有一条属于协热热利,所不同的是,仲景没有明确提及"协热利"三字,这就是第34条的"利遂不止,脉促者,表未解也"的葛根黄芩黄连汤证。

表证误下有结胸与协热利之不同,又有寒利与热利之区别,仲景从辨异思维的角度阐明了任何疾病都有常有变,对待任何问题都不可拘泥,应当懂得知常达变的道理。

【原文】 太阳病,下之,其脉促,不结胸者,此为欲解也。脉浮者,必结胸。脉紧者,必咽痛。脉弦者,必两胁拘急。脉细数者,头痛未止。脉沉紧者,必欲呕。脉沉滑者,协热利。脉浮滑者,必下血。(140)

【提要】 根据脉象辨太阳病误下后的变证。

【选注】 成无己:此太阳病下之后,邪气传变。其脉促者,为阳盛,下后脉促,为阳胜阴也,故不作结胸,为欲解。下后脉浮,为上焦阳邪结,而为结胸也,经曰"结胸者,寸脉浮,关脉沉"。下后脉紧,则太阳之邪,传入少阴,经曰"脉紧者属少阴"。《内经》曰"邪客于少阴之络,令人咽痛,不可内食,所以脉紧者,必咽痛"。脉弦则太阳之邪传于少阳,经曰"尺寸俱弦者,少阳受病也。"其脉循胁,络于耳,所以脉弦者,必两胁拘急。下后邪气传里,则头痛未止,脉细数为邪未传里而伤气也,细为气少,数为在表,故头痛未止。脉沉紧,则太阳之邪传于阳明,为里实也,沉为在里,紧为里实,阳明里实,故必欲呕。脉滑则太阳之邪传于肠胃,以滑为阴气有余,知邪气入里,干于下焦也,沉为血胜气虚,是为协热利,浮为气胜血虚,是知必下血。经曰"不宜下而便攻之,诸变不可胜数,此之谓也"。

《金鉴》:脉促当是脉浮,始与不结胸为欲解之文义相属。脉浮当是脉促,始与论中结胸胸满同义。脉紧当是脉细数,脉细数当是脉紧,始合论中二经本脉。脉浮滑当是脉数滑,浮滑是论中白虎汤证之脉,数滑是论中下脓血之脉。细玩诸篇自知。

病在太阳,误下为变不同者,皆因人之脏气不一,各从所入而化,故不同也。误下邪陷,当作结胸,反不结胸,其脉浮,此里和而不受邪,邪仍在表,为欲解也。若脉促者,为阳结实邪之脉,故必结胸也。脉细数,少阴邪热之脉;咽痛,少阴邪热之证。误下邪陷少阴,法当从少阴治也。脉弦少阳之脉,两胁拘急少阳之证,误下邪陷少阳,法当从少阳治也。脉紧太阳脉,头痛太阳证,误下邪仍在表,法当从太阳治也。脉沉紧,寒邪入里之脉,欲呕胃阳格拒之证,有表误下,邪陷在胃,法当从阳明治也。脉沉滑,宿食脉,有表误下,协热入里下利,法当从协热下利治也。脉数滑,积热脉,有表误下,邪陷入阴,伤营下血,法当从脓血治也。

张隐庵:其脉促,则太阳阳气在表,不与里阴相接,虽下之而不结胸者,太阳表气无亏,此为欲解也。脉浮者,太阳表阳,合心主精气以外浮,不能从胸膈内入,故必结胸。脉紧者,必咽痛,以邪正相持之脉而见少阴咽痛之证。脉弦者,必两胁拘急,从内减之脉,而见少阳两胁之证。脉细数者,头痛未止,以里虚风胜之脉,而见厥阴头痛之证。脉沉紧者,必欲呕,以阴阳内搏之脉,而见阳明欲呕之证。脉沉滑者,协热利,言太阴土实而协阳热下利也。脉浮滑者,必下血,言太阳随传瘀热,外邪内陷而下血也。

【解析】 1.本条主要精神

本条主要精神是提示太阳病,若用下法治疗是属误治,势必产生许多变证。所以本条可谓是太阳病误下后变证的总论,同时提示以脉测证法。至于误下引起诸变证的病机,各注家都做了阐述:成氏从六经阴阳变化不同引起传变,并引《内经》理论加以阐发;《金鉴》则认为原文有错简而加以修改,然后从人之脏气不一,各从所入而化来论述各种变证的病机。我们认为《金鉴》的论述比较清晰确切。其总的机转,不外邪热因误下而乘虚内陷,在上则为咽疼头痛,在下则为下利便血,在中则为结胸或两胁拘急,如正气旺盛,亦能驱邪外出而获痊愈。这些可能引起的变局趋势,医者必须了解,在诊治疾病时尽力预防。

至于以脉测证法正如前条所述,仲景一向重视脉诊,往往以脉象变化决定诊断、治则,判断预后传变,此条更明显地突出了这一点。当然临证之时还必须四诊合参。

总的来讲,本条提示我们进一步掌握辨证论治的精髓,尤其是在未确定诊断之前,千万不要滥用攻下。正如《内经》所告诫的:"不宜下而更攻之,诸变不可胜数。"而一旦误下,应当脉证互参,加以分析,做出正确诊断,及时治疗。

2.关于误下诸变证的治疗问题

本条亦只有论而无方,后王日休氏增补了方药:"脉浮结胸,可用桂枝去芍药汤;脉紧咽痛,可用桔梗汤;脉弦两胁拘急,可用小柴胡汤加桂枝;脉细数,头痛未止,可用当归四逆汤;脉沉紧欲呕,可用甘草干姜汤;脉沉滑,协热利,可用白头翁汤;脉浮滑下血,可用芍药甘草汤加秦皮。"可供参考,临证时还须灵活变通。

【原文】 病在阳,应以汗解之,反以冷水潠①之,若灌之,其热被劫不得去,弥更益烦,肉上粟起②,意欲饮水,反不渴者,服文蛤散;若不差者,与五苓散。寒实结胸,无热证者,与三物小白散。(141)

文蛤散方

上一味,为散。以沸汤和一方寸匕服,汤用五合。

身热皮粟不解,欲引衣自复者,若以水潠之洗之,以令热极不得出,当汗而不汗则烦,假令汗出腹中痛,与芍药三两如上法。

三物小白散方

桔梗三分 巴豆一分(去皮、心,熬黑研如脂) 贝母三分

上三味为散,内巴豆,更于臼中杵之,以白饮和服,强人半钱匕,羸者减之。病在膈上必吐,在膈下必利。不利,进热粥一杯;利过不止,进冷粥一杯。

【注释】 ①潠:含水喷洒称"潠",是古代的一种退热方法。

②肉上粟起:指皮肤起粒,如粟米样(俗称鸡皮疙瘩)。

【提要】 表证用冷水潠灌引起变证的治法及寒实结胸的治法。

【选注】 成无己:病在阳,为邪在表也,法当汗出而解,反以冷水潠之,灌洗,热被寒水,外不得出,则反攻其里,弥更益烦;肉上粟起者,水寒之气客于皮肤也;意欲饮水者,里有热也;反不渴者,寒在表也,与文蛤散以散表中水寒之气。若不差,是水热相转,欲传于里,与五苓散发汗以和之。始热在表,因水寒制之,不得外泄,内攻于里,结于胸膈,心下硬痛,本是水寒伏热为实,故谓之寒实结胸。无热证者,外无热,而热悉收敛于里也,与小陷胸汤以下逐之。白散下热,故亦可服。

柯韵伯:本论以文蛤一味为散,以沸汤和方寸匕服,汤用五合,此等轻剂,恐难散湿热之重邪。《金匮要略》云:"渴欲饮水不止者,文蛤汤主之。"审证用方,则此

为汤，而彼为散而宜也。太阳表热未除，而反下之，热邪与寒水相结，成热实结胸；太阴腹满时痛，而反下之，寒邪与寒药相结，成寒实结胸。无热证者，不四肢烦痛也。名曰三白者，三物皆白，别于黄连小陷胸也。旧本误作三物，以黄连瓜蒌投之，阴盛则亡矣。又误作白散，是二方矣，黄连、巴豆寒热天渊，云亦可服，岂不误人。

《金鉴》：与三物小陷胸汤，当是三物白散，"小陷胸汤"四字必是传写之误。桔梗、贝母、巴豆三物，其色皆白，有三物白散之义，温而能攻，与寒实之理相属；小陷胸汤乃瓜蒌、黄连，皆性寒之品，岂可以治寒实结胸之证乎，"亦可服"三字，亦衍文也。

章虚谷：寒邪入里，与阳气郁结，多化为热，若无热证，显现不用大寒之药攻下，可与小陷胸汤，而曰与者，教人斟酌而与，因其有黄连也。若白散辛温，亦可服之以开结，故宜而用可也。

【解析】 病在太阳，应当发汗解表，如果用冷水喷洒或灌洗的方法治疗，非但表不能解，反使邪热闭伏于内不得外散，增加烦扰不安，肌肤上起粟，想喝水但又不真正作渴，其病的性质属表寒不解，内有郁热，不汗出而烦躁，治疗应当解其表寒，泄其郁热。柯氏以为只一味文蛤散不能治疗此病，当以《金匮要略》文蛤汤即大青龙汤去桂枝加文蛤治疗，一味文蛤散可能是文蛤汤之误。因为大青龙汤的主证正是外寒里热，不汗出而烦躁，本条亦为外寒里热，加文蛤者是取其利水除烦。如果服药后不愈，而有蓄水证，则宜用五苓散治疗。

对于寒实结胸证，其病机本水寒互结，言其无热者，正是仲景强调要与痰热互结的小结胸证鉴别。云无热证，则可知舌必白滑，无舌上燥而渴等热实现象，就必须用温通逐水的治法。所以，《金鉴》认为三物小陷胸汤当是三物白散，甚为合理。是寒实结胸，非辛温开结不为功，而用治疗小结胸之小陷胸汤这一寒凉清热散结之剂，绝非本证所宜。所以我们认为柯韵伯及《金鉴》的意见可取，文蛤散改为文蛤汤，三物小陷胸汤改为三物白散，白散即三物白散的简称，整个条文就比较清楚了。

【原文】 太阳与少阳并病，头项强痛，或眩冒，时如结胸，心下痞鞕者，当刺大椎第一间①、肺俞②、肝俞③，慎不可发汗。发汗则谵语，脉弦。五日谵语不止，当刺期门④。（142）

【注释】 ①大椎第一间：在第七颈椎与第一胸椎棘突之间。（督脉经）

②肺俞：第三、四胸锥棘突之间，旁开1.5寸。（足太阳膀胱经）

③肝俞：第九、十胸椎棘突之间，旁开1.5寸。（足太阳膀胱经）

④期门：是肝之募穴，在乳头下方，第六肋间中。（足厥阴肝经）

【提要】 太阳少阳并病治用针刺法，禁用汗法。

【选注】 成无己：太阳之脉，络头下项，头项强痛者，太阳表病也；少阳之脉循胸络胁，如结胸，心下痞硬者，少阳里病也。太阳少阳相并为病，不纯在表，故头项不但强痛，而或眩冒，亦未全入里，故时如结胸，心下痞硬，此邪在半表半里之间也，刺大椎第一间、肺俞以泻太阳之邪,刺肝俞以泻少阳之邪。邪在表则可发汗,邪在半表半里则不可发汗,发汗则亡津液,损动胃气。少阳之邪,因干于胃,土为木刑,必发谵语脉弦,至五六日传经尽,邪热去而谵语当止,若复不止,为少阳邪热甚也,刺期门以泻肝胆之气。

柯韵伯:脉弦属少阳,头项强痛属太阳,眩冒结胸、心下痞则两阳皆有此证,两阳并病,阳气重可知。然是经脉之为眚,汗吐下之法,非少阳所宜,若不明刺法,不足以言巧。督主诸阳,刺大椎以泄阳气,肺主气,肝主血,肺肝二俞皆主太阳,调其气血,则头项强痛可除、脉之弦者可和、眩冒可清、结胸痞硬等证可不致矣。若发其汗,是犯少阳,胆液虚,必转属胃而谵语。此谵语虽因胃实,而两阳之证未罢,亦非下法可施也。土欲实,木当平之,必肝气清而水土治,故刺期门而三阳自和。

【解析】 成氏、柯氏对本条证候病理的解释和治疗原则的阐发,其精神是一致的,解释得比较清楚。指出了太阳少阳并病的病机就是太阳之邪未罢并传入少阳,既有太阳之证的头项强痛,又见少阳证的头眩昏冒、胸胁痞满,及邪之渐入时有结胸的表现;对此治疗应禁汗禁下,提出了针刺大椎、肺俞、肝俞的疗法。大椎可治外感风寒,头项强痛;肺俞可理气,退肌表之热;肝俞可泻少阳之火,治胁痛、呕逆、痞满,三穴相配治太少并病有良效。如果不用刺法而反误用发汗之剂则反伤津液,木盛侮土,致发谵语。这种变证与胃家实谵语不同,其原因是误汗伤津,少阳风木火炽,所以脉弦目眩,不能用下法治疗。刺期门清泻木火,木火除则谵语自止。

所以通过本条学习应注意两个问题:①太少并病的治则:禁汗、禁下。②注意鉴别阳明腑实谵语与少阳木火盛所致谵语的不同。同是谵语,病机不同,治则也不同:前者用下法,承气之类;后者用刺期门,以泻肝胆之木火。

【原文】 妇人中风,发热恶寒,经水适来,得之七八日,热除而脉迟身凉。胸胁下满,如结胸状,谵语者,此为热入血室①也,当刺期门,随其实而取之。(143)

【注释】 ①血室:指胞宫,即子宫。

【选注】 程郊倩:妇人中风,发热恶寒,自是表证,无关于里。乃经水适来,且七八日之久,于是血室空虚,阳热之表邪,乘虚而内据。阳入里,是以热除而脉迟身凉;经停邪结,是以胸胁满如结胸状;阴被阳扰,是以如见鬼状而谵语。凡此热入血室故也。邪热入而居之,实非其所实矣。刺期门以泻之,实者去而虚者回,即泻法为补法耳。

成无己:中风发热恶寒,表病也,若经水不来,表邪传里则入府而不入血室也;因经水适来,血室空虚,至七八日邪气传里之时,更不入府,乘虚而入于血室。热除、脉迟身凉者,邪气内陷而表证罢也;胸胁下满,如结胸状,谵语者,热入血室而里实。期门者,肝之募,肝主血,刺期门者,泻血室之热。审看何经气实,更随其实而泻之。

【验案】 一妇人,患热入血室证,医者不识,用补血调气药,涵养数日,遂成血结胸。或劝用前药,予曰"小柴胡用已迟,不可行也"。无已,则有一方,刺期门穴斯可矣。予不能针,请善针者治之,如言而愈。或问曰"热入血室,何为而成结胸出?"予曰"邪气传入经络,与正气相搏,上下流行,或遇经水适来适断,邪气乘虚而入血室;血为邪迫,上于肝经,肝受邪则谵语而妄见,复入膻中,则血结于胸也"。(《本事方·伤寒时疫上》)

【解析】 妇人中风,发热恶寒,表邪不解,而适逢经水来潮,血室空虚,宜致邪热乘虚而陷。得之七八日,表证已罢,故云"热除";邪已入里,邪热瘀与血相结,脉道阻滞不通,故脉迟;表证虽罢,但邪热入里故身凉。肝为藏血之脏,血室郁滞,而致肝之经脉不利,故胸胁下满,状如结胸;若血热上扰神明,则发谵语。此为热入血室证,治疗当刺期门,期门为肝之募穴,刺之以泻其实邪,则病可愈。

【原文】 **妇人中风,七八日续得寒热,发作有时,经水适断者,此为热入血室,其血必结,故使如疟状,发作有时,小柴胡汤主之。**(144)

【提要】 热入血室寒热若疟的治法。

【选注】 成无己:中风七八日,邪气传里之时,本无寒热,而续得寒热,经水适断者,此为表邪乘血室空虚,入于血室,与血相搏而血结不行,经水所以断也。血气与邪分争,致寒热如疟而发作有时,与小柴胡汤以解传经之邪。

程郊倩:此条之热入血室,由中风在血来之后,邪乘血半离其室而入之,血与热搏,所以结;正邪争,所以如疟状而休作有时。邪半实而血半虚,故只可用小柴胡为和解法。

方有执:适来者,因热入室,迫使血来,血出而热遂遗也;适断者,热乘血来,而遂入之,与后血相搏,俱留而不出,故曰其血必结。

钱潢:小柴胡汤中,应量加血药,如牛膝、桃仁、丹皮之类。其脉迟身凉者,或少加姜、桂,及酒制大黄少许,取效尤速,所谓随其实而泻之也。若不应用补者,人参亦当去取。犹未可执方以为治也。

【解析】 历代注家,对本条有两种不同的见解:一种认为,经水适来为虚,适断为实。其理由是,经水适来,则血室空虚,热邪随虚而入,所以为虚;适断是经水未净,热入则血结不行,所以为实。持这种看法的有柯韵伯、丹波元简等。另一种认为,适来为实,适断为虚,以经水适来,则血去不多,故为实;经水适断,则血室空虚,故为虚。持这种观点的有吴又可等。我们认为应当根据证候来分别虚实,不能仅以适来、适断分虚实。对于适来、适断的看法,有人认为适来是得病之际,经水方来;适断是未得病之前,经水已来,而得病之后,经水方断,适来血不结,适断为血结。也有人认为适断不等于适净,所以必有血结。我们认为陆渊雷的看法比较中肯,陆氏说:"然病变万状,非常理所能绝,虽适来、适断俱为热入血室,而血虚之结否仍当视其证候,但从适来、适断上悬揣,犹执一而无权也。"

由于本病有"如疟状,发作有时"的症状,说明血室之邪,欲从厥阴借与其相为表里的少阳之枢机以外出,故可用小柴胡汤清解疏泄肝胆之郁热,热既清泄,不与血相搏,则结血可散,寒热之证自除。

【验案】 辛亥二月,王某某,始伤寒,七八日,昏塞,喉中涎响如锯,病势极矣。予诊之,询其未昏塞以前证。母在侧曰:初得四五日,夜则谵语,如见鬼状。予曰:得病之初正值经候来否? 答曰:经水方来,因身热病作而自止。予曰:此热入血室也。仲景云:妇女中风发热,经水适来,昼日明了,夜则谵语,发作有时,此为热入血室。医者不晓,以热药补之,遂致胸膈不利,三焦不通,涎潮上脘,喘急息高。予曰:病势急矣,当先化其涎,后当除其热,无汗而自解矣。予急以一呷散投之,两时间,涎定得睡,是日遂省人事。自次日以小柴胡汤加生地黄,三投热除,无汗而解。(《伤寒论九十讲》)

【原文】 妇人伤寒,发热,经水适来,昼日明了,暮则谵语,如见鬼状者,此为热入血室,无犯胃气及上二焦①,必自愈。(145)

【注释】 ①上二焦:指上焦与中焦。

【提要】 热入血室的证治及禁例。

【选注】 成无己:阳盛谵语则宜下;此热入血室,不可与下药,犯其胃气。热入血室,血结寒热者,与小柴胡汤,散邪发汗;此虽热入血室,而无血结寒热,不可与小柴胡汤发汗,以犯上焦。热入血室,胸胁满如结胸状者,可刺期门;此虽热入血室,而无满结,不可刺期门犯其中焦。必自愈者,以经行则热随血去而下也,已则邪热悉除而愈矣。所为发汗为犯上焦者,发汗则动卫气,卫气出上焦故也;刺期门为犯中焦者,刺期门则动营气,营气出中焦故也。

方有执:必自愈者,言伺其经行血下,则邪热得以随血而俱出,犹之鼻衄红汗,故自愈也,盖警人勿妄攻以致变乱之意。

张隐庵:妇人有余于气,不足于血者也。妇人伤寒发热者,寒邪在气、在表也,经水适来,则在气之邪入于血分,在表之邪入于里阴矣。夫气属阳主日,血属阴而主夜,昼日明了者,邪不在气分也;暮则谵语如见鬼状者,邪入于血分也,此亦为热入血室。盖胞中之血生于胃府水谷之精,故无犯胃气及上二焦者,以上焦出胃上口,中焦亦并胃中也,胃气和而三焦通畅则流溢于中,布散于外,血室不虚,则外邪自散矣。

钱潢:热入血室,非惟不在营卫,而更与肠胃无涉,故曰无犯胃气。病在下焦血分,与上二焦绝不相关,汗、吐、下三法,徒损无益,犯之适足以败胃亡阳,故禁之曰无犯胃气,使真元无损,正旺邪衰,必自愈也。设或未解,期门可刺,如前小柴胡汤加减可用也。

【验案】 辛亥中寓居毗陵,学官王仲礼,其妹病伤寒发寒热,遇夜则剧,谵语妄见,六七日忽昏塞,涎响如引锯,牙关紧急,瞑目不知人,病势极危。召予视,予曰:"得病之初,曾值月经来否?"其家曰:"月经方来,病作而经遂止,得一二日,发寒热,昼虽静,夜颇不安宁,从昨日来,涎生不省人事。"予曰:"此热入血室证也。"仲景云"妇人中风,发热恶寒,经水适来,昼则明了,暮则谵语,如有所见,发作有时,此名热入血室"。医者不晓,以刚剂与之,遂致胸膈不利,涎潮上脘,喘急息高,昏冒不知人。当先化其涎,后除其热。予急以一呷散投之,两时顷,涎下得睡,即省人事;次授以小柴胡加地黄汤,三服而热除,不汗而自解矣。(《本事方·伤寒时疫上》)

薛立斋治一妇人,经行感冒风寒,日间安静,至夜谵语,用小柴胡加生地,治之顿安。但内热头晕,用补中益气加蔓荆子而愈。(《名医类案》)

【解析】 妇人伤寒发热,适值经水来潮,出现白天神志清楚,入夜神志迷糊,谵语妄言,如见鬼神状,此为邪热乘虚内陷血室,与血相结,此为热入血室证。病在血分,而不在气分,故昼日明了,暮则谵语。本证与阳明腑实证不同,故不可用承气汤类犯其胃气;亦不可用汗吐之法伤及上。方有执云:"无,禁止之词。犯胃气,言下也。必自愈者,言伺其经行血行,则邪热得以随血而俱出,犹以鼻衄红汗,故自愈也。盖警人勿妄攻以至变乱之意"。

所谓"必自愈",与桃核承气汤证"血自下,下者愈"的用意类同。只要未伤及中、上二焦,待血脉畅通邪热得以随血而出。

第143、144、145 三条论述了热入血室证的成因、症状、治疗。成因:月经期(经水适来或经水适断)感受外邪。症状:寒热如疟,发作有时,热结较浅,偏于表;热除而脉迟身凉,胸胁下满,如结胸状,热结较深,偏于里;昼日明了,暮则谵语,如见鬼状,阳病而阴不病。治疗:偏于表者用小柴胡汤;偏于里者当刺期门;无犯胃气及上二焦者,病情较轻,血脉通畅,邪热从血分而泄,故云"必自愈"。

【原文】 伤寒六七日,发热微恶寒,支节①烦疼,微呕,心下支结②,外证未去者,柴胡桂枝汤主之。(146)

柴胡桂枝汤方

桂枝一两半(去皮) 黄芩一两半 人参一两半 甘草一两(炙) 半夏二合半(洗) 芍药一两半 大枣六枚(擘) 生姜一两半(切) 柴胡四两

上九味,以水七升,煮取三升,去滓,温服一升。

【注释】 ①支节:支,通肢。支节,即四肢关节。

②心下支结:即病人感觉心下有物支撑结聚之意。

【提要】 少阳兼表的证治。

【提要】 邪入少阳而太阳表证仍未去的证治。

【选注】 柯韵伯:伤寒至六七日,正寒热当退之时,反见发热恶寒证,此表证而兼心下支结之里证,表里未解也。然恶寒微则发热亦微,但支节烦疼则一身骨节烦疼可知。支如木之支,即微结之谓也。表证微,故取桂枝之半;内证微,故取柴胡之半,此因内外俱虚,故以此轻剂和解之也。

程知:发热微恶寒,支节烦疼,太阳证也,乃恶寒而微,但支节烦疼而不头项强痛,则太阳证亦少减矣。呕而支结,少阳证也,乃呕逆而微,但结于心下之偏旁,而不结于两胁之间,则少阳亦尚浅也。若此者,惟当以柴胡和解少阳,而加桂枝汤发散太阳,此不易之法也。

《金鉴》:是太阳之邪传少阳也,故取桂枝之半,以散太阳未尽之邪;取柴胡之半,以散少阳枢结之病。而不名桂枝柴胡汤者,以太阳外证虽未去,而病机已见于少阳里也,故以柴胡冠桂枝之上,意在解少阳为主,而散太阳为兼也。

【解析】 程氏的注解,扼要简明,对文义的分析准确;而《金鉴》的论述,又进一步地阐明其方义、病机、病理。柯氏云:"此因内外俱虚,故以此轻剂和解也。"外虚,指非麻黄证;内虚,指非陷胸、泻心等证。本条诸家所见略同,但各有发挥,可参考。

本条可作为太阳少阳并病的又一治法,不同于142条。本条表里之邪俱微,无实邪之可泻;彼乃邪居胸胁,太少二经俱实。142条太少二经之邪尚未归并,其邪未定,故发汗不可,又非和法所能解,而唯以刺法泻其热也。本条证,病已六七日,虽肢节烦疼似麻黄汤证之表实,但具微恶寒,可知表邪不甚,非寒实之证,且肢节烦疼不比之于一身骨节尽痛也,此不因汗后身疼,又非新加汤证,故以桂枝汤以解太阳之轻邪,以小柴胡以除少阳之里结。且枢机一利,又有助于邪从外散,达于太阳之表也。

【原文】 伤寒五六日,已发汗而复下之,胸胁满微结,小便不利,渴而不呕,但头汗出,往来寒热,心烦者,此为未解也,柴胡桂枝干姜汤主之。(147)

柴胡桂枝干姜汤方

柴胡半斤 桂枝三两(去皮) 干姜二两 栝楼根四两 黄芩三两 牡蛎二两(熬) 甘草二两(炙)

上七味,以水一斗二升,煮取六升,去滓,再煎取三升,温服一升,日三服,初服微烦,复服汗出便愈。

【提要】 少阳病兼水饮内结的证治。

【选注】 成无已:胸胁满微结,寒热心烦者,邪在半表半里之间也。小便不利而渴者,汗下后,亡津液内燥也。若热消津液,令小便不利而渴者,其人必呕,今渴而不呕,知非里热也。伤寒汗出则和,今但头汗出而余处无汗者,津液不足而阳虚于上也。与柴胡桂枝干姜汤,以解表里之邪,复津液而助阳也。

《金鉴》:今邪陷入少阳之里,故令胸胁满微结也;小便不利,渴而不呕者,非停水之故,乃汗下损其津液也。论中有身无汗,独头汗出,发热不恶寒心烦者,乃阳明表热,郁而不得外越之头汗也;今但头汗出、往来寒热、心烦者,无阳明证,知为少阳表热,郁而不和,上蒸之头汗也。此为少阳表里未解之证,故主柴胡桂枝干姜汤,以专解半表之邪,兼散半里之结也。

唐容川：已发汗则阳气外泄矣，又复下之则阳气下陷，水饮内动，逆于胸胁，故胸胁满微结；小便不利，水结则津液不升，故渴。此与五苓散证，同一义也。阳遏于内，不能四散，但能上冒，为头汗出。而通身阳气欲出不能，则往来寒热，此与小柴胡证，同一意也。此皆寒水之气闭其胸膈腠理，而火不得外发则返于心包，是以心烦。

丹波元坚：此病涉太、少阳而饮结，亦冷热并有者也。此条诸注为津乏结，然今验治饮甚效。因考，曰微结，曰小便不利，曰渴，俱似水气之微；不呕者，以水在胸胁而不犯胃之故；但头汗出，亦邪气上壅之候。盖干姜温散寒饮，牡蛎、栝楼根兼逐水饮，牡蛎泽泻散亦有此二味，其理一也。

柯韵伯：汗下后柴胡证仍在者，仍用柴胡汤加减，此因增微结一症，故变其方应耳。

【解析】 伤寒五六日，经汗下后仍胸胁满，微结，往来寒热，心烦，此皆邪结少阳之明证也。所以心烦不喜呕，以其胃阳因下而伤，少阳之邪虽结，而胃中无热邪上逆故。邪结三焦，决渎失司，故小便不利；清气不升，津液不布，将致水气内停，是以口渴。本证之口渴，小便不利，虽似五苓散证，然实际并不相同。彼为寒水之府受邪致气化不利，此则少阳枢机不转而决渎失司。彼则利水，使停水去、气化行而病可愈；此则必和少阳、开结，令气机利而水饮方得散。本证之头汗出与水结胸之头汗，虽同为水热郁结上冒所致，但其病机一虚一实大不同也。

上述诸家之说，以《金鉴》之说较为接近条文本意。汗下后不独阳虚，亦应顾及津伤的一面，故成氏之说亦可参考。唐氏将停水当作主要病机则非，说与五苓散同义，此本标倒置矣，当辨之，否则本段条文之意难以明确。因为方中并无利水之品，但诸家皆未识三焦停水之说，故唐氏之说亦有一定参考价值。丹波氏从实践效果来推，说本证亦为饮结，但仅能阐其方用，于本证病机不明。本方所以治饮颇效者，即因其内有桂、姜之温以助胃阳，又有柴胡之和解疏透；水饮之成，莫不因寒，或由胃阳不布，或三焦气化不行，以致水气不利而内聚，此方疏透少阳，通行三焦，兼振胃阳，是以兼擅其逐饮之能也。

【验案】 一妇人外感不解，日日发有定时，恶寒发热如类疟，汗出不止，众医治之，月余无效，或谓风劳，或谓血热，议论不一。余诊曰：脉沉弦，且心下微结，有蓄饮，有动悸，恐系邪热水饮并郁之证，与柴胡姜桂加鳖甲、茯苓后，因时时气郁干呕，兼用三黄泻心汤加香附、槟榔、红花，作泡剂服之，二三日，诸证减半，不数旬而痊愈。（《皇汉医学》）

【原文】 伤寒五六日，头汗出，微恶寒，手足冷，心下满，口不欲食，大便鞭，脉细者，此为阳微结①，必有表，复有里也。脉沉，亦在里也。汗出为阳微，假令纯阴结②，不得复有外证，悉入在里。此为半在里半在外也。脉虽沉紧，不得为少阴病，所以然者，阴不得有汗，今头汗出，故知非少阴也。可与小柴胡汤。设不了了者，得

屎而解。(148)

【注释】 ①阳微结:因热结于里而大便秘结,叫作"阳结",热结的程度轻,叫作"阳微结"。

②纯阴结:因脾肾阳虚,阴寒凝结所致的大便秘结,叫作"阴结"。没有兼挟证的阴结,叫作"纯阴结"。

【原文】 伤寒五六日,呕而发热者,柴胡汤证具,而以他药下之,柴胡证仍在者,复与柴胡汤。此虽已下之,不为逆,必蒸蒸而振^①,却^②发热汗出而解。若心下满而鞕痛者,此为结胸也,大陷胸汤主之。但满而不痛者,此为痞,柴胡不中与之,宜半夏泻心汤。(149)

半夏泻心汤方

半夏半升(洗) 黄芩 干姜 人参 甘草(炙) 各三两黄连一两 大枣十二枚(擘)

上七味,以水一斗,煮取六升,去滓,再煎取三升,温服一升,日三服。

【注释】 ①蒸蒸而振:蒸蒸,这里指正气由内向外之势。振,指周身振动,即战汗的具体表现。

②却:然后。

【提要】 辨柴胡、陷胸、泻心汤的证治。

【解析】 伤寒五六日,呕而发热者,柴胡汤证已具备,若误用攻下后可导致三种变证:一者,虽经误下,而柴胡证未变。说明人体正气较盛,未因误下而内陷,故云"此虽已下之,不为逆"。证不变,方亦不变,仍用柴胡汤。但毕竟正气受损,服用柴胡汤后,正气得药力相助与邪相争,可出现"蒸蒸而振"的战汗现象,由正气驱邪外散则可见发热汗出,邪气随汗而解。二者,病人素有水饮,误用攻下后,邪热内陷与水饮结于胸胁,则形成心下满而硬痛的结胸证,当以大陷胸汤泻热逐水而破结。三者,误用攻下,损伤脾胃,脾胃升降失常,而致无形气机壅滞心下胃脘,则形成心下痞满,按之不痛的痞证,当以半夏泻心汤和中降逆消痞。

【按语】

本条阐述了柴胡证,误下后的三种变证,意在说明,疾病的变化与人体体质密切相关。若人体正气旺盛,虽经误下,邪不得内陷,故复用柴胡汤;若内有水饮,邪热内陷则形成结胸;若无水饮,邪热内陷,壅滞心下则上焦得通,津液得下,胃气因和,周身濈然汗解,表里悉症皆除。设里气未和,病人尚不了了,当微通其便,故云"得屎而解"。

【提要】 "阳微结"的证治及与"纯阴结"的鉴别。

【选注】 成无己:伤寒五六日,邪当传里之时,头汗出、微恶寒者,表仍未解也。手足冷、心下满、口不欲食、大便硬、脉细者,邪结于里也。大便硬为阳结,此邪热虽传于里，然以外带表邪，则热结犹浅，故曰阳微结。脉沉虽为在里，若纯阴结，则更无头汗、恶寒之表证。诸阴脉皆至颈胸中而还，不上循头，今头汗出，知非少阴也。与小柴胡汤，以除半表半里之邪。服汤已，外证罢而不了了之者，为里热未除，与汤取其微利则愈，故云得屎而解。

柯韵伯：大便硬谓之结，脉浮数、能食曰阳结，沉迟、不能食曰阴结。此条俱是少阴脉，谓五六日又少阴发病之期。若谓阴不得有汗，则少阴亡阳，脉紧、汗出者有矣。然亡阳与阴结有别：亡阳咽痛吐利，阴结不能食而大便反硬也。亡阳与阳结亦有别：三阴脉不至头，其汗在身；三阳脉盛于头，阳结则汗在头也。邪在阳明，阳盛故能食，此谓纯阳结；邪在少阳，阳微故不欲食，此谓阳微结，宜属小柴胡矣。然与柴胡汤，必究其邪在半表，而微恶寒亦可属少阴，但头汗，始可属少阳。欲反复讲明头汗之义，可与小柴胡而勿疑也。上焦得通，则心下不满而欲食；津液得下，则大便自软而得便矣。此为少阴少阳之疑似证。

【解析】 本条的关键是阐述了两个"结"，即"阳微结"与"纯阴结"，这是《伤寒论》首次提出的特殊的具有相对意义的病机概念。另外，微恶寒、手足冷、脉细者，按常规辨证应该属于虚寒证，而大便硬，按常规辨证应该属于阳明病，而仲景却明言"此为半在里半在外"，实际上既排除了虚寒证，又排除了阳明病，颇值得认真品味。

分析理解"阳微结"，首先要相对认识"纯阴结"，也就是说，阳微结是与纯阴结相对而言的。这实质上又是一种借宾定主手法，即借"纯阴结"之宾，定"阳微结"之主。前面讲过，类似这种借宾定主的文法，仲景在结胸证与痞证的成因和辨证的论述中也同样用过。先讨论"宾"的问题，"纯阴结"为少阴寒化证。少阴阳气虚衰，失于温煦则可见"微恶寒""手足冷"；阳气虚衰则可见脉微细，阴寒内盛亦会脉沉紧；脾肾阳虚，浊阴犯胃亦会出现"饮食入口则吐，心中温温欲吐"等口不欲食的症状，甚至阴寒凝结还可导致"大便硬"，如《金匮要略》的大黄附子汤证即是。由此可见，本来属于"阳微结"的诸脉症，"纯阴结"也可出现，这就有了对比鉴别的必要。鉴别的要点是"头汗出"，因为少阴病属里寒证，绝不会出现"头汗出"，头汗出的病机往往是阳郁于里而上蒸于头，仅此就足可排除少阴病。这就是仲景所讲的"所以然者，阴不得有汗，今头汗出，故知非少阴也"。

再讨论"主"的问题。"阳微结"本属于阳证，其临床表现应该是一派热象，但本条所论却出人意料。正因为如此，才具有品读的味道。阳病而出现寒象，其关键就在于一个"结"字，尽管是"微"结。少阳主枢机，枢机具有枢转阳气的功用，少阳为病，枢机不利，阳气必郁。阳气一旦郁结，诸"寒"迭起，如阳气不能外达，故"微恶寒，手足冷"；阳虚寒凝，经脉滞涩，则脉细或沉紧；胆气犯胃，胃气失和，故"心下满，不欲食"；阳郁气滞，津液不布，故"大便硬"。除此以外，关键是具有"头汗出"，此症是阳郁所致，柴胡桂枝干姜汤证亦具有此症，正是"阳微结"的标志。有此症在，即使"脉沉紧"，也"不得为少阴病"。

"寒象"有阳虚与阳郁之别，而阳虚需温养，阳郁需疏达，小柴胡汤正是调和枢机、疏达少阳之方，正切合《黄帝内经》"木郁达之"之旨。本条所论，与少阴病篇的四逆散证所治之"四逆"，有异曲同工之妙，可互为参考，以知常达变。

【原文】 伤寒五六日，呕而发热者，柴胡汤证具，而以他药下之，柴胡证伤在者，复与柴胡汤。此虽已下之，不为逆，必蒸蒸而振①，却②发热汗出而解。若心下满而鞕痛者，此为结胸也，大陷胸汤主之。但满而不痛者，此为痞，柴胡不中与之，宜半夏泻心汤。(149)

半夏泻心汤方

半夏半升(洗) 黄芩 干姜 人参 甘草(炙) 各三两黄连一两 大枣十二枚(擘)

上七味，以水一斗，煮取六升，去滓，再煎取三升，温服一升，日三服。

【注释】 ①蒸蒸而振：蒸蒸，这里指正气由内向外之势。振，指周身振动，即战汗的具体表现。

②却：然后。

【提要】 柴胡证误下后的转归及小柴胡汤、大陷胸汤、半夏泻心汤的不同适应证。

【选注】 尤在泾：结胸及痞，不特太阳误下有之，即少阳误下亦

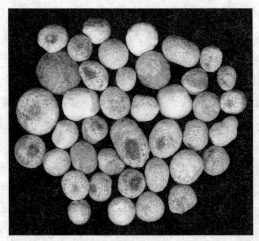

半夏

有之。柴胡证具者，少阳呕而发热，及脉弦、口苦等症具在也，是宜和解，而反下之，于法为逆。若柴胡证仍在者，复与柴胡汤和之即愈，此虽已下之，不为逆也。蒸蒸而振者，气内作而与邪争，则发热汗出而邪解也。若无柴胡证，而心下满而硬痛者，则为结胸；其满而不痛者，则为痞，均非柴胡证所得而治之矣。结胸宜大陷胸汤，痞宜半夏泻心汤，各因其证而施治之。

柯韵伯：呕而发热者，小柴胡汤证也。呕多虽有阳明证，不可攻之，若有下证，亦宜大柴胡，而以他药下之，误矣。误下后有二证者，少阳为半表半里之经，不全发阳，不全发阴，故误下之变。亦因偏于半表者，成结胸；偏于半里者，心下痞耳。

【解析】 尤氏之注，平允可从。柯氏认为病原本在少阳，所以误下后，偏半表者成结胸，偏半里者成心下痞，似欠确切。按本病原为柴胡汤证，误下后有三种转归：①若病人体质素强，攻下之剂不太峻猛，邪未内陷，柴胡证仍在者，仍可与小柴胡汤，可战汗而解；②倘若柴胡证已罢，其人素有痰水，误下后，邪热内陷，水热互

结，心下满而硬痛者，便为结胸证，可用大陷胸汤；③如果病人胃气素虚，误下后，中气复伤，难以升清降浊，致使邪陷心下，聚而不行，因未与有形之水饮相结，故但满而不痛，此则为痞证，就非小柴胡汤所宜，可与半夏泻心汤以开结泻痞。

【验案】 顾某，大暑之时患胸痞、颅胀，脉浮、虚大而濡，气口独显滑象，此湿热泛溢于膈上也。与清暑益气2剂，颅胀止而胸痞不除，与半夏泻心汤减炮姜去大枣加枳实，一服而愈。（《续名医类案》）

【原文】 **太阳少阳并病①，而反下之，成结胸，心下鞕，下利不止，水浆不下，其人心烦。**（150）

【注释】 ①并病：指一经的病证未解，另一经的病证又起。

【提要】 太阳少阳并病误下成结胸证。

【选注】 成无己：太阳少阳并病，为邪气在半表半里也，而反下之，二经之邪乘虚而入，太阳表邪入里，结于胸中为结胸，心下硬，少阳里邪乘虚下于肠胃，遂利不止；若邪结阴分，则饮食如故而为脏结，此为阳邪内结，故水浆不下而心烦。

柯韵伯：并病无结胸证，但阳气怫郁于内，时时若结胸状耳。并病在两阳，而反下之，如结胸者，成真结胸矣。结胸法当下，今下利不止，水浆不入，是阳明之合病于下，太阳之并病于上，少阳之枢机无主，其人心烦，是结胸证具，烦躁者死也。

张令韶：凡遇此证，宜重用温补，即小陷胸汤亦不可与也。

尤在泾：太阳病未罢而并于少阳，法当合散，如柴胡加桂枝之例。而反下之，阳邪内陷，则成结胸，亦如太阳及少阳误下之例也。但邪既上结，则当不复下注，乃结胸心下硬，而又下利不止者，邪气甚盛，而淫溢上下也。于是胃气失其和，而水浆不下，邪气乱其心，而烦扰不宁。所以然者，太少二阳之热，并而入里，充斥三焦心胃之间，故其为病，较诸结胸有独甚焉。仲景不出治法者，非以其盛而不可制耶。

汪琥：太阳病在经者，不可下，少阳病下之，亦所当禁，故以下之为反也。下之则阳邪乘虚上结于胸，则心下硬；下入于肠，则利不止；中伤其胃，则水浆不入。其人心烦者，正气已虚，邪热躁极也。《条辨》云"心烦下"疑有脱简。大抵其候为不治之证。仲景云结胸证悉具，烦躁者亦死，况兼下利，水浆不下者耶。其为不治之证宜也。

丹波元简：愚恐未必尽皆死证，或有治法，未可知也。当于仲景诸烦证中，约略寻讨其活法可也。

【解析】 结胸本为水热互结胸脘之证，却复云"下利不止"，既然下利不止，则水自趋下，水热又如何互结？仲景一并言及，着实耐人寻味。

本来太阳少阳并病，病势有外越之机，而且未至阳明，不当施用下法。医者不察，误用下法，表热内陷与胸脘痰水相结而成结胸之证。水踞胸脘，故而"心下硬""水浆不下"，热结于上，扰乱心神，则"其人心烦"，这些都符合大结胸证的常规表现。

所令人不解者,仲景紧承其后复云"下利不止",下利不止,则水有出路,水热又如何互结呢?与前文所讲之结胸似乎出入很大。岂不知任何事物都有奇有正,有常有变,结胸之证亦然。此为上结而下利之证,上则下陷之热自与痰水相结,下则误下伤及脾阳,脾阳虚衰运化无力则下利不止。归根结底,结胸与下利虽同为误下所致,但病位一在胸脘,一在脾脏,病位不同而已,一属实证,一属虚证,病性不同而已。

仲景在大论中所述之结胸多数为误下所致,误下之后有单纯水热互结胸膈胃脘成结胸者,如第131条、134条所述均是,但亦有上结而下虚者,如本条所述便是,当然亦有单纯损伤脾阳的"协热利"等,这正是六经辨证复杂性辨证思维的最佳表现。这也告诉我们,对待任何问题都要以常变思维来进行研究,切勿拘泥,但更重要的是要熟悉疾病变化的内在机制,如此方可无往而不利。

【原文】 脉浮而紧,而复下之,紧反入里,则作痞^①,按之自濡^②,但气痞耳。(151)

【注释】 ①痞:痞有闭塞不通之意。

②濡:柔软。

【提要】 痞的成因和症状。

【选注】 《金鉴》:伤寒脉浮紧,不汗而反下之,浮紧之脉变为沉紧,是为寒邪内陷,作痞之诊也。按之自濡者,谓不硬不痛,但气痞不快耳,此甘草泻心汤证也。

尤在泾:此申言所以成痞之故。浮而紧者,伤寒之脉,所谓病发于阴也。紧反入里者,寒邪因下而内陷,与热入因作结胸同义。但结胸心下硬满而痛,痞则按之濡而不硬不痛,所以然者,阳邪内陷,止于胃中,与水谷相结则成结胸;阴邪内陷,止于胃外,与气液相结则为痞,是以结胸为实,而按之硬痛;痞病为虚,而按之自濡耳。

钱潢:脉浮而紧,浮为在表,紧则为寒,乃头痛发热,身疼腰痛,恶风无汗,寒邪在表之脉,麻黄汤证也。而复下之者,言不以汗解而反误下也。紧反入里者,言前所见紧脉之寒邪,因误下之虚,陷入于里而作心下痞满之证也。此不过因表邪未解,误下里虚,无形之邪气,陷入于里而成痞耳。

方有执:濡与软同,古字通用。复,亦反也。紧反入里,言寒邪转内伏也。濡,言不硬不痛,而柔软也。痞,言气隔不通而否塞也。

【解析】 1.痞证的成因

根据"脉浮而紧,而复下之,紧反入里,则作痞"来看,是由于太阳伤寒误下而成。如131条所述"病发于阴,而反下之,因作痞也"。脉浮而紧,是太阳伤寒的主脉,应该用辛温发汗之剂,使寒邪从表而解,如医者不明此理,而用下法,结果正气受伤,遂使外邪陷入,胃脘部痞塞满闷而为痞证。各注家对于痞证的成因看法比较一致。应该提出的是,尤在泾认为阳邪内陷于胃中与水谷相结则成结胸,阳邪内陷止于胃外与气液相结则为痞,是不够妥当的。实质上,结胸是内陷之热,热与水结,所以治法重在荡实逐水，痞仅是热邪内陷，所以治法重在清热泄痞。这才是结胸与痞在成因上的不同，而不应以胃中、胃外，水谷、气液来分别。

2.痞证的症状

痞证是无形的邪结，所以它的症状仅是痞塞不舒。文中指出："按之自濡，但气痞耳。"可知在痞结的部位按上去是并无明显疼痛的，这就是痞证的特征，与结胸证心下满而痛、按之石硬、手不可近有着显著的不同。尤在泾在结胸与痞证症状的区别上分析得很清楚。《医宗金鉴》认为本条是甘草泻心汤证，也是需要讨论的。甘草泻心汤的心下痞，是"心下痞硬而满"，与本证的"按之自濡，但气痞耳"是不同的。从症状上看，本证与154条"心下痞，按之濡，其脉关上浮者"的大黄黄连泻心汤证更为接近，故应用大黄黄连泻心汤来清热泻痞。

【原文】 太阳中风、下利呕逆，表解者，乃可攻之。其人漐漐汗出，发作有时，头痛，心下痞鞕满，引胁下痛，干呕短气，汗出不恶寒者，此表解里未和也，十枣汤主之。（152）

十枣汤方

芫花（熬） 甘遂 大戟

上三味等分，各别捣为散，以水一升半，先煮大枣肥者十枚，取八合，去滓，内药末，强人服一钱匕，羸人服半钱，温服之，平旦①服。若下少，病不除者，明日更服，加半钱。得快下利后，糜粥自养。

【注释】 ①平旦：指太阳刚升起之时，即清晨。

【提要】 水饮停聚胸胁的证治。

【选注】 成无己：下利呕逆，里受邪也，邪在里者可下，亦须待表解者，乃可攻之。其人漐漐汗出，发作有时不恶寒者，表已解也，头痛心下痞硬满、引胁下痛、干呕短气者，邪热内蓄而有伏饮，是里未和也，与十枣汤下热逐饮。

柯韵伯：中风下利、呕逆，本葛根加半夏证，若表已解，而水气淫溢，不用十枣攻之，胃气大虚，后难为力矣。然下利、呕逆，固为里证，而本于中风，不可不细审其表也。若其人漐漐汗出，似乎表证，然发作有时，则病不在表矣。头痛是表证，然既不恶寒，又不发热，但心下痞硬而满，胁下牵引而痛，是心下水气泛溢，上攻于脑，而头痛也，与伤寒不大便六七日而头痛之承气汤同。干呕、汗出为在表，然而汗出有时，更不恶寒，干呕而短气为里证也，明矣。此可以见表之风邪已解，而里之水气不和也。然诸水气为患，或喘，或渴，或噎，或悸，或烦，或利而不吐，或吐而不利，或吐利而无汗，此则外走皮毛而汗出，上走咽喉而呕逆，下走肠胃而下利，浩浩莫御，非得利水之峻剂以直折之，中气不支矣。此十枣之剂，与五苓、青龙、泻心等法悬殊矣。

尤在泾：此外中风寒，内有悬饮之证。下利、呕逆，饮之上攻而复下注也，然必风邪已解，而后可攻其饮。若其人漐漐汗出而不恶寒，为表已解。心下痞硬满引胁下痛，干呕短气，为里未和。虽头痛而发作有时，知非风邪在经，而是饮气上攻也，故宜十枣汤,下气逐饮。

《金鉴》:太阳中风,表邪也;下利、呕逆,里饮也。表邪解者,乃可攻里饮也。审其人微汗漐漐不辍,发热有时,头痛,若仍恶寒,是表未解,尚不可攻;若不恶寒,则为表已解矣。而更见里未和之心下痞硬满,引胁下痛,干呕短气,水蓄无所从出之急证,故径以十枣汤峻剂,直攻水之巢穴而不疑也。

【解析】 太阳中风证兼内有水饮,当先解表而后治里,这是仲景治病的一般原则。十枣汤为泻水逐饮的主要方剂,临床应用,倘表证未解,本方即在禁用之例。因此,本条原文除详述十枣汤之"心下痞硬满,引胁下痛,干呕短气"等主症外,并列举其他症状,以辨表解与否。本条的漐漐汗出、发作有时、头痛不恶寒是诊断表邪已解的依据,也是运用十枣汤的辨证关键。柯韵伯对此说得很清楚,可做参考。各注家的意见亦比较一致。总之,本证是水饮停蓄胸胁之间,向上则呕逆,向下则下利,向外则微微作汗,这些都是正邪相争的表现。十枣汤的使用,主要在于驱除水饮。

关于"下利、呕逆"而用十枣汤的问题,山田正珍对此做如下解释:"下利,呕逆,固为里证,但有可攻的,有不可攻的,主要根据临床来决定。如若其人表邪未解,四肢厥冷,或脉见沉迟微弱,或心下硬痛等等,并不可攻,倘无上列症状,那就可以使用,且病用十枣,其情必急,若犹豫畏用,正气反为不支,不可不知。"

本条所述的证候,和《金匮要略·痰饮篇》"饮后水流在胁下,咳唾引痛,谓之悬饮",皆属水饮结聚于胁下,所以都采用攻逐水饮的十枣汤治疗。

本证与小青龙汤证、真武汤证、五苓散证同是水饮为患,而病理迥异,亦当有所区别:小青龙汤证,是属寒束于外,水气不得宣化,故用发汗以散水法;五苓散证,是属膀胱气化不利,故用化气利水法;真武汤证,是属肾阳虚馁,水气内渍,故用温经散水法;本证是属饮停胸胁,游结不散,故用十枣汤以峻逐水饮。

【验案】 张任夫:水气心凌则悸,积于胁下则胁下痛,冒于上膈,则胸中胀,脉来双弦,证属饮家,兼之干呕、短气,其为十枣汤证无疑。炙芫花五分,制甘遂五分,大戟五分。研细末,分作两服,先用黑枣十枚煎烂,去渣,入药末,略煎和服。

按语:病者服上药后,即感到喉中辛辣,甚于胡椒,并有口干、心烦、发热、声哑等现象,服后两小时,即泻下臭水,病者即感到两胁舒适,能够自由转侧。(《经方实验录》)

《成绩录》云:一妇人,心胸下硬满而痛不可忍,干呕短气,颠转反侧,手足微冷,其背强急如入板状,先生与之十枣汤,一服而痛顿止,下利五六行,诸证悉愈。(《伤寒论今释》)

一人饮茶过度,且多愤懑,腹中常辘辘有声,秋来发寒热似疟,以十枣汤料黑豆煮,晒干研末,枣肉和丸芥子大,而以枣汤下之,初服五分,不动,又治五分,无何,腹痛甚,以大枣汤饮,大便五六行,皆溏粪无水,时盖晡时也。夜半,乃大下数斗积水,

而疾平。当其下时,瞑眩特甚,手足厥冷,绝而复苏,举家号泣,咸咎药峻。嗟乎,药可轻与哉!(《医学六要》)

【原文】 太阳病,医发汗,遂发热恶寒,因复下之,心下痞。表里俱虚,阴阳气并竭①,无阳则阴独②,复加烧针,因胸烦,面色青黄,肤瞤③者,难治;今色微黄,手足温者,易愈。(153)

【注释】 ①阴阳气并竭:表里俱虚。发汗使表虚而阳气竭,攻下使里虚而阴气竭。

②无阳则阴独:谓表邪内陷成痞,表证罢而里证独具。

③肤瞤:肌肤颤动。

【提要】 汗下烧针后引起的变证及预后。

【选注】 程郊倩:病在太阳,未有不发热恶寒者,今因发汗始见,则未汗之先已属阳虚,较之脏结无证,不往来寒热者,依稀相似。因复下之,虽不比胁下素有痞者之成脏结,然而阴邪上逆,微阳莫布,遂致心下痞。痞虽成于胁下,而根已始于误汗,是为表里俱虚。

成无己:太阳病,因发汗,遂发热恶寒者,外虚阳气,邪复不除也。因复下之,又虚其里,表中虚邪内陷,传于心下为痞,发汗表虚为竭阳,下之里虚为竭阴,表邪罢为无阳,里有痞为阴独,又加烧针,虚不胜火,火气内攻,致胸烦也。伤寒之病以阳为主,其人面色青,肤肉瞤动者,阳气大虚,故云难治。若面色微黄,手足温者,即阳气得复,故云易愈。

【解析】 本条可分为四段。

第一段"太阳病……遂发热恶寒",是指发汗后,表邪不解。太阳病邪在表,当发其汗,由于汗法用之不当,虽经发汗,而表邪未解。太阳病本有发热恶寒,发汗后,外邪不能尽除,故病人仍有发热恶寒;说明虽经发汗,邪不得从表而散,是因汗法用之不当的缘故。

第二段"因复下之……无阳则阴独"。误下邪陷致痞。医见汗后病不解,复用攻下之法,表邪乘虚内陷,壅滞心下胃脘,形成痞证;汗后复下,汗之伤其阳,下之损其里。故云"表里俱虚";汗之伤其阳,下之伤其阴,故云"阴阳并竭";阳气损伤,阴寒内盛,故云"无阳则阴独"。

第三段"复加烧针,因胸烦"。误下成痞,本因邪热壅聚而成,治以泄热消痞。今医者复用烧针,以热治热,而致邪热内盛,扰于胸中,故胸烦。

第四段"面色青黄……手足温者,易愈"。辨预后。经用汗下、烧针后,已形成了坏病的局面,一方面热邪壅聚,一方面阴阳表里俱虚,阳气的存亡极其重要。面色青黄,青为肝色;黄为脾色;青黄相兼,是木来克土之象,又见阳气不足的肌肤瞤动,故云:"难治"。今色微黄,脾虚较轻,又见手足温者,阳气来复,故云:"易愈"。

【原文】 心下痞,按之濡,其脉关上浮者,大黄黄连泻心汤主之。(154)

大黄黄连泻心汤方

大黄二两　黄连一两

上二味,以麻沸汤①二升,渍之须臾,绞去滓,分温再服。

臣亿等谨按:大黄黄连泻心汤,诸本皆二味,又后附子泻心汤,用大黄、黄连、黄芩、附子,恐是前方中亦有黄芩,后但加附子也,故后云附子泻心汤,本云加附子也。

【注释】　①麻沸汤:即滚开的沸水。

【提要】　热痞的证治。

【选注】　成无己:心下硬,按之痛,关脉沉者,实热也;心下痞,按之濡,其脉关上浮者,虚热也。大黄黄连汤以导其虚热。

钱潢:心下者,心之下,中脘之上,胃之上脘也,胃居心之下,故曰心下也。其脉关上浮者,浮为阳邪,浮主在上,关为中焦,寸为上焦,因邪在中焦,故关上浮也。按之濡,乃无形之邪热也。热虽无形,然非苦寒以泄之,不能去也,故以此汤主之。

柯韵伯:濡当作硬,"按之濡"下当有大便硬、不恶寒反恶热句,故主此汤。

【解析】　痞证,主要是指心下痞塞不通,"按之自濡"的表现,与"心下满而痛,按之石硬,手不可近"的结胸证显然有别。本条系表证误下,邪热内陷的热痞。邪热聚于心下,故出现"心下痞,按之濡,其脉关上浮"。柯韵伯认为"濡当作硬,按之濡下当有大便硬、不恶寒反恶热",是以大黄黄连泻心汤纯以苦寒清下之品组成为根据,却忽略了本方之妙全在于它的饮用方法,麻沸汤渍大黄、黄连,气味清淡,清热而不攻利,不可作峻下热结之剂看待。成无己所谓"导其虚热"之虚,是指无形邪热,与有形实热相对而言,并非后世所讲的"虚热"(阴虚或阳虚发热)。钱氏对"其脉关上浮"的解释,平允可取。

【原文】　心下痞,而复恶寒汗出者,附子泻心汤主之。(155)

附子泻心汤方

大黄二两　黄连一两　黄芩一两　附子一枚(炮,去皮,破,别煮取汁)

上四味,切三味,以麻沸汤二升渍之,须臾,绞去滓,内附子汁,分温再服。

【提要】　热痞兼表阳虚的证治。

【选注】　尤在泾:此即上条而引其说,谓心下痞,按之濡,关脉浮者,当与大黄黄连泻心汤,泻心下之虚热。若其人复恶寒而汗出,证兼阳虚不足者,又须加附子,以复表阳之气。乃寒热并用,邪正兼治之法也。

钱潢:伤寒郁热之邪,误入而为痞,原非大实,而复见恶寒汗出者,知其命门真阳已虚,以致卫气不密,故玄府不得紧闭而汗出,阳虚不任外气而恶寒也。

【解析】　本条承上条而论痞证兼阳虚之证治。所谓"心下痞",即大黄黄连泻心汤所治之痞。复见恶寒汗出,可知卫阳虚,故加附子复表阳。证候特点为寒热错杂,故治疗上也寒热并用。条文文字虽少,用意颇深。

【验案】　郑某,男,36岁,因操劳过度,忽然口吐鲜血,吐血后畏寒,胸中痞闷,足胫冷,面色赤,脉浮芤,显系心火上炎,形成上热自热、下寒自寒现象。现吐血未止,急则治标,拟釜底抽薪法,但病者尚有畏寒感觉,虑及阳虚,遂决定先以附子泻心汤,以三黄泻心火,使热下行,附子固护阳气。处方:大黄三钱,黄芩二钱,黄连二钱,附子三钱。次日复诊,血止,胸痞解除。(《伤寒论汇要分析》)

【原文】 本以下之,故心下痞,与泻心汤。痞不解,其人渴而口燥烦,小便不利者,五苓散主之。(156)

【提要】 水停心下致痞的证治。

【选注】 成无己:本因下后成痞,当与泻心汤除之,若服之痞不解,其人渴而口燥烦,小便不利者,为水饮内蓄,津液不行,非痞也,与五苓散发汗散水则愈。一方忍之一日乃愈者,不饮者,外水不入,所停之水得行,而痞亦愈也。

方有执:泻心汤治痞而痞不解,则非气聚之痞可知,渴而口燥烦,小便不利者,津液涩而不行,伏饮停而凝聚,内热甚而水结也。五苓散者,润津液而滋燥渴,导水饮而荡结热,所以又得为消痞满之一法也。

程郊倩:五苓散有降有升,最能交通上下,宣通气化,兼行表里之邪,心邪不必从心泻而从小肠泻,又其法也。此证渴者,切忌饮冷,须服姜汤妙。

【解析】 "本以下之,故心下痞",指出心下痞的成因。"与泻心汤",指出痞证治以泻心汤,泻心汤是治疗痞证的常用方。痞不解,说明泻心汤虽可以治疗痞证,但痞证并非都可以用泻心汤,临床当注意诊察。其人燥渴,心烦,小便不利者,为膀胱气化不行,水蓄于下焦。水蓄于下,气化不行,津不上承,故其人燥渴,心烦,渴欲饮水,消渴等。膀胱气化不行,气不化津,津液不能下行,故小便不利。治用五苓散化气行水,通利小便则愈。

本条阐述了泻心汤与本证心下痞的鉴别:泻心汤之痞,因无形邪热壅聚心下胃脘所致,多见心烦,口渴,舌红苔薄黄等上热的症状;本证因膀胱气化不行,水蓄于下所致,多见小便不利,消渴,烦渴等水液代谢紊乱的症状。

【原文】 伤寒汗出,解之后,胃中不和,心下痞鞕,干噫食臭[1],胁下有水气,腹中雷鸣[2],下利者,生姜泻心汤主之。(157)

生姜泻心汤方

生姜四两(切) 甘草三两(炙) 人参三两 干姜一两 黄芩三两 半夏半升(洗) 黄连一两 大枣十二枚(擘)

上八味,以水一斗,煮取六升,去滓,再煎取三升,温服一升,日三服。

【注释】 ①干噫食臭:噫同嗳,指嗳气时,有食物腐败的气味随之而出。

②腹中雷鸣:形容腹中有漉漉作响的声音。

【提要】 胃不和、有水气的痞证及治法。

【选注】 成无己:胃为津液之主,阳气之根。大汗出后,外亡津液,胃中空虚,客气上逆,心下痞硬。《金匮要略》曰"中焦气未和,不能消谷,故令噫"。干噫食臭者,胃虚而不杀谷也。胁下有水气,腹中雷鸣,土弱不能胜水也。与泻心汤以攻痞,加生姜以益胃。

陈修园:伤寒汗出,外邪已解之后,惟是胃中不和,不和则气滞而内结,故为心下痞硬;不和则气逆而上冲,故为干噫。盖胃之所司者,水谷也,胃气和则谷消而水化矣,兹则谷不消而作腐,故为食臭;水不化而横流,故为胁下有水气。腹中雷鸣下利者,水谷不消,糟粕未成而遽下,逆其势则不平,所谓物不得其平则鸣者是也,以生姜泻心汤主之。

【解析】　以上两家都认为本证的成因是由于病后胃气虚,不能健运,水谷不消所致。胁下有水气,是水蓄不行;肠间水阻气击,则腹中雷鸣;水谷杂并而下趋,则为下利。故用生姜泻心汤以散水止利,和胃消痞。由于本病是水气为患,故后世医家又将本病称作"水气痞"。

【验案】　潘某某,女,49岁。心下痞塞,高起如拳,嗳气频作,呕吐酸苦水液,肠鸣漉漉,饮食不思,日渐疲惫。脉滑按之无力,舌胖嫩,苔水滑,面虚浮而黄。触按胃脘部,似有块物,但重按即无,抬手又起,中空无物,故属气痞。拟方:生姜15克,干姜3克,黄连3克,黄芩6克,党参6克,炙甘草9克,半夏9克,茯苓18克,大枣7枚。服两剂,则心下块物消退,饮食好转。照原方又进二剂,诸症皆除。为巩固疗效,又服二剂痊愈。(《伤寒论通俗讲话》)

【原文】　伤寒中风,医反下之,其人下利日数十行,谷不化①,腹中雷鸣,心下痞鞕而满,干呕心烦不得安,医见心下痞,谓病不尽,复下之,其痞益甚,此非结热②,但以胃中虚,客气上逆,故使鞕也,甘草泻心汤主之。(158)

甘草泻心汤方

甘草四两(炙)　黄芩三两　干姜三两　半夏半升(洗)　大枣十二枚(擘)黄连一两

上六味,以水一斗,煮取六升,去滓,再煎取三升,温服一升,日三服。

臣亿等谨按:上生姜泻心汤法,本云理中人参黄芩汤,今详泻心汤以疗痞,痞气因发阴而生,是半夏、生姜、甘草泻心三方,皆本于理中也,其方必各有人参,今甘草泻心中无者,脱落之也。又按《千金》并《外台秘要》,治伤寒使用此方皆有人参,知脱落无疑。

【注释】　①谷不化:粪便中有未消化的食物残渣。

②结热:有形邪实阻结。

【提要】　两次误下,胃中虚而成痞的证候与治法。

【选注】　成无己:伤寒中风,是伤寒或中风也,邪气在表,医反下之,虚其肠胃,而气内陷也。下利日数十行,谷不化,腹中雷鸣,下利者,下后里虚胃弱也;心下痞硬,干呕,心烦不得安者,胃中空虚,客气上逆也。与泻心汤以攻表,加甘草以补虚。前以汗后胃虚,是外伤阳气,故加生姜;此以下后胃虚,是内损阴气,故加甘草。

尤在泾：伤寒中风者，成氏谓伤寒或中风也。邪盛于表而反下之，为下利谷不化，腹中雷鸣，为心下痞硬而满，为干呕心烦不得安，是表邪内陷心间，而复上攻下注，非中气空虚，何至邪气淫溢至此哉！医以为结热未去，而复下之，是已虚而益虚也。虚则气不得化，邪愈上逆，而痞硬有加矣，故与泻心汤消痞，加甘草以益中气。

《金鉴》：医唯以心下痞，谓病不尽，复下之，其痞益甚。可见此痞非热结，亦非寒结，乃乘误下中虚，而邪气上逆，阳陷阴凝之痞也，故以甘草泻心汤，以缓其急而和其中也。

【解析】 以上注家都认为本病的关键是误下后胃中空虚，客气上逆，这种看法是正确的。但成氏"与泻心汤以攻表"之说，不够恰当，如果改为攻其由表内陷之邪，与理方通。另外，成氏认为"是内损阴气，故加甘草"，也不太切理，对照栀子甘草豉汤一条，可知仲景尝在有"少气"时，方加甘草。本病也是下后脾胃气虚为主，而不是以阴虚为主。当然，下利"日数十行"也不能不伤及阴液，但这里有个标本先后之分，不可混为一谈，故尤氏解释较为中肯。《金鉴》以本方缓急和中之说，与理亦通。

由于本病是几经误下，脾胃气虚较甚，所以客气上逆也明显，故而出现干呕、心烦不得安的症状，而且临床所见，往往是下利愈重，心下痞亦愈甚，脾胃升降的功能严重失调，故而后世又称本证为"客气上逆痞"。甘草泻心汤中甘草量较大是为补胃泄痞而设。

【验案】 李某，男，38岁。腹痛、腹泻反复发作两年半，以左下腹痛为甚，肠鸣增强，泄泻常于餐后出现，泻后腹痛减轻，无发热，发病后体重减轻4千克，曾先后做过12次粪便检查，均无异常发现。西医诊断为肠道易激综合征。舌淡，苔黄白相兼，脉弦滑。余处方治疗（炙甘草、清半夏各12克，干姜、大枣各10克，黄连5克，党参、白术各20克，水煎服。每天1剂），用药至3周后，症状已明显减轻，再用药2周，病告痊愈。经随访1年，未有复发，体重恢复正常。（《新中医》）

【原文】 **伤寒服，汤药，下利不止，心下痞鞕。服泻心汤已。复以他药下之，利不止，医以理中与之，利益甚。理中者，理中焦，此利在下焦，赤石脂禹余粮汤主之。复不止者，当利其小便。**(159)

赤石脂禹余粮汤方

赤石脂一斤（碎）　太一禹余粮一斤（碎）

上二味，以水六升，煮取二升，去滓，分温三服。

【提要】 误下致痞及下利不止的辨治。

【选注】 成无己：伤寒服汤药下后，利不止，而心下痞硬者，气虚而客气上逆也，与泻心汤攻之则痞已，医复以他药下之，又虚其里，致利不止也。理中丸，脾胃虚寒下利者，服之愈。此以下焦虚，故与之其利益甚。《圣济经》曰"滑则气脱，欲其收也"。如开肠洞泄，便溺遗失，涩剂所以收之。此利由下焦不约，与赤石脂禹余粮汤以涩洞泄。下焦主分清浊,下利者,水谷不分也。若服涩剂,而利不止,当利小便,以分其气。

尤在泾:汤药,亦下药也。下后下利痞硬,泻心汤是已。而复以他药下之,以虚益虚,邪气虽去,下焦不约,利无止期,故不宜参、术、姜、草之安中,而宜赤脂、余粮之固下也。乃服之而利犹不止,则是下焦分注之所清浊不别故也,故当利其小便。

【解析】 "伤寒服汤药,下利不止",尤在泾认为"汤药,亦下药也",有一定道理。不当下而下,故成痞。见痞证而服泻心汤,"复以他药下之",显然服泻心汤之后痞证未愈,否则,医者不会用下法。分析不愈之原因,或因病重药轻,也可能是选方不当,设为甘草泻心汤之痞,反投以大黄黄连泻心汤,故不愈。成无己认为痞已愈而复以他药下之,与理不通。反复误下,病势深入下焦,门户不约,滑脱不禁,必先温涩固脱,然后调理脾胃。若先用理中辈诸如人参、干姜、白术、甘草之类,虚不受补,反壅滞中焦气机,清气不升则下利益甚。故曰"理中者,理中焦,此利在下焦"。固涩而仍不能止利,则为下焦清浊不分,水湿过盛,"治湿不利小便,非其治也",故"当利其小便"。通过本条对痞和下利的分析,充分说明了中医治病审证求因的重要意义。

【原文】 伤寒吐下后,发汗,虚烦,脉甚微,八九日心下痞鞕,胁下痛,气上冲咽喉,眩冒,经脉动惕者,久而成痿①。(160)

【注释】 ①痿:是一种证候的名称,主要症状是两足软弱不能行动。

【提要】 伤寒误用吐下,发汗致痿的变证。

【选注】 《金鉴》:伤寒吐下后,复发其汗,治失其宜矣,故令阳气阴液两虚也。阴液虚,故虚烦;阳气虚,故脉微;阳气微而不升,故目眩冒;阴液虚而不濡,故经脉动惕也。阳气阴液亏损,久则百体失所滋养,故力乏筋软而成痿矣。

尤在泾:吐下复汗,津液叠伤。邪气陷入,则为虚烦。虚烦者,正不足而邪扰之为烦,心不宁也。至八九日,正气复,邪气退则愈。乃反心下痞硬,胁下痛,气上冲咽喉,眩冒者,邪气搏饮内聚而上逆也。内聚者,不能四布;上逆者,无以逮下。夫经脉者,资血液以为用者也。汗、吐、下后,血液之所存几何,而复搏结为饮,不能布散诸经,譬如鱼之失水,能不为之时时动惕耶?且夫经脉者,所以纲维一身者也,今既失浸润于前,又不能长养于后,必将筋膜干急而挛,或枢折胫纵而不任地,如《内经》所云"脉痿""筋痿"之证也,故曰久而成痿。

【解析】 《伤寒论译释》认为,本条系因误治致虚是肯定的,对此各家的认识基本一致。但对成痿的原因,却有不同的看法:《金鉴》及多数注家认为阴阳气血交虚,筋脉失去濡养所致;但尤氏则认为是邪气搏饮内聚不能布散诸经而成,因将心下痞硬、胁下痛、气上冲咽喉、眩冒都认作饮邪上逆之见证,这样就不免把本条的病理与苓桂术甘汤证混淆起来。殊不知本证已揭出脉甚微,与饮脉沉紧或弦显然不同。本条之"心下痞硬"与163条桂枝人参汤征的"心下痞硬"的机转基本上是相同的,即中气虚弱而下焦浊阴之气上逆,居于阳位而致心下痞硬。胁下痛,也是浊阴之气上逆所致。浊阴之气既壅于阳位,则胃气不得下降,而反上逆,所以有气上冲咽喉的感觉。清阳不能升,故有眩冒的症状。汗、吐、下既伤阳气,又伤津液,筋脉失于滋养,所以出现筋脉动惕。综合以上所述,本条总的机转,是因为误吐下,又加误汗,致使表里阴阳气血俱虚而出现一系列症状。因阳气既不能温煦,阴血又无以滋养,故时日一久,必致筋脉痿弱而不能行走。所以此痿的形成,尤在泾氏说是"搏结为饮,不能布散诸经"而引起,没有《金鉴》的解释更为贴切,而且临床上因饮致痿的病例也极少见到。

【原文】 伤寒发汗,若吐若下,解后,心下痞鞕,噫气①不除者,旋覆代赭汤主之。(161)

旋覆代赭汤方

旋覆花三两　人参二两　生姜五两　代赭石一两　甘草三两(炙)　半夏半升(洗)　大枣十二枚(擘)

上七味,以水一斗,煮取六升,去滓,再煎取三升。温服一升,日三服。

【注释】 ①噫气:又称嗳气,打嗝。

【提要】 痰气痞的证治。

【选注】 方有执:解,谓大邪已散也,心下痞硬,噫气不除者,正气未复,胃气尚弱,而伏饮为逆也。

成无己:大邪虽解,以曾发汗、吐、下,胃气弱而未和,虚气上逆,故心下痞、噫气不除,与旋覆代赭汤,降虚气而和胃。

汪琥:此噫气,比前生姜泻心汤之干噫不同,是虽噫而不至食臭,故知其为中气虚也。

张璐:汗、吐、下法备而后表解,则中气必虚。虚则浊气不降,而痰饮上逆,故作痞硬;逆气上冲,而正气不续,故噫气不除。所以用代赭领人参下行,以镇安其逆气,微加解邪涤饮而开痞,则噫气自除耳。

楼全善:病解后,心中痞硬,噫气,若不下利者,此条旋覆代赭汤也;若下利者,前条生姜泻心汤也。

【解析】 汗、吐、下为伤寒祛邪的三个主要方法,但用之不当,皆可以损伤胃气而成痞。本条之痞并非寒热错杂于中焦心下,重在胃气虚而不降,兼有痰浊水气,故用旋覆代赭汤补虚降逆、消痰化饮,这也是本汤证与半夏泻心、甘草泻心诸汤证的根本区别。临证不可混淆。

【验案】 林某某,男,37岁,干部。初诊:嗳气频作,胸脘闷满已3个月。现呕吐少许,舌咽不爽,消瘦,乏力,大便不利,面色晦暗。舌尖赤,苔薄白,脉沉细滑。辨证:肝胃不和,气逆不降。治以辛开苦降,和胃镇逆。方用旋覆代赭汤和橘枳生姜汤加减:旋覆花9克,北沙参9克,半夏9克,麦冬9克,陈皮4.5克,炒枳壳4.5

克,姜黄连1.5克,生姜0.9克,生甘草3克。水煎服。二诊:服药三剂,胃脘舒适,嗳气已止,食欲少增,舌苔薄黄,脉沉滑缓。改用理气和中清热化痰法,以橘枳二陈汤加减连服八剂收功。(《吴少怀医案》)

【原文】　下后,不可更行桂枝汤,若汗出而喘,无大热者,可与麻黄杏子甘草石膏汤。(162)

【提要】　下后邪热迫肺作喘的证治。

【选注】　《金鉴》:此详上条(按:指63条),受病两途,同乎一治之法也。又有下后身无大热,汗出而喘者,知邪亦不在表而在肺,故亦不可更行桂枝汤,可与麻黄杏仁甘草石膏汤以治肺也。彼之汗后喘,此之下后喘,虽其致变之因不同,而其所见之证不异,所以从其证不从其因,均用此汤,亦喘家急则治其标之法也。

黄坤载:下后表寒未解,郁其肺气,肺郁生热,蒸发皮毛而不能透泄,故汗出而喘,表寒里热,宜麻杏甘石汤双解之可也。下后不可行桂枝,亦大概言之,他如"伤寒医下之,续得下利清谷"章,救表宜桂枝汤;又"伤寒大下后,复发汗心下痞"章,解表宜桂枝汤;"太阳病先发汗不解,而复下之,脉浮者不愈"章,当须解外则愈,桂枝汤主之。未尝必禁桂枝也。

尤在泾:此与"汗后不可更行桂枝汤"大同,虽汗下不同,其邪入肺中则一,故其治亦同。

柯韵伯:二条(按:63条和本条)"无"字,旧本讹在大热上,前辈因循不改,随文衍义,为后学之迷途。仲景每于汗下后表不解者,用桂枝更汗而不用麻黄。此则内外皆热而不恶寒,必其用麻黄,场后,寒解而热反甚,与发汗解,半日许复烦,下后而微喘者不同。发汗而不得汗,或下之而仍不汗,喘不止,其阳气重也。若与桂枝加厚朴杏仁汤,下咽即毙矣。故于麻黄汤去桂枝之辛热,加石膏之甘寒,佐麻黄而发汗,助杏仁以定喘,一加一减,温解之方转为凉散矣。未及论证,便言不可更行桂枝汤,见得汗下后表未解者,更行桂枝汤是治风寒之常法。

【解析】　本条方证与63条相同,唯其来路有异,一为发汗后,一为下后,正如《金鉴》所说:"受病两途,同乎一治之法。"然其所以殊途而同治,关键在于病机为邪入肺中。黄氏对于不可更行佳枝汤的前提,与有关条文兼提对比,很有说服力。柯氏认为"无"字当在"汗"之上,那么条文就变作"发汗后,不可更行桂枝汤,若无汗而喘,大热者,可与麻黄杏子甘草石膏汤",这样似乎更符合"热邪郁闭于肺"这一病机,且可与桂枝加厚朴杏仁汤证鉴别,故录此以供研究分析。

【原文】　太阳病,外证未除,而数下①之,遂协热而利②,利下不止,心下痞鞕③,表里不解者,桂枝人参汤主之。(163)

桂枝人参汤方

桂枝四两(别切)　甘草四两(炙)　白术三两　人参三两　干姜三两

上五味,以水九升,先煮四味,取五升,内桂,更煮取三升,去滓。温服一升,日再、夜一服。

【注释】　①数下:屡用攻下。

②协热而利:协者,合也,同也。热,指表热不解。

③心下痞鞕:心下指胃脘。痞者,气机涩滞不通,自感胀闷痞塞不舒。

【提要】　里虚寒协表热下利证治。

【选注】　黄坤载:太阳病外证未解而数下之,外热不退,而内寒亦增,遂协合外热而为下利。利下不止,清阳既陷,则浊阴上逆,填于胃口,而心下痞硬,缘中气虚败,不能分理阴阳,升降倒行,清浊易位,是里证不解而外热不退。法当内外兼医,桂枝通经而解表热,理中温中以转升降之机也。

程知:表证误下,下利不止,喘而汗出者,治以葛根芩连;心下痞硬者,治以桂枝参术。一救其表邪入里之实热,一救其表邪入里之虚寒,皆表里两解法也。

【解析】　本条的病因在误下,病机是误下邪陷入里,从太阴寒化。症状是既有发热之表证,又有下利不止、心下痞硬之里证,故用桂枝人参汤温中解表。139条之病机与本证相似,可结合学习。

本证应与以下汤证鉴别:

(1)葛根芩连汤证:亦为误下邪陷,但从阳明热化,表里俱热,故见喘而汗出,治以清热解表。

(2)葛根汤证:为太阳阳明合病而偏重于太阳,外有发热恶寒,项背强几几,里证下利为热利。

(3)黄芩汤证:此为太阳少阳合病而偏于少阳里热之热利,主要表现为口苦、咽干、目眩、下利、呕吐。

【验案】　刘君痢病复作,投当归银花汤,另送伊家制痢疾散茶二包,病虽愈,惟便后白色未减,心下痞硬,身热不退。愚思仲景曰"太阳病,外证未除,而数下之,遂协热而利,利下不止,心下痞硬,表里不解者,桂枝人参汤主之"。遂书此以服,大效。后因至衡州取账目,途中饮食不洁,寒暑失宜,病复大作,遂于衡邑将原方续服三剂乃愈。(《中医杂志》总第二十期谢安之医案)

【原文】　伤寒大下后,复发汗,心下痞,恶寒者,表未解也。不可攻痞,当先解表,表解乃可攻痞。解表宜桂枝汤,攻痞宜大黄黄连泻心汤。(164)

【提要】　热痞兼表的证治。

【选注】　成无己:大下后,复发汗,则表里之邪当悉已。此心下痞而恶寒者,表重之邪俱不解也。因表不解而下之,为心下痞,先与桂枝汤解表,表解,乃与大黄黄连泻心汤攻痞。《内经》云"从外之内而盛于内者,先治其外,而后调其内"。

《金鉴》:伤寒大下后复发汗,先下后汗,治失其序矣。邪热陷入心下痞结,法当攻里,若恶寒者,为表未尽也,表即未尽,则不可攻痞,当先解表,表解乃可攻痞。解表宜桂枝汤者,以其为汗下之表也;攻痞宜大黄黄连泻心汤者,以其为表解里热之痞也。

【解析】　伤寒大下后,复发汗,心下痞,恶寒者,属于表里合病。心下痞,因误用攻下后,邪热内陷,结聚心下胃脘;表不解,指太阳表邪未因攻下而内陷。误用攻下,虽有心下痞之里证,但太阳表证不罢者,治疗仍当先表后里。解表宜桂枝汤,表解后乃可攻之,宜大黄黄连泻心汤。

本条阐述了疾病的治疗原则。伤寒发病本属表里合病,否则,没有攻下的必要。若攻下后,太阳表证不解者,其治疗仍须先表后里。不管以前用过何种方法治疗,只要是表不解者,当须先表后里。

【原文】　**伤寒发热,汗出不解,心中痞鞕,呕吐而下利者,大柴胡汤主之。**(165)

【提要】　大柴胡汤证治。

【选注】　成无己:伤寒发热,寒已成热也,汗出不解,表和而里病也。吐利、心腹濡软为里虚,呕吐而下利、心下痞硬者是里实也,与大柴胡汤以下里热。

程郊倩:心中痞硬,呕吐而下利,较之心腹濡软,呕吐而下利为里虚者不同,其痞不因误下而成,并非阳邪陷入之痞,而为里气内拒之痞,痞气填入心中,以致上下不交,故呕吐而下利也。大柴胡汤虽属攻剂,然实管领表里上下之邪,总从下焦为出路,则攻中自寓和解之意。

柯韵伯:汗出不解,蒸蒸发热者,是调胃承气证;汗出解后,心下痞硬下利者,是生姜泻心证;此心下痞硬,协热而利,表里不解,似桂枝人参证,然彼在妄下后而不呕,此则未经下而呕,则呕而发热者,小柴胡主之矣。然痞硬在心下而不在胁下,斯虚实补泻之所由分也。

【解析】　本证邪在半表半里而兼腑实,气滞于中,升降不利,邪气上逆而为呕吐,邪气下迫为下利,故以大柴胡汤和解少阳,疏通胃腑。表里和则身热除,气机畅则呕利止。成氏和程氏均强调以心下硬和心下濡软作为鉴别里实、里虚之根据不无道理,但仅据此尚不足,应进一步结合脉、舌等表现全面分析。本证既用大柴胡汤,可知其脉必弦而有力,并有舌苔黄、烦躁、大便稀而肛门有灼热感等。柯韵伯列举各证与本证对比分析,在辨证上也有一定帮助。

【原文】　病如桂枝证,头不痛,项不强,寸脉微浮①,胸中痞鞕,气上冲喉咽,不得息②者,此为胸有寒③也。当吐之,宜瓜蒂散。(166)

瓜蒂散方

瓜蒂一分(熬黄)　赤小豆一分

上二味,各别捣筛,为散已,合治之,取一钱匕,以香豉一合,用热汤七合,煮作稀糜,去滓。取汁和散,温,顿服之。不吐者,少少加。得快吐乃止。诸亡血虚家,不可与瓜蒂散。

【注释】　①寸脉微浮:微,作"稍微"解,并非指微脉。即寸脉稍显浮象。

②不得息：息，一呼一吸谓之息。不得息，即呼吸不利。

③胸有寒：寒，作"邪"解，指痰浊宿食等实邪。胸有寒，即痰浊宿食等实邪壅滞于胸中。

【提要】　瓜蒂散的证治。

【选注】　成无己：病如桂枝证，为发热、汗出、恶风，言邪在表也；头痛、项强，为桂枝证具；若头不痛，项不强，则邪不在表而传里也。浮为在表，沉为在里，今寸脉微浮，则邪不在表，亦不在里，而

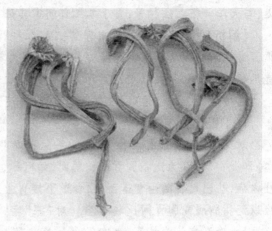

瓜蒂

在胸中也。胸中与表相应，故知邪在胸中者，犹如桂枝证而寸脉微浮也。以胸中痞硬，上冲咽喉不得息，知寒邪客于胸中而不在表也。《千金》曰"气浮上部，填塞心胸，胸中满者，吐之则愈"。与瓜蒂散，以吐胸中之邪。

柯韵伯：病如桂枝，是见发热、汗出、恶风、鼻鸣、干呕等证；头不痛、项不强，则非太阳中风；未经汗下而胸中痞硬，其气上冲，更非桂枝证矣。病机在胸中痞硬，便当究痞硬之病，因思胸中痞硬之治法矣。胸中者，阳明之表也，邪中于面，则入阳明；中于膺，亦入阳明。则鼻鸣、发热、汗出、恶风者，是邪中于面，在表之表也；胸中痞硬、气上冲胸不得息者，邪中膺，在里之表也。寒邪结而不散，胃阳抑而不升，故成此痞象耳。胃者土也，土生万物。不吐者死，必用酸苦涌泄之味，因而越之。胃阳得升，胸寒自散，里之表和，表之表亦解矣。此瓜蒂散为阳明之表剂。

喻嘉言：寒者，痰也。痰饮内动，身必有汗，加以发热恶寒，全似中风，但头不痛，项不强，此非外入之风，乃内蕴之痰窒塞胸间，宜用瓜蒂散，以涌出其痰也。

尤在泾：此痰饮类伤寒证。寒为寒饮，非寒邪也。《活人》云"痰饮之为病，能令人憎寒发热，状类伤寒，但头不痛，项不强为异，正此之谓"。脉浮者，病在膈间，而非客邪，故不盛而微也。胸有寒饮，足以阻清阳而凝肺气，故胸中痞硬、气上冲咽喉不得息也。经曰"其高者因而越之"。《千金》云"气浮上部，顿塞心胸，胸中满者，吐之则愈"。瓜蒂散能吐胸中与邪相结之饮也。

《金鉴》：病如桂枝证，乃头项强痛、发热汗出、恶风脉缓也。今头不痛，项不强，是桂枝不悉具也。寸脉微浮，是邪去表未远，已离其表也。胸中痞硬，气上冲咽喉不得息，是邪入里未深而在胸中，必胸中素有寒饮之所致也。寒饮在胸，不在肌腠，解肌之法，无可用也。痞硬在胸，而不在心下，攻里之法，亦无所施。唯有高者越之一法，使胸中寒饮，一涌而出，故宜吐之以瓜蒂散也。

汪琥：伤寒一病，吐法不可不讲，所以仲景以此条特出之太阳篇者，以吐之不宜

迟,与太阳汗下之法相等,当于二三日间审其证而用此法也。

【解析】 本条可分三段来理解:"病如桂枝证……不得息者"为第一段,叙述瓜蒂散主治的症状和脉象;"此为胸有寒也"为第二段,说明该病的病因;"当吐之,宜瓜蒂散"为第三段,指出治则和方剂。

兹按病因、证候、治则、方剂四个方面,分述于下:

1.病因为"胸有寒"

对"胸"字,注家有两种看法:一种认为单指胸中,如成无己、喻嘉言、《医宗金鉴》即是;一种认为泛指胸胃或胸膈间,如柯琴、尤在泾即是。笔者认为凡用吐法涌吐之症,吐出之物必由食道而出,食道下接胃上脘,贯胸膈上连于咽,因此,"胸"字应以泛指胸膈或胸胃间比较恰当。对"寒"字,各家看法不一。成无己、柯琴认为是寒邪,喻嘉言认为是痰,尤在泾、《医宗金鉴》认为是寒饮,各有各的依据。但他们共同都倾向于实邪内结,没有一个把"寒"当作"虚证"来描述的。

实邪的种类有内、外之别:

(1)在内实邪,主要是宿食和痰热。宿食,如《金匮要略》所述"宿食在上脘"。痰热,由有形之痰与内在之热,或寒邪入里所化之热相搏结而成。

笔者认为,"胸有寒"之"寒",与第176条白虎汤证"里有寒"之"寒",应当互参。它们的意义相同,都不是指真正的寒邪。若用白虎汤从药测症的方法来看瓜蒂散,瓜蒂、赤小豆、香豉均属于偏寒凉的药物,假若真正的寒邪停滞胸脘,再投以寒凉之剂,只能有害无利。所以,遵照《内经》"热者寒之"的治则推理,这里所说之"寒"实际是指"热"。再结合喻嘉言氏的临床经验,此"热"应和有形之痰相搏,才能成为瓜蒂散的适应证。

(2)在外实邪,主要是指寒邪。如柯琴氏所言,外在之寒邪由表侵犯阳明之经,邪化热入于胸胃,与内在宿食痰热相合,形成表里同病,里证较急,病势偏于上者,便成为瓜蒂散应用之目的。

2.证候

(1)如桂枝证,头不痛,项不强:即具备除头痛、项强两症之外的桂枝汤症状,如发热、汗出、恶风、鼻鸣、干呕等。上述症状的出现,一是由于表邪入于阳明,邪正相争于阳明之表,逼迫营阴外泄,故见发热、汗出、恶风;阳明脉挟鼻入胃中,经病脉气失和,故鼻鸣、干呕。二是由于胸膈、上脘之邪由内循阳明之经反映于外而出现上述症状。

(2)气上冲咽喉不得息:是此病的主症,其机制可参[句解],这里不做赘述。

(3)寸脉微浮:是指关、尺两部脉不浮,仅寸脉微现浮象。这是邪气停留胸膈、上脘,有上越之势的主要标志之一。据此亦可与桂枝汤证的寸、关、尺三部脉均见浮缓或浮弱相鉴别。

3.治则为"当吐之"

即《内经》"其高者因而越之"之意。汪琥特别指出本条放在太阳篇之意义，可资参考。

4.方剂以瓜蒂散为主方

【验案】 秦景明素有痰饮，每岁必四五发，发即呕吐不能食。此病久结成窠囊，非大涌之，弗愈也。须先进补中益气，十日后，以瓜蒂散频投。涌如赤豆沙者数升，已而复得水晶色者升许。如是者七补之，七涌之，百日而窠囊始尽。专服六君子、八味丸，经年不辍。（《古今医案按·李士材案》）

井筒屋喜兵卫之妻，发狂痫，发则把刀欲自杀，或欲投井，终夜狂躁不眠，间则脱然勤厚，勤于女红。先生与瓜蒂散一钱二分，涌吐二三升，更服白虎加人参汤，遂不再发。

又云，一男子，胸膈痞满，恶闻食气，动作甚懒，好坐卧暗所，百方不验者半岁。先生诊之，心下石硬，脉沉而数，即以瓜蒂散吐二升余，乃痊。

又云，北野屋太兵卫之妻，年五十，胸痛引小腹，踡卧支持，犹不堪其苦。初，一医与药，反呕逆，遂药食不下。又以为脾虚，与归脾汤及参附之类，疾愈笃。师即与瓜蒂散五分吐之。翌日，与栀子豉加茯苓汤，数旬而痊。（《伤寒今释》引《生生堂治验》）

【原文】 病胁下素有痞，连在脐傍，痛引少腹，入阴筋[①]者，此名脏结，死。（167）

【注释】 ①阴筋：指外生殖器。

【提要】 脏结的危候。

【选注】 张隐庵：此言痞证之唯阴无阳，气机不能从阴而阳，由下而上，是为死证，所以结脏结之义也。素，见在也；胁下，乃厥阴之痞；脐旁，乃太阴之痞；痛引少腹，入阴筋，乃少阴之痞；阴筋即前阴，少阴肾脏所主也。首章所谓脏结无阴证，如结胸状，饮食如故者，乃少阴君火之气结于外，而不能机转出入，故为难治，为不可攻；此三阴之气交结于内，不得上承少阴君火之阳，故为不治之死证，由是脏结之气机亦可误矣。

柯韵伯：脏结有如结胸者，亦有如痞状者，素有痞而在胁下，与下后而心下痞不同矣。脐为立命之源，脐旁者，天枢之位，气交之际，阳明脉之所合，少阴脉之所出，肝、脾、肾三脏之阴，凝结于此，所以痛引少腹入阴筋也。此阴常在，绝不见阳，阳气先绝，阴气继绝，故死。少腹者，厥阴之部，两阴交尽之处，阴筋者，宗筋也。今人多有阴筋上冲小腹而痛死者，名曰疝气，即是此类。然痛止便苏者，《金匮》所云"入脏则死，入府则愈也"，治之以茴香、吴萸等味而痊者，亦可明脏结之治法矣。

【解析】 "病胁下索有痞"，指病人胁下部位平素有痞块。痞块积聚乃有形之结，是久病入络而病及血分的表现。若治疗不及时，胁下痞块逐渐增大，连在脐旁，直至疼痛牵引少腹，以至阴部。足厥阴肝经循胁下而绕阴器；足太阴脾之经脉主大腹;少腹为肝肾所主之部。肝脾肾诸脏皆虚,阴寒凝结于三阴之部,脏气衰竭,病情危重,预后不良。故云:"此名脏结,死。"

【原文】 伤寒,若吐若下后,七八日不解,热结在里,表里俱热,时时恶风,大渴,舌上干燥而烦,欲饮水数升者,白虎加人参汤主之。(168)

【提要】 伤寒吐下后,表里俱热的证治。

【选注】 成无己:若吐、若下后七八日,则当解,复不解而热结在里。表热者,身热也;里热者,内热也。本因吐、下后,邪气乘虚内陷为结热,若无表热,而纯为里热,则邪热结而为实。此以表热未罢,时时恶风。若邪气纯在表,则恶风无时;若邪气纯在里,则更不恶风,此时时恶风,知表里俱有热也。邪热结而为实者则无大渴,邪热散漫则渴。今虽热结在里,表里俱热,未为结实,邪气散漫,薰蒸焦膈,故大渴。舌上干燥而烦、欲饮水数升,与白虎加人参汤散热生津。

钱潢:大渴,舌上干燥而烦,欲饮水数升,则里热甚于表矣。谓之表热者,乃热邪已结于里,非尚有表邪也。因里热太甚,其气腾达于外,故表间亦热,即阳明篇所谓蒸蒸发热,自内达外之热也。

柯韵伯:伤寒七八日,尚不解者,当汗不汗,反行吐、下,是治之逆也。吐则津液亡于上,下则津液亡于下,表虽不解,热已结于里矣。太阳主表,阳明主里,表里俱热,是两阳并病也。恶风为太阳表证未罢,然时时恶风,则有时不恶,表将解矣。烦躁舌干、大渴为阳明证,欲饮水数升为里热结而不散,故当救里,以滋阴液,里和表亦解而不须两解之法。

【解析】 注家之中,以成氏的注释符合经文旨意。本是太阳病,误用吐、下,耗伤津液,导致邪热入里,故曰"热结在里"。表里俱热,是说里热太甚,达于肌表,并非表有邪热;时时恶风,乃汗出肌疏之故;欲饮水数升,形容口渴之甚,引水自救。故用白虎加人参汤,清热益气生津。如为表邪未解者,本方不宜使用。

【原文】 伤寒无大热,口燥渴,心烦,背微恶寒者,白虎加人参汤主之。(169)

【提要】 阳明里热炽盛,津气两伤的证治。

【选注】 《金鉴》:伤寒身无大热,知热渐去表入里也。口燥渴心烦,知热已入阳明也。虽有微恶寒一证,似乎少阴,但少阴证口中和,今口燥渴,是口中不和也。背恶寒,非阳虚恶寒,乃阳明内热,薰蒸于背,汗出肌疏,故微恶之也。主白虎汤以直走阳明,大清其热,加人参者,盖有意以顾肌疏也。

钱潢:此条之背恶寒,口燥渴而心烦者,乃内热生外寒也,非口中和之背恶寒,可比拟而论也。

丹波元简:背恶寒,成氏以为表邪未尽,程氏以为阳虚,并非也。《伤寒类方》曰"此亦虚燥之证"。微恶寒谓虽恶寒而甚微,又周身不寒,寒独在背,知外邪已解。若大恶寒,不得用此汤矣。

【解析】 各注家从不同角度诠释此条,以《医宗金鉴》所述较为全面。"无大热"是说表无大热，知热已去表入里，与 63 条、162 条麻杏甘石汤证的"无大热"同理。本证之恶寒有两个特点：一是"微"，即程度较轻；二是范围局限，仅见于"背"，再结合脉象必不浮紧，则可与表证恶寒相区别。少阴病也可见到背恶寒，但必有"脉微细、但欲寐"及"口中和"等一派阳虚阴盛之象，与本条所述之证不难鉴别。

【原文】　伤寒，脉浮，发热无汗，其表不解，不可与白虎汤。渴欲饮水，无表证者，白虎加人参汤主之。(170)

【提要】　阳明热盛津伤的证治及禁例。

【选注】　魏念庭：脉浮而不至于滑，则热未变而深入。正发热无汗，表证显然如此，不可与白虎汤，徒伤胃气，言当于麻黄汤、大青龙、桂枝二越婢一之间，求其治法也。如其人渴欲饮水，与之水，果能饮者，是表邪变热已深入矣。再诊脉浮缓、浮紧之表脉，审证无头身疼痛、发热无汗之表证，即用白虎加人参汤补中益气，止其燥渴。

徐灵胎：无汗二字，最为白虎所忌。

钱潢：若渴欲饮水，则知邪热已入阳明胃中之津液枯燥矣。然犹必审其无表证者，方以白虎汤，解其烦热，又加人参以救其津液也。

【解析】　伤寒脉浮，发热无汗，证属太阳表证，治当发汗解表。若其表不解，当先解表，不可选用辛寒清热之白虎汤。若渴欲饮水，无太阳表证者，治以白虎加人参汤辛寒清热，益气生津。此处"渴欲饮水"因热盛津伤；渴者，饮水自救之意；其口干渴，且喜冷饮。喜热饮者不可用。

本条既指出白虎汤之禁例：太阳表证不解，不可与白虎汤；又指出白虎加人参汤的适应证：渴欲饮水，无表证者，治用白虎加人参汤。

【原文】　太阳少阳并病，心下鞕，颈项强而眩者，当刺大椎、肺俞、肝俞，慎勿下之。(171)

【提要】　太阳少阳并病的证治及禁例。

【选注】　成无己：心下痞硬而眩者，少阳也；颈项强者，太阳也，刺大椎、肺俞以泻太阳之邪，以太阳脉下项挟脊故耳。肝俞以泻少阳之邪，以胆为肝之府故耳。太阳为在表，少阳为在里，即是半表半里证。前第五证云"不可发汗，发汗则谵语"，是发汗攻太阳之邪，少阳之邪益甚于胃，必发谵语。此云"慎勿下之"，攻少阳之邪，太阳之邪乘虚入里，必作结胸。经曰"太阳少阳并病，而反下之成结胸"。

程郊倩：此并病心下硬居首，颈项强而眩次之，似尚可下，不知少阳之法俱禁，只可刺而慎勿下也。

柯韵伯：并病无结胸证，但阳气怫郁于内，时时若结胸状耳。

承淡安：颈项为太阳少阳领域，固称太、少并病。本条之眩，亦当属于少阳证。少阳证宜和不宜下，下之必作结胸。如 164 条，柴胡证具而以他药下之，若心下满而硬痛者，此为结胸也，故本条曰慎不可下。如非太阳少阳并病，纯属少阳证，可与小柴胡汤。

【解析】 太阳病未解,又出现少阳证,称为"太阳少阳并病"。邪在太阳,经脉不利,故头项强痛;少阳受邪,经气郁滞,胆热上炎,则心下硬,头昏目眩。治用刺法,取大椎、肺俞以解太阳之邪;取肝俞以解少阳之邪。太阳治宜辛温解表;少阳治宜和解枢机;阳明里实治宜攻下。故太少并病"慎勿下之",否则引邪内陷,面生他变。

"心下痞硬"既可见于泻心汤证,亦可见于大柴胡汤证,但皆不可攻下。即使属于少阳兼里实证,也应和解少阳,通下里实并用。本条与142条证候大体相同。142条谓太阳少阳并病"慎不可发汗";本条太阳少阳并病"慎勿下之"。总而言之,太少并病,慎用汗下,若妄用之,则变证丛生。

【原文】 太阳与少阳合病,自下利者,与黄芩汤。若呕者,黄芩加半夏生姜汤主之。(172)

黄芩汤方

黄芩三两　芍药二两甘草二两(炙)　大枣十二枚(擘)

上四味,以水一斗,煮取三升,去滓,温服一升,日再,夜一服。

黄芩加半夏生姜汤方

黄芩三两　芍药二两　甘草二两(炙)　大枣十二枚(擘)　半夏半升(洗)生姜一两半(一方三两,切)

上六味,以水一斗,煮取三升,去滓,温服一升,日再,夜一服。

【提要】 太阳少阳合病下利或呕的证治。

【选注】 成无己:太阳阳明合病,自下利为在表,当与葛根汤发汗;阳明少阳合病,自下利为在里,可与承气汤下之;此太阳少阳合病,自下利为在半表半里,非汗下所宜,故与黄芩汤,以和解半表半里之邪。呕者,胃气逆也,故加半夏、生姜以散逆气。

汪琥:太少合病而至下利,则在表之寒邪悉入而为里热矣,里热不实,故与黄芩汤以清里热,使里热清而在表之邪自和矣。所以此条病,不但太阳桂枝在所当禁,并少阳柴胡亦不须用也。

汪昂:合病者,谓有太阳之证,身热、头痛、脊强;又有少阳之证,耳聋胁痛、呕而口苦、寒热往来也。自利者,不因攻下而泻泄也。自利故多可温,然肠胃有积结,与下焦客热,又非温剂所能止,或分利之,或攻泄之,可也。

《金鉴》:太阳与少阳合病,谓太阳发热头痛,或口苦、咽干、目眩,或胸满,脉或大而弦也。若表邪盛,肢节烦疼,则宜与柴胡桂枝汤,两解其表矣。今里热盛而自下利,当与黄芩汤清之,以和其里也。

【解析】 本条论述二阳合病下利及呕之证治。二阳合病是太阳少阳两经之证并见,热邪内迫于里而致下利或呕。因病不单在太阳故不宜汗,里实未成故不宜下,因其以少阳半里之热为主,故宜黄芩汤清热止利;呕为少阳邪热犯胃致胃气上逆,故用黄芩加半夏生姜汤。二汪氏、《金鉴》及成氏对本病之病机分析甚为允当,根据各家认识,除文中所述之下利或呕之外,当有太阳病之头痛、发热、恶寒及少阳病之胸胁苦满、口苦咽干等,否则不能说是太阳少阳合病。成氏把合病下利的三种情况综合分析,加以对照,对临床辨证很有指导意义。

【验案】 钱海亭,滞下脓血,日数十行,里急后重,发热恶寒,粒米不进,脉沉滑数,陈作仁用黄芩汤加减治愈。(《伤寒医案资料》)

【原文】 伤寒胸中有热,胃中有邪气①,腹中痛,欲呕吐者,黄连汤主之。(173)

黄连汤方

黄连三两　甘草三两(炙)　干姜三两　桂枝三两(去皮)　人参二两　半夏半升(洗)　大枣十二枚(擘)

上七味,以水一斗,煮取六升,去滓,温服,昼三、夜二。

【注释】 ①邪气:此指寒邪。

【提要】 辨胸中有热、胃中有寒的证治。

【选注】 成无己:此伤寒邪气传里,而为下寒上热也。胃中有邪气,使阴阳不交,阴不得升而独治于下,为下寒腹中痛;阳不得降,而独治于上,为胸中热欲呕吐。与黄连汤升降阴阳之气。

柯韵伯:此热不发于表而在胸中,是未伤寒前所蓄之热也。邪气者即寒气,夫阳受气于胸中,胸中有热,上行头面,故寒邪从胁入胃,《内经》所谓"中于胁则下少阳者是也"。今胃中寒邪阻隔,胸中之热不得降,故上炎作呕;胃脘之阳不外散,故腹中痛也;热不在表,故不发热;寒不在表,故不恶寒。胸中为里之表,腹中为里之里,此病在焦府之半表里,非形躯之半表里也。

尤在泾:此上中下三焦俱病,而其端实在胃中,邪气即寒淫之气。胃中者,冲气所居,以为上下升降之用者也。胃受邪而失其和,则升降之机息,而上下之道塞矣。

【解析】 对本条之认识,诸家见解均一致,病机分析也皆在理,总的说来,是上热下寒。尤氏指出系上中下三焦俱病,而端实在胃中,更是切中病情。柯韵伯指出"是未伤寒前所蓄之热",提示了本病的发生和体质的密切关系,对于分析病机、病证也很有意义。

此外,应注意本证与诸泻心汤所治的痞证有所不同。泻心汤证是误下邪结于胃,气机阻滞不通而致,其证以"痞"为主;本证为寒热分居上下,虽也有痞,但以呕吐、腹痛为主症。简言之,一为寒热互结于中,一为寒热分居上下,故用药也不同。

【验案】 陈某,男,38岁。右胁及脘部疼痛,时发时瘥,已历多日,胸部闷滞,略有热灼感,泛泛欲吐,饮食减少,大便溏烂,苔腻,脉弦。经B超示胆囊大,诊断为胆囊炎。处方:黄连5克,党参9克,炙甘草6克,桂枝6克,姜半夏9克,干姜6克,红枣12枚。七剂。复诊:服药2剂后,胁脘痛减轻,大便较成形,服完7剂,饮食有增加。再服原方14剂。以后未闻复发。(《浙江中医学院学报》)

【原文】 伤寒八九日,风湿相搏,**身体疼烦**①,不能自转侧,不呕,不渴,脉浮虚而濇者,桂枝附子汤主之。若其人大便鞕,小便自利者,去桂加白术汤主之。(174)

桂枝附子汤方

桂枝四两(去皮)　附子三枚(炮,去皮,破)　生姜三两(切)　大枣十二枚(擘)　甘草二两(炙)

上五味,以水六升,煮取二升,去滓,分温三服。

去桂加白术汤

附子三枚(炮,去皮,破)　白术四两　生姜三两(切)　甘草二两(炙)　大枣十二枚(擘)

上五味,以水六升,煮取二升,去滓,分温三服。初一服,其人身如痹,半日许复服之,三服都尽,其人如冒状,勿怪,此以附子、术,并走皮内,逐水气未得除,故使之耳。法当加桂四两。此本一方二法,以大便鞕,小便自利,去桂也;以大便不鞕,小便不利,当加桂。附子三枚恐多也,虚弱家及产妇,宜减服之。

【注释】 ①身体疼烦:身体剧烈疼痛而致病人心烦不宁。

【提要】 辨风湿相搏证治。

【选注】《汤本求真》:伤寒八九日者,自雁伤寒约经八九日间之意。风湿相搏者,由本来之水毒,感外来之风邪,互相搏激也。身体疼烦者,为身体全部疼痛烦闷也。不能自转侧者,不能以自力卧转反侧也。不呕、不渴者,读之虽如字义,然有深意存焉,因伤寒经过八九日,为现少阳柴胡剂证及阳明白虎汤证之时期,故云不呕、不渴,所以暗示无柴胡白虎之证也。又脉浮者,为表证之征,然虚而涩,为阴虚证之候,本条之病症,以虚证与表里阴阳相半者也。

成无己:伤寒与中风家,至七八日再经之时,则邪气多在里,身必不苦疼痛,今日数多,复身体疼烦,不能自转侧者,风湿相搏也。烦者,风也;身疼不能自转侧者,湿也。经曰“风则浮虚”。《脉经》曰“脉来涩者,为病寒湿也”。不呕不渴,里无邪也。脉得浮虚而涩,身有疼烦,知风湿但在经也,与桂枝附子汤以散表中风湿。桂枝发汗走津液,此小便利,大便硬,为津液不足,去桂加术。

《金鉴》:大便硬,小便自利,而不议下者,以其非邪热入里之硬,乃风燥湿去之硬,故仍以桂枝附子汤去桂枝。以大便硬、小便自利,不欲其发汗,再夺津液也。加白术,以身重著,湿在肉分,用以佐附逐湿于肌也。

程郊倩:伤寒至八九日,邪当渐解,不解者,邪必入里,既不解,又不入里,必有所挟之邪乘之也。风为阳邪,湿为阴邪,两邪合聚,结而不散,湿持其风,则风不能纯行其表气,而自无头痛发热之表证;风持其湿,则湿不能纯行其里气,而自无渴热逆呕之里证,两邪郁滞,只是浸淫周身,流入关节而为烦疼重著之证而已。

尤在泾:身体疼烦,不能自转侧者,邪在表也;不呕不渴,里无热也;脉浮虚而涩,知其风湿外持而卫阳不正。故以桂枝汤去芍药之酸收,加附子之辛温,以振阳而敌阴邪。若大便坚,小便自利,知其在表之阳虽弱,而在里之气犹治,则皮中之湿,自可驱之于里,使从水道而出,不必更发其表,以危久弱之阳矣。故于前方去桂枝之散,加白术之苦燥,合附子之大力健行者,于以并走皮中而逐水气,亦因势利导之法也。

【解析】 风湿病乃属杂病范畴,之所以列入太阳篇者,因风湿亦为六淫之邪,且风湿之症状亦与太阳病症状类似,如骨节疼烦、不能转侧等表现。但伤寒容易传变,风湿不易传变。故为了鉴别诊断,在太阳篇中立风湿二条。若欲知之详悉,应参阅《金匮要略》。

风为阳邪,风淫所胜,则周身疼烦;湿为阴邪,湿淫所胜,则肢体重,难以转侧,此风湿病之特征也。伤寒脉浮紧,中风脉浮缓,风湿之脉浮虚而涩,浮虚是风邪在表,涩是郁滞而不流利,乃湿邪阻滞经络之状(与血虚涩而细不同)。总之,本证乃风湿留著,阳气不得运也。据桂枝加附子汤之用药来推测,本证当有表虚有汗之症状,倘表实无汗则是《金匮要略》麻黄加术汤证。

关于"若其人大便硬,小便自利者,去桂加术汤主之"。有人提出怀疑,如陈逊斋、承淡安等认为原文大便硬,硬则属实,属胃热,不当用术与附子,"硬"应改为溏,"小便自利"改为小便不利。赵锡武谈到,大灾荒之年,曾见很多证属脾虚的病人,大便坚实、小便清长,甚至不禁。可见本条原文是符合临床实际的,不可轻易改动。

【验案】 黄某某,女,24岁。下肢关节疼痛已年余,曾经中西医治疗,效果不显,现病情仍重,关节疼痛,尤以右膝关节为甚,伸屈痛剧,行走困难,遇阴雨天则疼痛难忍。胃纳尚好,大便时结时烂,面色㿠白,苔白润滑。脉弦紧,重按无力。诊为寒湿痹证。处方:桂枝尖一两,炮附子八钱,生姜六钱,炙甘草四钱,大枣四枚。三剂。复诊,服药后痛减半,精神、食欲转佳。处方:桂枝尖一两,炮附子八钱,生姜八钱,炙甘草六钱,大枣六枚。连服十剂,疼痛完全消失。(《广东医学·祖国医学版》)

【原文】 风湿相搏,骨节疼烦,掣痛①不得屈伸,近之则痛剧,汗出短气,小便不利,恶风不欲去衣,或身微肿者,甘草附子汤主之。(175)

甘草附子汤方

甘草二两(炙)　附子二枚(炮,去皮,破)　白术二两　桂枝四两(去皮)

上四味,以水六升,煮取三升,去滓,温服一升,日三服。初服得微汗则解,能食,汗止复烦者,将服五合。恐一升多者,宜服六七合为始。

【注释】 ①掣痛:痛有牵引拘急的感觉。

【提要】 风湿蓄于关节之证治。

【选注】 沈明宗：此阳虚邪盛之证也。风湿伤于荣卫，流于关节经络之间，邪正相搏，骨节疼烦掣痛；阴血凝滞，阳虚不能轻跷，故不得屈伸，近之则痛剧也，卫阳虚而汗出，里气不足，则短气而小便不利；表阳虚而恶风不欲去衣；阳伤气滞故身微肿。然表里阴阳正虚邪实，故甘、术、附子助阳健脾除湿，固护而防汗脱；桂枝宣行荣卫，兼去其风，乃补中有发，不驱邪而风湿自除。盖风湿证须识无热、自汗便是阳气大虚，当先固阳为主。

方有执：或，未定之词。身微肿湿外薄也，不外薄则不肿，故曰或也。

钱潢：虽名之曰甘草附子汤，实用桂枝去芍药汤，以汗解风邪；增入附子、白术以驱寒湿也。

成无己：风则伤卫，湿流关节，风湿相搏，两邪乱经，故骨节疼烦、掣痛不得屈伸，近之则痛剧也。风胜则卫气不固，汗出、短气、恶风不欲去衣，为风在表；湿胜则水气不行，小便不利，或身微肿，为湿外薄也。与甘草附子汤，散湿固卫气。

尤在泾：此亦湿胜阳微之证，其治亦不出助阳驱湿，如上条之法也。盖风湿在表，本当从汗而解，而汗出表虚者，不宜重发其汗，恶风不欲去衣，卫虚阳弱之征，故以桂枝、附子助阳气，白术、甘草崇土气。云得微汗则解者，非正发汗也，阳胜而阴自解耳。

黄坤载：湿流关节，烦疼掣痛不得屈伸，近之则痛，气道郁阻，皮毛蒸泄，则汗出气短；阳郁不达而生表寒，则恶风不欲去衣；湿气痹塞经络不通，则身微肿。甘草附子汤温脾胃而通经络，则风湿泄矣。

【解析】 风湿相搏于筋骨，故骨节疼烦，掣痛不得屈伸，近之则痛剧。今汗出，恶风不欲去衣或身微肿，是风湿滞于外；短气、小便不利是风湿蓄于内。总是风湿盛而阳气微，成氏谓风胜则卫气不固，湿胜则水气不行颇得要领。

【原文】 伤寒，脉浮滑，此以表有热，里有寒，白虎汤主之。(176)

白虎汤方

知母六两　石膏一斤(碎)　甘草二两(炙)　粳米六合

上四味，以水一斗，煮米熟汤成，去滓，温服一升，日三服。

【提要】 里有寒：当为里有热。原文明显传抄错讹。

【选注】《金鉴》：王三阳云："经文寒字，当邪字解，亦热也。"其说甚是，若是寒字，非白虎的证候。此言伤寒太阳证罢，邪传阳明，表里俱热，而未成胃实之病也。脉浮滑者，浮为表有热之脉，阳明里有热，当烦渴引饮，故曰表有热、里有热也。此为阳明表里俱热之药，故主之也。不加人参者，以其未经汗吐下，不虚也。

程郊倩：读厥阴中脉滑而厥者，里有热也，白虎汤主之(350条)。则知此处表里二字错简，里有热、表有寒，亦是热结在里，郁住表气于外，但较之时时恶风、背微恶寒者，少倏忽零星之状。

【解析】 伤寒脉浮滑，浮为热盛于外；滑为热炽于里，属于表里俱热。太阳化热入里,转属阳明。治以白虎汤辛寒清热。

臣亿等谨按前篇云:"热结在里,表里俱热,白虎汤主治。又云:其表不解,不可与白虎汤。此云脉浮滑,表有热,里有寒必表里字差矣。又阳明一证云:脉浮迟,表热里寒,四逆汤主之。又少阴一证云:里寒外热,通脉四逆汤主之。以此表里自差明矣。"故本条"里有寒"当作里热解释为是。

【原文】 伤寒,脉结代①,心动悸②,炙甘草汤主之。(177)

炙甘草汤方

甘草四两(炙) 生姜三两(切)

人参二两 生地黄一斤 桂枝三两(去皮) 阿胶二两 麦门冬半升(去心)

麻仁半升 大枣三十枚(擘)

上九味,以清酒七升,水八升,先煮八味,取三升,去滓,内胶烊消尽,温服一升,日三服。一名复脉汤。

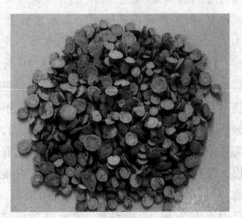

甘草

【注释】 ①脉结代:指结脉或代脉,是指脉律不齐而有歇止的一类脉象。

②心动悸:心悸的重证。形容心跳动的很厉害。

【提要】 伤寒里虚,脉结代,心动悸的治法。

【选注】 成无己:脉之动而中止,能自还者,名曰结;不能自还者,名曰代。由血气虚衰,不能相续也。

程知:此又为议补者,立变法也,曰伤寒,则有邪气未解也;心主血,曰脉结代,心动悸,则是血虚而真气不续也。故峻补其阴以生血,更通其阳以散寒,无阳则无以绾摄微阴,故方中用桂枝汤去芍药而渍以清酒,所以挽真气于将绝之候,而避中寒于脉弱之时也。观小建中汤,而后知伤寒有补阳之方;观炙甘草汤,而后知伤寒有补阴之法也。

陈亮斯:代为难治之脉,而有法治者何?凡病气血骤脱者,可以骤复,若积久而虚脱者,不可复。盖久病渐损于内,脏气日亏,其脉代者,乃五脏无气之候。伤寒为暴病,死生之机,在于反掌,此其代脉乃一时气乏,然亦救于万死一生之途,而未可必其生也。

尤在泾:脉结代者,邪气阻滞而营卫涩少也;心动悸者,神气不振而都城震惊也。是虽有邪气,而攻取之法,无所施矣……今人治病,不问虚实,概与攻发,岂知真气不立,病虽去,亦必不生,况病未必去耶!

程郊倩:此又以脉论,邪气留结曰结,正气虚衰曰代。伤寒见之,而加以心动悸,乃真气内虚,故用炙甘草汤,益阴宁血,和营卫以为主。又曰太阳变证,多属亡阳;少阴变证,兼属亡阴。以少阳与厥阴为表里,荣阴被伤故也。用炙甘草汤,和荣以养阴气为治也。

【解析】 关于心悸,《伤寒明理论》指出:"心悸之由不越两种,一者气虚也,二者停饮也。"点明了辨析心悸之纲领。心悸之作,或为阳气不能温煦鼓动,或为阴血不能滋养,此属本脏自病;也有寒饮湿痰上犯,心主不能自安,此属邪气侵扰。诸家一致认为本证是阴血亏少,心力不继之重症,尤在泾谓"神气不振",程郊倩谓"真气内虚",程知谓"血虚而真气不相续",实质上并无分歧。陈氏指出气血骤脱者可以骤复,积久虚脱而见脉结代者为五脏无气之候,对于临床治疗心悸脉结代证,从立法、处方、用药,以及判断预后,都有一定的指导意义。

【验案】 杨某,女,30 岁。病人 10 天前在齐齐哈尔市某医院行甲状腺大部切除术,术后即觉心悸气短,就诊时动甚则喘甚,汗出,以致不能行走。面色苍白,四肢不温,虚烦少寐,舌淡苔少,脉弱而缓,不易触及。心率每分钟 47 次,心电图检查诊断为"窦性心动过缓"。平素体质虽弱,尚能操持家务。遂用甘草汤加减治疗。炙甘草、党参、桂枝、生地各 15 克,麦冬、五味子、阿胶各 10 克,生姜 15 克,大枣 10枚。服药 1 剂后,即觉心悸气喘大减,并能下床活动。服至 3 剂,亦能从事家务劳动。再诊时面色透红,四肢温暖,脉虽沉弱,但易触及,心率已增至每分钟 66 次。仍用原方 3 剂,诸症悉平。3 个月后访之,知已能务事农田,心率每分钟 72 次。(王天挥《实用中医内科杂志》)

【原文】 脉按之来缓,时一止复来者,名曰结。又脉来动[1]而中止,更来小数[2],中有还者反动[3],名曰结,阴也。脉来动而中止,不能自还,因而复动者,名曰代,阴也。得此脉者,必难治。(178)

【注释】 [1]动:指脉搏跳动。

[2]小数:略微快一些。

[3]反动:反复、又之意。反动即复动。

【提要】 结脉和代脉的区别。

【选注】 成无己:结代之脉,一为邪气留结,一为真气虚衰,脉来动而中止,若能自还,更来小数,止是邪气留结,名曰结阴;若动而中止,不能自还,因其呼吸阴阳相引更动者,是真气求救,名曰代阴,为难治之脉。《脉经》曰"脉结者生,代者死,此之谓也"。

李士材:结脉之止,一止即来;代脉之止,良久方止。《内经》以代脉之见,为"脏气衰微,脾气欲脱"之诊也。惟伤寒心悸,怀胎三月,或七情太过,或跌打重伤,又风家痛家,俱不忌代脉,未可断其必死。

张介宾:脉来忽止,止而复起,总谓之结……多由气血渐衰,精力不继,断而复续,续而复断,所以久病者常见之。虚劳者,亦多有之。又无病一生有结脉者,此其素禀之常,不足为怪也。代者,更代之意,而于平脉中忽见软弱,或乍数、乍疏,或断而复起,均名为代。

【解析】 李氏对结代脉的脉形说得比较清楚,并指出代脉不完全属于危证,精神因素、妇女怀孕、跌仆损伤、气血瘀滞均可发生结代脉,符合临床实际所见。张介宾指出,也有一生有结脉,乃禀赋之常,并非病证,也很客观。成氏认为结代之脉,一为邪气留结,一为真气虚衰,言简意赅,得其要领。综合各家之注,使我们对结代脉的形态、生理、病理意义,有了一个比较全面清楚的认识。结脉,脉来缓慢,时见一止,止无定数,更来小数,寒痰瘀血、气郁不畅者多见之。心气稍衰,有时亦可见到。结、促之脉均有歇止,区别在于脉之迟数。代脉,脉来动而中止,不能自还,良久复动,其止,或二三至,或七八至,或二三十至一止不等,反映了病之浅深、轻重不同。代脉是脏气衰微,脾气脱绝之征兆,其治疗多以炙甘草汤为主。

第四章　辨阳明病脉证并治

【题解】　阳明病是外感疾病发展过程中,邪正相搏的剧烈阶段,此时,正盛邪实。《素问》云"两阳合明,谓之阳明"。两阳,指太阳和少阳,合,指传、发展。即太阳、少阳进一步发展,到了阳热亢极的阶段,称之谓阳明。

阳明包括手阳明大肠和足阳明胃。足阳明胃腑,与脾同居中焦,以膜相连,经脉相互络属,互为表里。胃主受纳,腐熟水谷,喜润恶燥,以降以通为顺;脾主运化,化生气血,喜燥恶湿,以升为健。二者一燥一湿,阴阳相济,刚柔相配,升降相因,功能上有相辅相成作用。胃要完成受纳腐熟水谷的功能,需要依赖脾湿的濡润,使胃气不燥,饮食水谷才能得到胃气腐熟和消磨,而有节制地润降于肠中。脾要完成运化水谷精微的功用,需要依赖胃的燥化,使脾土不湿,才能完成其运化、转输的功能。所以只有燥湿相济、脾胃相助,才能共同完成水谷的消化、吸收和输布,即所谓"脾胃者,仓廪之官,五味出焉"。手阳明大肠经,与手太阴肺有经脉相互络属,互为表里。主传导糟粕,以通为用,以降为顺,实而不能满。饮食入胃,则胃实而肠虚,食物下传于肠,则肠实而胃虚,虚实交替,腑气得以通畅,胃肠中糟粕方能及时排出体外而不滞留。即《素问·灵兰秘典论》所述"大肠者,传导之官,变化出焉。"然而,大肠之传化物,排糟粕,又依赖肺气的肃降、脾气的布津和胃气的降浊,从而使肠中糟粕不坚,易于传导;而肺之宣发肃降,又赖于大肠传导的通畅。

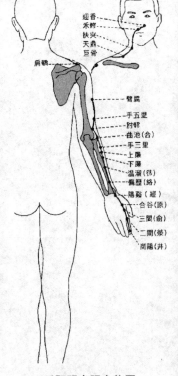

手阳明大肠穴位图

故人体正常的消化功能,赖于胃的受纳、腐熟,脾的运化、转输,大肠的传导和肺气的肃降。可见,只有阳明、太阴相济为用,才可完成水谷的受纳、腐熟、吸收、排泄的整个过程。水谷代谢正常,水谷精微则能营养周身,化生气血。正如《素问·血气形志篇》说:"阳明常多气多血"。

阳明病的成因主要有两个方面:一是由他经传来。如太阳病,若发汗,若攻下,若利小便;少阳病,若发汗,利小便,均可伤津耗液,以致胃中干燥而转属阳明。另外,三阴病阴寒之证,用辛燥药物过多致阳复太过,可耗伤津液,致津伤肠燥,形成阳明病。二是阳明自病,如素体津亏者,或素体阳旺者,或本有宿食者,或为温热之邪直犯阳明也可致阳明病。

阳明病的病性以里热实证为主,但也可见虚寒证。因为阳明多气多血、喜润恶燥、以降为顺,且阳气旺盛,故阳明感邪发病,易出现胃肠功能失常,邪从燥热而化,多表现为邪盛正实之候,这是阳明为病的主要特征。但也有燥化不及者,则邪从寒化,表现为阳明寒证,此为少数。

阳明病的主要病理机制,仲景概括为"胃家实"。"胃家"泛指胃与大肠,"实"指邪气盛实。根据这一病机,阳明病的证候表现主要分为两大证型:一为无形邪热亢盛,临床表现为:身热、汗出、不恶寒、反恶热等,则称为阳明病热证;二为邪热与肠中糟粕搏结而形成燥屎内结,临床表现为:大便硬结、潮热、谵语、腹胀满疼痛、拒按,脉沉实有力等,则称为阳明病实证。阳明热证和实证为本章讨论的重点,但阳明病也有虚证与寒证,如胃寒气逆之吴茱萸汤证。

另外,阳明邪热与湿相合,若热不得外泄而内郁,湿不能下泄而内蓄,湿热郁蒸,或寒湿相合,而致身黄,称之为阳明发黄证,其中以湿热发黄为主,但也有属寒湿发黄者。若邪热不解,深入血分,可见口燥但欲漱水不欲咽、鼻衄等证,重者可与瘀血相结而成蓄血之证,这是阳明邪热耗血动血的结果,称为阳明血热证和阳明蓄血证。

阳明病实热证,其治疗原则总以祛邪为要,故清、下二法为主要治法。清法主要用于无形邪热积聚的热证。其目的在于清解里热。清法用时当注意邪结的部位。如邪热扰于胸膈者治宜清宣上焦郁热,方用栀子豉汤。邪热盛于中焦治宜清解阳明里热,方用白虎汤;若见口干舌燥,大渴引饮的津伤证,当用白虎加人参汤清热益气,生津液。阴伤有热,水气不利者,治宜清利下焦,育阴润燥,方用猪苓汤。下法主要用于有形之燥屎结聚。其目的在于攻逐里实,泄热通便。下法用时,当注意糟粕结聚的程度,而分别选用三承气汤治疗。若因津液不足,肠燥便秘者,此不属热结的范畴,不可用苦寒攻下,宜用润导法。导下通便方用蜜煎方。润肠滋燥,缓通大便,方用麻子仁丸。若见湿热熏蒸发黄者,可用苦寒之品清热利湿退黄。若见阳明血分有热者,仲景未给出明确治法,可用后世温病学清热凉血之法。若见阳明中寒证,则用温中和胃止呕降逆之法。

从阳明病形成的过程中可以看到:不管太阳、少阳、本经自病或三阴病转属阳明的,其原因虽不相同,但都有共同的规律可循,即津伤致燥。因此,在阳明病的治疗时要注意保存津液,津液的存亡,标志着阳明病预后的好坏。故治疗阳明病当禁用发汗,利小便的方法。

阳明病的传变和阳明病的预后,《伤寒论》中明言"阳明居中,主土也,万物所归,无气复传"。故凡阳明病热实证,不可能再传他经,务以清、下二法从本经论治。

但阳明燥热上迫肺脏,下劫肝肾,轻则伤津耗液,重则损阴及阳则是客观存在的,如邪热久羁阳明,可耗伤肝肾之阴,出现危重证候。阳明与太阴同居中土,若阳明实热证过用苦寒清下,损伤脾胃阳气,病可转为太阴虚寒之证;若太阴病湿去邪留,邪从燥化,又可外出阳明,故后世有"实则阳明,虚则太阴"之说。

【原文】 问曰:病有太阳阳明,有正阳阳明,有少阳阳明。何谓也? 答曰:太阳阳明者,脾约①是也;正阳阳明者,胃家实是也;少阳阳明者,发汗、利小便已,胃中燥烦实,大便难是也。(179)

【注释】 ①脾约:证候名称。约,指约束。指胃热肠燥,津液受伤,使脾不能为胃行其津液而致津亏便秘者,叫作脾约。

【提要】 阳明腑证由于成因不同而分为三种。

【选注】 成无己:阳明,胃也。邪自太阳经传之入府者,谓之太阳阳明。经曰:太阳病,若吐、若下、若发汗后,微烦,小便数,大便因硬者,与小承气汤,即是太阳阳明脾约病也。邪自阳明经传入府者,谓之正阳阳明。经曰:阳明病,脉迟,虽汗出不恶寒,其身必重,短气,腹满而喘,有潮热者,外欲解可攻里也。手足濈然汗出者,此大便已硬也,大承气汤主之,即是正阳阳明胃家实也。邪自少阳经传之入府者,谓之少阳阳明。经曰:伤寒,脉弦细,头痛发热者,属少阳。少阳不可发汗,发汗则谵语,此属胃,即是少阳阳明病也。

《金鉴》:阳明可下之证,不止于胃家实也。其纲有三,故又设问答以明之也。太阳之邪,乘胃燥热,传入阳明,谓之太阳阳明,不更衣无所苦,名脾约者是也;太阳之邪,乘胃宿食与燥热结,谓之正阳阳明,不大便,内实满痛,名胃家实者是也;太阳之邪已到少阳,法当和解,而反发汗、利小便,伤其津液,少阳之邪复乘胃燥,转属阳明,谓之少阳阳明,大便涩而难出,名大便难者是也。

程知:言三阳皆有入胃府之证也。阳明为水谷之海,中土为万物所归,故三阳经皆能入其府。邪自太阳传入胃府者,谓之太阳阳明,即经所谓太阳病,若吐、若下、若发汗后,微烦,小便数,大便因硬者是也,由脾之敛约,故用小承气微下以和之。邪自阳明经传入胃府者,谓之正阳阳明,即经所谓发热汗出,胃中燥硬谵语者是也,乃胃中邪实,故用大承气以攻下之。邪自少阳转属胃府者,谓之少阳阳明,即经所谓少阳不可发汗,发汗则谵语,此属胃者是也,系津液内竭,故用麻仁丸润下,以和其津液也。若三阳外证未除,则阳明正治之法,又不可用矣。

张令韶:阳明者,二阳也,太少在前,两阳合明,谓之阳明,故有太、少、正阳明之病也。约,穷约也,阳明之上,燥气治之,本太阳病不解,太阳之标热合阳明之燥热,并于太阴脾土之中,脾为孤脏,而主津液,今两阳相灼,阴液消亡,不能灌溉,困守而穷约也,所谓太阳阳明者是也。天有此燥气,人亦有此燥气,燥气者,阳明之本气也。燥化太过,无中见太阴湿土之化,此阳明胃家自实,所谓正阳阳明者是也。夫汗与小便,皆胃府水谷之津,少阳相火主气,若发汗、利小便,则相火愈炽,而水津愈竭,故胃中燥实而大便难,火盛则烦,所谓少阳阳明者是也。

　　钱潢:太阳阳明者,太阳证犹未罢者,若发汗、若下、若利小便,亡津液,而胃中干燥,大便难者,遂为脾约也。脾约以胃中之津液言,胃无津液,脾气无以转输,故如穷约,而不能舒展也,所以有和胃润燥之法。正阳阳明,乃热邪宿垢,实满于胃,而有荡涤之剂。少阳阳明,以少阳证,而发其汗,且利其小便,令胃中之津液干燥而烦,是少阳之邪,并归于胃,故曰燥烦实,实则大便难也,其治当与太阳阳明之脾约不远矣。

　　汪琥:此一节,乃仲景设为问答,以见三阳经皆有入府之证也。阳明者,胃府也。成注云:"邪自太阳经传入于府者,谓之太阳阳明;邪自阳明经传入于府者,谓之正阳阳明;邪自少阳经传入于府者,谓之少阳阳明。"经云:"此三经受病,已入于府者,可下而已。"即此谓也。太阳阳明者,庞安时云:"本太阳病,若发汗、若下、若利小便,此亡津液,胃中干燥,因转属阳明,而成脾约之证。"愚以胃中干燥,则脾气亢热,其人于未病时,胃中所受水谷,虽变为糟粕,而下入于大肠。要之,脾既亢热,则水之精气不能四布,肠中无水气以滋之,若为之围绕束缚,所以大便欲出而甚难,则是肠之约,实脾气亢热而为之约也。愚按此条论,仲景自有麻仁丸主之,成注又引小承气汤,殊出不解。盖成注所以引太阳病,若吐、若下、若发汗后,微烦,小便数,大便因硬者,此未成脾约证,故与小承气汤。若云即是脾约证,误矣。方氏条辨云:"正,谓本经也。以病到本经,遂入胃而成胃实是也。"庞安时云:病人本风盛气实,津液消烁,或始恶寒,汗出后,恶寒既罢,而反发热,或始得病,便发热狂言者,名曰正阳阳明,乃知其入府之由,有两道焉。恶寒者,自太阳经传来;便发热者,由本经入府也。武林陈亮斯亦云:有从阳明经自受病而入胃府者,如《素问》云"中于面则下阳明是也"。有从他经传入阳明,而后入府者,如后文转属阳明之类也。盖太阳既转属阳明,亦是正阳阳明,而非太阳阳明矣,此不可不辨也。愚以少阳阳明入府之由,亦仿此,或问前条证,庞氏引后节,何缘得阳明病之文而云,太阳病若发汗云云,因转属阳明,为太阳阳明病。今陈氏于此条,又引其文而云太阳既转属阳明,此亦是正阳阳明病,二者孰是孰非? 余答云:二者之言皆是。学者须临证辨之,转属阳明而犹带太阳表证,或头项强痛,或恶寒者,此即是太阳阳明。若头不痛,项不强,太阳表证毫无者,此即是正阳阳明也。少阳阳明亦然,以寒热往来等证候之有无辨之。少阳阳明者,本少阳经病,少阳不可发汗及利小便,如误发其汗,则津液既亡于表;误利其小便,则津液复夺于前。津液既去,因传入阳明之府,则胃中干燥烦且实,而大便难。盖胃无津液故燥,燥则生烦热也。夫仲景虽云胃中实,愚以其云实者,本兼大肠之府而言,惟大肠府实,以故大便难,况大肠亦属阳明之府也。庞安时云:本传到少阳,因发汗利小便,胃中燥,大便难者,名曰少阳阳明。按成注于前条胃家实之证,引阳明病脉迟云云,大承气汤以主之,于此条大便难,独无治法。后之人,有以三承气汤分治上三条证者,愚以其说亦非切当。大抵太阳阳明证,宜桂枝加大黄汤;正阳阳明证,宜三承气汤选用;少阳阳明证,宜大柴胡汤。此为不易之法。

【解析】 本条自设问答,说明阳明病的成因不同,轻重各异。约略言之,可分三类,即太阳阳明、正阳阳明、少阳阳明。对于太阳阳明、正阳阳明、少阳阳明的成因及证治,历代注家的认识不尽相同,现分述于下:

1.成无己认为太阳阳明是指第250条小承气汤证而言,而庞安时认为是指第181条而言,《医宗金鉴》、钱天来、程知等人的看法与成无己基本相同。而汪琥认为成无己对太阳阳明的看法是错误的,他说:"愚按此条论,仲景自有麻仁丸主之,成注又引小承气汤,殊出不解。"

2.关于太阳阳明、正阳阳明、少阳阳明的证候,归纳起来主要有两种意见:以《医宗金鉴》为代表,认为太阳阳明的主症是不更衣无所苦,大便硬,小便数;正阳阳明的主症是不大便,内实满痛;少阳阳明的主症是大便涩而难出。另一种意见是以汪琥为代表的,他认为"转属阳明而犹带太阳表证,或头项强痛,或恶寒者,此即是太阳阳明。若头不痛,项不强,太阳表证毫无者,此即是正阳阳明也。少阳阳明亦然,以寒热往来等候之有无辨之"。

3.在治疗方面,成无己等认为太阳阳明应用小承气汤,正阳阳明应用大承气汤;程知认为少阳阳明应用麻子仁丸;钱天来认为少阳阳明"其治当与太阳阳明之脾约不远矣";汪琥的看法与以上不同,他认为太阳阳明脾约一证,"仲景自有麻仁丸主之",又提出此证亦可用桂枝加大黄汤;正阳阳明证,宜三承气汤选用;少阳阳明证,宜大柴胡汤。

我认为以上各家说法,《医宗金鉴》之论比较明确,张氏以燥化太过说明胃家自实之理,并叙述脏腑相互的关系来阐明阳明病的成因问题,亦可帮助理解。

总的说来,所谓太阳阳明是由于津液亏损,胃中干燥,脾不能为胃行其津液,太阳之邪乘胃燥而传入阳明胃腑,热与燥互结,致使小便反数,大便硬,称为脾约。所谓正阳阳明是由于胃有宿食,太阳之邪入里,宿食与燥热互结,表现为不大便,内实满痛者,称为"胃家实"。所谓少阳阳明是由于少阳病,本应当和解,而反发汗或利小便,伤其津液,结果少阳之邪乘胃燥转属阳明,以致大便困难的证候。由此可以看出,三者的成因,太阳阳明由于津亏,正阳阳明由于阳旺,少阳阳明由于误治。正由于他们的来路和成因不同,所以表现的症状也就有三种轻重不同的类型,其中以太阳阳明最轻、少阳阳明较重、正阳阳明最重。但其性质,总是属于胃中燥热,如胃不燥热,就不可能成为阳明腑证。所以尽管三者原因不同,程度不同,原则上都是可以用下法的,但具体到治疗上要根据它的症状轻重,选用三承气汤及麻子仁丸等。

【原文】 阳明之为病,胃家实是也。(180)

【提要】 本条论述阳明病的主要病机,为阳明病提纲。

【选注】 尤在泾：胃者，汇也，水谷之海，为阳明之府也。胃家实者，邪热入胃，与糟粕相结而成实，非胃气自盛也。凡伤寒腹满，便闭，潮热，转矢气，手足濈濈汗出等症，皆是阳明胃实之证也。

喻嘉言：以胃家实揭正阳阳明之总，见邪到本经遂入胃而成胃实之证也。不然，阳明病其胃不实者多矣，于义安取乎？

章虚谷：胃家者，统阳明经府而言也。实者，受邪之谓。

黄坤载：胃者，阳明之府，阳明之为病，全缘胃家之阳实，阳实则病至阳明，府热郁发，病邪归胃，而不复他传，非他经之不病也。三阳之阳，莫盛于阳明，阳明之邪独旺，不得属之他经也。胃家之实而病归胃府，始终不迁，故曰阳明之为病。若胃阳非实，则今日在阳明之经，明日已传少阳之经，后日已传太阴之经，未可专名一经，曰阳明之为病也。

柯韵伯：阳明为传化之府，当更实更虚，食入胃实而肠虚，食下肠实而胃虚，若但实不虚，斯为阳明之病根矣。胃实不是阳明病，而阳明之为病，悉从胃实上得来，故以胃家实为阳明一经之总纲也。然致实之由，最宜详审，有实于未病之先者，有实于得病之后者，有风寒外束热不得越而实者，有妄汗吐下重亡津液而实者，有从本经热盛而实者，有从他经转属而实者，此只举其病根在实，而勿得以胃实即为可下之证。按阳明提纲，与《素问·热论》不同，《热论》重在经络，病为在表，此以里证为主，里不和即是阳明病。他条或有表证，仲景意不在表；或兼经病，仲景意不在经。阳明为阖，凡里证不和者，又以阖病为主。不大便固阖也，不小便亦阖也。不能食，食难用饱，初欲食，反不能食，皆阖也。自汗出，盗汗出，表开而里阖也。反无汗，内外皆阖也。种种阖病，或然或否，故提纲独以胃实为正，胃实不是竟指燥屎坚硬，只对下利言，下利是胃家不实矣。故汗出解后，胃中不和而下利者，便不称阳明病；如胃中虚而不下利者，便属阳明。即初硬后溏者，总不失为胃家实也。所以然者，阳明太阴同处中州而所司种别，胃司纳，故以阳明主实；脾司输，故以太阴主利。同一胃府而分治如此，是二经所由分也。

【解析】 本条揭示了阳明病的病理特点。《素问·五脏别论》："所谓五脏者，藏精气而不泻也，故满而不能实。六府者，传化物而不藏，故实而不能满也。所以然者，水谷入口，则胃实而肠虚；食下，则肠实而胃虚。故曰：实而不满，满而不实也。"五脏，藏精气而不能外泻，才能保持精气饱满，从而营养人的五脏六腑，四肢百骸，维持人体正常的机能活动，即"满而不实"。实，指郁滞，人的气血精气要充盈但不能郁滞，否则郁滞不通，则会导致五脏疾病发生。若五脏气血郁滞或精血不能充养脉道，临床上可见到血瘀或精血亏虚的病证，这属五脏的病理状态，实而不满。若六腑的传导功能失常，糟粕停聚于内，阻遏气机的上下通畅亦会导致满、实的症状。这属于六腑的病理状态，既满且实。

"胃家实"作为阳明病的提纲，揭示了阳明病的病理特点。胃，包括胃与大肠、小肠的功能在内。如《灵枢·本输》云："大肠小肠皆属于胃"。后文"阳明病,谵语,有潮热,反不能食者,胃中必有燥屎五六枚也"(215)。"汗出,谵语者,以有燥屎在胃中,此为风也"(217)和"阳明病,下之,心中懊侬而烦,胃中有燥屎者可攻"(238)。故胃家实有狭义、广义之分。狭义的胃家实,单指肠中燥实而言。广义的胃家实既包括无形邪热内聚的热证又包括有形之燥实内结的实证。即《素问·通评虚实论》所言:"邪气盛则实"。

胃家实,是仲景对阳明病热证、实证病理机制的高度概括,是阳明病热证和实证的病机总纲,但不包括阳明病虚寒证。同时也启示后世学者,治疗阳明病热、实证宜用清法和下法。

【原文】 问曰:何缘得阳明病? 答曰:太阳病,若发汗,若下,若利小便,此亡津液,胃中干燥,因转属阳明。不更衣①,内实②,大便难③者,此名阳明也。(181)

【注释】 ①不更衣:既不大便。

②内实:肠中燥屎内结的重证。

③大便难:大便排解困难。

【提要】 太阳病误治而成阳明腑证。

【选注】 成无己:本太阳病不解,因汗、利小便,亡津液,胃中干燥,太阳之入府,转属阳明。古人登厕必更衣,不更衣者,通为不大便。不更衣,则胃中物不得泄,故为内实。胃无津液,加之蓄热,大便则难,为阳明里实也。

尤在泾:胃者,津液之府也。汗、下、利小便。津液外亡,胃中干燥,此时寒邪已变为热。热,犹火也,火必就燥,所以邪气转属阳明也。

周禹载:何缘得阳明病,承胃家实句来,治法不合,外邪不解,徒伤津液,及邪内入,燥结转甚,若治法得当,则在经者立解矣,何至内实便难哉。

柯韵伯:此明太阳转属阳明之病,因有此亡津液之病机,成此胃家实之病根也。

《金鉴》:问曰:何缘得阳明胃实之病? 答曰:由邪在太阳时,发汗,若下,若利小便,皆为去邪而设,治之诚当,则邪解而愈矣。如其不当,徒亡津液,致令胃中干燥,则未尽之表邪,乘其燥热,因而转属阳明。为胃实之病者有三:曰不更衣,即太阳阳明脾约是也;曰内实,即正阳阳明胃家实是也;曰大便难,即少阳阳明大便难是也。三者均为可下之证,然不无轻重之别,脾约自轻于大便难,大便难自轻于胃实。盖病脾约,大便难者,每因其人津液素亏,或因汗、下、利小便,施治失宜所致。若胃实者,则其人阳气素盛,胃有宿食,即未经汗下,而亦入胃成实也。故已经汗下者,为夺血致燥之阳明,以滋燥为主,未经汗下者,为热盛致燥之阳明,以攻热为急。此三承气汤、脾约丸及蜜煎、土瓜根、猪胆汁导法之所由分也。

汪琥:或问太阳病若下矣,则胃中之物已去,纵亡津液,胃中干燥,未必复成内实。余答云:方其太阳初病时,下之不当,徒亡津液,胃中之物依然不泄,必转属阳明而成燥粪,故成内实之证。

章虚谷：此即名太阳阳明之证，由初治不善，而伤津液之故。盖汗与小便，皆水谷之气所化，谷气走泄，则竭其津液，若下之胃中空虚，其邪反乘虚转属阳明，遂成内实干燥而大便难也。

【解析】　本条仍以问答阐述阳明病的成因以及不同程度的里实。发汗、泻下、利小便用以驱邪外出，若用之不当，则反会伤亡了津液，引起胃中干燥，使它经之邪有机可乘，转属于阳明，而构成里实。按其程度分为三种情况："不更衣"，也就是不能大便的意思；"内实"，也就是阳明胃家燥实的意思；"大便难"，也就是大便困难，排便不爽的意思。以上三种证候，皆属于阳明里证范围，虽有轻重之分，均系肠胃因燥成热、因热成实，即"胃家实"，故云"此阳明也"。

本条所述为太阳病发汗、利小便、攻下，致伤耗津液，而使病邪化燥转归阳明。以此推沦，不论太阳、少阳，凡是误治伤津的，皆为构成阳明病的主要因素。所以古人有治疗阳明病要时刻顾及其津液的明训，确是经验之谈。

《医宗金鉴》把阳明腑证的病理归纳为夺血致燥和热甚致燥两大类，并区别治疗方法，已汗、下的以滋燥为主，未经汗、下的以攻下为主，并举出三承气、蜜煎导、脾约丸等方剂为例，颇足启人悟机，对审证用药都有一定帮助。不过单从已汗、下或未汗、下来区别为夺血或热盛，则未免胶执。因为选择滋润还是攻下，应根据病人的体质及症状表现来作为治疗的准则才比较全面。

【原文】　问曰：阳明病外证云何？答曰：身热，汗自出，不恶寒，反恶热也。(182)

【提要】　阳明病的外证。

【选注】　成无己：阳明病为邪入府也，邪在表，则身热汗出而恶寒；邪既入府，则表证已罢，故不恶寒，但身热，汗出，而恶热也。

柯韵伯：阳明主里，而亦有外证者，有诸中而形诸外，非另有外证也。胃实之外见者，其身则蒸蒸然，里热炽而达于外，与太阳表邪发热者不同；其汗则濈濈然，从内溢而无止息，与太阳风邪为汗者不同。表寒已散，故不恶寒；里热闭结，故反恶热。只因有胃家实之病根，即见身热自汗之外证，不恶寒反恶热之病情。然此但言病机发现，非即可下之证也。宜轻剂以和之，必谵语、潮热、烦躁、胀满诸症兼见才为可下。

周禹载：外证云何，以里证而言也。邪结于胃，汗出于外，里热甚也，不可复认中风自汗也。

汪琥：上言阳明病系胃家内实，其外见证从未言及。故此条又设为问答云阳明入府之病，其外证云何？答曰阳明外证，则身热。身热者，身以前热也。夫身热与发热异，以其热在肌肉之分，非若发热之翕翕然，仅在皮肤以外也。汗自出者，府中实热，则津液受其蒸迫，故其汗则自出也。又此条汗自出，与太阳中风汗自出亦有异。太阳病则汗虽出而不能透，故其出亦甚少；此条病则汗由内热蒸出，其出必多而不能止也。不恶寒者,邪不在表也;反恶热者,明其热在里也。伤寒当恶寒,故以恶热为反。然邪既入胃,寒化为热,夫恶热虽在内之证,愚以其状必见于外,或扬手掷足,逆去覆盖,势所必至,因外以微内,其为阳明府实证无疑矣。《尚论篇》以此条病,辨阳明中风证兼太阳,若以其邪犹在于经,大误之极。大抵此条病,乃承气汤证。

方有执:身热、汗自出,起自中风也;不恶寒,反恶热,邪过荣卫入里,而里热甚也。此以太阳中风传入阳明之外证言。

唐容川:身热自汗,与太阳证同,太阳之邪在肌肉,则翕翕发热,渐渐自汗出。肌肉即肥肉,与内之膏油皆属于脾胃,故胃热亦发见于肌肉,而为身热自汗,与太阳同也。惟不恶寒,反恶热,是阳明燥热之证,与太阳之恶寒不同。

《金鉴》:阳明病有外证有内证。潮热、自汗、不大便,内证也;身热、汗自出、不恶寒、反恶热,外证也。今汗自出,是从中风传来,故与中风之外证同;而身热、不恶寒反恶热,则知为阳明外证,故不与中风外证同也。然阳明之热,发于肌肉,必蒸蒸而热,又不似太阳之阵阵发热,可知矣。

【解析】 阳明病外证,即阳明病所表现在外面的证候。阳明病的外证特点,即身热,汗自出,不恶寒,反恶热。里热炽盛,迫津外泄,故身热,汗自出。身热当为蒸蒸发热,因热从内发,与太阳表证之翕翕发热不同。汗出当为连绵不断,与太阳表证之微已有汗有别。不恶寒,在表之邪已解。里热亢盛,熏蒸内外,故反恶热,是阳明病主要特征之一,四症同时出现说明阳明病已经形成。

【原文】 问曰:病有得之一日,不发热而恶寒者,何也? 答曰:虽得之一日,恶寒将自罢,即自汗出而恶热也。(183)

【提要】 阳明病初感的见证。

【选注】 成无己:邪客在阳明,当发热而不恶寒,今得之一日,犹不发热而恶寒者,即邪未全入府,尚带表邪。若表邪全入,则更无恶寒,必自汗出而恶热也。

柯伯韵:初受风寒之日,尚在阳明之表,与太阳初受时同,故阳明亦有麻黄桂枝证。二日来表邪自罢,故不恶寒,寒止热炽,故汗自出而反恶热,两阳合明之象见矣。阳明病多从他经转属,此因本经自受寒邪,胃阳中发,寒邪即退,反从热化故耳。若因亡津液而转属,必在六七日来,不在一二日间。本经受病之初,其恶寒虽与太阳同,而无头项强痛为可辨。即发热汗出,亦同太阳桂枝证,但不恶寒、反恶热之病情,是阳明一经之枢纽。

方有执:不发热而恶寒,起自伤寒也;恶寒将自罢,邪过表也,即自汗出,邪热郁于阳明之肌肉,腠理反开,津液反得外泄也。恶热,里热甚也。此以太阳伤寒传入阳明之外证言。

《金鉴》:太阳病当恶寒,阳明病当恶热,今阳明病,有初得之一日,不发热而恶寒者,是太阳去表之邪未尽,故仍恶寒也。然去表未尽之邪,欲传阳明,不能久持,故恶寒必将自罢,即日当自汗出而恶热矣。

汪琥:阳明病亦有恶寒之证,故复设为问答以明之。问曰,阳明病皆身热不恶寒,今病有始得之一日,身不发热而恶寒。此恶寒者,非比太阳病之恶寒。夫太阳为寒水之经,其表寒必甚,此为阳明病恶寒。阳明为燥金之经,其表寒自微。唯其微,故答云"虽得之一日,恶寒将自罢"。自罢者,从未发表而寒自已,即自汗出而恶热。

【解析】 本条自设问答,补叙前文。上条指出,阳明病外证是不恶寒反恶热,这是正确的。但当阳明病初起时,却可见到"不发热而恶寒"。本条就这一问题进行了说明。阳明本经自感外邪,初起阳气内郁,经气被遏,热尚未盛,故见恶寒,这仅是暂时的现象,不久即热邪蒸发,恶寒自罢,其恶寒的时间极短便见发热,于发热的同时,即见自汗出、恶热等症。

各家对恶寒一症,说法不一。成无己、柯韵伯、汪琥等认为是阳明本经感受寒邪,方有执、《金鉴》等认为是由太阳转属阳明,"太阳去表之邪未尽,故仍恶寒也"的缘故。究竟属于太阳还是阳明,应结合临床上的其他见证来分析。如为太阳病的恶寒,则必有头痛、项强、体痛等表证,"太阳之为病,脉浮,头项强痛而恶寒",今恶寒而没有头痛项强等其他表证,则非太阳证可知。而且,太阳证往往需要经过发汗,表邪得解,恶寒始除,绝不会得之一日而恶寒自罢。根据"汗出而恶热"的趋势,本条之恶寒应为阳明本经自感外邪后,阳邪被郁未伸,热尚未盛所造成。其恶寒的特点,不但时间短,而且程度也很快转微,随着病情的发展,里热转盛,则恶寒很快自罢而汗出恶热。此亦阳明病发展的自然趋势。

此外,柯韵伯在注中谈到阳明病亦有麻黄桂枝证,这种提法有必要进一步研究分析。

【原文】 问曰:恶寒何故自罢?答曰:阳明居中,主土也。万物所归,无所复传。始虽恶寒,二日自止,此为阳明病也。(184)

【提要】 阳明病恶寒自罢的原因。

【选注】 成无己:胃为水谷之海,主养四旁,四旁有病,皆能传入于胃,入胃则更不复传。

柯韵伯:太阳病八九日,尚有恶寒证,若少阳寒热往来,三阴恶寒转甚,非发汗温中,何能自罢?惟阳明恶寒,未经表散,即能自止,与他经不同。"始虽恶寒"二句,语意在阳明居中土句上,夫知阳明之恶寒易止,便知阳明为病之本矣。胃为戊土,位处中州,表里寒热之邪,无所不归,无所不化,皆从燥化而为实,实则无所复传,此胃家实所以为阳明之病根也。

方有执:此承上条之答词,复设问答而以其里证言。无所复传者,胃为水谷之海,五脏六腑,四体百骸,皆资养于胃,最宜通畅,实则秘固,复得通畅则生,止于秘固则死,死生决于此矣,尚何复传!

【解析】 本条接183条,进一步阐述其恶寒自罢的原因。自然界中土能生养万物。人体中胃为水谷之海,能受纳、腐熟水谷,其发生的精微物质既能内养五脏六腑,又能灌溉四肢百骸,其功能与土能生万物的功能相似,故说"阳明居中,主土也"。土能生养万物,亦可埋葬万物。在自然界中,万物的生长赖于土,其消亡亦归于土。"万物所归,无所复传"是以取类比象的方法论证人体疾病的转化。在疾病的转化中,六经病都可因津液的耗伤,胃中干燥而转属阳明。如太阳阳明、正阳阳明、少阳阳明以及三阴病,因阳复太过都可转属阳明。阳明居中,胃属阳土,以燥气为本,故本经受邪,阳气郁遏,可出现短暂的恶寒,但郁阳必从燥气而化,邪热内盛熏蒸于外,而使腠理疏松,毛窍开放,反映出阳明病燥证的本质。故云:始虽恶寒,二日自止,此为阳明病也。

伤寒六经病均有恶寒,但其临床特点不同,如太阳病恶寒,表不解则恶寒不罢,为风寒外束,卫阳失于温煦所致。治疗可用麻黄汤发汗解表。少阳病为往来寒热,为邪中少阳,枢机不运,三焦不通所致,可用小柴胡汤和解枢机。三阴病多但寒不热,不用温里药,寒不能解。阳明病始虽恶寒,二日自止;虽得之一日,恶寒将自罢,是因外邪郁遏肌表,但短时间内即可消失而出现阳明燥热的本质。

【原文】 本太阳,初得病时,发其汗,汗先出不彻,因转属阳明也。伤寒发热,无汗,呕不能食,而反汗出濈濈然①者,是转属阳明也。(185)

【注释】 ①汗出濈濈然:指汗出连绵不断。形容出汗量多,由内热亢盛迫津外泄所致。

【提要】 太阳病转属阳明的原因和过程。

【选注】 成无己:伤寒传经者,则一日太阳,二日阳明,此太阳转经,故曰转属阳明。伤寒发热无汗,呕不能食者,太阳受病也,若反汗出濈濈者,太阳之邪转属阳明也。经曰阳明病,法多汗。

方有执:彻,除也。言汗发不对,病不除也。此言由发太阳汗不如法,致病入胃之大意……呕不能食,热入胃也。

程郊倩:彻者,尽也,透也。汗出不透,则邪未尽出,而辛热之药性,反内留而助动燥邪,因转属阳明,《辨脉篇》所云汗多则热愈,汗少则便难者是也。

柯韵伯:即呕不能食时,可知其人胃家素实,而与干呕不同。而反汗出,则非太阳之中风,是阳明之病实矣。

【解析】 本条论述若汗之不彻,或里热亢盛,虽未经治疗亦可导致阳明病的发生。太阳病初感汗法不当致汗出不彻,余邪入里可化热化燥,损伤津液,形成阳明病。若内热亢盛之人,感受外邪,虽未经误治,外邪与内热相合,化热化燥亦可转属阳明。汗出濈濈然,是转属阳明的标志,其机制是热迫液泄。

本条和181条论述了阳明病的转化规律。太阳病,若发汗,若下,若利小便,致损伤津液,或发汗不彻,使余邪未尽,入里化热致化燥伤津,或未经误治,素为阳盛之体复感外邪，里热得外邪相助，致化燥伤津。均可导致亡津液，胃中干燥转属阳明，形成阳明病，其临床表现有不更衣、内实、大便难等。故阳明病形成的过程就是津液耗伤的过程；津液损伤的程度决定了阳明病邪热结聚的程度。也提示对阳明病的治疗，一定要保存津液。

【原文】 伤寒三日，阳明脉大（186）

【提要】 阳明病主脉。

【选注】 张隐庵：此言阳明居中土而无所复传也。夫六气之传，一日太阳，二日阳明。此二日而邪传阳明，便归中土，无所复传，故至三日仍现脉大之阳明也。

程郊倩：大为阳盛之诊，伤寒三日见此，邪已去表入里，而脉从阳热化气，知三阳当令，无复佗去入阴之惧矣。纵他部有参差，只以阳明胃脉为准，不言阴阳者，该及浮沉具有实字之意。

柯韵伯：此为胃家实之正脉，若小而不大，便属少阳矣。

《金鉴》：伤寒一日太阳，二日阳明，三日少阳，乃《内经》言传经之次第，非必以日数拘也。

【解析】 大脉为阳热亢盛的表现，而程氏认为专指胃脉，其含义相同，但略嫌局限。《金鉴》指出"非必以日数拘也"，不以日数为限，而以脉象为准，这样就更能与临床实际相结合。

【原文】 伤寒脉浮而缓，手足自温者，是为系在太阴。太阴者，身当发黄，若小便自利者，不能发黄。至七八日，大便鞕者，为阳明病也。（187）

【提要】 太阴病转属阳明证。

【选注】 方有执：缓以候脾，脾主四末，故手足自温为系在太阴。身当发黄者，脾为湿土，为胃之合，若不能为胃以行其津液，湿著不去，则郁蒸而身发黄。黄为土色，土主肌肉故也。小便自利，津液行也。行则湿去矣，所以不能发黄。胃中干，大便硬而为阳明病也。

程郊倩：阳明为病，本于胃家实。则凡胃家之实，不特三阳受邪，能致其转属阳明，即三阴受邪，亦能致其转属阳明，聊举太阴一经例之。脉浮而缓，是为表脉，然无头痛、发热、恶寒等外证，而只手足温，是邪不在表而在里，但入里有阴阳之分，须以小便别之。小便不利者，湿蒸热瘀而发黄，以其人胃中原无燥气也；小便自利者，胃干便硬而成实，以其人胃中本有燥气也。

《金鉴》：然太阴脉当沉缓，今脉浮缓，乃太阳脉也。证太阴而脉太阳，是邪由太阳传太阴也，故曰系在太阴也。

张隐庵：但太阴者，阴湿也，身当发黄；若小便自利者，脾能行泄其水湿，故不能发黄。

【解析】 太阴病发黄的机理，张氏认为是阴湿所致，此种情况在发黄证中并不少见。但从本条的含义来看，还是方氏的解释较为合理。因为本条提出了太阴转阳明的问题,说明此条的太阴脾病与阳明胃热是有关系的,湿热相合而发黄,常见的还是阳黄表现。所见不应以少见的阴黄作为代表。

【原文】 伤寒转系阳明①者,其人濈然微汗出也。(188)

【注释】 ①转系阳明:即转属阳明之意。

【提要】 邪入阳明的一个主要表现。

【选注】 沈明宗:此言阳明必有汗出也。邪气转入阳明,热蒸腾达,肌腠疏而濈濈然微汗自出。

唐容川:上是由太阳转系太阴,故曰脉浮。此节转系阳明,亦是由太阳而转系阳明,是从自汗油膜中入胃。盖此二节,正是明首章太阳阳明之义而已。

章虚谷:寒伤营在太阳则无汗,其后濈然微汗出,为转系阳明。系者,邪未全离太阳,兼及阳明者也。

柯韵伯:概言伤寒,不是专指太阳矣。

【解析】 伤寒指广义伤寒。"濈然"与前条"濈濈然"同义。因太阳初转阳明,内热不甚,故微汗出。"微"含有治未病的思想,不能等到大汗出才去治疗,为内热初结的表现。若不及早治疗,可致内热炽盛,阴津耗伤,提示后世学者要注意观察病情。

濈然汗出为阳明病的特征,但不是诊断阳明病的标准。此处突出了阳明汗出的特点,省略了其他主症,临证当脉症合参。

【原文】 阳明中风,口苦咽干,腹满微喘,发热恶寒,脉浮而紧。若下之,则腹满,小便难也。(189)

【提要】 阳明病表邪未解,里未成实,禁用下法。

【选注】 程知:此言阳明兼有太阳、少阳表邪,即不可攻也。阳明中风,热邪也;腹满而喘,热入里矣。然喘而微,则未全入里也。发热恶寒、脉浮而紧皆太阴未除之证;口苦咽干为少阳半表半里。若误下之,表邪乘虚内陷,而致腹益满矣,兼以重亡津液,故小便难也。

《金鉴》:阳明谓阳明里证,中风谓太阳表证也。口苦咽干,少阳热证也;腹满,阳明热证也;微喘、发热恶寒,太阳伤寒证也;脉浮而紧,伤寒脉也。此为风寒兼伤,表里同病之证,当审表里施治。太阳阳明病多,则以桂枝加大黄汤两解之;少阳阳明病多,则以大柴胡汤和而下之。若惟从里治,而遽以腹满一证为热入阳明而下之,则表邪乘虚复陷,故腹更满也;里热愈竭其液,故小便难也。

【解析】 程知所注比较切当。阳明中风证,具有口苦咽干,为少阳病症状;腹满微喘是阳明证;发热恶寒,脉浮而紧是太阳证。本证虽系阳明中风,因无潮热、谵语,为热未成实。凶有太阳、少阳证在,故不可下。在三阳合病的情况下,若下之,必致引邪内陷,表邪内陷而腹更满;又损伤津液,故小便难。此条之证,《金鉴》提出治则,可供参考。

【原文】 阳明病,若能食,名中风;不能食,名中寒。(190)

【提要】 本条以能食与否,辨别阳明中风与中寒。

【选注】 程郊倩:本因有热,则阳邪应之。阳化谷,故能食,就能食者名之曰中风,犹云热则生风,其实乃瘀热在里证也。本因有寒,则阴邪应之。阴不化谷,故不能食,就不能食者名之曰中寒,犹云寒则召寒,其实乃胃中虚冷证也。寒热于此辨,则胃气之得中与失过于此验,非教人于能食不能食处,辨及中风、中寒之来路也。

《金鉴》:太阳之邪传阳明病,有自中风传来者,有自伤寒传来者,当于食之能否辨之。若能食名中风,是自中风传来者,以风乃阳邪,阳能化谷,故能食也。不能食名中寒,是自伤寒传来者,以寒乃阴邪,不能化谷,故不能食也。

柯韵伯:此不特以能食不能食别风寒,更以能食不能食审胃家虚实也。要知风寒本一体,随人胃气而别。

成无己:阳明病,以饮食别受风寒者,以胃为水谷之海。风为阳邪,阳杀谷,故中风者能食;寒为阴邪,阴邪不能杀谷,故中寒者不能食。

【解析】 以柯氏的注解为当,因人体体质不同,胃气强弱各异,故受邪后,有表现为胃中热能食者,有表现为胃中寒不能食者。风寒本泛指邪气,不能截然分开,本条意在以能食不能食辨胃家之虚实寒热,作为立法处方的依据之一。

【原文】 阳明病,若中寒者,不能食,小便不利,手足濈然汗出,此欲作固瘕^①,必大便初鞕后溏。所以然者,以胃中冷,水谷不别^②故也。(191)

【注释】 ①固瘕:因胃中虚冷,不能运化水谷致水谷不消而结积的病证,其特征为大便初硬后溏。

②水谷不别:指大便中有未消化的食物与水液混在一起。

【提要】 阳明中寒欲作固瘕的病证。

【选注】 周禹载:此条阳明中之变证,着眼只在中寒不能食句,此系胃弱素有积饮之人,兼膀胱之气不化,故邪热虽入,未能实结。况小便不利,则水并大肠,故第手足汗出,不若潮热之遍身絷絷有汗,此欲作固瘕也。其大便始虽硬,后必溏者,岂非以胃中阳气向衰,不能蒸腐水谷,尔时急以理中温胃,尚恐不胜,况可误以寒下之药乎!仲景惧人于阳明证中,但知有下法,及有结未定俟日而下之法,全不知有不可下反用温之法,故特揭此以为戒。

钱潢:注家以前人坚固积聚为谬,而大便初硬后溏,固成瘕泄,瘕泄即溏泄也。久而不止则为固瘕。余以固瘕二字推之,其为坚凝固结之寒积可知,岂可但以溏泄久而不止为解。况初硬后溏,乃欲作固瘕之征,非谓已作固瘕,然后初硬后溏也。观"欲作"二字,及"必"字之义,皆逆料之词,未可竟以焉然也。

【解析】 此条以钱潢解释为妥。固瘕,《千金》作"坚瘕"。瘕者,聚也。可见固瘕并非顽固性腹泻,而是寒积凝结于肠中而成,初硬后溏正是固瘕的开始阶段。

此病为胃阳素虚的患者得了阳明病的特殊表现,中阳不足则水谷不分,小便不利。但又是热性病,故有手足濈然汗出,津液被劫的趋势,失于治疗可使初硬后溏的大便变为冷积的固瘕,这种固瘕绝非痞满燥实坚的大承气汤证,而应以温下之法为主。

不能食和手足濈然汗出即可见于实证,也可见于虚证。临证当加以区别。实证多为肠中结实,腑气不通所致,可伴不大便、腹满疼痛拒按等症。虚证则为胃阳虚受纳无权所致,大便多为初硬后溏。手足濈然汗出,实证为内热迫津外泄所致。虚证则为阳不外固,水湿外溢四末引起。

【原文】 阳明病,初欲食,小便反不利,大便自调,其人骨节疼,翕翕如有热状,奄然发狂,濈然汗出而解者,此水不胜谷气,与汗共并,脉紧则愈。(192)

【提要】 辨阳明病水湿郁表,正邪相争而愈的脉证。

【选注】 成无己:阳明客热,初传入胃,胃热则消谷而欲食。阳明痛热为实者,则小便当数,大便当硬,今小便反不利,大便自调者,热气散漫,不为实也。欲食则胃中谷多,谷多则阳气胜,热消津液则水少,水少则阴血弱。《金匮要略》曰:阴气不通即骨疼。其人骨节疼音,阴气不足也。热甚于表者,翕翕发热;热甚于里者,蒸蒸发热。此热气散漫,不专着于表里,故翕翕如有热状。奄,忽也。忽然发狂者,阴不胜阳也。阳明蕴热为实者,须下之愈;热气散漫不为实者,必待汗出而愈,故云濈然汗出而解也。水谷之气等者,阴阳气平也。水不胜谷气,是阴不胜阳也。汗出则阳气衰,脉紧则阴气生,阴阳气平,两无偏胜则愈,故曰与汗共并,脉紧则愈。

陆渊雷:亦承前条,而论阳明中风证也。骨节疼,翕翕如有热状,皆是表证。奄,忽也。一忽然发狂,濈然汗出而解,正气战胜毒害性物质,自然汗解也。发狂而汗出,盖与战汗同理,而有阴阳静躁之异。

【解析】 以陆渊雷解释为当。此条论述阳明中风证自愈的情况,其症状有能食,小便不利,骨节疼痛,发热。当正气能够拮抗邪气时,则由于正邪交争剧烈,可见突然的一时性的狂躁不安,随遍身大汗而病解。脉紧之形成,乃正邪相争,正能抗邪的表现,故谓"脉紧则愈",得汗出邪去,脉则缓和。

【原文】 阳明病,欲解时,从申至戌上。(193)

【提要】 预测阳明病欲解的时间。

【选注】 成无己:土旺于申酉戌,向旺时,是为欲解。

柯韵伯:申酉为阳明主时,即日晡也。

【解析】 申至戌,指申、酉、戌三个时辰,即15时至21时前的6个小时。申酉戌,是太阳逐渐西下,至没落的时候,此时自然界的阳气由午时前后的隆盛状态逐渐衰减,阴气初升。而阳明病热实证属阳热过亢之证,此时,自然界阳气衰减,在里之邪热因此受到顿挫,人体阴气借自然界阴气欲复,故有利于泄热于外,故为阳明病欲解时。此外,阳明胃属燥金,金气旺盛之时为申酉两个时辰。由于六经之气均有旺时,且与自然界六气旺时相应。此时人体正气可借助于自然界旺气而有利于阳明病解,这是天人相应理论的具体运用。

【原文】 阳明病,不能食,攻其热必哕,所以然者,胃中虚冷故也。以其人本虚,攻其热必哕。(194)

【提要】 胃中虚冷者不可攻。

【选注】 魏念庭:阳明病,不能食,即使有手足濈然汗出等证之假热,见于肤表面目之间,一考验之于不能食,自可妄言攻下,若以为胃实之热而攻之,则胃肠愈陷而脱,寒邪愈盛而冲,必作哕证,谷气将绝矣。再明其所以然,确为胃中虚冷之故,以其人本属胃冷而虚,并非胃热之实,误加攻下,下陷上逆,则医不辨寒热虚实,而概为阳明病,必当下之之过也。

张隐庵:高子曰,遍阅诸经,止有哕而无呃,则哕之为呃也,确乎不易。诗云鸾声哕哕,谓呃之发声有序,如车鸾声之有节奏也。凡经论之言哕者,俱作呃解无疑。

钱潢:胃阳败绝,而成哕逆,难治之证也。

汪琥:愚谓宜用附子理中汤。

【解析】 以上四家之注,均当。此条系阳明病不能食,属中寒,如误做实热证而攻,必致胃气败绝。哕,应作呃逆解,非呕吐之意。其误治的原因,正如《伤寒论译释》所云:"①诊断时没有注意到病人的体质。②误认不能食为腑实证,未能全面分析。③当时除了不能食一症外,可能还有其他假实假热等症状,医生为假象所惑,以致误治。"

不能食既可见于阳明实证,也可见于阳明中寒证。阳明实证不能食是由于燥屎内结,腑气不通,胃不能降所致,兼有不大便、腹满疼痛、谵语潮热等症。阳明中寒不能食是由于中焦本虚,胃虚不纳所致,可伴不大便、腹满痛、喜暖喜按等症。实证宜用承气汤攻下,中寒证参考使用《千金方》中的温脾汤。

【原文】 阳明病,脉迟,食难用饱,饱则微烦头眩,必小便难,此欲作谷瘅①。虽下之,腹满如故。所以然者,脉迟故也。(195)

【注释】 ①谷瘅:瘅,同疸。为水谷之湿郁而发为黄疸。有湿热与寒湿之分,本证属于寒湿黄疸,即阴黄。

【提要】 阳明虚寒,欲作谷瘅的脉证。

【选注】 《金鉴》:阳明病,不更衣,已食如饥,食辄腹满,脉数者,则为胃热可下证也。今脉迟,迟为中寒,中寒不能化谷,所以虽饥欲食,食难用饱,饱则烦闷,是健运失度也。清者阻于上升,故头眩;浊者阻于下降,故小便难。食郁湿瘀,此欲作谷瘅之证,非阳明湿热腹满发黄者比。虽下之腹满暂减,顷复如故,所以然者,脉迟中寒故也。

舒驰远:此条为阴黄证,乃由脾胃凤有寒湿,意在茵陈四逆汤加神曲可用。

程郊倩:脉迟为寒,寒则不能宣行胃气,故非不能饱,特难用饱耳,饥时气尚流通,饱则填滞,以故上焦不行,而有微烦头眩证。下脘不通,而有小便难证。小便难中,包有腹满证在内。欲作谷疸者,中焦升降失职,则水谷之气不行,郁而成黄也。曰谷疸者,明非邪热也。下之兼前后部言,茵陈蒿汤、五苓散之类也。曰腹满如故,则小便仍难,而疸不得除可知。再出脉迟,欲人从脉上悟出胃中冷来。热蓄成黄之腹满,下之可去,此则谷气不得宣泄,属胃气虚寒使然,下之益虚其虚矣,故腹满如故。

钱潢:《阴阳应象大论》云"寒气生浊,热气生清"。又云"浊气在上,则生腹胀",若不温中散寒,徒下无益也。

魏念庭:谷疸一证,喻嘉言注谓胃寒,愚谓谷疸既胃中谷气作霉,如仓中谷霉必因湿起,必因热变,谓之胃寒,则冬月何以仓廪无糜朽之虞,必俟冰消风息以后哉。就食谷而言,可知人胃中之谷气作疸是热,非寒矣……余注谷疸为胃中虚热,似为有据也。

【解析】 阳明病里热实证,脉应洪大滑数或沉实。间有脉迟必为实而有力。今脉迟,是胃阳虚弱,中焦有寒之证,即阳明中寒证,脉必迟缓无力。中阳虚受纳运化乏力,故食难用饱,即不能多进食物。若强食过饱,使脾胃气机阻滞,水谷不化,郁于中焦,则见微烦。清阳不升则头眩,浊阴不降,气机壅滞故腹满,中阳虚不能运化水,水液不得下注故小便难。本证非阳明实证,故"虽下之,腹满如故"。此时若不采取有效治疗方法,必因水谷不消,湿邪内郁,久则可能成谷疸之证。治法当用温运中阳,散寒除湿之剂,即"于寒湿中求之"。若误用下法,则中阳衰败,寒湿愈盛,不仅腹满如故,甚至使病情向更严重方向转化。

【原文】 阳明病,法多汗,反无汗,其身如虫行皮中状者,此以久虚故也。(196)

【提要】 本条讨论阳明病久虚无汗身痒之证。

【选注】 程郊倩:阳明病,阳气充盛之候也,故法多汗。今反无汗,胃阳不足,其人不能食可知。盖汗生于谷精,阳气所宣发也,胃阳既虚,不能透出肌表,故怫郁皮中如虫行状。虚字指胃言,兼有虚,久字指未病时言。

尤在泾:阳明者,津液之府也,热气入之,津为热迫,故多汗。反无汗,其身如虫行皮中状者,气内蒸而津不从之也,非阳明久虚之故,何致是哉!

张隐庵:此承上文胃府经脉而及于皮中也。阳明病者,病阳明皮膝之气也。本篇云阳明外证,身热汗自出,故法多汗。今反无汗,其身如虫行皮中状者,由于胃府经脉之虚,故目此久虚故也。由是而知经脉皮膝之血气,本于胃府所生矣。

方有执:法多汗,言阳明热郁肌肉,膝理反开,应当多汗,故谓无汗为反也。无汗则寒胜而膝理反密,所以身如虫行皮中状也。久虚寒胜,则不能食,胃不实也。

汪琥:按此务论,仲景无治法,常器之云:"可甩桂枝加黄芪汤。"郭雍云:"宜用桂枝麻黄各半汤。"不知上方皆太阳经药,今系阳明无汗证,仲景法还当用葛根汤主之。

【解析】 阳明病因里热薰蒸，津液被迫，本应多汗，今反无汗，此不但阴亏，津液不足，更兼阳虚失其温化之力，不能使汗达表，致汗液欲出不得，故有身痒如虫行皮中的感觉。本条与23条中同有身痒一症，但彼为邪郁肌表不能透达，治宜小发汗以祛邪；本条为正虚液亏，不能使汗畅达于表，治当养津液以扶正。诸家看法虽不同，但认为属于虚候是一致的，也是正确的。至于属寒属热，诸家都缺乏根据，当结合其他症状才能决定。关于后世注家补充出的治疗方剂，常器之主张用桂枝加黄芪汤，然本证非卫阳虚弱，故不适用；郭雍主张用桂麻各半汤，然本证非表邪不解，故不可用；汪氏主张用葛根汤，然本证无汗非为表邪，乃属虚候，用葛根汤亦无道理。愚意当用党参、麦冬、粳米之属，再视其兼证寒热加其他药物，庶可谓正治也。

【原文】 阳明病，反无汗，而小便利，二三日呕而欬，手足厥者，必苦头痛；若不欬，不呕，手足不厥者，头不痛。（197）

【提要】 辨阳明中寒寒饮上逆之证。

【选注】 成无己：阳明病法多汗，反无汗，而小便利者，阳明伤寒，而寒气内攻也。至二三日，呕咳而肢厥者，寒邪发于外也，必苦头痛。若不咳不呕，手足不厥者，是寒邪但攻里而不外发，其头亦不痛也。

程郊倩：阳明病反无汗，阳虚不必言矣。而小便利，阳从下泄，中谁与温！积之稍久，胃中独治之寒，厥逆上攻，故二三日咳而呕，手足厥，一皆阴邪用事，必苦头痛者，阴盛自干乎阳，其实与阳邪无涉。头痛者标，咳呕、手足厥冷者为本。条中有一呕字，不能食可知。

林澜：须识阳明亦有手足厥证，胃主四肢，中虚气寒所致也。然苦头痛而咳，自与厥阴但厥者异矣。此类数条，最为难解。

喻嘉言：得之寒因，而邪热深也。然小便利，则邪热不在内而在外，不在下而在上，故苦头痛也。

柯韵伯：小便利则里无瘀热可知，二三日无身热、汗出、恶热之表，而即见呕吐之里，似乎热发乎阴；更手足厥冷，又似病在三阴矣；苦头痛，又似太阳之阴证，然头痛必因呕咳厥逆，则头痛不属太阳；咳呕厥逆，则必苦头痛，是厥逆不属三阴，断乎为阳明半表半里之虚证也。此胃阳不敷布于四肢，故厥；不上升于额颅，故头痛；缘邪中于膺，结在胸中，致呕咳而伤阳也，当用瓜蒂散吐之，呕咳止，厥病自除矣。

【解析】 本证足胃家虚寒，阳虚阴盛，阴邪上逆所致。由于胃阳衰弱，水饮内聚，胃失降下，上逆则呕，射肺则咳；阳虚不能温于四末，则手足厥冷；病势向上侵犯，头为诸阳之会，水寒上逆，所以必患头痛；小便自利，正反映出本病阳虚阴盛的真相。反之，如不见呕咳、厥冷，则可知水寒之气不向上逆，因而也就不会头痛。成氏、程氏、林氏所见略同。根据辨证论治的精神，愚意此证可用温中化饮降逆之法，如吴茱萸汤等方。柯氏认为阳明半表半里之虚证,用瓜蒂散吐之,犯虚虚之戒,似不可从。

【原文】 阳明病,但头眩,不恶寒,故能食而咳,其人咽必痛;若不咳者,咽不痛。(198)

【提要】 辨阳明中风热邪上扰之证。

【选注】 王肯堂:成无己谓阳明病身不重,但头眩而不恶寒者,阳明中风,而风气内攻也。经曰:阳明病,若能食,名中风。风邪攻胃,胃气上逆则咳;咽门者,胃之系,咳甚则咽伤,故必咽痛。若胃气不逆,则不咳,其咽亦不痛也。四逆散加桔梗。

章虚谷:阳明中风,故能食,风邪上冒而头眩,其邪化热,则不恶寒。《内经》言胃中悍气直上冲头者,循咽上走空窍,其风热入胃,随气上冲,故咳而咽必痛,咽与肺喉相连,邪循咽,必及肺,故咳也;若不咳者,可知邪在经而不入胃循咽,则咽不痛矣。

程郊倩:阳明以下行为顺,逆则上行,故中寒则有头痛证,中风则有头眩证。以不恶寒而能食,知其郁热在里也。寒上攻能令咳,其咳兼呕,故不能食而手足厥;热上攻亦令咳,其咳不呕,故能食而咽痛,以胃气上通于肺,而咽为胃府之门也。夫咽痛惟少阴有之,今此以咳伤致痛,若不咳则咽不痛,况更有头眩、不恶寒以证之,不难辨其为阳明之郁热也。190条"阳明病,若能食,名中风"。不恶寒,为阳明热证之外候,182条"阳明病外证云何? 答曰:身热,汗自出,不恶寒,反恶热也"。风热上扰故目眩,风热犯肺,肺失清肃,故咳。咽喉为呼吸之门户,与肺胃互应,风热入阳明,肺受热扰,邪热上灼故必发咽痛。若不咳者,则胃热未影响于肺,热邪上蒸不甚故咽不痛。

阳明中寒与中风其症状与病机均有不同。阳明中寒为中虚失化,寒饮上逆所致,症见不能食,手足厥,咳而呕,头痛,无汗,小便利等症。阳明中风为热邪上扰,症见能食,不恶寒,咳而咽痛,头眩等症。197条重在辨头痛,本条重在辨咽痛。头痛有表里之分,咽痛有虚实之别,临床当详察。

【原文】 阳明病,无汗,小便不利,心中懊憹①者,身必发黄。(199)

【注释】 心中懊憹:心中烦闷不安。

【提要】 阳明热证兼湿的发黄症状。

【选注】 柯韵伯:阳明病法多汗,反无汗,则热不得越;小便不利,则热不得降;心液不支,故虽未经汗下,而心中懊憹也。无汗、小便不利,是发黄之原;心中懊憹,是发黄之兆。又云:口不渴,腹不满,非茵陈汤所宜。与栀子柏皮汤,黄自解矣。

黄恭照:身无汗而小便自利,则热得下泄,不发黄也;小便不利而身自汗出,则热得外越,不发黄也。今身既无汗,而又小便不利,不越不泄,故身必发黄。

《金鉴》:阳明病无汗,以热无从外越也。小便不利,湿不能下泄也。心中懊懊，湿瘀热郁于里也，故身必发黄，宜麻黄连轺赤小豆汤，外发内利可也。若经汗、吐、下后，或小便利，而心中懊懊者，乃热郁也，非湿瘀也。便硬者，宜调胃承气汤下之；便软者，宜栀子豉汤涌之可也。

【解析】 无汗，小便不利是阳明发黄的基本条件。阳明病发黄的原因，主要是湿热郁蒸。无汗、小便不利者，热不得外散而内郁，湿不得下泄而内蓄，湿热结于中焦，胶结难解，影响肝胆疏泄，使胆汁外溢肌肤，故身必发黄。临床可出现目黄、身黄、小便黄等黄疸症状。心中懊懊者，因湿热郁蒸而内扰所致。

【原文】 阳明病，被火①，额上微汗出，而小便不利者，必发黄。（200）

【注释】 ①被火：火，是指火法治疗。被火，即（阳明热病）用了火法治疗。

【提要】 阳明病，因误用火法治疗而导致发黄的症状。

【选注】 喻嘉言：阳明病，湿停热郁，而烦渴如加，热必发黄。然汗出，热从外越，则黄可免；小便多，热从下泄，则黄可免。若攻之，其热邪愈陷，津液愈伤，而汗与小便愈不可得矣。误火之，则热邪愈炽，津液上奔，额虽微汗，而周身之汗与小便愈不可得矣，发黄之变，安能免乎。阳明无表证，不当发汗，况以火劫乎！额为心部，额上微汗，心液竭矣；心虚肾亦虚，故以小便不利而发黄。非栀子柏皮汤何以挽津液于涸竭之余耶！

《金鉴》：阳明病无汗，不以葛根汤发其汗，而以火劫取汗，致热感津干，引饮水停，为热上蒸，故额上微出，而周身反不得汗也。若小便利，则从燥化，必烦渴，宜白虎汤；小便不利，则从湿化，必发黄，宜茵陈蒿汤。

【解析】 阳明病实热证，当用清法或下法。若误用火法，以热治热，必致邪热更盛，邪热熏蒸于上则额上微汗。若见小便不利者，则湿邪下无出路而蓄于内，与里热相搏，湿热郁蒸，使肝失疏泄，胆汁外溢则发黄。

本条与199条论述阳明发黄的成因和条件，证候亦相类似，但199条纯属湿热发黄。本条是因为阳明病误治，有热盛津伤的一面。

【原文】 阳明病，脉浮而紧者，必潮热，发作有时，但浮者，必盗汗出。（201）

【提要】 辨阳明病的脉证。

【选注】 尤在泾：太阳脉紧，为寒在表；阳明脉紧，为实在里，里实则潮热发作有时也。若脉但浮不紧者，为里未实而经有热，经有热则盗汗出。

唐容川：此脉紧是应大肠中有燥屎结束之形也，故必潮热。凡仲景所言潮热，皆是大肠内实结，解为太阳实邪，非也。仲景脉法，如脉紧者必咽痛，脉迟身凉为热入血室，皆与后世脉诀不同。

【解析】 病在太阳而脉浮紧，为风寒之邪固束体表的太阳表实证；阳明脉浮紧，乃阳热炽盛，邪实于里的实热证。同为浮紧之脉，前者浮取见紧，重按不足；后者必浮洪实大，重按有力。临证尤需脉证合参，方可得出确实诊断。

浮紧之脉，多见于太阳病伤寒表实之证，为风寒外束，卫阳被遏，营阴郁滞所致,可伴见发热恶寒,无汗等症。本条以"阳明病"冠首,说明浮紧不主太阳伤寒表实证,而是里热邪实之脉象表现。在此,浮主热,紧主邪。阳明病,脉浮而紧,为阳明热盛燥结之征象,据此可知,必有日晡潮热之症。发作有时者,言阳明潮热盛于申酉之时。其脉但浮者,为阳明里热虽盛,而腑未结实。一般浮脉主表为其常,但阳明里热充盛,鼓动气血,脉应之亦浮,故浮主热为其变。热迫津泄,可见盗汗出。《伤寒论》中盗汗指目合则汗。如268条"但欲眠睡,目合则汗"。故《伤寒论》中,盗汗不一定专主阴虚,阳明燥热,亦可见盗汗出。本条主要强调根据脉的变化,可推测疾病的转属,临证时当脉证合参。

【原文】 阳明病,口燥,但欲漱水,不欲咽者,此必衄。(202)

【提要】 阳明热在血分致衄的辨证。

【选注】 柯韵伯:阳明经起于鼻,系与口齿,阳明病则津液不足,故口鼻干燥,阳盛则阳络伤,故血上逆而衄也……若病在阳明,更审其能食不欲嗽水之病情,知热不在气分而在血分矣。

尤在泾:阳明口燥,欲饮水者,热在气而属府;口燥但欲漱水不欲嗽者,热在血而属经,经中热甚,血被热迫,必妄行为衄也。

【解析】 阳明气分热盛津伤则大渴引饮,正如167条所云:"……大渴,舌上干燥而烦,欲得饮水数升者。"若口燥但欲漱水而不欲嗽,乃阳明热邪内迫营血。营血属阴,其性濡润,血被热蒸,营气上升,故虽口燥,而不欲饮水。热伤阳络,故宜发鼻衄。《温病条辨》云:"太阴温病,寸脉大,舌绛而干,法当渴,今反不渴,热在营中也,清营汤去黄连主之。"吴鞠通此见,较各注家更为详尽明了,所论方证,可补伤寒论本条之未备。

【原文】 阳明病,本自汗出,医更重发汗,病已差,尚微烦不了了者,此必大便鞭故也。以亡津液,胃中干燥,故令大便鞭,当问其小便日几行,若本小便日三四行,今日再行,故知大便不久出。今为小便数少,以津液当还入胃中,故知不久大便也。(203)

【提要】 根据小便的多少推测大便硬的程度。

【选注】 尤在泾:阳明病不大便,有热结与津竭两端,热结者可以寒下,可以成软,津竭者必津回燥释,而后便可行也。今已汗复汗,重亡津液,胃燥更硬,是当求之津液,而不复行攻逐矣。小便本多,而今数少,则肺中所有之水精,不直输于膀胱,而还入于胃府,于是燥者得润,硬者得软,结者得通,故曰不久必大便出。而不可攻之意,隐然言外矣。

程郊倩:汗与小便,皆胃汁所酿,盛于外者,必竭于中。凡阳明病必多汗,及小便利必大例硬者,职此。重发阳明汗,必并病之阳明也。所以病虽差,尚微烦不了了,所以然者,大便硬故也。大便硬者,亡津液,胃中干燥故也,此由胃气失润,非关病邪,胃无邪搏,津液当自复,故当问其小便日几行耳。本小便日三四行,指重发汗时言,今日再行,指尚微烦不了了时言,观一尚字,知未差前病尚多,今微剩此未脱然耳,故只需静以俟津液之自还。

【解析】 以上二注家对本条的注释,都有可取之处。阳明病本自汗出而复发其汗,必耗伤津液,胃中干燥,肠道失润而便硬。然虽属误治,邪气也已去,故"病已差"。"微烦不了了者",非邪热亢盛,燥实内结,实为腑气不畅,胃气不和所致,故不可攻下,以免徒伤胃气,只求津液回复,大便一通,微烦自除。若小便次数较前减少,说明津液的输布已恢复正常,必有津液还于胃中,可知大便不久便出。若小便次数不减,说明胃中燥热未除,脾不能为胃行其津液,津液直趋膀胱,即247条所谓之"脾约证",必以麻子丸通便润肠,"微烦"才能"了了"。本条以小便次数的多少判断胃肠津液之回复情况,从而决定治疗的方法,对临床治疗便秘有一定的指导意义。

人体的津液靠脾的转输,肺的宣发肃降而布达周身,其在体内能保持平衡靠二便的调节,若进水量多则排泄的亦多,若进水量少则排泄的亦少。由于某种原因破坏了这一调节功能,就会出现津液偏渗的现象。或见津液偏渗于膀胱而见小便数,大便硬;或津液偏渗于大肠而见小便少,大便稀溏或下利稀水;或见小便由多变少则又可推测津液当还入胃中,虽暂时不大便,但不用治疗,大便自行。根据小便的多少来判断大便有无这一方法,后世医家举一反三,对于津液亏少者提出"增水行舟"之法。反之,临床上泄泻的病人,可用利小便的方法,调节津液的偏渗现象,使水从小便而出,则泄泻自止,即谓利小便实大便之法。仲景根据小便的多少判断大便的有无,这一法则为治疗下利、泄泻证开创了新的治疗途径。

【原文】 **伤寒呕多,虽有阳明证,不可攻之。**(204)

【提要】 伤寒呕多,不可攻下。

【选注】 章虚谷:胃寒则呕多,兼少阳之邪则喜呕,故虽有阳明证,不可攻也。若胃寒而攻之,必下利清谷,兼少阳而攻之,必挟热下利矣。

尤在泾:阳明虽有可下之例,然必表证全无,而热结在肠中者,方可攻之。若呕多者,邪在膈下也;心下硬满者,邪未下于胃也;面合赤色者,邪气怫郁在表也,故皆不可攻之,攻则里虚而热入。其淫溢于下者,则下利不止;其蓄聚于中者,则发热色黄,小便不利。

沈明宗:恶寒发热之呕属太阳,寒热往来之呕属少阳,但恶热不恶寒之呕属阳明。然呕多则气已上逆,邪气偏侵上脘,或带少阳,虽有阳明证,慎不可攻也。

【解析】 归纳注家对本条"呕多"一证的分析,大体不外兼有少阳、阳明中寒、邪在胸膈三个方面的原因。对于辨析阳明病呕吐都有一定的参考意义。本篇185条"……伤寒发热无汗,呕不能食,而反汗出濈濈然者,是转属阳明也",可与本条相互发明。"呕不能食","呕多"也;"汗出濈濈然者","阳明证"也。是为"转属阳明",当以阳明论治,然病属阳明,也有表里上下之分,"呕多",说明邪气在表在上,未成里实内结，故不可攻下，否则徒伤胃气，反引邪深入。此为本条文的基本精神。至于兼有少阳或为阳明中寒，自然也不攻下，只不过不是本条所要强调的内容罢了。

【原文】 阳明病，心下鞕满者，不可攻之。攻之利遂不止者死，利止者愈。(205)

【提要】 阳明病心下硬满者不可攻下。

【选注】 成无己：阳明腹满者，为邪气入府，可下之。心下硬满则邪气尚浅，未全入府，不可便下之。得利止者，为邪气去，正气安则愈；若因下利不止者，为正气脱而死。

陈修园：止在心下尚未及腹，止是硬满而不兼痛，此阳明水谷空虚，胃无所仰，虚硬虚满，不可攻之。若误攻之，则谷气尽而胃气败，利遂不止则死；若其利自能止者，是其人胃气尚在，腐秽去而邪亦不留，故愈。

【解析】 阳明病实证为邪热与燥屎结聚肠间，临床以腹满疼痛，拒按为特征。"心下鞕满者"，为邪结病位偏上，而腹中燥屎未成。若心下硬满无压痛，属无形邪热结聚于上，非肠中燥屎内结，故不可攻之。苦寒攻下之法，易损伤中阳，若误用攻下，则脾胃阳气受伤，不能运化水湿，水湿下趋而利遂不止，这是胃气衰败之征兆，故云"死"，即预后不良。若利止者，胃气虚损不甚，有恢复的可能故云"愈"。本条以攻下后，下利能否停止，来判断胃气的衰败与否，为临床辨证提供了依据。

心下硬满，既可见于结胸证，也可见于痞证。结胸者为心下满而硬痛，为热与痰水搏结于胸胁所致；痞证者为心下硬满不痛，为无形邪热壅滞心下所致。

【原文】 阳明病，面合色赤①，不可攻之。必发热，色黄者，小便不利也。(206)

【注释】 ①面色合赤：即满面通红。

【提要】 热郁于经不可攻下及误下变证。

【选注】 成无己：合，通也。阳明病面色通赤者，热在经也，不可下之。下之虚其胃气，耗其津液，经中之热，乘虚入胃，必发热，色黄，小便不利也。

张隐庵：阳明病，面合赤色，此阳气怫郁在表，当解之薰之。若攻其里，则阳热之邪不能外解，必发热，肌表之热内乘中土，故色黄。夫表气外达于皮毛，而后小便利，今表气怫郁，湿热发黄，则小便不利也。

黄坤载：表寒外束，郁其经热，则面先见赤色，此可汗而不可攻，以面之赤色，是经热而非府热，则毛蒸汗泄，阳气发越，面无赤色；攻之则阳败湿作，而表寒未解，湿郁经络，必发热色黄，小便不利也。

【解析】 对本证邪郁于经，并未入腑之证不可攻，注家看法皆同。但对面合色赤的解释略有不同，张氏认为是"表寒外束，郁其经热"，意即阳气怫郁在表所致，当以汗法解之。黄氏认为"是经热而非腑热"，意指此为白虎汤证，当以清法解之。我们认为两说皆通，当具体结合有关脉证鉴别。但攻下一法，无疑是禁用的，这一原则应该掌握。

【原文】 阳明病，不吐不下，心烦者，可与调胃承气汤。（207）

调胃承气汤方

甘草二两（炙） 芒硝半升 大黄四两（清酒洗）

上三味，切，以水三升，煮二物至一升，去滓，内芒硝，更上微火一二沸，温顿服之，以调胃气。

【提要】 阳明内实，热郁心烦的证治。

【选注】 成无己：吐后心烦，谓之内烦；下后心烦，谓之虚烦；今阳明病，不吐不下心烦，即是胃有郁热也，与调胃承气汤以下郁热。

汪琥：不吐不下者，热邪上不得越，下不得泄，郁胃府之中，其气必上薰于膈而心烦。烦，闷而热也。

钱潢：但心烦，不若潮热便硬之胃实，所以不必攻下，而可与调胃承气汤也。

张璐：可与者，欲人临病裁酌，不可竟行攻击也。

【解析】 本条未用吐、下之法，属于原发性调胃承气汤证。因平素内热偏盛，感邪化热，耗伤津液导致肠间糟粕内停，腑气不得通畅，浊热之气上扰，故见心烦，临证可有蒸蒸发热、汗出、谵语、腹胀满、不大便、舌红苔黄燥等，其病机为：内热津伤，阳明燥热初结，结实未盛。治以泻热和胃，润燥软坚。方用大黄，具有斩关夺门之功，可夺土郁而通壅滞，定祸乱而致太平，其味苦性寒，荡涤实热以通腑气，芒硝咸寒，软坚润燥泻热，甘草甘平，缓调胃气，是调胃之义，胃调则诸气皆顺，故曰调胃承气汤。方中甘草与大黄同煎，缓和硝黄攻下之势，使药物能较长时间地作用于胃肠，另外甘草能润燥和中，防止硝黄耗伤胃气，故为缓下剂。本方服法有两种，一是用温药复阳后致胃热谵语，取"少少温服之"，取其缓缓泻热作用，为缓中见缓，见29条。一是用于阳明实热之证，取其泻热和胃之功，用"温顿服之"，为缓中见急。本方临床主要用于：阳明病实证，燥屎初结，结实未盛；以燥热为主而痞满较轻者；下后宿垢未尽者；体质偏弱之阳明腑实者。

【验案】 非典型热结旁流：张某某，男，68岁。病人10日前发热38～39℃，伴恶寒、身痛、咳嗽等症，延5日，虽发热、身痛、咳嗽消失，但出现腹泻，泻下稀水，伴有腹痛，遂按肠炎治疗，未效而来我处就诊。时下症：腹泻，纯稀水便，日行3～4次，腹痛隐隐，不思饮食，舌黯淡，苔薄黄，脉沉。查：左脐周轻度压痛，无腹肌紧张及反跳痛。考虑或系先前治疗过用寒凉，斫伤脾胃，遂诊为：脾虚泄泻。遣方参苓白术散加减3剂，症状并未改观。余思应是辨证失误，再细询病史，揣摩再三，虑或有实邪作祟，姑且投石问路，予调胃承气汤：大黄10克，芒硝20克，甘草3克。1剂，嘱病人务必复诊。次日，病人满面春风，言服药后肠中雷鸣，旋即泻下粪块数枚，状如羊屎，恶臭无比，诸症遂消，病瘥。（《山东中医杂志》）

【原文】　阳明病,脉迟,虽汗出不恶寒者,其身必重,短气,腹满而喘,有潮热者,此外欲解,可攻里也。手足濈然汗出者。此大便已鞕也,大承气汤主之;若汗多,微发热恶寒者,外未解也,其热不潮,未可与承气汤;若腹大满不通者,可与小承气汤,微和胃气,勿令至大泄下。(208)

大承气汤方

大黄四两(酒洗)　厚朴半斤(炙,去皮)　枳实五枚(炙)芒硝三合

上四味,以水一斗,先煮二物,取五升,去滓,内大黄,更煮取二升,去滓,内芒硝,更上微火一两沸,分温再服。得下,余勿服。

【提要】　辨阳明病可攻与不可攻及大小承气汤的证治。

【选注】　成无己:阳明病脉迟,若汗出多,微发热恶寒者,表未解也;若脉迟,虽汗出而不恶寒者,表证罢也。身重、短气、腹满而喘、有潮热者,热入府也。四肢诸阳之本,津液足,为热蒸之,则周身汗出;津液不足,为热蒸之,其手足濈然而汗出,知大便已硬也,与大承气汤,以下胃热。经曰:潮热者,实也。其热不潮,里热未成实,故不可便与大承气汤,虽有腹大满不通之急,亦不可与大承气汤。与小承气汤微和胃气。

尤在泾:脉虽迟,犹可攻之,以腹满便闭,里气不行,故脉为之濡滞不利,非可比于迟脉为寒之例也。

程郊倩:迟者大而迟,其人素禀多阴也。故虽汗出不恶寒,其身必重,必短气,必腹满而喘;经脉濡滞,不能为阳脉之迅利莫阻也,故邪虽离表,仍逗留不肯据入,直待有潮热,方算得外欲解。不然则身重、短气、腹满而喘之证,仍算外,不算里。在他人只潮热证便可攻,而脉迟者必待手足濈然汗出,此时阳气大胜,方是大便已硬,方可主以大承气汤。此脉不用小承气者,以里证备具,非大承气不能攻其邪耳。若汗虽多而只微发热恶寒,即不敢攻。即不恶寒而热未潮,亦不敢攻。盖脉迟则行迟,入里颇艰,虽腹大满不通,只可用小承气汤,勿令大泄下,总因一迟字,遂尔斟酌为此,观迟字下虽字可见。然迟脉亦有邪聚热结,腹满胃实,阻住经隧而成者,又不可不知。

本段条文对阳明病可否攻下进行了分析,首先指出阳明病攻下的先决条件:一是表已解,即"虽汗出,不恶寒"。二是里已实,主要根据之一是脉迟,必迟而有力。诚如张璐所说"此条虽云脉迟,而按之必实";根据之二是潮热。《伤寒明理论》认为,潮热为可下之理。

本条指出了大、小承气汤一个重要的鉴别点是有无"手足濈然汗出"。其机理如方有执所说:"手足濈然汗出者,脾主四肢而胃为之合,胃中热甚而蒸腾达于四肢,故曰此大便硬也。"所以可以认为,阳明病中有此症者是里实已成而燥结甚,无此症者里实虽满而燥结不甚,前者当用大承气汤攻下,后者只可以用小承气汤微和胃气。

有些注家认为，潮热是使用大、小承气汤的主要鉴别点，这种看法不正确，例如:209条云:"阳明病潮热，大便微硬者，可与大承气汤;不硬者，不可与之。"而214条又云:"阳明病谵语，发潮热，脉滑而疾者，小承气汤主之。"可见有无潮热不能作为使用大、小承气汤的根据。

　　【验案】　许叔微:一武弁李姓，在宣化作警，伤寒五、六日矣。镇无医，抵郡召予。予诊视之曰:脉洪大而长，大便不通，身热无汗，此阳明证也，须下。病家曰:病者年逾七十，恐不可下。予曰:热邪毒气并蓄于阳明，况阳明经络多血多气，不问老壮，当下。不尔，别请医占。主病者曰:审可下。一听所治，予以大承气汤。半日，殊未知。诊其病，察其证宛然在。予曰:药曾尽否? 主病者曰:恐气弱不禁，但服其半耳。予曰:再作一服。亲视饮之。不半时间，索溺器，先下燥粪十数枚，次溏泄一引，秽不可近，未离已中汗矣，濈然周身。一时顷，汗止身凉，诸苦遂除。次日予自镇归，病人索补剂。予曰:服大承气汤得差，不宜服补剂，补则热仍复，自此但食粥，旬日可也。故予治此疾，终身止大承气，一服而愈，未有若此之捷。(《伤寒九十论》)

　　舒驰远:吾家有时宗者，三月病热，予与仲远同往视之，身壮热而谵语，胎刺满口，秽气逼人，少腹硬满，大便闭，小便短，脉实大而迟。仲远谓热结在里，其人发狂，小腹硬满，胃实而兼蓄血也，法以救胃为急，但此人年已六旬，证兼蓄血，下药中宜重加地黄，一以保护元阴，一以破瘀行血。予然其言，主大承气汤，硝黄各用八钱，加生地一两捣如泥，先炖数十沸，乃纳诸药同煎，迭进五剂，得大下数次，人事贴然。少进米饮一二口，辄不食，呼之不应，欲言不言，但见舌胎干燥异常，口内喷热如火，则知里燥尚未衰减，复用犀角地黄汤加大黄三剂，又下胶滞二次，色如败腐，臭恶无状，于是口臭乃除。

　　【原文】　阳明病，潮热，大便微鞕者，可与大承气汤，不鞕者，不可与之。若不大便六七日，恐有燥屎，欲知之法，少与小承气汤，汤入腹中，转矢气者，此有燥屎也，乃可攻之。若不转矢气者，此但初头鞕后必溏，不可攻之。攻之必胀满不能食也。欲饮水者，与水则哕。其后发热者，必大便复鞕而少也，以小承气汤和之。不转矢气者，慎不可攻也。(209)

　　【提要】　辨大小承气汤的证治及误下后的变证。

　　【选注】　成无己:潮热者实，得大便微硬者，便可攻之;若便不硬者，则热未实，虽有潮热亦未可攻。若不大便六七日，恐有燥屎，当先与小承气汤渍之。如有燥屎，小承气汤势缓，不能宣泄，必转气下失;若不转失气，是胃中无燥屎，但肠间少硬耳，止初头硬，后必溏，攻之则虚其胃气，致腹胀满不能食也。胃中干燥，则欲饮水，水入胃中，虚寒相搏，气逆则哕。其后却发热者，则热气乘虚还复聚于胃中，胃燥得热，必大便复硬，而少与大承气汤，微利和之，所以重云不转失气不可攻内，慎之至也。

【解析】　本条主要说明大、小承气汤的应用指征,强调"燥屎"之有无是辨别可否应用大承气攻下的主要根据。攻下一法,用之恰当,效如桴鼓,用之不当,最易损伤胃气,仲景所以反复强调不见潮热、大便硬等实热内结之证慎用大承气汤,并提出疑而不决时用小承气探试一法,其意正在于此。但这并不意味着不见"燥屎内结"绝对不可应用大承气汤,诚如吴又可所说:"承气本为逐邪而设,非专为结粪而设也。"《伤寒论》本身也不拘于必有"燥屎"始可攻下,所谓"阳明三急下""少阴三急下",就是例证。后世医家,尤其是现代临床医家治疗急腹症和某些急性感染性疾病的实践证明,凡属里热炽盛、腑气壅滞而正气不衰的病人,无论有无燥屎,皆可投以大承气汤或其加减方。因此,临证运用承气汤,应根据病情之轻重缓急,四诊合参,全面分析,灵活掌握,不可为"燥屎"一证未具而贻误病情。同时又需注意不可滥用或过用,以免引邪深入,耗伤正气。

【原文】　夫实则谵语,虚则郑声。郑声者,重语也。直视谵语,喘满者死,下利者亦死。(210)

【提要】　辨谵语、郑声及谵语危候。

【选注】　成无己:《内经》云邪气盛则实,精气夺则虚。谵语由邪气盛而神志昏也,郑声由精气争而声不全也。义曰直视谵语,邪盛也。喘满为气上脱;下利为气下脱,是皆主死。

《金鉴》:谵语一症,有虚有实,实则谵语,阳明热甚,上乘于心,乱言无次,其声高朗,邪气实也;虚则郑声,精神衰乏,不能自主,语言重复,其声微短,正气虚也。

尤在泾:直视谵语,为阴竭阳盛之候,此为邪气日损,或阴气得守,犹或可治;若喘满则邪内盛,或下利则阴内泄,皆死证也。

程郊倩:直视谵语,为非死证,即带微喘,亦有脉弦者生一条,惟兼喘满,兼下利,则真气脱而难回矣。

喻嘉言:此条当会意读,谓谵语之人,直视者死,喘满者死,下利者死,其义始明。盖谵语者,心火亢极也,加以直视,则肾水重竭,心火愈无制,故主死;喘满者,邪聚阳位而上争,正不胜邪,气从上脱,故主死也;下利者,邪聚阴位而下夺,正不胜邪,气从下脱,故主死也。

【解析】　谵语,指病人神志不清,妄言乱语,多见于实证,因邪热扰乱神明所致。郑声,指语言重复,声音低微,为精气虚脱,心神失养所致,多见于虚寒重证的后期阶段。《素问·通评虚实论篇》曰:"邪气盛则实,精气夺则虚"。谵语多由邪热亢盛,扰乱神明所致。表现为声高气粗,胡言乱语,属实,多见于阳明里热实证。郑声为精气虚而心神无主所致,属虚证。即《素问·脉要精微论》"言而微,终日乃复言者,此夺气也",多见于三阴病里虚寒证。谵语而直视,是阳热极盛,阴液将竭,精气不能上注于目,属危候。若见喘满者,为阴精竭绝于下,阳失依附,气脱于上,故云"死"。若见下利,为中气已败,气津下泄,阴竭于下,故云"亦死"。

【原文】 发汗多,若重发汗者,亡其阳①,谵语。脉短②者死,脉自和③者不死。(211)

【注释】 ①亡其阳:由于发汗太过,致使阳气外脱。

②脉短:指脉象出现上不至寸,下不及尺,仅关脉搏动这样一种败象,这是因为误汗阳气外亡,阴液内竭的缘故。

③脉自和:病虽危重,而未出现"短脉"那样的败脉。

【提要】 汗多重汗,则亡其阳,以脉象判断生死预后。

【选注】 方中行:汗本血之液,阳亡则阴亦亏。脉者,血气之道路,短则其道穷矣。故亦无法可治,而主死也;和则病虽竭,而血气则未竭,故知生可回也。

张隐庵:此言汗多亡阳谵语,凭脉而决其死生也。发汗多,则亡中焦之津液矣;若重发汗,更亡心主之血液矣。夫汗虽阴液,必由阳气蒸发而出,故汗多重汗,则亡其阳,表阳外亡,心气内乱,故谵语。脉者,心之所主也,脉短则血液虚而心气内竭,故死;脉自和则心气调而血液渐生,故不死。

喻嘉言:此言太阳经得病时,发汗过多,及传阳明时,重发其汗,故有亡阳而谵语之一证也。亡阳之人,所存者阴气耳,故神魂不定,而妄见妄闻,与热邪乘心之候不同。脉短者则阴阳不附,脉和则阴阳未离,其生死但从脉定耳。

汪琥:谵语者,脉当大实或洪滑,为自和。自和者,言脉与病不相背也,病虽甚不死;若谵语、脉短,为邪热盛,正气衰,乃阳证见阴脉也,无法可施。

《金鉴》:太阳病,发汗过多不解,又复重发其汗,以致气液两亡,热邪乘燥传入阳明而生谵语。

舒驰远:亡其阳,阳字有误,应是阴字。何也?病在少阴,汗多则亡阳;病在阳明,汗多则亡阴。盖《阳明篇》皆阳旺胃实之证,但能亡阴,不能亡阳。

【解析】 210条指出"实则谵语,虚则郑声"。说明了辨别虚实的一般规律。本条又指出虚证亦可见到谵语,这属于疾病的特殊性。说明谵语既可见于实证,亦可见于虚证。本条谵语,因本有多汗,重发其汗,汗出津伤,阳随汗外散,而致阳气外亡,心气散乱,神无所主所致。脉短者死,脉短为气血津液欲将耗竭,有阴阳离决之势,故说"死"。脉自和者不死,指病虽危重,但阴阳之气未竭,尚有生机。脉短与脉自和是相对而言,脉自和者不死,不是绝对的,若抢救的及时,用药得当,尚有生机;否则,亦会导致死亡。

在临床上鉴别谵语的虚实,可根据病程的长短和临床症状加以区别。一般来说,病程长,体质虚而又突然见到谵语者多属虚。若病程短,或发病急,始高热,继而又见谵语者,多属实。虚证见到谵语,一般来说,病情十分险恶,临证不可忽视。

【原文】 伤寒,若吐、若下后,不解,不大便五六日,上至十余日,日晡所发潮热,不恶寒,独语如见鬼状。若剧者,发则不识人,循衣摸床①,惕而不安,微喘直视,脉弦者生,涩者死。微者,但发热谵语者,大承气汤主之。若一服利,则止后服。

【注释】 ①循衣摸床：指病人两手不自觉地循衣被、床帐，反复摸弄，多见于热病后期的危重症候和神志昏迷的病人。

【提要】 阳明病运用大承气汤的又一种情况以及正虚邪实危候的预后。

【选注】 成无己：若吐、若下，皆伤胃气，不大便五六日，上至十余日者，亡津液，胃气虚，邪热内结也。阳明旺于申酉戌，日晡所发潮热者，阳明热甚也；不恶寒者，表证罢也；独语如见鬼状者，阳明内实也，以为热气有余；若剧者，是热气甚大也，热大甚于内，昏冒正气，使不识人，至于循衣摸床，惕而不安，微喘直视。伤寒阳胜而阴绝者死，阴胜而阳绝者死。热剧者，为阳胜。脉弦为阴有余，涩为阴不足。阳热虽剧，脉弦，知阴未绝而犹可生；脉涩则绝阴，故不可治。其邪热微而未至于剧者，但发热谵语，可与大承气汤，以下胃中热。经曰：凡服下药，中病即止，不必尽剂。此以热未剧，故云一服利，则止后服。

赵嗣真：《活人书》云：弦者阳也，涩者阴也。阳病见阳脉者生。在仲景脉法中，弦涩属阴不属阳得无疑乎？今观本文内，脉弦者生之"弦"字，当是"滑"字。若是"弦"字，弦为阴负之脉，岂有必生之理，惟滑脉为阳，始有生理。滑者通，涩者塞，凡物理皆以通为生，塞为死。玩上条脉滑而疾者小承气主之，脉微涩者，里虚为难治，益见其误。

《金鉴》：若因循失下，以致独语如见鬼状，病势剧者，则不识人，循衣摸床，惊惕不安，微喘直视，是一切阳亢阴微，孤阳无依，神明扰乱之象。当此之际，惟诊其脉滑者为实，堪下则生；涩者为虚，难下则死。

【解析】 各注家对本条的认识，大同小异。以成氏的注释清晰明了，切中肯綮。本条意在说明，伤寒日久不愈而见腑实内结者，多有严重的津液耗损，病情较轻者，尚可与大承气汤，急下存阴；津伤欲竭，邪盛正衰者，禁用本方攻下。危候虽多而脉弦者，"知阴未绝，而犹可生"，"脉涩则阴绝"，预后不良。阴未绝，则正气尚能与邪相争，故脉弦，尚可用大承气急下存阴，以救万一；阴已绝，则正衰无力与邪相争，故脉涩。对于这种情况，仲景虽未明言，但不可用承气攻下之意已在其中。214条进一步明确指出："脉反微涩者，里虚也，为难治，不可更与承气汤也。"对此后世所创的滋阴攻下的增液承气汤等方，可酌情试用。

本条以脉之弦、涩，察津液之存亡，对临证判断预后，及时采取相应的救治措施，有一定的实际意义。

【验案】 狂证：50岁，男，工人。因胡语、不寐、躁动、拒食1周入院。既往有高血压史。入院时血压172.5/105毫米汞柱，心肺听诊无异常，言语错乱，目中不了了，疑神见鬼，躁扰不宁。腹部坚硬拒按，便秘6日。西医诊断：高血压性精神障碍。经降压、镇静等措施，诸症不减，后请中医会诊。观其舌红苔焦黄起刺，脉来弦滑有力。辨证为热结阳明，腑浊内闭，神明受扰，症属狂证。急投峻下热结之大承气汤作釜底抽薪法。方用大黄、厚朴、枳实、芒硝各 15 克。服药 1 剂，翌日得下宿垢半盂，臭秽满屋，顿觉神清气爽，躁扰得宁。继以养阴清热，化痰醒胃之剂缓图，病情日臻佳境，2 周后病愈出院。（张一鸣《四川中医》）

【原文】 阳明病，其人多汗，以津液外出，胃中燥，大便必鞕，鞕则谵语，小承气汤主之。若一服谵语止者，更莫复服。(213)

小承气汤方

大黄四两（酒洗） 枳实三枚（炙） 厚朴二两（去皮，炙）

上三味，以水四升，煮取一升二合，去滓，分二服。初一服谵语止，若更衣者，停后服。不尔，尽服之。

【提要】 阳明病多汗津伤致胃燥内实的证治和小承气汤的使用方法。

【选注】 柯韵伯：阳明主津液所生病，故阳明病多汗。多汗是胃燥之因，便硬是谵语之根。一服谵语止，大便虽未利，而胃濡可知矣。

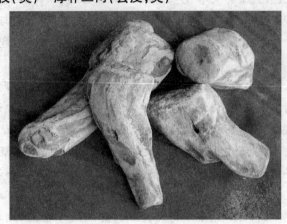

大黄

徐灵胎：谵语由便硬，便硬由胃燥，胃燥由于津少，层层相因，病情显著。

【解析】 阳明病汗多，津液外泄，胃中干燥，以致便硬；腑热上扰心神则谵语。说明津伤化燥是便硬内实之因。正如徐氏所说"谵语由便硬，便硬由胃燥，胃燥由于津少，层层相因"。因燥结尚未甚，故以小承气和其胃气，如一服谵语得止，则停服，改以他药调理，过服则伤正气。

【验案】 李某，男，34 岁。其人体健，平素多食而卧，感寒而致高热，体温 39.9℃，经西医治疗 7 日始退。出院后因食而复发热，体温 38.1℃，又历 4 日。大便 3 日未行，舌质红，苔黄厚，脉滑数有力，腹满痛而拒按。诊为阳明实证。处以泄热通便，消滞除满之法。处方：酒大黄 10 克，厚朴 12 克，枳实 10 克，1 剂。次日复诊：大便已下，高热退，唯午后自觉烦热，此乃潮热之轻者。兼参舌脉，原方 2 剂，分 4 次，每日 2 次服，药尽痊愈。（《北京中医杂志》）

【原文】 阳明病，谵语，发潮热[1]，脉滑而疾[2]者，小承气汤主之。因与承气汤一升，腹中转气[3]者，更服一升；若不转气者，勿更与之。明日又不大便，脉反微涩[4]者，里虚也，为难治，不可更与承气汤也。(214)

【注释】 ①潮热：形容发热有定时增高现象，如潮水定时而至。又因潮热多见于傍晚之时，故又叫作"日晡潮热"。

②脉滑而疾:指脉象圆滑流利,应指快速。

③腹中转气:即腹中转矢气,俗称放屁。

④脉反微涩:指脉象微而无力,指下塞涩。与前文脉滑而疾相对。

【提要】 小承气汤的脉证、用法和禁忌。

【选注】《金鉴》:阳明病,谵语,潮热,脉滑而疾,是可攻之证脉也。然无疾濈然之汗出,与小便数、大便硬燥实等证,则不可骤然攻之,宜先与小承气汤一升试之,若腹中转失秽气,则知肠中燥屎已硬,以药少未能遣下,所转下者,但屎之气耳。可更服一升促之,自可下也。若不转失气,则勿更与服,俟明日仍不大便,诊其脉仍滑疾则更服之。今脉反见微涩,则是里虚无气,不能呈送,故为难治,所以不可更与承气汤也。

周禹载:脉之滑疾,正与微涩相反,何未经误下,便乃如此悬绝耶!谵语潮热,明明下证,假使证兼腹满硬痛,或手足濈然汗出,仲景此时竟行攻下,当不俟小承气试之矣。假使下证总未全见,而脉实大有力,即欲试之,一转矢气,此时仲景亦竟行攻下,当不俟小承气再试之矣。然其所以然者,正疑其人痰结见滑,得热变疾,胃气早虚者有之,故一见滑疾,便有微涩之虑,此所以一试再试,而不敢攻也。故曰里虚之候,治之为难,不但大承气所禁,即小承气也不可与。

山田正珍:小字衍文,当从《脉经》《千金翼》删之……承气汤不言大小者,要在随证辨用也。

柯韵伯:然滑有不同,又当详明,夫脉弱而滑,是有胃气,此脉来滑疾,是失其常度,重阳必阴,仲景早有成见,故少与小承气试之。

【解析】 本条可分三段。第一段从"阳明病"至"小承气汤主之",指出辨证论治当脉证合参,选方用药当慎重。阳明病,见谵语,潮热,多为阳明腑实燥结之证,如手足濈然汗出,脉沉实有力等伴见,则为肠中燥屎内结较重,可用大承气汤攻之。如见脉滑而疾,表明燥结程度未甚,气机尚能运转,则属小承气汤证。滑主热,热邪鼓动,气血奔腾,故滑而疾。脉滑而疾反映了阳明燥结的程度,表明燥结程度未甚,气机尚能运转,不指单一脉象。第二段从"因与承气汤一升"至"勿更与之",指出对于复杂的病证,若掌握不准,可用试探的方法,即小承气汤的治疗性诊断。服小承气汤后,要注意腹中是否转气,转气者内有燥屎,可继服第二次,以增强通下的力量。若不转气者,知燥屎未成,若大便初硬后溏,则不可再用。第三段从"明日又不大便"至"不可更与承气汤",指出药后脉微涩者,属里虚证,即使有不大便,亦不可再用承气汤。主要应用脉象的变化推断药后不大便的虚实。若药后明日又不大便,见脉大者则脉证相符,当攻之。若脉反微涩者,为气虚血少,虚中挟实之证,攻实则伤正,扶正则碍邪,故云"难治"。"难治",并非不治。"不可复与承气汤"指不能单纯用承气汤攻下,可用攻补兼施之法,扶正攻邪,如后世新加黄龙汤,增液承气汤等可酌情选用。

【原文】 阳明病,谵语有潮热,反不能食者,胃中必有燥屎五六枚也。若能食者,但鞭耳。宜大承气汤下之。(215)

【提要】 以能食与否辨阳明燥屎结聚的程度。

【选注】 张璐:此以能食不能食,辨燥结之微甚也。详仲景言,病人潮热谵语,皆胃中热盛所致。胃热则能消谷,今反不能食,此必热伤胃中津液,气化不能下行,燥屎逆攻于胃之故,宜大承气汤急祛亢极之阳,以救垂绝之阴。若能食者,胃中气化自行,热邪原不为盛,津液不致大伤,大便虽硬而不久自行,不必用药反伤其气也。若以能食便硬而用承气,殊失仲景平昔顾虑津液之旨。

【解析】 张氏抓住了此段的核心,之所以可用能食不能食辨燥屎,是因为不能食反映出热伤胃中津液,燥屎结于肠胃。燥结甚的,当用大承气汤无疑。据213条,胃中津伤而燥结不甚的,又可用小承气汤。所以《脉经》云"承气汤主之",而不言大小是有道理的。

本条是对212条的再一次补充:阳明病,潮热,谵语,若不能食用大承气汤;若能食,则不可用。

本证不能食和190条"不能食名中寒"的不能食不同。本证是因胃热伤津,燥屎结于肠中,而致胃气不行;190条则是由于胃寒不能化谷。故本证宜攻下,彼证则宜温补。

【原文】 阳明病,下血①谵语者,此为热入血室,但头汗出②者,刺期门,随其实而泻之,濈然汗出则愈。(216)

【注释】 ①下血:是指月经。

②头汗出:是里热上蒸所致。热结于血室,不得外越,所以身无汗。

【提要】 阳明病热入血室的证候和治法。

【选注】 汪琥:按此条当亦是妇人病。邪热郁于阳明之经,迫血从下而行,血下则经脉空虚,热得乘虚而入其室,亦作谵语。《后条辨》云,血室虽冲脉所属,而心君实血室所主,室被热扰,其主必昏故也。但头汗出者,血下夺则无汗,热上扰则汗蒸也。刺期门以泻经中之实,则邪热得除,而津液回复,遂濈然汗出而解矣。或问此条病仲景不言是妇人,所以尚论诸家,直指为男子。今子偏以妇人论之,何也?余答云,仲景于太阳篇中,一则曰妇人中风云云,经水适来,此为热入血室。再则曰妇人中风云云,经水适断,此为热入血室。三则曰妇人伤寒云云,经水适来。此为热入血室,则是热入血室,明系妇人之证,至此实不待言而可知矣。且也此条言下血,当是经水及期而交错妄行,以故血室有亏,而邪热得以乘之,故成热入血室之证。

张隐庵:此言阳明下血谵语,无分男女,而为热入血室也。下血者,便血也,便血则血室内虚。冲脉、任脉,皆起于胞中,而上注心下,故谵语,此为血室虚而热邪内入,但头汗出者,热气上蒸也。夫热入血室,则冲任气逆而肝藏实,故当刺肝之期门,乃随其实而泻之之义。夫肝藏之血,充肤热肉,澹渗皮毛,濈然汗出,乃皮肤之血液为汗,则胞中热邪共并而出矣。

成无己:伤寒之邪,妇人则随经而入,男子由阳明而传,以冲之脉,与少阴之络起于肾,女子邪感,太阳随经,便得而入冲之经,并足阳明,男子阳明内热,方得而入也。冲之得热,血必妄行,在男子则下血谵语,在妇人则月事适来适断,皆以经气所虚,不能独伤人者是矣。

柯韵伯:血室者,肝也,肝为藏血之脏,故称血室。女以血用事,故下血之病最多。若男子非损伤,则无下血之病,惟阳明主血所生病,其经多血多气,行身之前,邻于冲任,阳明热感,侵及血室,血室不藏,溢出前阴,故男女俱有是证。

沈芊绿:然则血室之说,成氏主冲,柯氏主肝,二说虽并,其实则同。主冲者就其源头而言,主肝者就其藏聚处言。血必有源而出,不有源,则无根;血必聚处而藏,不有聚,则散漫无所收,于此二处而为血之室,其旨同也。

丹波元简:特汪氏以妇人论之,可谓超卓之见矣。

【解析】 阳明病,症见谵语,一般为热在气分,或属腑实之证,皆因邪热上犯心神所致。但本证伴见下血而非大便硬,为阳明热盛,侵入血室,邪热迫血妄行,故下血,邪热与瘀血相结,血热上扰心神,故发谵语,血热熏蒸于上,故头汗出。本证与阳明腑实证情相似而实不同,阳明腑实证有腹胀满疼痛,大便不通。热入血室主证为下血,并当伴有胸胁或少腹急结硬痛等症。因血室隶属于肝脉,故刺期门以泻其实,期门为肝之募穴,肝经气汇聚于胸腹之处,刺期门可使邪热从外宣泄,经络疏通邪热外解,故濈然汗出而解。关于血室的部位和热入血室的治疗原则等,详见太阳病篇有关条文。

【原文】 汗出,谵语者,以有燥屎在胃中,此为风也。须下者,过经①乃可下之。下之若早,语言必乱,以表虚里实故也。下之愈,宜大承气汤。(217)

【注释】 ①过经:太阳表证与阳明里证二者同见,若表证已罢,纯见里证者,叫做过经。

【提要】 明腑证兼太阳表证,须表解方可攻下。

【选注】 成无己:胃中有燥屎则谵语,以汗出为表未罢,故云风也。燥屎在胃则当下,以表未和,则未可下,须过太阳经,无表证,乃可下之。若下之早,燥屎虽除,则表邪乘虚复陷于里,为表虚里实,胃虚热甚,语言必乱,与大承气汤却下胃中邪热则止。

章虚谷:经邪入府,下之则愈,宜用大承气汤。倘下早而语乱,当用救治之法,非谓仍用大承气也。此倒装文法,不可错解。

山田正珍:"风"当作"实",传写之误也。

【解析】 本条指出了阳明腑证的一个特殊情况,即兼表证,为表虚里实时的治疗,强调必俟表证已罢,方可攻之。之所以认为是表虚,是因"汗"。表虚(太阳中风)可自汗,但阳明亦本有汗出,所以特意指出"此为风也"以别之。但临床单凭汗出这一点即认为是兼太阳表证,未免根据不足,应结合其他太阳中风证的特征。

成氏认为大承气汤是用于误下之后,使人混淆不清,因下之若早,语言必乱,是说明过早应用人承气汤的后果,而不是说误下之后再用大承气汤,章氏指出用大承气汤是倒装文法,符合条文本意。

【原文】 伤寒四五日,脉沉而喘满,沉为在里,而反发其汗,津液越出,大便为难,表虚里实,久则谵语。(218)

【提要】 讨论里实证误用汗法致大便难谵语的变证。

【选注】 柯韵伯:喘而胸满者,为麻黄证,然必脉浮者,病在表,可发汗。今脉沉为在里,则喘满属于里矣。反攻其表则表虚,故津液大泄。喘而满者,满而实矣,因转属阳明,此谵语所由来也。宜少与调胃。汗出为表虚,然是陪语,归重只在里实。

成无己:邪气入内之时,得脉沉而喘满,里证具也,则当下之;反发其汗,令津液越出,胃中干燥,大便必难,久则屎燥,屎燥胃实,必发谵语。

【解析】 本论203条云:"阳明病,脉迟,虽汗出不恶寒者,其身必重,短气,腹满而喘,有潮热者,此外欲解,可攻里也。"由此可见,阳明里热结实,腑气不通,肺胃之气不降,必发喘息满闷。里证喘满,其脉必沉,与寒邪束表、肺失宣降之脉浮、胸满而喘,在病机、脉证上截然不同。若临证不辨表里,误发阳明里实之汗,伤表气以越津液,必致津伤燥结更甚而谵语。通过学习本条,进一步说明了脉证合参的重要性。

【原文】 三阳合病^①,腹满,身重难以转侧,口不仁^②,面垢^③,谵语遗尿。发汗则谵语,下之则额上生汗,手足逆冷。若自汗出者,白虎汤主之。(219)

【注释】 ①三阳合病:合病,指两经或三经证候同进出现者。三阳合病,即太阳、少阳、阳明三经的证候同时出现。

②口不仁:指言语不利,食不知味。

③面垢:指面部如蒙油垢。

【提要】 三阳合病证治。

【选注】 《金鉴》:三阳合病者,太阳、阳明、少阳合而为病也,必太阳之头痛发热,阳明之恶热、不眠,少阳之耳聋、寒热等证皆俱也。太阳主背,阳明主腹,少阳主侧,今一身尽为三阳热邪所困,故身重难以转侧也。胃之窍出于口,热邪上攻,故口不仁也。阳明主面,热邪蒸越,故面垢也。热结于里则腹满,热盛于胃故谵语也,热迫膀胱则遗尿,热蒸肌腠故自汗也。证虽属于三阳,而热皆聚于胃中,故当从阳明热证主治也。若从太阳之衰发汗,则津液愈竭,而胃热愈深,必更增谵语;若从阳明之里下之,则阴益伤而阳无依则散,故额汗肢冷也。要当审其未经汗下,而身热汗自出者,始为阳明之证,宜主以白虎汤,大清胃热,急救津液,以存其阴可也。

柯韵伯：此本阳明病，而略兼太、少也。胃气不通，故腹满；阳明主肉，无气以动，故身重；难以转侧，少阳行身之侧也；口者，胃之门户，胃气病，则津液不能上行，故不仁。阳明则颜黑，少阳病，面微有尘，阳气不荣于面，故垢。膀胱不约为遗溺，遗溺者，太阳本病也。虽三阳合病，而阳明证多，故当独取阳明矣。无表证，则不宜汗；胃未实，则不当下，此阳明半表里证也。里热而非里实，故当用白虎，而不当用承气。若妄汗则津竭而谵语，误下则亡阳而额汗出，手足厥也。此自汗出，为内热甚者言耳。

钱潢：《灵枢》曰，胃和则口能知五味矣。此所云口不仁，是亦阳明胃家之病也。

【解析】 注家中以《金鉴》之注为切当。三阳合病，由于热邪亢盛，充斥三阳，所以身重不能转侧；胃气不能通畅，故腹满；胃热炽盛，故口不仁，面垢；热扰神明故谵语；热迫太阳之腑故遗尿。此热邪弥漫上下内外，而见自汗，应独清阳明之热，以白虎汤主之。如误汗则津液外泄，里热愈炽，谵语愈甚。本无里实便硬，误用承气攻下则阴竭而阳无所附，可见亡阳额汗出，手足逆冷等险证。

【原文】 二阳并病[①]，太阳证罢，但发潮热，手足漐漐汗出，大便难而谵语者，下之则愈，宜大承气汤。(220)

【注释】 ①二阳并病：并病，指一经证候未罢而又出现另一经证候者。此指太阳病证未罢，又出现阳明病证者。

【提要】 二阳并病，表邪已解的证治。

【选注】 成无己：本太阳病并于阳明，名曰并病。太阳证罢，是无表证；但发潮热，是热并阳明。一身汗出为热越，今手足漐漐汗出，是热聚于胃也，必大便难而谵语。经曰：手足漐然而汗出者，必大便已硬也。与大承气汤以下胃中实热。

柯韵伯：太阳证罢，是全属阳明矣。先揭二阳并病者，见未下时便有可下之证，今太阳一罢，则种种皆下证矣。

【解析】 邪在太阳宜用汗法，邪在阳明宜用下法。二阳并病，指太阳表证未解，又见阳明里证，治当小发其汗，详见太阳病篇48条。今二阳并病，太阳表证已罢，邪热全入阳明。阳明里热向外蒸腾，故证见潮热、手足汗出；腑气不通，里实结滞，故见大便难；邪热上扰心神，故发谵语。四证并见，说明阳明热结已经形成。故宜用大承气汤通下腑实，荡涤燥结，则病可愈。

【原文】 阳明病，脉浮而紧，咽燥，口苦，腹满而喘，发热汗出，不恶寒，反恶热，身重。若发汗则躁，心愦愦[①]，反谵语。若加温针，必怵惕[②]，烦躁不得眠。若下之，则胃中空虚，客气动膈，心中懊憹，舌上胎[③]者，栀子豉汤主之。(221)

【注释】 ①心愦愦：愦，心乱之意。形容病人心中烦乱不安。

②怵惕：指恐惧、惊惕的样子。

③舌上胎：胎同苔，指舌面有黄白相兼之薄苔。

【提要】 阳明经证及误治后的各种变证和治疗。

【选注】《金鉴》：此承前条（220）互发其义，以明其治也。前条表证居多，戒不可误下；此条表里混淆，脉证错杂，不但不可误下，亦不可误汗也。若以脉浮而紧，误发其汗，则夺液伤阴，或加烧针，必益助阳邪，故谵语烦躁，怵惕愦乱不眠也；或以证之腹满、恶热，而误下之，则胃中空虚，客气邪热，扰动胸膈，心中懊侬，舌上生胎，是皆误下之过，宜以栀子豉汤一涌而安也。若脉浮不紧，证无懊侬，惟发热，渴欲饮水，口干舌燥者，为太阳表邪已衰，阳明燥热正甚，宜白虎加人参汤，滋液以生津。若发热，渴欲饮水，小便不利者，是阳明饮热并盛，宜猪苓汤利水以滋干。

成无已：脉浮发热，为邪在表；咽燥口苦，为热在经；脉紧，腹满而喘，汗出，不恶寒，反恶热，身重，为邪在里。此表里俱有邪，犹当双解之。若发汗攻表，表热虽除，而内热益甚，故躁而愦愦，反谵语。愦愦者，心乱。经曰：荣气微者，加烧针则血不行，更发热而躁烦。此表里有热，若加烧针，则损动阴气，故怵惕烦躁则不得眠也。若下之，里热虽去，则胃中空虚，表中客邪之气乘虚陷于上焦，烦动于膈，使心中懊侬而不了了也。舌上胎黄者，热气客于胃中；舌上胎白，知热气客于胸中，与栀子豉汤，以吐胸中之邪……下后邪热不客于上焦而客于中焦者，是为干燥烦渴，与白虎加人参汤散热润燥……邪气自表入里，客于下焦，三焦俱带热也。脉浮发热者，上焦热也；渴欲饮水者，中焦热也；小便不利者，邪客下焦，津液不得下通也，与猪苓汤利小便以泻下焦之热也。

柯韵伯：连用五"若"字，见仲景说法御病之详。栀子豉汤所不及者，白虎汤继之，白虎汤不及者，猪苓汤继之，此阳明起手之三法。所以然者，总为胃家惜津液，既不肯令胃燥，亦不肯令水渍入胃耳。

喻嘉言：汗出，不恶寒，反恶热，身重四端，则皆阳明之见症。

钱潢：舌上胎，当是邪初入里，胃邪未实，其色犹未至于黄黑焦紫，必是白中微黄耳。

程郊倩：热在上焦，故用栀子豉汤；热在中焦，故用白虎加人参汤；热在下焦，故用猪苓汤。

俞长荣：由于阳明初受邪，里热虽盛，但尚无燥屎。在治疗原则上不宜发汗、攻下，又忌温针，只宜清热。而医家辨证往往忽略，汗、下误施，因此变证多端。如果心中懊侬，舌上有苔的，这是热邪留滞胸膈，应以栀子豉汤清宣邪热（221条）；如果热盛，津液损耗而出现大汗出、口干、舌燥、烦渴引饮的，宜人参白虎汤清热生津（第222条）；如果渴欲饮水，但汗出不盛，且小便不利的，则宜猪苓汤滋燥而利水。

【解析】第221条证见发热汗出，不恶寒，反恶热。参阳明篇182条"阳明病，外证云何？答曰：身热，汗自出，不恶寒，反恶热也"，显然为阳明经证，邪热壅盛于里无疑。然脉见浮紧，症见咽燥口苦，似是太阳脉和少阳证，加上前证当为三阳合病？仔细辨析，脉虽浮紧而无恶寒发热之太阳表证，症见咽燥口苦而无往来寒热等少阳证，故仍当辨为阳明经病初受邪时，证虽变而脉未变，燥热上冲故咽燥口苦，这一点喻嘉言、俞长荣注解紧紧抓住身热汗出等主症较妥帖。阳明热盛,气机阻碍故腹满而喘,阳明主一身肌肉,热盛伤气故身重。所以此时仍当清热,用白虎汤,而不可以发汗或温针。虽腹满而不谵语,邪热尚未内结成实,故不可攻下。这一点诸家基本一致。正如柯韵伯指出:"脉虽浮不可为在表而发汗,脉虽紧不可以身重而加温针,胃家初实,尚未燥硬,不可以喘满、恶热而攻下。"可谓明矣。

今医者不明,误以发汗,津伤热炽,扰动心神而烦躁谵语;误温针,以热助热,而惊恐失眠;误用攻下,徒伤胃气,造成胃中空虚,邪热乘虚内扰胸膈,胸中郁闷不舒,舌苔白中微黄,用栀子豉汤清热除烦。成无己、钱潢补充了舌苔之色,可供参考。但成氏误以栀子豉汤为涌吐之剂,不甚妥帖。

【原文】 若渴欲饮水,口干舌燥者,白虎加人参汤主之。(222)

【提要】 阳明热盛津伤的证治。

【解析】 本条承接211条而来,假设阳明病误下后的另一种病情。下后里热炽盛未能缓解,而且津气受到严重损伤,出现渴欲饮水,口干舌燥者,则属热盛津伤之证,故用白虎加人参汤清解阳明里热,益气生津。本病病因病机为胃热炽盛,无形邪热充斥内外。其辨证要点当有发热,烦渴,汗出,脉洪大,腹满身重,难以转侧,口不仁,面垢,神昏谵语,遗尿等。治则用辛寒清热,生津止渴之法,方选白虎加人参汤。

【按语】

白虎加人参汤和白虎汤均为阳明里热炽盛,所不同者,津伤的程度不同。临床使用时,凡白虎汤证津气耗伤严重者可用白虎加人参汤;白虎加人参汤主诉应为口渴欲饮,汗液大泄等,凡脉洪大而芤或脉虚数无力者、凡失血之后、年老体弱者使用白虎加人参汤。

【原文】 若脉浮,发热,渴欲饮水,小便不利者,猪苓汤主之。(223)

【提要】 承221条,讨论阳明津伤水热互结的证治。

【解析】 本条承221条而来,"若"为假设之词,当和221条、222条参看,意在阐述阳明病误下后有余热留扰胸膈者,有里热太盛津气受伤者,也有下后出现水热互结之证者。本条是下后津液受伤,阳明余热犹存,邪热鼓动血脉,脉应之而浮,里热达表,故见发热。邪热灼伤津液,津液受伤,不能上承于口,故见渴欲饮水。水热结于下焦,膀胱气化不利,故见小便不利。本证因津伤水气不利所致,故以猪苓汤清热育阴利水。

猪苓汤本证脉浮、发热当和太阳表证鉴别。若伴头项强痛,恶寒者,当属太阳表证。伴渴欲饮水,小便不利者,非太阳病。因有小便不利,故为水热结于下焦之证。从221条至223条中,仲景连用五个"若"字,意在设法御病。并不是指疾病必然这样转化。阳明热证误下后的处理,也就是阳明起手三法。猪苓汤证当和五苓散证鉴别。二证都有脉浮发热,小便不利,渴欲饮水之证,但五苓散证为膀胱气化不行,水蓄下焦所致,猪苓汤证为津伤热扰,水气不利所致;在证候表现上,五苓散证有烦渴,甚则水入即吐,或兼表证,而猪苓汤证有心烦不眠,舌质红绛等。猪苓汤功能育阴润燥,清热利水,用于津伤水气不利,本方为五苓散去桂枝,白术加阿胶,滑石而成,五药合方,利水而不伤阴,滋阴而不敛邪,使水气去,邪热清,阴液复,诸症自除。本证重在水气不利,次为阴虚有热,故方中以淡渗利水为主,只有阿胶一味滋阴,适用于水蓄于内,里热阴虚之证。

【验案】 高某,女性,干部,患慢性肾盂肾炎,因体质较弱,抗病能力减退,长期反复发作,久治不愈。发作时有高热,头痛,腰酸,腰痛,食欲不振等症状,尿意窘迫,排尿少,有不快与疼痛感。尿检查:混浊,有脓细胞,上皮细胞,红细胞、白细胞等;尿培养:有大肠杆菌。中医诊断:淋病。此为湿热侵及下焦,法宜清利下焦湿热,选张仲景《伤寒论》猪苓汤。因本方为治下焦蓄热之专剂,淡能渗湿,寒能清热。茯苓甘淡,渗脾肾之湿;猪苓甘淡,泽泻咸寒,泄肾与膀胱之湿;滑石甘淡而寒,体重降火,气轻解肌,彻除上下表里之湿热;阿胶甘平滑润,既能通利水道,使热邪从小便下降,又能止血。即书原方予服。猪苓12克,茯苓12克,滑石12克,泽泻18克,阿胶9克(烊化兑服)。水煎服6剂后,诸症即消失。另嘱病人多进水分使尿量每日保持在1500毫升以上。此病多属正气已伤,邪气仍实的虚实兼证类型,故嘱其不发作时,服肾气丸药物,以扶正而巩固疗效。(《岳美中医案集》)

【原文】 阳明病,汗出多而渴者,不可与猪苓汤,以汗多胃中燥,猪苓汤复利其小便故也。(224)

【提要】 本条论述猪苓汤的使用禁忌。

【选注】 成无己:《针经》曰,水谷入于口,输于肠胃,其液别为五,天寒衣薄则为溺,天热衣厚则为汗,是汗溺一液也。汗多为津液外泄,胃中干燥,故不可与猪苓汤利小便也。

柯韵伯:阳明病,重在亡津液,饮水多而汗不多,小便不利者,可与猪苓汤利之。若汗出多,以大便燥,饮水多,即无小便,不可利之。不知猪苓汤本为阳明饮多而用,不为阳明利水而用也,不可与猪苓汤,即属腑者不令溲数之意,以此见阳明之用猪苓,亦仲景不得已之意矣。汗多而渴,当白虎汤;胃中燥,当承气汤,具在言外。

【解析】 猪苓汤虽有阿胶滋阴,究以利水诸药为主。若汗出多而口渴,是汗多而津液已伤,引水自救之证。汗出既多,胃中必燥,此时即有小便不利,也不可轻易利水,因汗溺同源于津液,汗既夺于外,溺再夺于下,津液更耗而危亡立待。成氏据《灵枢·五癃津液别》立论较高,柯氏补充此条方治可参。但本证汗多口渴似以白虎加人参汤为切。

【原文】 脉浮而迟,表热里寒,下利清谷者,四逆汤主之。(225)

【提要】 本条论述表热里寒的证治。

【选注】 成无己:浮为表,迟为里寒。下利清谷者,里寒甚也,与四逆汤,温里散寒。

尤在泾:脉迟为寒,而病系阳明,则脉不沉而浮也。寒中于里,故下利清谷,而阳为阴迫,则其表反热也。四逆汤为复阳散寒之剂,故得主之。

柯韵伯:脉浮为在表,迟为在脏,浮中见迟,是浮为表虚,迟为脏寒。未经妄下而利清谷,是表为虚热,里有真寒矣……此是伤寒讧,然脉浮表热,亦是病发于阳,世所云漏底伤寒也。必其人胃气本虚,寒邪得以直入脾胃,不犯太少二阳,故无口苦、咽干、头眩、项强痛之表征,然全赖此表热,尚可救其里寒。

钱潢:此与少阴、厥阴,里寒外热同义,若风脉浮而表热,则浮脉必数,今表虽热而脉迟,则知阴寒在里,阴盛格阳于外,而表热也。虚阳在外故脉浮,阴寒在里故脉迟,所以下利清谷,此为真寒假热,故以四逆汤祛除寒气,恢复真阳也。若以为表邪而汗之则殆矣。

章虚谷:脉浮身热,是有表邪,而不知其脉迟为阳虚里寒,以四逆汤急救脾肾之阳,用生附配干姜从里达表,其外邪亦可解散而不致内陷矣。

魏荔彤:此虽有表证,且不治表而治里,则虽有阳明假热之证,宁容不治真寒,而治假热乎?是皆学者所宜明辨,而慎出之者也。

丹波元简:此其实少阴病,而假现汗出恶热等阳明外证者,故特提出斯篇。

【解析】 脉迟和下利清谷,是阴寒内盛,阳气衰微,内藏虚寒,不能运化水谷之证,各家均认为这是本条的辨证要点。至于对"表热"的分析,则有两种不同看法:

(1)成氏、章氏认为脉浮、身热是兼有表邪。他们认为本证若无下利清谷,单见表热之症状,毫无疑问,应治以解表。今脉浮表热,并见下利清谷,而且其脉兼迟,说明阳虚里寒为急,故当先以温里为要,虽有表证、表脉兼在,也应从缓而图之。这是将本条也看作是表里同俱,里虚为急,先救其里的治疗原则,与太阳篇91条"伤寒,医下之,续得下利清谷不止,身疼痛者,急当救里;后身疼痛,清便自调者,急当救表"的治疗原则具有同一意义。

(2)尤氏、柯氏、钱氏、魏氏等均认为本条表热当是虚热、假热。如尤氏说:"阳为阴迫,则其表反热。"钱氏也说:"阴盛格阳于外而表热,虚阳在外故脉浮。"并认为此条"表热里寒"与少阴篇317条和厥阴篇370条的"里寒外热"同义,故当用四逆汤回阳而救逆,还阳以归舍。丹波元简也持同样看法,并补出"汗出恶热"一症,于临床辨证确有实际意义。我们认为,这一看法似与原文精神更较切合。仲景将此条列于阳明篇,正是示人临床认证必须至精至细,切勿将阴盛格阳,虚阳不敛的脉浮,汗出恶热,兼见脉迟、下利清谷之表假热里真寒证,误认为阳明表热证,否则,误以表证、热证治疗,妄投汗法、清法,则亡阳之变,可以立待。

一般情况下,风寒束表,脉应之而浮,故浮脉多主表。但浮脉亦主热证,由于邪热鼓动血脉,故脉应之亦浮,浮而有力者为实热,浮而无力者为虚热。迟脉多主虚寒,但沉迟并见且有力者主阳明里实。今脉浮而迟,当为阳气内虚,阴寒内盛,虚阳外越,故脉浮而迟,此为真寒假热之证,由于脾肾阳虚,不能运化水谷,谷物不化从大便而出,故下利清谷。故原文说"表热里寒",即外假热,里真寒。综上,本证为少阴阳衰阴盛,火不能生土,土不暖则不能受纳,腐熟无权,水谷不化而被排出体外,故见下利清谷者,急当回阳救逆,用四逆汤。否则必致热去阳亡,若误汗则阳随汗泄,虚阳外亡。

【原文】 若胃中虚冷,不能食者,饮水则哕。(226)

【提要】 胃中虚寒的辨证。

【选注】 成无己:哕者,咳逆是也。《千金》曰:"咳逆者,哕逆之名。"胃中虚冷,得水则水寒相搏,胃气逆而哕。

《金鉴》:若其人胃中虚冷,不能食者,虽不攻其热,饮水则哕,盖以胃既虚冷,复得水寒,故哕也,宜理中汤加丁香、吴茱萸,温而降之可也。

喻嘉言:表热里寒,法当先救其里,太阳经中亦用四逆汤,其在阳明更可知矣。此条比前条虚寒更甚,故不但攻其热必哕,即饮水亦哕也。

汪琥:若胃中虚冷不能食,饮水则水寒相搏,气逆而亦为哕矣,法当大温。

柯韵伯:阳明病不能食者,虽身热恶热,而不可攻其热。不能食,便是胃中虚冷,用寒以彻其表热,便是攻,非指用承气也。伤寒治阳明之法利在攻,仲景治阳明之心,全在未可攻,故谆谆以胃家虚实相告耳。

章虚谷:哕者,近世名呃逆,或空呕亦名哕,比呃逆为轻,皆由其人本元内虚故也。更当验之,若胃中虚冷不能食者,饮水则哕,如不哕,则非虚寒,其不能食,必有所因矣。

【解析】 关于本条所说的哕证,包括两个内容:第一个内容是指《灵枢·杂病》所说的哕,即呃逆。第二个内容是指干呕。干呕是有声无物的呕吐,平素所说的"干哕",是指恶心,欲吐之前的感觉。两个内容不同,至于本条所说的哕证,很难确定是指哪一个。章氏在论证了两者区别之后说:"皆由其人本元内虚故也。"

本条以不能食、饮水则哕作为胃中虚冷的辨证依据,很有临床指导意义。不能食可见于多种原因,诸如肝郁气滞,阴虚火旺,胃中有热,燥实结滞等都可影响饮食,用饮水则哕来鉴定属于胃中虚冷是可靠的。章虚谷认为:"如不哕,则非虚寒,其不能食,必有所因矣。"这是他多年的临床体验。用口渴与否,饮水后能否消受来鉴别是否有热,不也是临床常用的辨证方法吗?至于饮水则哕的病机,注家见解一致,是胃中虚冷,饮水后,水寒相搏,胃气上逆所致。

【原文】 脉浮,发热,口干鼻燥,能食者则衄。(227)

【提要】 本条辨阳明气分热盛迫血致衄。

【选注】 张令韶:此论阳明经脉燥热也。夫热在经脉,故脉浮发热;热循经脉而上，故口鼻干燥；不伤胃气，故能食；能食则衄，言病在胃府，非因能食而致衄也。

《金鉴》：阳明病脉浮发热，口干鼻燥，热在经也；若其人能食，则为胃和，胃和则邪当还表作解也。然还表作解，不解于卫，则解营，汗出而解者，从卫解也；衄血而解者，从营解也；今既能食、衄也，则知欲从营解也。

喻嘉言：脉浮发热，口干鼻燥，阳明热邪炽矣，能食为风邪，风性上行，所以衄也。

魏念庭：热盛则上逆，上逆则引血，血上则衄，此又气足阳元之故，热邪亦随之而泄。

【解析】　脉浮者，因热盛蒸腾气血，故脉浮而大。内热外达肌肤，故发热。脉浮发热者，为热在阳明气分。邪热随经上扰，故口干鼻燥。胃热则消谷善饥，今能食者，说明胃热盛衰的程度，即胃热盛。胃热盛于经而不得外发，波及血分，可致气血两燔，伤及阳络，则发衄血。脉浮，发热，口干鼻燥，与能食并见，说明阳明热盛，向内波及血分，损伤阳络则致衄血，若脉浮发热，口干鼻燥而不能食者，阳明内热不盛，则可能不衄。本条当和202条热在血分鉴剧。热在血分者，症见口燥，但欲漱水，不欲咽。热在气血者，症见发热脉浮，口干，鼻燥，能食等。

【原文】　阳明病，下之，其外有热，手足温，不结胸，心中懊憹，饥不能食①，但头汗出者，栀子豉汤主之。(228)

【注释】　①饥不能食：言心中嘈杂，似饥非饥之状。

【提要】　阳明病下之过早，热留胸膈的栀子豉汤证。

【选注】　柯韵伯：外有热是身热未除，手足温尚未濈然汗出，此犹未下前证，见不当早下也。不结胸，是心下无水气，知是阳明之燥化。心中懊憹，是上焦之热不除；饥不能食，是邪热不杀谷；但头汗出而不发黄者，心火上炎而皮肤无水气也。此指下后变证。夫病属阳明，本有可下之理，然外证未除，下之太早，胃虽不伤，而上焦火郁不达，仍与栀子豉汤吐之，心清而内外自和矣。

成无己：表未罢而下者，应邪热内陷也。热内陷者，则外热而无手足寒。今外有热而手足温者，热虽内陷，然而不深，故不作结胸也。心中懊憹，饥不能食者，热客胸中为虚烦也。热自胸中薰蒸于上，故但头汗出而身无汗。与栀子豉汤，以吐胸中之虚烦。

魏念庭：表邪未全入里，乃即以为胃实而遂下之，则其外仍有热，究不能随下药而荡涤也。于是虽热而不潮，手足虽温，而无濈然之汗出，则是在表者仍在表，而下之徒伤其里耳。即不至于全在太阳者误下成结胸，而心中懊憹，饥不能食，但头汗出，其阳明蒸蒸之热，为阴寒之药所郁，俱凝塞于胸膈之上，其证已昭然矣。但病仍带表，既不可再下，且已入里，又不可复发汗，惟有主以栀子豉汤，仍从太阳治也。

舒驰远：此证下伤脾胃，故心中懊憹，饥不能食；头汗出者，阳虚也，法当理脾开胃，兼以扶阳，栀子豉汤，不可用也。

【解析】 明病腑实证,下之当愈。今下后,出现"外有热,手足温,心中懊憹,饥不能食,但头汗出者",是因为阳明腑实未成而早用下法,或有形糟粕虽去,但无形邪热尚在,而郁于胸膈,发为本证。无形邪热弥漫,故外有热,手足温。此证,为未用下法之前已有之证。下后本证仍在,说明虽用下法,但证候未转为太阴虚寒之证。手足温不是一个特定的症状,在此是描述发热的程度,既不同于阳明的发热,又不同于少阴的逆冷。不结胸,为下后邪热未与有形之痰水结于胸膈胁下。郁热扰于胸膈,故心中懊憹。邪热留扰胸膈,影响于胃,胃不能纳谷故不能食,脾未受病,尚能运化水谷,故易饥。邪热蒸腾于上,故见头汗出,当用栀子豉汤清宣胸膈郁热。

【原文】 阳明病,发潮热,大便溏,小便自可①,胸肋满不去者,与小柴胡汤。(229)

【注释】 ①小便自可:即小便还能正常的意思。

【提要】 阳明里实未甚,少阳主证尚在,当从少阳施治。

【选注】 成无己:阳明病潮热,为胃实,大便硬而小便数;今大便溏,小便自可,则胃热未实,而水谷不别也。大便溏者,应气降而胸肋满去;今反不去者,邪气犹在半表半里之间,与小柴胡汤,以去表里之邪。

陈修园:阳明病发潮热,则大便应硬,小便应利矣,今大便溏而小便自可,知其气不涉于大小二便,止逆于胸肋之间也,至胸肋满而不能去者,宜从胸肋而达之于外,以小柴胡汤主之。

方有执:潮热,少阳阳明之涉疑也。大便溏,小便自可,胃不实也;胸肋满不去,则潮热乃属少阳明矣,故须仍用小柴胡汤。

尤在泾:潮热者,胃实也。胃实则大便硬,乃大便溏,小便自可,胸肋满不去,知其邪不在于阳明之府,而入于少阳之经,由胃实而肠虚,是以邪不得聚而复传也,是宜小柴胡以解少阳邪气。

汪琥:此条系阳明病传入少阳之证。阳明病发潮热,若似乎胃家实矣。但胃实者,大便必硬,小便赤涩,今则大便溏,小便自可,是热虽潮,邪犹在经,非入府之证也。更加胸肋满不去者,已传入少阳也,故与小柴胡汤,以和解半表半里之邪。

《金鉴》:阳明病发潮热,当大便硬、小便数也,今大便溏,小便如常,非阳明入府之潮热可知矣。况有胸肋满不去之少阳证乎?故不从阳明治,而从少阳与小柴胡汤主之也。

王肯堂:阳明为病,胃家实也,今便溏而言阳明病者,谓阳明外证身热汗出,不恶寒反恶热也。

钱潢:盖阳明虽属主病,而仲景已云伤寒中风,有柴胡证,但见一证便是,不必悉具。故凡见少阳一证,便不可汗下,惟宜以小柴胡汤和解之也。

程郊倩:如得阳明病而发潮热,似乎胃实之征矣。但胃实必大便硬而小便数,今大便溏,小便自可,是热非入府之热也,再以胸肋征之,则主以小柴胡汤无疑矣。

柯韵伯:潮热已属阳明,然大便溏而小便自可,未为胃实,胸肋苦满,便用小柴胡汤和之,热邪从少阳而解,不复入阳明矣。

孙纯一:阳明病,胃家实,发潮热,若大便闭为邪病结于阳明府矣。临病人当问其所便,而大便溏,小便调和,非阳明府病矣。还须再加细察,而见胸肋满不去者,少阳之脉下胸膈,循胁里,则知为少阳经之病矣。小柴胡汤主之。若胸胁满,大便不溏者,又宜用大柴胡汤矣。一证出入,不可不详。

山田正珍:阳明病有潮热者,大便当硬,小便当数赤,今反大便溏,小便可者,知其人脏腑有虚寒,而邪未实矣。此与柴胡加芒硝条,证全同而因稍有异,故先与小柴胡,以解少阳余邪。凡云与者,皆权用之义,与主字不同也。满,瞒也。胸肋满不去者,是邪犹在少阳,而未全归于里也,故仍以柴胡,解之于中位也。若与柴胡而不解,当与柴胡加芒硝汤。

【解析】 各家对本条的看法大体相同,认为本条是论述阳明里实未甚,而少阳证尚在,应从少阳论治。

潮热是阳明腑实证的主要症状之一,如《伤寒论》中 208 条、209 条、214 条、215 条、220 条等,在论述阳明腑实证时,均把潮热作为一个主要症状提出。潮热虽是阳明腑实证的一个主症,但必须和阳明腑实证的其他一些主症如大便秘结、腹满胀痛拒按、脉沉实有力等结合起来,才能确诊为阳明腑实证。但本条只提出潮热一症,而又指出大便溏,又没有腹满胀痛拒按等症出现,可见是邪虽传阳明而腑实未甚。而本条首冠以阳明病,它应该包括哪些症状呢?我们认为除本条所指出的潮热一症外,还应有腹满、身重等症。也可能还包括王氏所指出的"身热汗出,不恶寒反恶热"等症状。

本条除提出潮热和大便溏等症状外,还指出有胸胁满不去一症,胸胁满即胸胁苦满,是少阳病的主要症状之一,胸胁满一症仍然存在,这是少阳病未解的确据。

我们从整个条文来分析,可以看出本条是阳明里实未甚而少阳之邪尚炽,再结合"有柴胡证,但见一证便是"的辨证精神和遵守先表后里的治疗原则,用小柴胡汤以和解少阳,如腑实较甚可用大柴胡汤。

【原文】 阳明病,胁下鞕满,不大便而呕,舌上白胎者,可与小柴胡汤。上焦得通,津液得下,胃气因和,身濈然汗出而解。(230)

【提要】 阳明与少阳合病的治法及服药后汗解的机制。

【选注】 成无己:阳明病,腹满不大便,舌上苔黄者,为邪热入府,可下;若胁下硬满,虽不大便而呕,舌上白苔者,为邪未入府,在表里之间,与小柴胡汤以和解之。上焦得通则呕止,津液得下则胃气因和,汗出而解。

方有执:此承上条而言,即使不大便而胁下硬满在,若有呕与舌苔,则少阳为多,亦当从小柴胡。上焦通,硬满开也;津液下,大便行也。百体皆气于胃,故胃和则身和汗出而病解。

钱潢：此亦阳明兼少阳之证也。上文虽潮热，而大便反溏，小便自可也；此虽不大便，而未见潮热，皆为阳明热邪未实于胃之证，不大便为阳明里热，然呕则又少阳证也。若热邪实于胃，则舌胎非黄即黑，或干硬，或芒刺矣。舌上白胎，为舌胎之初现，若夫邪初在表，舌尚无胎，既有白胎，邪未必全在于表，然犹未尽入于里，故仍为半表半里之证。

【解析】 本条承229条而来，与229条同属阳明病，但少阳柴胡证未罢，故主用小柴胡汤和解枢机。229条阳明病，发潮热，但大便溏，小便自可，胸胁满不去，其证重在少阳。本条阳明病不大便。但胁下硬满伴呕证，舌苔不是黄燥而见白苔，说明证候仍以少阳为主，故当从少阳论治，可与小柴胡汤。邪阻少阳，经脉不利，故胁下硬满。少阳胆热上犯，胃气不降，故呕逆。里热不甚，津伤较轻，故舌上白苔而不大便，故本证为阳明少阳合病之证。舌上白苔是本证的辨证要点，若症见舌苔燥而胁下硬满、呕、不大便者，则可用大柴胡汤和解攻下。本证不大便而舌上白苔，知里热不盛而津伤不重，故可与小柴胡汤。

小柴胡汤为和解少阳，宣展枢机之剂，服后使上焦气机得以宣通，则胸胁硬满可除，上焦气机宣通，津液得以输布下行，则大便自通，大便调则胃气和降，清升浊降，故呕证自除。三焦畅通，气机无阻，则身濈然汗出而解。正如张令韶《伤寒直解》所述"与小柴胡汤，调和三焦之气。上焦得通而白苔去，津液得下而大便利，胃气因和而呕止。三焦通畅，气机旋转，身濈然汗出而解也"。

【原文】 阳明中风，脉弦浮大而短气，腹都满①，胁下及心痛，久按之气不通，鼻干，不得汗，嗜卧，一身及目悉黄，小便难，有潮热，时时哕，耳前后肿，刺之小差，外不解，病过十日，脉续浮者，与小柴胡汤。(231)

【注释】 ①腹都满：作腹部满解。

【提要】 三阳合病的证治。

【选注】 方有执：弦，少阳；浮，太阳；大，阳明。胁下痛，少阳也；小便难，太阳之膀胱不利也；腹满，鼻干，嗜卧，一身及面目悉黄，潮热，阳明也。时时哕，三阳俱见，而气逆甚也。耳前后肿，阳明之脉出大迎，循颊车，上耳前，太阳之脉，其支者，从巅至耳。少阳之脉，下耳后，其支者，从耳后，入耳中，出走耳前也。然则三阳俱见证，而曰阳明者，以阳明居多而任重也；风寒俱有，而曰中风者，寒证轻而风

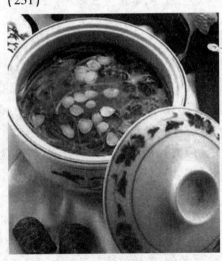

小柴胡汤

国学经典文库

中医四大名著

伤寒论·各论

图文珍藏版

脉甚也。续浮,谓续得浮,故与小柴胡,从和解也。

尤在泾:此条虽系阳明,而已兼少阳,虽名中风,而实为表实,乃阳明、少阳邪气闭郁于经之证也。阳明闭郁,故短气腹满,鼻干不得汗,嗜卧,一身及面目悉黄,小便难,有潮热;少阳闭郁,故胁下及心痛,久按之气不通,时时哕,耳前后肿。刺之小差,外不解者,脉证少平而大邪不去也。病过十日,而脉续浮,知其邪犹在经,故与小柴胡和解邪气。

柯韵伯:本条不言发热,看中风二字便藏表热在内,外不解即指表热而言,即暗伏内已解句,病过十日,是内已解之互文也,当在外不解句上。……刺之,是刺足阳明,随其实而泻之。小差句,言内证俱减,但外证未解耳,非刺耳前后其肿少差之谓也。脉弦浮者,向之浮大减小而弦尚存,是阳明之脉证已罢,惟少阳之表邪尚存,故可用小柴胡以解外。

【解析】 腹都满,当作腹部满解释。阳明中风,即阳明感受风邪。一般情况下,阳明受邪脉多大。脉弦浮大,说明本证非单纯阳明病,因少阳脉多弦细,太阳脉多浮,阳明脉多大。故脉弦浮大揭示本证为阳明兼少阳、太阳之证。因阳明邪热郁闭,气机不畅,故见短气,腹满。阳明经脉挟鼻而行,邪热邵闭阳明,则见鼻干。太阳肌表闭塞,故见不得汗。足阳明胃经行于耳前,足少阳胆经抵头循头角,下耳后,阳明少阳两经受邪,则症见耳前后肿。少阳三焦气机小畅,水道不调,水湿不得下泄,故小便难。水湿停滞,与郁热相搏,可变生湿热而郁蒸发黄,则一身及目悉黄。湿性黏腻重浊,湿热壅滞,阻遏气机,故痛人嗜卧。阳明邪热外蒸,故可见潮热。少阳枢机不利,阳明胃气不降,故时时哕。因少阳经邪热壅滞不通,故见胁下及心痛,久按之气不通。

综上所述,本证为三阳病见,既不能外散表邪,又不能攻下里实,以邪热壅滞经脉为重,故仲景用针刺的方法,以泄经络闭郁之热邪。外不解者,为少阳之邪不解,因"外"与"里"相对而言。从后文的"病过十日,脉续浮者,与小柴胡汤"推断,外当指少阳。在此,少阳与阳明相对而言,少阳属表,阳明属里。刺后病不解者,仲景以脉代证,脉续浮("续"可作"弦",见《医宗金鉴》)者,当为阳明、少阳两经同病之湿热发黄证,故治用小柴胡汤和解枢机。少阳枢机一利,则表里之邪热皆除而三焦通畅,肝胆疏泄正常而诸证自解。

【原文】 脉但浮,无余证者,与麻黄汤,若不尿,腹满加哕者,不治。(232)

【提要】 里和表不解者,可用麻黄汤,若不尿,腹满加哕者,预后不良。

【选注】 尤在泾:若脉但浮,而无少阳证兼见者,则但与麻黄汤,发散邪气而已……以其气实无汗,故虽中风而亦用麻黄。若不得尿,故腹加满。哕加甚者,正气不化,而邪气独盛,虽欲攻之,神不为使,亦无益矣,故曰不治。

柯韵伯:若脉但浮而不弦大,则非阳明少阳脉,无余证,则上文(231条)诸证悉罢,是无阳明少阳证,惟太阳之表邪未散,故可与麻黄以解外。所以然者,以阳明居中,其风非是太阳转属即是少阳转属,两阳相薰灼,故病过十日,而表热不退也。无余证可凭,只表热不解,法当凭脉,故弦浮者可知少阳转属之余风,但浮者是太阳转属之余风也。若不尿,腹满加哕,是接耳前后肿来,此是内不解,故小便难者,竟至不尿,腹痛满者竟不减,时时哕者,更加哕矣,非刺后所致,亦非用柴胡麻黄后变证也。

《金鉴》:若脉但浮不大,而无余证者,则邪机已向太阳,当与麻黄汤汗之,使阳明之邪从太阳而解。若已过十余日,病势不减,又不归于胃而成实,更加不尿、腹满哕甚等逆,即有一二可下之证,胃气已败,不可治也。

汪琥:若脉但浮无余证者,谓脉不弦而但浮,且无短气、胁痛等证,此邪气欲出而还于表也,故与麻黄汤以汗之,否则少阳证不可汗,岂有更用麻黄之理。若不尿云云,是承上短气、胁痛等证而言。不尿,则比之小便难更甚;腹满加哕,则比之腹部满、时时哕亦更甚矣。真气已衰,邪气又盛,谓非不治之证而何?或云,不尿者,宜五苓散;腹满者,宜大柴胡汤。独不思经云,病深者,其声哕。虽治之复何益哉。

孙纯一:脉但浮,无余证者,与麻黄汤;此言脉但浮,只有表证,无其他余证者,则病归并于太阳经矣。应从太阳经治,与麻黄汤。若不尿,腹满加哕者不治。此言肺气绝则不尿,脾气绝则腹满,胃气绝则加哕,两脏一腑俱绝,虽有妙药,无能为力,故曰不治。以敢想敢做之精神,拟四逆汤以救于万一。

程郊倩:脉但浮者,减去弦大之浮,不得汗之,外无余证也,故用麻黄独表之。不尿腹满加哕,俱指刺后而言,非指用柴胡麻黄后言。刺之而诸证小差,惟此不差,哕且有加,则府热已经攻脏,而谷气垂亡,不治之势已成,虽小柴胡、麻黄汤,不必言矣。

成无己:若其脉但浮而不弦大,无诸里证者,是邪但在表也,可与麻黄汤以发其汗;若不尿、腹满加哕者,关格之疾也,故云不治。《难经》曰:关格者,不得尽其命而死。

【解析】 本条文义是接上条(231条)而来,上条是三阳合病,经针刺之后,热势稍减,又用小柴胡汤后,少阳病已除;而本条所谓"无余证",就是指上条所呈现的阳明和少阳病症状已消除,而只见到脉浮和无汗的太阳表证未解,故可用麻黄汤辛温发汗以解表,这与37条"设胸满胁痛者,与小柴胡汤,脉但浮者,与麻黄汤"的意义相同。

以上各家对"脉但浮,无余证"是太阳表邪未解,因从太阳论治的看法是一致的。但对"若不尿,腹满加哕"的看法则不同,程氏认为是刺后见证,柯氏则认为是非刺后所致。对于这个问题,我们应该联系前条来分析,成氏把本条和上条合为一条是有一定道理的。上条指出气短、腹满、潮热、小便难等里证,如果用针刺后这些阳明里证的症状减轻,而外证未解,可用小柴胡汤或麻黄汤治疗。所以我们认为"若不尿,腹满加哕者不治",应加在"刺之小差"之后。其原义是否可以这样理解:

若短气、腹满、潮热、小便难等阳明里实证,经用针刺治疗后,有所减轻,而外证未解,则可用小柴胡汤或麻黄汤治疗;若针刺后,上述诸症不但没有减轻,反而加重,如腹满加重,小便难变为"不尿",同时又出现哕逆,这是病情恶化,故称"不治"。这与27条"太阳病,发热恶寒,热多寒少,脉微弱者,此无阳也,不可发汗,宜桂枝二越婢一汤"的文法有相似之处,即章虚谷所指出的"是汉文兜转法也"。

至于为什么出现"若不尿,腹满加哕者不治"?正如孙氏所指出的"肺气绝不尿,脾气绝则腹满,胃气绝则加哕,两脏一腑俱病,虽有妙药,无能为力,故曰不治"。

【原文】 阳明病,自汗出,若发汗,小便自利者,此为津液内竭,虽鞕不可攻之,当须自欲大便,宜蜜煎导而通之。若土瓜根及大猪胆汁,皆可为导①。(233)

【注释】 ①导:为中医外治法的一种,导有因势利导之义。如津伤便秘者,用滑润药物纳入肛门,引起排便,叫作导法。

【提要】 阳明病津亏便秘的治疗方法。

【选注】 《金鉴》:阳明病,自汗出,或发汗,小便自利者,此为津液内竭,虽大便硬而无满痛之苦,不可攻之,当待津液还胃,自欲大便,燥屎已在直肠难出肛门之时,则用蜜煎润窍滋燥,导而利之,或土瓜根宣气通燥,或猪胆汁清热润燥,皆可为引导法,择而用之可也。

张璐:凡是多汗伤津,及屡经汗下不解,或尺中脉迟弱,元气素虚之人,当攻而不可攻者,并宜导法。

周禹载:既云当须自欲大便,复云宜蜜煎导而通之,此种妙义,人多不解,仲景只因"津液内竭"四字,曲为立法也。其人至于内竭,急与小承气以存津液,似合治法,殊不知无谵语、脉实等证,邪之内实者无几,固当俟其大便。然外越既多,小便复利,气一转输,硬自不留,此导之正以通之,通之正自是欲便也。假使熟六书全生者,不于此猛透一关,吾恐竭泽而渔,且不止者多矣。

成无己:津液内竭,肠胃干燥,大便因硬,此非结热,故不可攻,宜以润药外治而导引之。

程郊倩:小便自利者,津液未还入胃中,津液内竭而硬,故自欲大便,但苦不能出耳。须有此光景时,方可从外导法,渍润其肠,肠润则水流就湿,津液自归还于胃,故不但大便通,而小便亦从内转矣。

【解析】 《金鉴》、成氏解释本证病机及治法均很恰当。张氏补充、推广导法适用范围,言简意赅。三者之说颇有参考价值。周氏喻不查病机,孟浪从事,误用攻下无异竭泽而渔,足资警戒。《金鉴》、程氏之津液还入胃中,实是津液还入肠中。仲景书中胃的概念,就包括肠在内。

大便硬而不下,其因有三:一为脾约,一为阳明燥热腑实之三承气证,一为津液内竭,无水舟停。无水舟停者,大便硬结于肠,位有高下之分。其结高者,当内服滋润推下之品;其结直肠魄门者,当用蜜煎导、土瓜根、猪胆汁,润导而下。此乃辨证施治,因势利导之意。老幼虚人,用之尤宜。今日之灌肠法、甘油栓,与导法同义耳。

【原文】 阳明病,脉迟,汗出多,微恶寒者,表未解也,可发汗,宜桂枝汤。(234)

【提要】 阳明病兼太阳表虚的证治。

【选注】 《金鉴》:汗出多之下,当有发热二字,若无此二字,脉迟,汗出多,微恶寒,乃是表阳虚,桂枝附子证也,岂有用桂枝汤发汗之理乎? 必是传写之遗。阳明脉当数大,今脉迟汗出多,设不发热恶寒,是太阳表邪已解矣。今发热微恶寒,是表犹未尽解也,故宜桂枝汤以解肌、以发其汗,使初入阳明之表邪,仍还表而出也。

汪琥:此太阳病初传阳明,经中有风邪也。脉迟者,太阳中风脉缓之所变,传至阳明,邪将入里,故脉变迟;汗出多者,阳明热而肌腠疏也;微恶寒者,在表风邪未尽也,故仍从太阳中风例治,宜桂枝加葛根为是。

章虚谷:此言正阳阳明中风之证也。太阳中风必头痛而脉缓,今标阳明病者,发热自汗,而无头项强痛也,脉迟与缓相类,微恶寒者以汗出多腠疏,表邪未解也,故宜桂枝汤,解肌以发汗。盖下条无汗为伤寒,此条有汗为中风也。

张隐庵:此下凡四节论阳明之气,外合于太阳,前二节,言病气在于肌表而为桂枝麻黄汤证,后二节言病气沉以内薄,而为瘀热蓄血之证也。阳明病脉迟者,营卫血气本于阳明所生,故病则脉迟也;汗出多者,气机在表,开发毛窍,内干肌腠,而津液外泄也;微恶寒青,表邪未尽,故曰表未解也,宜桂枝汤解肌以达表。

【解析】 各家对本条的注解意见不一,汪氏及《金鉴》认为邪初传阳明,章氏认为本经受风邪,张氏则认为是阳明病外合太阳。其分歧主要集中在邪气所在部位是以阳明为主,还是以太阳为主的问题,而对本条病机是太阳、阳明二阳受邪这一点基本上是一致的。表证里证兼在,按一般规律,如果里证并不十分急迫严重,首先治表而后治其里。本条首冠"阳明病"三字,说明阳明已受累。阳明有经、腑证之分,经证有大热、口渴、脉洪大、汗出、恶热等症,腑证有潮热、谵语、腹满痛、不大便等症。本条所述的证候,汗出多、微恶寒等,主要是太阳中风表虚证,没有强调阳明证的严重,说明阳明病的症状并不是急迫的,在这种情况下,应该先治其表,所以指出可发汗,宜桂枝汤。如果里热严重,津液已伤,就不能以桂枝汤治疗了。

关于脉迟,也有虚实寒热之别,在临证当以区别。属实热者,多迟而有力;属虚寒者,多迟而虚、细无力,同时还必须结合全身症状综合考虑。本论208条"阳明病,脉迟,虽汗出不恶寒者,其身必重,短气,腹满而喘,有潮热者,此外欲解,可攻里也……"是邪热壅聚,气血流行不畅,此迟脉必为迟而有力。又如195条"阳明病,脉迟,食难用饱,饱则微烦头眩,必小便难,此欲作谷瘅,虽下之腹满如故。所以然者,脉迟故也。"这是太阴寒湿,欲作谷疸,脉必为迟而无力。本条的脉迟是形容脉象的缓慢,由于风邪在表,是浮缓之脉的变态,说明风邪在太阳经未罢,所以用桂枝汤治疗。可以推测，服桂枝汤后，如果表证已解，而里证未除，则可以根据具体情况，辨证论治，治其阳明里证。

【原文】　阳明病，脉浮，无汗而喘者，发汗则愈，宜麻黄汤。（235）

【提要】　本条论述阳明病兼太阳表实证的证治。

【选注】　成无己：阳明伤寒表实，脉浮，无汗而喘也，与麻黄汤以发汗。

《金鉴》：阳明病，脉浮大，证应汗出。今脉但浮，表病脉也；无汗而喘，表实证也。是太阳之邪，未悉入阳明，犹在表也。当仍从太阳伤寒治之，发汗则愈，宜麻黄汤。

柯韵伯：太阳有麻黄证，阳明亦有麻黄证，则麻黄不独为太阳而设也。见麻黄证即用麻黄汤，是仲景大法。

魏念庭：此太阳阳明之证，入阳明未深，故令其邪仍自表出，不至归于胃而无所复传也。

张璐：阳明荣卫难辨，辨之全借于脉证。风邪之脉，传之阳明，自汗已多，则缓去而迟在；寒邪之脉，传至阳明，发热已甚，则紧去而浮在，此皆邪气在经之征。若入府，则迟者必数，浮者必实矣。设不数不实，非胃实也，必不胜攻下矣。

汪琥：无汗而喘，脉浮不紧，何以定其为阳明病？必其人目痛鼻干，身热不得眠也。

喻嘉言：前条云风未解，后条即云寒未解者互文也。前条云宜发汗，后条云发汗则愈者，亦互文也。盖言初入阳明，未离太阳，仍用桂枝汤解肌，则风邪仍从卫分出矣，用麻黄汤发汗，则寒邪仍从营分出矣。

舒驰远：此二条阳明病，纵有太阳证未除，法宜葛根麻黄并用，岂可专用麻桂治太阳而遗阳明也？嘉言谓太阳之邪初入阳明，而太阳尚未尽罢，治宜专从太阳，于法不合，若不兼用葛根，阳明之邪何由得解也。

【解析】　条文虽以"阳明病"冠首，但无汗者，说明阳明里热不甚。因阳明病多因热盛迫津外泄，临证多见汗出。脉浮，无汗而喘，当属太阳伤寒表史证。因为寒束肌表，卫阳被遏，营阴郁滞，腠理不开，故无汗；邪正交争于表，脉应之而浮；腠理不开，肺失清肃而上逆，故喘。本证虽以"阳明病"冠首，但其主坤为卫阳被遏营阴郁滞所致，而阳明里热未盛，故说"发汗则愈"，临证可选川麻黄汤，辛温发汗，宣肺平喘。

【原文】　阳明病，发热汗出者，此为热越[①]，不能发黄也。但头汗出，身无汗，剂颈而还[②]，小便不利，渴引水浆[③]者，此为瘀热[④]在里，身必发黄，茵陈蒿汤主之。（236）

茵陈蒿六两　栀子十四个（擘）　大黄二两（破）

上三味，以水一斗二升，先煮茵陈，减六升，内二味，煮取三升，去滓，分温三服，小便当利，尿如皂角汁状，色正赤，一宿腹减，黄从小便去也。

【注释】 ①热越:越,即发越之意。热越指邪热向外发泄。

②剂颈而还:剂,同齐。指齐颈而还。

③水浆:泛指饮料类。

④瘀热:瘀,通郁。指邪热郁蒸于里。

【提要】 湿热郁蒸发黄的证治。

【选注】 尤在泾:热越,热随汗而外越也,热越则邪不蓄而散,安可发黄哉?若但头汗出而身无汗,则热不得外达,小便不利,则热不得下泄,而又渴饮水浆,则其热之蓄于内者方炽,而湿之引于外者无已。湿与热得,瘀热不解,则必蒸发为黄矣。茵陈蒿汤苦寒通泄,使病从小便出也。

成无己:但头汗出,身无汗,剂颈而还者,热不得越也。小便不利,渴引水浆者,热甚于胃,津液内竭也。胃为土而色黄,胃为热蒸则色夺于外,必发黄也,与茵陈蒿汤逐热退黄。

章虚谷:此条详叙阳明发黄之证也。阳明本证发热、汗出、不恶寒而渴,则其热从外越,水由汗泄矣。若三焦气闭,经络不通,而身无汗,小便不利,则湿热瘀滞,随胃气上蒸而头汗出,其经气不通,故颈以下无汗,湿火郁蒸、身必发黄,此亦属胃之阳黄证,故以茵陈蒿汤主之也。或曰,阳经之脉上头,阴经之脉不上头,其头汗出而身无汗者,阳经气通,阴经气闭也。余曰,非也。阴经之脉不上头而行于身之里,阳经之脉上自头下至足而行于身之表,若阳经气通,其身更当有汗,则是身无汗者,正因阳经气闭也。阳经内通于府,故小便亦不利。盖《内经》言胃中悍气循咽而上冲头中,外行诸窍,可知头汗出者,湿热随胃中悍气上蒸故也,其经脉皆闭,则身无汗矣。又如人之饮酒即先出头汗,同一理也。

【解析】 本条叙述了阳明湿热发黄证,多数注家认为发黄之病理由于瘀热在,湿热郁蒸所致,无疑是正确的。惟成氏仅言热蒸而不言湿郁,欠妥。需知纯热无湿是形不成黄疸的。对"但头汗出,身无汗"的机理,章氏的解释比较合理,值得参考。

学习本条可与后面260条结合,可以更全面地掌握本证的证候特点。

【验案】 陆某某,男,23岁。病人头昏乏力,恶心欲吐,食欲不振,目黄尿黄,入院诊断为"亚急性黄色肝萎缩"。经用西药,效果不显。中医会诊:目、肤色黄如金,神情恍惚,烦躁不安,鼻衄时作。中脘痞满拒按,便秘,溲短,色深黄如酱。苔虽不腻,但根部粗糙,舌质深红,脉弦滑有力。证属湿热邪毒盘踞脾胃,弥漫三焦,拟予清热解毒,苦泄通利法,仿茵陈蒿汤合黄连解毒汤加减:西茵陈60克、生山栀12克、生大黄30克、黄连3克、黄芩9克、枳壳9克、黄柏9克、滑石18克、青黛3克、生草5克。二剂。服后腑行一次,便硬成形,色黄而褐,挟有蛔虫,烦躁已减,能安静入睡。黄疸仍深,精神委顿,脘腹痞满,溲赤而短,溺时不爽,灰黄腻苔满布,脉濡滑而数,仍以苦辛通降,泄热化浊,兼以清热解毒,防其神昏。处方:西茵陈60克、生山栀9克、生大黄18克、元明粉9克、藿梗9克、炒枳壳9克、全栝楼24克、龙葵30克、木通6克、生草6克。二剂。药后神烦已安,腹胀大减,然困乏异常,苔厚腻,心中焦黄,舌尖殷红,脉数未清,原方加减,再进三剂。病情续见稳定,后以苦甘合化法,黄连配生石斛,茵陈配天花粉等兼顾组方,终以疏肝和脾,调中益气阴善后。(《上海中医药杂志》)

【原文】 阳明证,其人喜忘①者,必有畜血②。所以然者,本有久瘀血,故令喜忘,屎虽鞕,大便反易,其色必黑者,宜抵当汤下之。(237)

【注释】 ①喜忘:喜当"善"字解。喜忘即健忘之意。

②畜血:畜同"蓄"。瘀血停留称蓄血。

【提要】 阳明蓄血的成因、证候和治法。

【选注】 尤在泾:喜忘即善忘,蓄血者热与血蓄于血室也,以冲任之脉,并阳明之经,而其人又本有瘀血,久留不去,适与邪得,即蓄积而不解也。蓄血之证,其大便必硬,然虽硬而其出反易者,热结在血而不在粪也。其色必黑者,血瘀久而色变黑色,是宜入血破结之剂,下其瘀血,血去则热亦不留矣。

柯韵伯:瘀血是病根,喜忘是病情,此阳明未病前症,前此不知,今因阳明病而究其由也。屎硬为阳明病,硬则大便当难而反易,此病机之变易见矣。原其故必有宿血,以血主濡也。血久则黑,火极反见水化也,此以大便反易之机。因究其色黑,乃得其病之根,因知前此喜忘之病情耳。承气本阳明药,不用桃仁承气者,以大便易,不须芒硝;无表症,不得用桂枝;瘀血久,无庸甘草,非虻虫水蛭不胜其任也。

张隐庵:太阳蓄血在膀胱,故验其小便之利与不利;阳明蓄血在肠胃,故验其大便之黑与不黑。

张璐:大便色黑,虽曰瘀血,而燥结亦黑,但瘀血则黏如漆,燥结则晦如煤,此为明辨。

【解析】 蓄血在太阳篇中论述较详,主要和蓄水证鉴别,在阳明篇中论述较略,其目的是和燥屎作鉴别。从本条条文中可以看出喜忘是与谵语、不识人作区别,屎硬、大便易是与燥屎的大便难区别。这是阳明蓄血证和阳明腑证的不同。不论是太阳蓄血或阳明蓄血,都可用抵当汤治疗。

"大便反易,其色必黑",即是临床上所见到隐性出血的大便,是否用抵当汤当以有无抵当汤证而决定。一般来说,如有隐血的病人,暂不宜攻下,如体壮病实,而病蓄血,确是抵当汤适应证,可考虑用抵当汤治疗。

【原文】 阳明病,下之,心中懊憹而烦,胃中①有燥屎者,可攻。腹微满,初头鞕,后必溏,不可攻之。若有燥屎者,宜大承气汤。(238)

【注释】 ①胃中:此处"胃"涵盖大肠之意,属广义,此处当指肠中。即《内经》"大肠、小肠皆属于胃也"。

【提要】 以燥屎之有无,辨阳明病已下,能否再下。

【选注】 尤在泾：阳明下后，心中懊憹而烦，胃中有燥屎者，与阳明下后，心中懊憹，饥不能食者有别矣。彼为邪扰于上，此为热实于中也。热则可攻，故宜大承气。若腹微满，初头硬，后必溏者，热而不实，邪未及结，则不可，攻之必胀满不能食也。

方有执：可攻以上，以转矢气言，懊憹，悔憹痛恨之意，盖药力未足以胜病，燥硬欲行而搅作，故曰可攻，言当更服汤以促之也。腹微满以下，以不转矢气言，头硬后溏，里热轻也，故曰不可攻之，言当止汤勿服也。

【解析】 阳明病下后，病不解，或因不当下而下之，或因可下而下法不当，原因种种，方有执认为燥屎严重，"药力未足以胜病"，也有可能。仲景本文意在分析"下后"证治，不在于讨论"下前"之病情。

阳明下后证见"心中懊憹而烦"，仅为内热之象，不足为可用攻下法之依据，能否攻下，当再询问病人的大便情况，"初头硬，后必溏"，此无燥屎，不可攻下。若大便始终燥结者，虽曾已下，也当用承气攻下。体现了《伤寒论》辨证施治的原则性。

【原文】 病人不大便五六日，绕脐痛，烦躁，发作有时者，此有燥屎，故使不大便也。(239)

【提要】 辨阳明燥屎内结之证。

【选注】 程郊倩：攻法，必待有燥屎，方不为误攻。所以验燥屎之法，不可不备，无恃转矢气之一端也。病人虽不大便五、六日，屎之燥与不燥未可知也。但绕脐痛，则知肠胃干，屎无去路，滞涩在一处而作痛；烦躁发作有时者，因燥气攻动，则烦躁发作；又有时伏而不动，亦不烦躁，而有绕脐痛者，断其不大便当无差矣，何大承气汤之不可攻耶？

张隐庵：此论内有燥屎，乃承上文之意而申言之也。病人不大便五六日，则热邪在里；绕脐痛者，入于胃下进于大肠也；烦躁者，阳明火热之气化，心烦而口燥也；发作有时者，随阳明气旺之时而发也；此有燥屎在肠胃，故使不大便也。不言大承汤者，省文也。上文云，若有燥屎者，宜大承气汤，此接上文而言，此有燥屎，则亦宜大承气汤明矣。

【解析】 病人不大便五六日，邪热不得外解而内结阳明。然而燥屎形成与否，不能仅凭时间的长短而定，应结合临床的症状全面分析。今绕脐痛，是邪热与燥屎结于肠道，阻塞气机，气滞不通所致，也说明阳明实证腹痛的部位在脐周。由于腑气受阻，浊气攻冲，心神被扰故烦躁。由于燥屎阻遏气机，浊气下无出路，时而上下攻冲，故腹痛阵阵加剧，即发作有时。本条紧承238条而来，指出了阳明燥屎内结的临床特点即绕脐痛，若有燥屎者，宜大承气汤，当用大承气汤泄热去实，攻下燥屎。

仲景《伤寒论》条文中，凡用大承气汤，多辨其有无燥屎阻结。燥屎的证候特点，有潮热、谵语、手足濈然汗出，服小承气汤后转矢气等。239条言绕脐痛为有燥屎者,可见大承气汤证候多端,医生当抓主要矛盾,进行全面分析,方能正确使用。

【原文】 病人烦热,汗出则解,又如疟状。日晡所发热者,属阳明也。脉实者,宜下之;脉浮虚者,宜发汗,下之与大承气汤,发汗宜桂枝汤。(240)

【提要】 根据脉象的虚实来决断或汗或下的治疗原则。

【选注】 尤在泾:烦热,热而烦也,是为在里,里则虽汗出不当解,而反解者,知表犹有邪也。如疟状,寒热往来如疟之状,是为在表,表则日晡所不当发热,而反发热者,知里亦成实也。是为表里错杂之邪,故必审其脉之浮沉,定其邪之所在,而后从而治之。若脉实者,知气居于里,故可下之,使从里出;脉浮而虚者,知气居于表,故可汗之,使从表出

喻嘉言:病人得汗后,烦热解,太阳经之邪,将尽未尽,其人复如疟状,日晡时发热,则邪入阳明审矣。盖日晡者申酉时,乃阳明之旺时也,发热即潮热,乃阳明之本候也,然虽已入阳明,尚恐未离太阳,故必重辨其脉。脉实者,方为证归阳明,宜下之;若脉浮虚者,仍是阳明而兼太阳,更宜汗而不宜下矣。

【解析】 本烦热,得汗而解,可知原有表证,又见发热如疟而热在日晡,实为潮热之表现,故曰"属阳明"。然腑实是否已成,又当参合脉象来决定,如脉沉实有力,燥实已成无疑,可用承气攻下;若脉仍浮弱者,为表邪未尽,里实未甚,应先发汗以解未尽之表邪。《伤寒论译释》认为本证可能是太阳阳明并病,病邪正当表里传变之际,所以有可汗可下的两种治疗是有一定道理的。通过本条,再次说明表里同病而里不虚时,须先解表后攻里,这是伤寒论的治疗原则。

喻氏指出"潮热……必重辨其脉,脉实者,方为证归阳明"颇有见地。

附桂枝汤证与大承气汤证的比较(表5)。

表5 桂枝汤与大承气汤的比较

	桂枝汤证	大承气汤证
热型	汗出,烦热而解(减轻)	晡热,汗出减轻
脉	脉浮虚	脉实
病机	表证,营卫不和	里证,阳明腑实
治法	调和营卫(解表法)	泻热软坚,理气除满(攻下法)

【原文】 大下后,六七日不大便,烦不解,腹满痛者,此有燥屎也。所以然者,本有宿食故也,宜大承气汤。(241)

【提要】 本条论述下后燥屎复结的证治。

【选注】 尤在泾:大下之后,胃气复实,烦满复增者,以其人本有宿食未去,邪气复得而据之也。不然,下后胃虚,岂得更与大下哉。盖阳明病实则邪易聚而传,虚则邪不得聚而传,是以虽发潮热而大便溏者,邪气转属少阳,为胸胁满不去;

虽经大下而有宿食者,邪气复聚胃中,为不大便烦满,腹痛又燥屎。而彼与小柴胡,此宜大承气,一和一下,天然不易之法也。

周禹载:既曰大下,则已用大承气,而邪无不服,是用之已得其当矣。若尚有余邪复结于六七日之后,则前次之下为未合,则何不成结胸与痞等证乎?仲景推原其故,乃知今日仍有燥屎者,则前日所下者,本宿食也。宿食例中,不问久新,总无外邪,俱用大承气,则六七日前大下,既不为误,后邪复归于胃,烦满腹痛,则六七日后之大下,自不可少,不明其理,必至逡巡而不敢下,又何以涤胃热乎?

柯韵伯:未病时本有宿食,故虽大下之后,仍能大实,痛随利减也。

【解析】 阳明腑实重证,经过大承气汤大下之后,一般来说,下后便通热泄,燥屎得去,病人则脉静身凉,知饥能食,而病可自愈,不须复用下法。本条大下后,六七日燥屎复结见不大便,证见烦不解,腹满痛,是因本有宿食内停的缘故而又下后邪热未尽,津液未复,邪热与宿食结于肠中而成为燥屎。烦不解,指大下后由于邪热未尽,故烦不解。不大便、腹满痛是由于余邪不尽,或饮食调理不当而致燥屎复结于肠,阻滞气机所致,故治用大承气汤泻热去实。

阳明实证,下后的转归大致有三种情况:一为下后热泄实去而病愈;二为下后实邪虽去而邪热尚存,邪热留扰胸膈者,转为栀子豉汤证;三为下后燥屎复结,若以燥热为主而痞满不甚当用调胃承气汤,或以痞满为主而燥热不甚当用小承气汤,或痞满燥实坚俱重当用大承气汤。

【原文】 病人小便不利,大便乍难乍易①,时有微热,喘冒不能卧者,有燥屎也。宜大承气汤。(242)

【注释】 ①大便乍难乍易:指大便有的难,有的易。"乍"当"有的"解。

【提要】 便秘间歇、时常低热的燥屎证治。

【选注】 钱潢:凡小便不利,皆由三焦不运,气化不行所致。唯此条小便不利,则又不然,因肠胃壅塞,大气不行,热邪内瘀,津液枯燥,故清道皆涸也。乍难,大便燥结也;乍易,旁流时出也。时有微热,潮热之余也。喘者,中满而气急也。冒者,热邪不得下泄,气蒸而郁冒也。冒邪实满,喘冒不宁,故不得卧,经所谓胃不和则卧不安也。若验其舌胎黄黑,按之痛,而脉实大者,有燥屎在内故也,宜承气汤。

沈芊绿:此证不宜妄动,必以手按之脐腹有硬块,喘冒不能卧,方可攻之,何也?乍难乍易故也。

林澜:既微热时作,喘冒不能卧,则有燥屎已的。自宜下遂里实为急,安可复以小便利,屎定硬,始可攻之常法拘哉。

汪琥:此条病未经下而有燥屎,乃医人不易识之证。成无己云,小便利则大便硬,此有燥屎乃理之常。今病人小便不利,大便乍难乍易,何以知其有燥屎耶?盖大实大满之证,则前、后便皆不通。大便为燥屎壅塞,其未坚结者,或有时而并出,故乍易;其极坚结者,终著于大肠之中,故乍难。燥屎结积于下,浊气攻冲于上,以故时有微热。微热者,热伏于内不得发泄也。《后条辨》云浊气乘于心肺,故既冒且喘也。不得卧者,胃有燥屎所扰,即胃不和则卧不安也。凡此者,皆是有燥屎之征,故云宜大承气汤。

程郊倩:易者,新屎得润而流利;难者,燥屎不动而阻留。

【解析】 一般规律,小便数为燥屎已成的标志之一,如251条所说"须小便利,屎定硬,乃可攻之,宜大承气汤"。小便利,说明津液不能还于肠道,故知燥屎已成。本条文之证,病人小便不利,津液或可滋润肠道,故大便乍难乍易,似乎燥屎未成。但病人"喘冒不能卧",可见腑气壅滞之极,必有燥屎阻结于内,否则病情不致如此。大便虽有"乍易"之时,燥屎并未排出,故宜大承气汤攻下,燥屎一去则喘冒止,气机通畅则小便利,体现了伤寒论辨证的灵活性。

【原文】 食谷欲呕①,属阳明②也,吴茱萸汤主之。得汤反剧③者,属上焦也。(243)

【注释】 ①食谷欲呕:指当进食时气逆作呕。

②属阳明:指胃中虚寒。

③得汤反剧:是言服了吴茱萸汤后呕吐反而加剧。

【提要】 阳明胃寒呕吐的辨证与治疗。

【选注】 尤在泾:食谷欲呕,有中焦与上焦之别,盖中焦多虚寒,而上焦多火逆也。阳明中虚,客寒乘之,食谷则呕,故宜吴茱萸汤,以益虚而温胃。若得汤反剧,则仍是上焦火逆之病,宜清降而不宜温养者矣。仲景疑似之间,细心推测如此。

《金鉴》:食谷欲呕,属阳明者,以胃主受纳也。今胃中寒,不能纳谷,故欲呕也。以吴茱萸汤温中降逆,而止其呕可也。若得汤反剧,非中焦阳明之里寒,乃上焦太阳之表热也。吴茱萸气味俱热,药病不合,故反剧也。法当以太阳、阳明合病,不下利但呕之例治之,宜葛根加半夏汤。

程郊倩:得汤反剧者,寒盛格阳,不能下达,再与吴茱萸汤则愈。曰属上焦者,不欲人以此孤疑及中焦之阳明,变易其治法耳。

陈修园:得汤反剧者,人必疑此汤之误,而不知阳明与太阴为表里,其食谷欲呕者,是阳明虚甚,中见太阴,为中焦之胃气虚寒也。服吴茱萸汤之后反剧者,是太阴虚回,中见阳明,为上焦之胃口转热也,此为以阴出阳,寒去热生之吉兆,可以析其疑,曰太阴温土,喜得阳明之燥气,其病机属上焦而向愈也。

魏念庭:中焦固然有寒,上焦但亦有热,吴茱萸、人参辛温,本宜于中焦之寒者,但不合与上焦之有热,此吴茱萸之所以宜用,而未宜合用耳,宜以黄连炒吴茱萸,生姜易干姜一法。

汪琥:《补亡论》常器之云,宜橘皮汤。

【解析】 "食谷欲呕"有寒热之别,一因中焦阳虚,浊阴上逆者;二因上焦邪热而致胃失和降者,本条从服汤后的病情变化,提出"食谷欲呕"辨寒热的方法。仲景于190条"阳明病,若能食,名中风;不能食,名中寒"中指出,胃热则消谷善饥,胃寒则不能受纳水谷,故曰"食谷欲呕,属阳明也",即若属阳明中寒,浊阴上逆,治疗当温中和胃,降逆止呕,方用吴茱萸汤。若服汤后病情不除而反增剧者,此为药证不相符,此证当属上焦有热,服用辛温之吴茱萸汤后,以温治热,必拒而不纳,而使病情加重,故说"得汤反剧者,属上焦也"。吴茱萸汤中吴茱萸味辛而苦,性温,以温胃散寒,降逆止呕,配生姜辛温散寒止呕;人参甘温,大枣甘平,二药补虚和中。本方有温中散塞暖肝,和胃降逆止呕的作用,临床主要用于胃寒呕吐者。

【验案】 胃寒呕吐:杨某,男,42岁。偶尔有食不适即呕吐,吐出未经消化之食物及夹杂不少黏液,吐出量并不多,如此延续了将近10年。近一年来病情加重,每日饭后一至两小时,即频频呕吐不休,天气寒冷时尤其严重。曾用止呕、和胃健胃等药品,未曾获效。现手足厥逆,消化迟滞,脉沉而迟。治以吴茱萸汤:吴茱萸12克,人参6克,生姜30克,大枣5枚。服3剂后呕吐减十分之五六,继服7剂呕吐又复发到原来的程度,经询问情况才知道因当时未能找到生姜而以腌姜代替,不仅无效反而又使病情反复。后配以生姜再进4剂,呕吐减十分之七八,饮食增加,手足厥逆好转。宗此方化裁,共服20余剂,呕吐停止,观察一年来,未见复发。(赵明锐《经方发挥》)

【原文】 太阳病,寸缓关浮尺弱,其人发热汗出,复恶寒,不呕,但心下痞者,此以医下之也。如其不下者,病人不恶寒而渴者,此转属阳明也。小便数者,大便必鞕,不更衣十日,无所苦也。渴欲饮水,少少与之,但以法救之。渴者,宜五苓散。(244)

【提要】 本条论述太阳中风误下后的变证及其证治。

【选注】 成无己:太阳病,脉阳浮阴弱,为邪在表,今寸缓关浮尺弱,邪气渐传里,则发热汗出,复恶寒者,表未解也。传经之邪入里,里不和者,必呕,此不呕,但心下痞者,医下之早,邪气留于心下也。如其不下者,必渐不恶寒而口渴,太阳之邪转属阳明也。若吐、若下、若发汗后,小便数,大便硬者,当与小承气汤和之。此不因吐下发汗后,小便数,大便硬,若是无满实,虽不更衣十日,无所苦也,候津液还入胃中,小便数少,大便必自出也。渴欲饮水者,少少与之以润胃气,但审邪气所在,以法攻之。如渴不止,与五苓散是也。

喻嘉言:不恶寒而渴,邪入阳明审矣。然阳明津液既随湿热偏渗于小便,则大肠失其润,而大便之硬,与肠中热结,自是不同,所以曰日不更衣,亦无所苦也。以法救之,救其津液也,言与水及用五苓散即其法也。按五苓利水者也,其能止渴而救津液者何也?盖胃中之邪热,既随小水而渗下,则利其小水,而邪热自消矣。邪热消则津回而渴止,大便且自行矣,正《内经》通因通用之法也。今世之用五苓者,但至水谷偏注大肠,用之利水止泄,至于津液偏渗于小便,用之消热而津回者罕,故详及之。

张兼善：十日不更衣，而不用攻伐，何也？曰，此非结热，乃津液不足，虽不大便，而无潮热、谵语可下之证，当须审慎，勿以日数久，而辄为攻下也。

【解析】 太阳病脉见寸缓关浮尺弱，也即阳浮而阴弱之意，结合发热、汗出、恶寒的表现，属太阳中风证无疑。但又见心下痞，可知为误下致痞而表证未解，治疗当遵先和其表、后攻其痞的原则。若未经误下而出现发热、汗出、不恶寒而口渴者，为太阳病已转属阳明，治疗方法需根据具体情况而定。能否攻下，主要通过观察大小便、腹部症状决定，小便数者，大便必硬；小便少者，津液当还胃中，燥屎未成。如小便数、十余日不大便而并无腹胀满、绕脐痛或喘息不能卧等"苦"，仍不可用承气汤攻下，恐属麻子仁丸证。如果主要表现为口渴者，应区别证属胃中干燥，还是气不化津，胃燥者少少与之，以免停积不化，胃得滋润，则津气得复，口渴自止。若"如法治之"而口渴不止，甚或饮入则吐，属水气内蓄，宜用五苓散化气行水。

通过以上分析，不难看出，本条的主要精神是讲辨证。其内容包括以下几个方面：表证与里证之辨，误下成痞与误下邪传阳明之辨，承气汤证与脾约证之辨，胃中干燥与五苓散证之辨。以上几个方面的内容只是举例而言，并非太阳病转化的必然结果，这一点也是需要认识清楚的。

【原文】 脉阳微①而汗出少者，为自和也；汗出多者，为太过。阳脉实，因发其汗，出多者，亦为太过。太过者，为阳绝於里②，亡津液，大便因鞭也。(245)

【注释】 ①"脉阳微""阳脉实"：《医宗金鉴》云："脉阳微，谓脉浮无力而微也；阳脉实，渭脉浮有力而盛也。"

②阳绝于里：指出汗太过，体内津液亏损，阳气独盛于里。程应旄云："阳气闭绝于内，而不下通也。"

【提要】 汗多津伤而致大便硬的机理。

【选注】 成无己：阳脉实者，表热甚也。因发汗，热乘虚蒸津液外泄，致汗出太过。汗出多者，亡其阳，阳绝于里，肠胃干燥，大便因硬也。

《金鉴》：凡中风伤寒，脉阳微则热微，微热蒸表作汗。若汗出少者，为自和欲解；汗出多者，为太过不解也。阳脉实则热盛，因热盛而发其汗，出多者，亦为太过，则阳极于里，亡津液，大便因硬，而成内实之证矣。

【解析】 脉阳微，是指脉浮取有和缓微弱之意，多属正气不足，邪郁较轻的表现。若证见汗出而少，脉浮取和缓者，为卫气不足，虽有外邪，宜取漐漐微似有汗者为佳，使营卫和协则病将退，故原文说"为自和也"。若属阳气衰微者不可汗。若汗不得法，使汗出多者，为太过。阳脉实，"实"与"微"相对而言，指脉浮取而充实有力，如属表证，则为表邪郁闭较甚，当以汗解，但汗法亦不能太过，若汗出多者，亦为太过。汗出太过，每易导致津液受损，阴津不足，孤阳亢于里而充盛，故说"为阳绝於里，亡津液，大便因鞭也"。即汗出太多者，津液外亡，阳热极盛于里，津伤热盛，胃肠燥，糟粕内结故大便硬。本条的主要意义是汗法使用不应太过，应中病即止。

【原文】 脉浮而芤①,浮为阳,芤为阴,浮芤相搏,胃气生热②,其阳则绝③。
(246)

【注释】 ①脉芤:脉形如葱管,为两边实、中央空的脉象,常于大失血或亡津液以后出现。

②胃气生热:指阳邪盛而胃热炽。

③其阳则绝:与"阳绝于里"意义相同,"绝"不是断绝、败绝,而是指阳热极盛,致使胃中生热,津液亏损而大便干燥(可参看245条)。

【提要】 从浮芤之脉测知阳热盛而阴血虚。

【选注】 钱潢:浮为阳邪盛,芤为阴血虚,阳邪盛则胃气生热,阴血虚则津液内竭,故其阳则绝。绝者,为断绝败绝之绝,言阳邪独治,阴气虚竭,阴阳不相为用,故阴阳阻绝,而不相流通也。

成无己:浮芤相搏,阴阳不谐,胃气独治,郁而生热,消烁津液,其阳为绝。

【解析】 本条承上条而来,以脉来推测疾病的病理。脉浮而芤,指脉轻取浮大,重按中空,形似葱管,为阴血不足,阳气浮盛之象。浮为阳,指浮主阳热亢盛,芤为阴,指芤主阴血虚损,浮芤相搏则为阴亏而阳热亢盛。若阳热独盛,阴液虚竭,阴阳不相调和,则可形成肠中干燥,大便硬之症,故说"胃气生热,其阳则绝"。

【原文】 趺阳脉①浮而涩,浮则胃气强,涩则小便数,浮涩相搏,大便则鞕,其脾为约,麻子仁丸主之。(247)

麻子仁二升　芍药半斤　枳实半斤(炙)　大黄一斤(去皮)　厚朴一尺(炙,去皮)　杏仁一升(去皮、尖,熬,别作脂)

上六味,蜜和丸,如梧桐子大,饮服十丸,日三服,渐加,以知为度。

【注释】 ①趺阳脉:指足背动脉,在冲阳穴处,属足阳明胃经。

【提要】 脾约证的病理机转和治疗方剂。

【选注】 成无己:趺阳者脾胃之脉诊,浮为阳,知胃气强;涩为阴,知脾为约,约者俭约之约,又约束之约。《内经》曰,饮入于胃,游溢精气,上输于脾,脾气散精,上归于肺,通调水道,下输膀胱,水精四布,五经并行,是脾主为胃行其津液者也。今胃强脾弱,约束津液,不得四布,但输膀胱,致小便数,大便难,与脾约丸通肠润燥。

汪琥:按成注以胃强脾弱,为脾约作解,推其意,以胃中之邪热盛为阳强,故见脉浮;脾家之津液少为阴弱,故见脉涩。仲景用麻仁丸者,以泻胃之阳,而扶脾之弱也。

程郊倩:脾约者脾阴外渗,无液以滋,脾家先自干槁,何能以余阴荫及肠胃,所以胃火盛而肠枯,大肠坚而粪粒小也。麻仁丸宽肠润燥,以软其坚,欲使脾阴从内转耳。

徐灵胎：此即论中所云，太阳阳明者，脾约是也。太阳正传阳明，不复再觉，故可以缓法治之：

章虚谷：腑之传化，实由脏气鼓运，是故饥则气馁伤胃，饱则气滞伤脾，胃受邪气，脾反受其约制，不得为胃行其津液而致燥，燥则浊结不行，无力输化，既非大实满痛，故以酸甘化阴、润燥为主，佐以破结导滞而用缓法治之，但取中焦得以输化，不取下焦阴气上承，故又名脾约丸。

【解析】　本条论述脾约证的病机、病证和治疗方剂。趺阳脉主脾胃，其脉浮涩，浮为阳脉，主胃中邪热盛，涩为阴脉，主脾家运化受约，津液亏损。脾本为胃行其津液，胃中有邪热，影响到脾的正常运化，津液偏渗于膀胱则小便数，津液亏损大肠燥热内结则大便秘结。

《伤寒论》往往以脉论证，说明疾病发生的机制及转归，本条即属此例。成无己注从《内经》原文对脾胃输布津液的生理功能出发，有相当高度，但"胃强脾弱"似有语病。汪琥推其意而解之则明。徐灵胎参阳明篇179条"太阳阳明者，脾约是也"，说明脾约证有从太刚传来而燥热内结津液亏耗者。章虚谷指出脾约与阳明胃家实证的不同，故虽同见大便硬，而治法有别，可谓明了。

【验案】　脾约发斑：刘某，男，30岁。冬末出差外地，患重感冒，经治后症减。但腰痛及尿频，大便秘结不解，继之全身发斑。延余诊治，症见肢体有红斑，皮肤鲜红，瘙痒灼热，脉细数，苔白腻。前医曾以尿频、尿急投以利湿清热之剂，不审大便之秘结数日不通，并无尿痛尿灼，错诊为膀胱湿热结石之证，贸然清利小便，致使津液大亏，阳明胃愈燥热，能不发斑乎？前贤云，发斑大多热郁阳明，逼迫营血，从肌肤而发，此证当以脾约丸治之。

处方：大黄，枳实，厚朴，火麻仁，杏仁，杭芍。服药后血斑消去大半，腰痛转轻，腑气通，小便次数锐减。药已对症，效不更方，续进2剂，痊愈出院。（《云南中医学院学报》）

【原文】　太阳病三日，发汗不解，蒸蒸发热①者，属胃②也，调胃承气汤主之。(248)

【注释】　①蒸蒸发热：形容发热从内蒸腾于外，好似蒸笼中的热汽蒸发一样。②属胃：转属阳明之意。

【提要】　表邪化热传里，转为阳明腑证的证治。

【选注】　成无己：蒸蒸者，如热薰蒸，言甚热也。太阳病三日，发汗不解，则表邪已罢，蒸蒸发热，胃热为盛，与调胃承气下胃热。

方有执：此概言阳明发热之大旨，三日，举大纲言也。

程郊倩：何以发汗不解便属胃？盖以胃燥素盛，故表证虽罢，而汗与热不解也。第征其热如炊笼蒸蒸而盛，则知其汗必连绵濈濈而来，此即大便已硬之征，故曰属胃也。热虽聚于胃，而未见朝热谵语等症，主以调胃承气汤者，于下法内从乎中治，以其为日未深故也。

【解析】 以上各家对蒸蒸发热而用调胃承气汤的论述均较清楚，程氏的注释尤为详尽。方氏指出"太阳病三日"是"举阳明大纲而言"，一语点出此为阳明病，更有助于我们对本条证治的理解。文中提出用调胃承气汤治之，意在示人大法，其他承气汤也可随证选用，《脉经》只言"承气汤主之"，也可作为佐证。

【原文】 伤寒吐后，腹胀满者，与调胃承气汤。(249)

【提要】 伤寒吐后，形成阳明燥实腹满的证治。

【选注】 尤在泾：吐后腹胀满者，邪气不从吐而外散，反因吐而内陷也。然胀形已具，自必攻之使去，而吐后气伤，又不可以大下，故亦宜大黄甘草芒硝调之，俾反于利而已，设遇庸工，见其胀满，必以枳朴为急矣。

成无己：《内经》曰：诸腹胀大，皆属于热，热在上焦则吐，吐后不解，复腹胀满者，邪热入胃也，与承气汤下胃热。

程郊倩：吐法为膈邪所设，吐后无虚烦等症，必吐其所当吐者。只因胃家素实，吐亡津液，燥气不能下达，遂成土郁，是以腹胀，其实无大秽浊之在肠也。调胃承气汤一夺其郁可耳。

【解析】 本条论述了调胃承气汤证形成的又一种原因，即伤寒吐后，上焦实邪虽去，而中下焦化燥成实。伤寒吐后，上焦实邪已去，而肠中热结犹存，且因吐后津伤，肠道失于濡养，糟粕结聚，停于肠间，阻遏气机，气机壅滞故腹满且胀。而且吐法可以导致胃气受伤，胃气受伤又会加重腹胀满。与调胃承气汤者，亦说明本证腹满，临证当伴有腹部拒按，大便不通，苔黄燥，脉沉实等症。治法可用调胃承气汤泄热和胃，润燥软坚，调和胃气。腹满证临床较为常见，如栀子厚朴汤证、厚朴生姜半夏甘草人参汤证、调胃承气汤证。所不同者，栀子厚朴汤证为无形邪热内扰，气机壅滞于腹所致，其临证要点为满且烦。而厚朴生姜半夏甘草人参汤证为脾虚失运，气机壅滞所致，临证要点为腹胀满，时轻时重。而调胃承气汤证为邪实结聚肠间，腑气不通所致，临证要点为不大便，腹痛拒按等。

【原文】 太阳病，若吐、若下、若发汗后，微烦，小便数，大便因鞕者，与小承气汤，和之愈。(250)

【提要】 太阳病误治津伤致热结成实的证治。

【选注】 成无己：吐下发汗，皆损津液，表邪乘虚传里，大烦者，邪在表也；微烦者，邪入里也，小便数，大便因硬者，其脾为约也，小承气和之愈。

《金鉴》：太阳病，若吐、若下，若发汗不解，入里微烦者，乃栀子豉汤证也。今小便数，大便因硬，是津液下夺也，当与小承气汤和之。以其结热未甚，入里未深也。

徐灵胎：因字当着眼，大便之硬，由小便数之所致，盖吐、下、汗，已伤津液，而又小便太多，故尔微硬，非实邪也。

程郊倩:吐下汗后而见烦证,征之于大便硬,因非虚烦者比,然烦既微而小便数,当由胃家失调,燥气客之使然,胃虽实,非大实也,以小承气汤,取其和也,非大攻也。

【解析】 太阳病本用解表之法,若发汗太过,或误用催吐攻下之法,可使津液受伤,表邪不解而化热入里,邪从燥化而转属阳明。邪热扰神,燥热不重,故"微烦"。微烦者,表示邪入于里,邪热结聚的程度较轻。阳明燥实内结,气机阻滞不通,故见大便硬;小便数者,为津液偏渗膀胱,津液偏渗膀胱则津伤肠燥,津伤肠燥则大便硬。故本证大便硬因小便数而津液偏渗,津伤不能濡润肠道所致,微烦者,燥结不甚,本证属津伤化燥,腑气不通所致,故不需用大承气汤攻下,用小承汤泄热通便,消滞除满,使肠胃气机调畅,病自可愈。

本条与249条调胃承气汤证均由表证误治而来,但调胃承气汤证病机以津伤肠燥、里热炽盛为重点,以蒸蒸发热、心烦、谵语、腹满、不大便、舌苔干燥等为主症。而小承气汤证以津伤化燥、气机阻滞不通为重点,以腹大满不通、大便硬、舌苔黄厚或腻为主症,或兼有潮热、谵语、心烦等。二者同属阳明实证,但因证候的偏重不同,故选用的方剂亦不相同。

【原文】 得病二三日,脉弱,无太阳、柴胡证,烦躁,心下鞕,至四五日,虽能食,以小承气汤少少与,微和之,令小安。至六日,与承气汤一升。若不大便六七日,小便少者,虽不受食,但初头鞕,后必溏,未定成鞕,攻之必溏,须小便利,屎定鞕,乃可攻之,宜大承气汤。(251)

【提要】 大小承气汤的辨证论治要点。

【选注】 成无己:得病二三日脉弱,是日数虽浅而邪气已入里也。无太阳证,为表证已罢。无柴胡证,为无半表半里之证。烦躁心下硬者,邪气内盛也,胃实热盛则不能食,胃虚热盛至四五日虽能食,亦当与小承气汤微和之。至六日则热甚,与大承气汤一升。若不大便六七日,小便多者为津液内竭,大便必硬则下之。小便少者,则胃中水谷不别,必初硬,后溏,虽不能食为胃实,以小便少则未定成硬,亦不可攻,须小便利,屎定硬乃可攻之。

汪琥:此条乃申言大小承气不可多用及骤用之意。得病二三日,不言伤寒与中风者,乃风寒之邪皆有,不须分辨之病也。脉弱者,谓无浮紧等在表之脉也。无太阳柴胡证,谓无恶寒发热,或往来寒热,在表及半表半里之证也。烦躁心下硬者,全是阳明府热邪实。至四五日,则足阳明胃府实热者,下而传于手阳明,当大肠之府实热也。经云,肠实则胃虚,故能食,能食者,其人不痞不满,为下证未急,非阳明胃强发狂能食比也。故云虽能食,止须以小承气汤少少与微和之,因其人烦躁,必不大便,故令其小安也。至六日,仍烦躁不安而不大便者,前用小承气汤可加至一升,使得大便而止,此言小承气汤不可多用之意。若不大便句,承上文烦躁心下硬而言,至六七日不大便,为可下之时,但小便少,乃小水不利,此系胃中之水谷不分清,故不能食,非谵语潮热有燥屎之不能食也。故云虽不能食,但初头硬后必溏,未定成硬而攻之,并硬者必化为溏矣。须待小便利,屎定成硬,乃可用大承气汤攻之,此言大承气亦不可骤用之意。

柯韵伯:得病二三日,尚在三阳之界。其脉弱,恐为无阳之微。无太阳桂枝证,无少阳柴胡证,则病不在表,而烦躁心下硬,是阳邪入阴,病在阳明之里矣。辨阳明之虚实,在能食不能食。若病至四五日尚能食,则胃中无寒,而便硬可知,少与小承气微和其胃,令烦躁少安。不竟除之者,以其人脉弱,恐大便之易动故也,犹太阳脉弱,当行大黄芍药者减之之意。至六日复与小承气一升,至七日仍不大便,胃家实也。欲知大便之燥硬,既审其能食与不能食,又当问其小便之利与不利,而能食必大便硬,后不能食是有燥屎。小便少者,恐津液还入胃中,故虽不能食,初头硬后必溏,小便利者,胃必实,屎定硬,乃可攻之。所以然者,脉弱是太阳中风,能食是阳明中风,非七日后不敢下者,以此为风也,必过经乃可下之,下之若早,语言必乱,正此谓也。

章虚谷:此条总因脉弱,恐元气不胜药气之故,再四详审,左右四顾,必俟其邪气结实,而后攻之,则病当其药,便通可愈,否则邪不去而正先萎,病即危矣。

【解析】 本条共分三段。

第一段为"得病二三日"至"与承气汤一升"。得病二三日,由于正气足,无力鼓动血脉,故脉弱,无太阳、柴胡证者,说明邪不在太阳和少阳,此为排除诊断,当无太阳之发热恶寒、少阳之寒热往来等证候。症见烦躁,心下硬者,为阳明里热上扰心神,气机壅滞不通所致,临证当伴有不大便。至四五日尚能食,则推断肠中燥实结聚不甚,又兼脉弱,故不可大下,以小承气汤和胃通腑,少少与服之,使病人得以小安。若不能食,当参看215条"谵语,有潮热,反不能食者,胃中必有燥屎五六枚也。宜大承气汤下之"。至六日,病人仍烦躁、心下硬而大便不通者,可再与小承气汤一升以和胃通腑。本段用药如此瞻前顾后,是因为其人脉弱,为证实而脉虚,攻之须慎之又慎,若属太阴病因虚敛实者,攻之则易动胃气。

第二段为"若不大便六七日"至"攻之必溏"。若不大便六七日,不能食,似为阳明燥实内结之大承气汤证,但病人小便少,是津液尚能还入胃肠,故见大便初头硬,后必溏。因大便未定成硬,若妄用苦寒攻下之法,则损伤脾胃阳气而造成大便稀溏的变证。

第三段为"须小便利"至"宜大承气汤"。综合上文烦躁、心下硬而大便硬等症,欲知肠中大便是否已硬,燥屎是否已结,既要诊察病人能食与不能食,又要诊察患者小便利与不利。因为,小便利为肠中津液内竭,大便成硬,此时乃可用大承气汤攻之。综观条文,临证使用攻下之法,须反复细辨,慎之又慎。

【原文】 伤寒六七日,目中不了了①,睛不和②,无表里证,大便难,身微热者,此为实也,急下之,宜大承气汤。(252)

【注释】 ①目中不了了:即视物不清。

②睛不和:指眼球转动不灵活。

【提要】 目中不了了,睛不和者治宜急下存阴。

【选注】 钱潢:六七日,邪气在里之时也,外既无发热恶寒之表证,内又无谵语腹满等里邪,且非不大便而曰大便难,又非发大热而身仅微热,势非甚亟也,然目中不了了,是邪热伏于里而耗竭其津液也。经云,五脏六腑之精皆上注于目,热邪内灼,津液枯燥,则精神不得上注于目,故目不了了睛不和也。

张令韶:阳火亢极,阴水欲枯,故使目中不了了而睛不和。急下之,所以抑亢极之阳火,而救垂绝之阴水也。

《金鉴》:目中不了了而睛和者,阴证也;睛不和者,阳证也。此结热神昏之渐,危急之候,急以大承气汤下之,泻阳救阴,以全未竭之水可也。睛不和者,谓睛不活动也。

【解析】 "目中不了了,睛不和"是邪热伏里并灼竭津液之证,故需急下以存阴。钱潢对证候和病理之分析,深得要领。张令韶以"抑亢极之阳火,而救垂绝之阴水",简明扼要地点出了"急下之"的意义。《金鉴》以睛和与睛不和鉴别阴证和阳证,也有一定的参考价值。

【原文】 **阳明病,发热,汗多者,急下之,宜大承气汤。**(253)

【提要】 阳明病发热汗多者,治当急下存阴。

【选注】 成无己:邪热入府,外发热汗多者,热迫津液将竭,急与大承气汤以下其府热。

钱潢:潮热自汗,阳明胃实之本证也,此曰多汗,非复阳明自汗可比矣,里热炽盛之极,津液泄尽,故当急下,然必以脉证参之。若邪气在经,而发热汗多,胃邪未实,舌苔未干,厚而黄黑者,未可下也。

程郊倩:发热而复多汗,阳气大蒸于外,虑阴液暴亡于中,虽无内实之兼证,宜急下之,以大承气汤矣。此等下之,皆为救阴而设,不在夺实,夺实之下可缓,救阴之下不可缓,不急下防成五实,经曰五实者死。

尤在泾:此条必有实满之证,而后可下,不然则是白虎汤证。

《金鉴》:阳明病,不大便,发热汗多不止者,虽无内实,亦当急下之。盖因阳气大蒸于内,恐致阴液暴亡于外,故以全津液为急务也,宜大承气汤下之。

【解析】 阳明病发热汗多,是热邪蒸迫肠胃所致,有津液不尽、汗出不止之势,急下胃腑燥热,釜底抽薪,为保存津液最为有效的应急措施。钱氏提出根据脉、舌决定能否攻下,很有实际指导意义,尤氏又进一步强调运用大承气汤必有一系列腑实证候,可补其不足。大承气汤之所以能救阴,全在夺实,故程郊倩认为"皆为救阴而设,不在夺实"以及《金鉴》"虽无内实亦当急下"的看法,恐不妥。

【原文】 **发汗不解,腹满痛者,急下之,宜大承气汤。**(254)

【提要】 发汗后见腹满痛者,治法宜急下存阴。

【选注】 成无己:发汗不解,邪热传入府,而成腹满痛者,传之速也,是须急下之。

程郊倩:发汗不解,津液已经外夺,腹满痛者,胃热遂尔迅攻,邪阳盛实而弥漫,不急下之,热毒里蒸,糜烂速及肠胃矣,阴虚不任阳填也。

黄坤载:发汗不解,是非表证,乃胃肠之实也。汗之愈亡其阴,燥屎阻其胃火,伤其太阴,故腹满而痛,阳亢阴亡,则成死证,故当急下之。此与少阴六七日,腹胀不大便章义同。

尤在泾:发汗不解,腹满痛者,病去表之里而盛于里矣。夫正气与邪气相击则痛。治之者,如救斗然,迟则正被伤矣,故亦宜急下。

【解析】 一般来讲,太阳表证,发汗后当脉静身凉而病解。若病在阳明,属里热炽盛者,误用汗法,则汗出津伤胃中燥,燥屎内结。本证汗后病不解而见腹满痛者,为阳明实热证误用汗法之过,发汗则津液外泄,里热炽盛,气机壅滞,故见腹满且痛,此为阳明里热成实而燥屎内结之特征。里热已盛而津液又伤,又见腑气不通,燥屎内结,故当采用急下之法以泄邪救阴,宜大承气汤攻之。说明本证汗后传变迅速。正如成无己所说:"发汗不解,邪热传入腑,而成腹满痛者,传入速也,是须急下之。"

阳明病三急下证,并非全因病情危重而下之。急下者包含有预防的内容:一因病情危重,而急下之,有真阴枯竭之变,如252条;二在于防止疾病继续深入发展,如253条;三因疾病传变迅速,急下者,防止疾病的深入,如254条。以上均体现了仲景治未病的学术思想。对于急下之证,临床时医者当根据病情而抉择,有主动攻下以防邪气传变者,亦有病重不得不急下以保真阴者。

【原文】 **腹满不减,减不足言,当下之,宜大承气汤。**(255)

【提要】 阳明腑实证腹满的特点。

【选注】 成无己:腹满不减,邪气实也。经曰,大满大实,自可除下之。大承气汤下其腹满,若腹满时减,非内实也,则不可下。《金匮要略》曰:腹满时减,复如故,此为寒,当与温药,是减不足言也。

喻嘉言:减不足言四字,形容腹满如绘,见满至十分即减去二三分,不足夺其势也。

陈修园:承上文而言,腹满痛者,固宜急下,若不痛而满云云,虽不甚急而病在悍气,非下不足以济之也。

柯韵伯:下后无变证,则非妄下,腹满如故者,下未尽平,故当更下之也。

【解析】 本条论述阳明实热腹满当下之证。腹满的一般原因,有虚寒与实热之不同。《金匮要略·腹满寒疝宿食病脉证治第十》曰:"腹满时减,复如故,此为寒,当与温药",指出了脾胃虚寒腹满的特点。本证腹满不减,减不足言,是因为燥屎内结,腑气不通故腹满不减,虽有减轻亦不足言,即腹胀满呈持续状态,此为阳明里实腹满的特征。临证时当伴有腹痛拒按、大便不通、舌苔干燥黄厚等症,治法当用大承气汤攻下泄实。

【原文】 阳明少阳合病,必下利,其脉不负者,为顺也。负者,失也。互相克贼,名为负也。脉滑而数者,有宿食也,当下之,宜大承气汤。(256)

【提要】 阳明少阳合病宜下的脉证和治法。

【选注】 成无己:阳明土,少阳木,二经合病,气不相和,则必下利,少阳脉不胜,阳明不负,是不相克,为顺也;若少阳脉胜,阳明脉负者,是鬼贼相克,为正气失也。脉经曰:脉滑者为病食也。又曰:滑数则胃气实,下利者脉当微厥,今脉滑数,知胃有宿食,与大承气汤以下除之。

程郊倩:见滑数之脉,为不负为顺;见弦直之脉,为负为失。

张兼善:凡合病则下利,各从外证以别焉,然两经但各见一二症便是,不必悉具。

【解析】 本条根据五行生克,从脉象上来解释疾病的顺逆。阳明属土,少阳属木,二经合病下利,如纯见少阳弦脉,则木必克土,病情较逆,是即所谓"负也""失也";如果脉见滑而数,则木不克土,即所谓"顺也"。滑数之脉,为有宿食的脉象,胃实之明证,故用大承气汤攻下。注家中,成氏言明病机,程氏指出脉象特征,张氏又说明合病下利辨证的方法,可相互发明,有助于对条文的理解。

应注意:172条为太阳少阳合病的热迫大肠而下利,用黄芩汤以清热坚阴;32条太阳阳明台病为表邪内迫下利,用葛根汤以发表生津,其病变机制与本证完全不同,在临床上应严格区别。

【原文】 病人无表里证,发热七八日,虽脉浮数者,可下之。假令已下,脉数不解,合热则消谷善饥,至六七日,不大便者,有瘀血,宜抵当汤。(257)

【提要】 阳明腑实与瘀血证的辨别。

【选注】 《金鉴》:病人无里证,是无太阳表证、阳明里证也。但发热而无恶寒,七八日,虽脉浮数,不可汗也。虽屎硬,可下之。假令已下,脉不浮而数不解,是表热去,里热未去也。至六七日,又不大便,若不能消谷善饥,是胃实热也,以大承气汤下之。今既能消谷善饥,是胃和合热,非胃邪合热,故屎虽硬,色必黑,乃有瘀血热结之不大便也,宜用抵当汤下之。

徐灵胎:脉虽浮数而无表里证,则其热竟属里实矣。七八日故不可下。脉数不解,邪本不在大便也;消谷善饥,蓄血本不在水谷之路,故能食。

尤在泾:无表里证,无头痛恶寒,而又无腹满谵语等症也。发热七八日,而无太阳表证,知其热盛于内,而气蒸于外也。脉虽浮数,亦可下之,以除其热,令身热去,脉数解,则愈。假令已下,脉浮去而数不解,知其热不在气而在血也;热在血,则必病瘀血。

【解析】　尤在泾对本条的注释比较合理。仲景在此用排除法诊断阳明瘀血证。脉虽浮数，但无头痛、恶寒之表证，可知邪气不在表，不宜从汗而解。虽无腹满痛、潮热等里实之证，但发热七八日不解，必有实热在里，浮数之脉，为里热蒸腾之象，必沉取也，数而有力，故可考虑下法。假如下后，脉数不解，可见里热未除，病者饮食不受影响，又说明此非阳明燥实内阻。既无燥屎内阻而六七日不大便，为瘀血内阻也，故宜抵当汤下其瘀血，瘀血去则里热除。由此推测，前面所用之攻下之剂，恐为承气之类。须知热与屎相结者，当用承气辈攻下。此为热与血结，需用抵当汤逐血通瘀。尤在泾指出"知其热不在气而在血也"是有一定道理的。

【原文】　若脉数不解，而下不止，必协热便脓血也。(258)

【提要】　承上条言脉数不解者有便脓血的可能。

【选注】　《金鉴》：若脉数不解，不大便硬，而下利不止，必有久瘀，协热腐化，而便脓血也，则不宜用抵当汤下之矣。

郭雍：常氏云，可白头翁汤，《千金方》通前证合为一证。

任应秋：本条为急性痢疾，所以便排出含有脓血的粪便，而脉数协热，亦为急性痢固有的热型，应服用白头翁汤。

【解析】　脉数不解，数为热，热邪不因攻下而向外宣泄，反因攻下之后而内陷，热与血结，可发蓄血。若下后脉数不解而下利不止者，为邪热迫血下行，灼伤阴络，故病人可由下利不止变为下利便脓血之可能。

【原文】　伤寒发汗已，身目为黄，所以然者，以寒湿在里不解故也。以为不可下也，于寒湿中求之。(259)

【提要】　辨寒湿发黄的证治及禁忌。

【选注】　汪琥：伤寒发汗已，热气外越，何由发黄？今者发汗已，身目为黄，所以然者，以其人在里素有寒湿，在表又中寒邪，发汗已，在表之寒邪虽去，在里之寒湿未除，故云不解也。且汗为阴液，乃中焦阳气所化，汗后中气愈虚，寒湿愈滞，脾胃为寒湿所伤，而色见于外，此与湿热发黄不同，故云不可下。

王海藏：阴黄其证，身冷汗出，脉沉，身如薰黄色暗，终不如阳黄之明如橘子色。治法：小便利者，术附汤；小便不利，大便反快者，五苓散。

浓芊绿：寒湿在里与瘀热在里不同，且既由寒湿，则非属阳明病矣，故不可下。

【解析】　此条寒湿发黄之证，即后世所谓的阴黄证，其成因多由病者素体脾阳不足，内有寒湿，又因伤寒而发其汗，汗出表寒虽去，而里阳更虚，致湿瘀不化而发黄。汪氏阐其病理，王氏举阳黄以对勘说明，提出治疗方剂，使经文更臻完善。其余注家，所释亦皆言之成理，可资参考。

【验案】　卢某，男，48岁。时值暑热，喜饮冷水，又常于凉处当风而卧，以致湿邪不得由汗而出，困于脾家，蓄蕴日久，致寒湿发黄。面目遍身暗黄如嫩绿，小便清白，大便溏泻，不热不渴，倦卧无神，常若离魂者。左右六脉沉迟而缓，来去无神，察

国学经典文库

中医四大名著

伤寒论·各论

图文珍藏版

其平素所好,参合脉证,知系寒湿阴黄证也。治宜温通,以茵陈蒿加附干姜汤主之。处方:茵陈蒿八两、黑附片三钱、川干姜二钱、炒薏苡仁四钱、云茯苓四钱。此方连进2剂,溏泻渐止,黄亦稍退,各症均有转机。仍照原方加焦术三钱、杭白芍二钱、广陈皮钱半,六一散4包,煎。又续进3剂,6日后各症痊愈。(《全国名医验案类编》)

【原文】 伤寒七八日,身黄如橘子色,小便不利,腹微满者,茵陈蒿汤主之。(260)

【提要】 论述湿热发黄的辨证要点和证治。

【选注】 成无己:当热甚之时,身黄如橘子色,是热毒发泄于外。《内经》:"膀胱者,津液藏焉,气化则能出矣",小便不利,少腹满者,热气甚于外,而津液不得下行也。与茵陈蒿汤,利小便,退黄逐热。

钱潢:此言阳明发黄之色,状如阴黄如烟薰之不同也。伤寒至七八日,邪气入里已深,身黄如橘子色者,湿热之邪在胃,独伤阳分,故发阳黄也;小便不利,则水湿内蓄,邪食壅滞,而腹微满也。以湿热实于胃,故以茵陈蒿汤主之。

柯韵伯:伤寒七八日不解,阳气重也;黄色鲜明者,汗在肌肉而不达也;小便不利,内无津液也;腹微满,胃家实也。调和二便,此茵陈之职。

尤在泾:此则热结在里之证也。身黄如橘子色者,色黄而明,为热黄也。若湿黄则色黄而晦,所谓身黄如薰黄也,热结在里,为小便不利,腹微满,故宜茵陈蒿汤下热通瘀为主也。

【解析】 钱氏、成氏对本条的分析都很正确。钱氏指出"此言阳明发黄之色,状与阴黄如烟薰之不同",有助于我们通过望诊,掌握阳黄和阴黄的发黄特征,从而加以鉴别,当然临证尚需结合其他脉证,全面分析。所谓"如橘子色",黄而鲜明之意,这是阳黄的特征之一。可以说本条既是对236条阳明发黄证的补充,又是针对上条(259条)指出湿热发黄的证候特点和治疗原则。前者"于寒湿中求之","不可下也";后者于湿热中求之,下之可也。

本证小便不利,由于湿热交结所致,柯氏认为"内无津液",显然不妥,若果内无津液,绝不可复以茵陈蒿利其小便。

【原文】 伤寒身黄,发热者,栀子柏皮汤主之。(261)

肥栀子十五个(擘) 甘草一两(炙) 黄柏二两

上三味,以水四升,煮取一升半,去滓,分温再服。

【提要】 阳黄热重于湿的证治。

【选注】 《金鉴》:伤寒身黄发热者,设有无汗之表,宜用麻黄连轺赤小豆汤汗之可也;若有成实之里,宜用茵陈蒿汤下之亦可也。今外无可汗之表证,内无可下之里证,故惟宜以栀子柏皮汤清之也。

尤在泾:此热瘀而未实之证,热瘀故身黄,热未实故发热而腹不满,栀子彻热于上,柏皮清热于下,而中未买故须甘草以和之耳。

汪琥:武林陈氏曰:身黄兼发热者,乃黄证中之发热,而非麻黄、桂枝证之发热也。热既郁而为黄,虽表而非纯乎表证,但当清其郁以退其黄,则发热自愈。

【解析】 本条以身黄发热为栀子柏皮汤的主症,《金鉴》从伤寒本论中对身黄发热的不同治疗方法进行了分析,指出此身黄发热既无可汗之表、又无可下之里。汪氏又引武林陈氏之语,阐明此发热与麻桂汤证发热在病理上的不同,其分析都是正确的。此条与260条均为湿热互结之阳黄,二者之区别在于彼有腹满,为里有实积;而此无腹满,为无里实积。尤氏虽然也明确地指出了这点,但对方药的分析忽略了利湿这一作用。

【验案】 案1 病人为10岁男孩,患黄疸性肝炎,病已日久,黄疸指数一直很高。前医曾用茵陈蒿汤多剂,住院期间也多次用过茵陈、大黄等注射液,效均不佳。症见身目黄染,心烦,便溏,两足发热,睡觉时常伸到被外,舌苔黄。遂投栀子柏皮汤治之,不数剂则黄疸消退而诸症渐愈。此案说明,凡湿热发黄,用茵陈蒿汤后,黄仍不退,但正气业已渐耗,脾胃之气受损,阴分尚有伏热,如见手足心热、五心烦热等症,用本方治疗很是适宜。有的医家认为本方不该用甘草,而应当用茵陈。其实不然,应该说本方妙就妙在用甘草以扶正气的治法。(刘渡舟《伤寒论诠解》)

案2 盛某,男,28岁。初起发热恶寒,体温38.2℃,浑身骨节酸痛,汗出不畅,诊为感冒而投发散之剂,发热缠绵周余不退,继则出现胸脘痞满,不思饮食,食入腹胀,身面渐黄,尿也如浓茶样,经肝功能检查,黄疸指数20u,谷丙转氨酶600u,诊断为急性黄疸性肝炎,舌苔黄腻脉滑数,中医辨证为湿热黄疸,属阳黄之证,方用栀子柏皮汤合茵陈五苓散加减。茵陈18克,栀子12克,黄柏9克,当归9克,猪茯苓各12克,生麦芽15克,甘草4.5克。上方随症出入服10余剂,黄疸消退,肝功能正常,后以原法更小制剂,并配入运脾和胃之品,调理月余,身体康复。(陈明《伤寒名医验案精选》)

【原文】 伤寒,瘀热在里,身必黄,麻黄连轺[①]赤小豆汤主之。(262)

麻黄二两(去节) 连轺二两(连翘根也) 杏仁四十个(去皮、尖) 赤小豆一升 大枣十二枚(擘) 生桑白皮(切)一升 生姜二两(切) 甘草二两(炙)

上八味,以潦水[②]一斗,先煮麻黄再沸,去上沫,内诸药,煮取三升,去滓,分温三服,半日服尽。

【注释】 ①连轺:轺,原义指古代轻小便捷的马车。《千金翼方》"轺"均作翘,故读与翘同。连轺,指连翘根;现代均以连翘代用。

②潦水:乃雨后所积之水,是谓无根之水。成无己谓"潦水味薄不助湿气,兼利湿热"。

【提要】 阳黄兼表的证治。

【选注】 《金鉴》:湿热发黄,无表里证,热盛者清之,小便不利者利之,里实者下之，表实者汗之，皆无非为病求去路也。

林澜：麻黄连轺一证，虽曰在里，必因邪气在表之时有失解散，今虽发黄，犹宜兼汗解以治之也。

喻嘉言：伤寒之邪，得湿而不行，所以热瘀身中而发黄，故用外解之法。

钱潢：瘀，留蓄壅滞也，言伤寒郁热，与胃中之湿气互结温蒸……经云，湿热相交，民多病瘅，盖以湿热胶固，壅结于胃，故曰瘀热在里，身必发黄也，麻黄连轺赤小豆汤治表，利小便，解郁热，故以此主之。

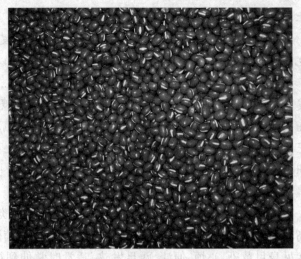
赤小豆

程郊倩：凡伤寒瘀热在里者，由湿蒸而来，故身必发黄，此由瘀热未深，只从表一边开其郁滞，而散热除湿，佐以获效，麻黄连轺赤小豆汤是其主也。

【解析】 本条为外有寒邪，内有湿热，郁蕴不解的发黄之证，虽条文叙证简略，但以方测证，可想必有表证存在。各注家对此认识一致。林氏、喻氏阐明病因，钱氏详论病理，程氏指出治疗的要点，《金鉴》则进一步总结了治黄的原则。

本证与260条、261条同为湿热发黄，证治又有一定的区别。曾如魏念庭所说："此三条虽皆外寒挟湿之邪，瘀而成热之证，然在表在里、湿胜热胜，尤当加意也。"若热重于湿，并兼有里实之腹满者，茵陈蒿汤最适合；若湿热并重，而又无里实之腹满者，栀子柏皮汤即可；若邪偏重于表者，当用麻黄连轺赤小豆汤。

第五章　辨少阳病脉证并治

国学经典文库

中医四大名著

伤寒论·各论

图文珍藏版

291

少阳病是外感疾病发展的过程中，邪气已离开太阳之表，而尚未达阳明之里，处于太阳与阳明之间的一种证候。少阳病是六经辨证中外感热病的第二阶段，故少阳病亦称为半表半里证。

少阳包括手少阳三焦和足少阳胆，并于手厥阴心包和足厥阴肝通过经脉相互表里。少阳，也称"一阳""稚阳""小阳"，即说少阳为初出之阳气，阳气较少。故其阳气生机勃勃而又弱小，所以少阳正气偏弱，气血不足，抵抗病邪的能力较弱。在位置上，少阳处于表里之间，即通常所说半表半里。

足少阳胆腑，附于肝，外应右胁下，内藏精汁而主疏泄，故胆又名"中精之腑"。精汁，即胆汁，来源于肝。前人有"肝之余气，溢于胆聚而成汁"的说法。胆汁的排泄有促进饮食消化的作用。在五行上，肝胆同属木，其功能是不能截然分开的。肝与胆有经络相连，肝属阴，居里，胆属阳，居表。肝分泌胆汁，胆内藏精汁，由于胆承肝之余气，故肝胆皆主疏泄。如肝的疏泄功能失常，则会影响胆汁的正常排泄；胆汁的排泄障碍，又会影响到肝，导致肝的疏泄失常。肝主谋虑，胆主决断，故肝和胆对人的精神思维活动均有影响。

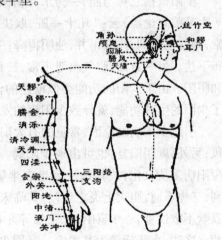

手少阳三焦穴位图

足少阳胆经，从外眼角开始，上行到额角，下耳后，沿颈旁，至肩上，退后，交出手少阳三焦经之后，进入缺盆穴。它的支脉从耳后进入耳中，走耳前，至外眼角后；另一支脉从外眼角分出，下向大迎，会合手少阳三焦经至眼下；下边盖过颊车，下行颈部，会合于缺盆。由此下向胸中，通过膈肌，络于肝，属于胆；沿胁里，它的主干即直行脉从缺盆下向腋下，沿胸侧，过季胁。足少阳胆之络脉和经别，合于厥阴，通过经络的相互络属与足厥阴肝相表里。

手少阳三焦腑，为水谷出入的道路，并具有疏通水道的作用，在维持水液代谢平衡方面，是个重要的器官。如《素问·灵兰秘典论》曰："三焦者，决渎之官，水道出焉。"即三焦相当于负责疏通水道的官，水道的通畅是由于三焦的调节而实现的。

《难经·三十一难》"三焦者,水谷之道路,气之所终始也"的记载,是说三焦是机体受纳水谷,吸收营养,排泄糟粕的道路,为周身精气运行的始终。另外,关于三焦功能的记载,《灵枢·营卫生会》曰:"上焦如雾,中焦如沤,下焦如渎。"上焦如雾,指上焦心肺宣发敷布水谷精气的功能,如同雾露弥漫灌溉全身。中焦如沤,形容中焦脾胃腐熟水谷的功能。下焦如渎,形容下焦大肠和膀胱如同水沟一样有排泄水液和糟粕的功能。

手少阳三焦经脉,起于无名指末端,上行小指与无名指之间,沿着手背出于前臂伸侧两骨之间,向上通过肘尖,沿上臂外侧,向上通过肩部,进入缺盆,分布于膻中,散络于心包,通过膈肌,广泛遍属于上、中、下三焦。它的支脉从膻中上行,出锁骨上窝,上向后项,连系耳后,直上出耳且方,弯下向面颊,至眼下。它的另一支脉从耳后进入耳中,出走耳前,经过上关前,交面颊,到外眼角。手少阳三焦通过经络与手厥阴心包相互络属,互为表里。

少阳概括三焦与胆,一为水谷精微和水液代谢的道路;一为主疏泄。故《卷问·六节脏象论篇》云:"凡十一脏,取决于胆也"。由于二者相互协调,肝胆疏泄正常,则三焦通利,津液得并,浊阴得降;三焦通利,则肝胆疏泄畅达无阻,津液得以上布下达。另一方面,胆气疏泄正常,三焦通畅,气、津、水、火,才能通上下,贯表里,和阴阳。由于少阳的功能类似枢纽的作用,故称少阳为枢纽。由于各种因素破坏了少阳的生理功能,就导致少阳病的发生。

引起少阳病的原因,常见的有太阳病不解,传入少阳;少阳本经自病,即少阳中风;另外,厥阴阳复,也可出现少阳病。因为少阳处于太阳与阳明之间,主相火,故少阳病多从火化,故其病性为半表半里之热证。邪阻少阳经脉,可致少阳枢机不利,三焦不通,胆火上炎之证候,其临床可见口苦、咽干、目眩、往来寒热、胸胁苦满、默默不欲饮食、心烦喜呕,脉弦细等症状。少阳病的治疗当用和解少阳枢机,清泄相火之法,小柴胡汤为其主方。又因少阳外邻太阳,内近阳明,故病变常可外兼太阳或内兼阳明。若兼太阳证则宜和解解表兼施,若兼阳明里实证,则宜和解兼通下之法。少阳病为邪居半表半里之间,邪不在表,故不可发汗,邪不在里,亦不可吐下。误汗必伤其津,胃中干燥,津伤热炽,易发谵语。吐下则耗气血,心失血养,则发为心悸、惊剔等症,故少阳病汗、吐、下等法均不可用。

【原文】　少阳之为病,口苦,咽干,目眩也。(263)

【提要】　本条论述少阳病的提纲。

【选注】　成无己:足少阳,胆经也。《内经》曰:有病口苦者,名曰胆经。《甲乙经》曰:胆者中精之府,五脏取决于胆,咽为之使。少阳之脉,起于目锐眦。少阳受邪,故口苦、咽干、目眩。

柯韵伯:太阳主表,头颈强痛为提纲。阳明主里,胃家实为提纲。少阳居半表半里之位,仲景特揭口苦咽干目眩为提纲,奇而至当也。盖口咽目三者,不可谓之表，又不可谓之里，是表之入里，里之出表外，所谓半表半里也。三者能开能阖，开之可见，阖之不见，恰合枢机之象，故两耳为少阳经络出入之地。苦干眩者，皆相火上走空窍而为病也，此病自内之外，人所不知，惟病人独知，诊家所以不可无问法。三证为少阳一经病机，兼风寒杂病而言。

汪琥：《灵枢》经云："足少阳之正，上挟咽，出颐颌中。"又曰："是动则病口苦。"苦者，胆之味，苦味从火化，咽又为胆之使，故胆热则口苦，而并咽亦干也。眩者，目眩晕也，少阳属木，为风，风主动摇，故其经病热，则目眩也。愚按上三证，不足以尽少阳病，故云：此仅举其病热之大纲耳。

张隐庵：此论少阳风火主气。夫少阳之上，相火主之，标本皆热，故病则口苦咽干。《六元正纪大论》云："少阳所至，为飘风燔燎"，故目眩。目眩者，风火相煽也。

《金鉴》：此揭中风、伤寒邪传少阳之总纲，凡篇中称少阳中风、伤寒者，即具此证之谓也。

《医宗金鉴》引林澜曰：论中言少阳病，胸胁痛耳聋，往来寒热，心烦喜呕，胸胁痞硬，半表半里之证详矣。此何以曰口苦咽干目眩也？大抵病于经络者，此篇诸条已悉之矣，若胆热府自病，则又必有此证也。

《医宗金鉴》引吴人驹曰：少阳者，一阳也。少阳之上，相火主之。若从火化，火盛则干，故口苦咽干也。少阳属木，木主肝，肝主目，故病则目眩也。

程郊倩：少阳在六经中，典开阖之枢机，出则阳，入则阴，凡客邪侵到其界，里气辄从而中起，故云半表半里之邪。半表者，指经中所到之风寒而言，所云往来寒热、胸胁苦满等是也；半里者，指胆府而言，所云口苦咽干目眩是也。表为寒，里为热，寒热互拒，所以有和解一法。观其首条所揭，口苦咽干目眩之证，终篇总不一露，要知终篇无一条不具有首条之证也。有此条之证，而兼一二表证，小柴胡汤方可用；无此条之证，而只据往来寒热等，及或有之证，用及小柴胡，府热未具，而里气予被寒侵，是为开门揖盗矣。

魏念庭：胆府与少阳经为表里，而非半表半里之谓。半表者，对太阳之全表言；半里者，对太阴之全里言，故少阳在半表半里之间，总以经络之界为言。又曰：经中所谓不必悉具者，指或中余证，而少阳经胆府之主病，未有不悉具而遽可指为少阳病成者。

山田正珍：按少阳篇纲领，本亡而不传矣。王叔和患其阙典，补以口苦咽干目眩也七字者已，固非仲景氏之旧也。按阳明篇云：阳明病，脉浮而紧，咽燥口苦腹满而喘。可见口苦咽干，则是阳明属证，而非少阳之正证矣。若夫目眩多逆治所致，如苓桂术甘汤真武汤证是也，亦非少阳之正证也。盖少阳者，指半表半里之号，如其病证则所谓往来寒热，胸胁苦满，嘿嘿不欲饮食，心烦喜呕是也。凡伤寒阳证，其浅者为太阳，其深者为阳明，其在浅深间者，此为少阳。是少阳篇当在太阳之后者也，今本论次之阳明后者，盖依《素问》之次序也。再按少阳篇诸条，今本混入太阳篇中者过半,盖古经篇简错杂,叔和从而为之撰次也。

陆渊雷:本条少阳之提纲,则举其近似之细者,遗其正证之大者。

【解析】 病入少阳,邪气居于表里之间,外不及太阳,内不及阳明,以致少阳枢机不利,胆火上炎,灼伤津液,故见口苦、咽干。手足少阳胆经皆过口锐眦,且胆与肝合,肝开窍于目,少阳胆热循经上扰,故见头目昏眩。

少阳病以口苦、咽干、目眩为提纲。是因为少阳病已离太阳之表,尚未进入阳明之里,处于半表半里阶段,故以热重于太阳,轻于阳明的口苦、咽干、目眩为提纲,反映了少阳病的本质。本条作为提纲的意义,一是揭示了少阳病的病位,即半表半里;二是概括了少阳病的本质,即热证。因足少阳属胆,手少阳属三焦,主气为火,为气火运行的道路,故其病变多见胆火上炎,所以仲景以口苦、咽干、目眩三症,揭示了少阳属枢机不运,胆火上炎的病症。

【原文】 少阳中风①两耳无所闻,目赤,胸中满而烦者,不可吐下,吐下则悸而惊。(264)

【注释】 ①中风:山田正珍、《伤寒论集成》:中风二字,系外邪总称,非伤寒中风之中风也。

【提要】 少阳中风的证候,指出禁忌吐下与误吐下后的变证。

【选注】 成无己:少阳之脉,起于目眦,走于耳中;其支者,下胸中贯膈。风伤气,风则为热。少阳中风,气壅而热,故耳聋、目赤、胸满而烦。邪在少阳,为半表半里。以吐除烦,吐则伤气,气虚者悸;以下除满,下则亡血,血虚者惊。

柯韵伯:少阳经络,萦于头目,循于胸中,为风木之藏,主相火。风中其经,则风动火炎,是以耳聋目赤,胸满而烦也。耳目为表之里,胸中为里之表,当用小柴胡和解法。或谓热在上焦,因而越之,误吐者有矣。或误釜底抽薪,因而夺之,误下者有矣。或谓火郁宜发,因而误汗者有矣。少阳主胆,胆无出入,妄行吐下,津液重亡。胆虚则心亦虚,所生者受病,故悸也。胆虚则肝亦虚,府病及藏,故惊也。上条(按:指265条)汗后而烦,因于胃实;此未汗而烦,虚风所为。上条烦而躁,病从胃来;此悸而惊,病迫心胆。上条言不可发汗,此言不可吐下,互相发明。非谓中风可汗,而伤寒可吐下也。此虽不言脉,可知其弦而浮矣。不明少阳脉证,则不识少阳中风;不辨少阳脉状,则不识少阳伤寒也

汪琥:少阳有吐下之禁,只因烦满,故误行吐下之法。成注云:吐则伤气,气虚者悸,下则亡血,血虚者惊。愚以惊悸皆主于心,误吐且下,则气血衰耗,而神明无主,以故怵然而悸,惕然而惊也。按此条论,仲景无治法,补亡论庞安时云:"可小柴胡汤。"吐下悸而烦者,郭白云云:"当服柴胡加龙骨牡蛎汤。"

喻嘉言:风热上壅则耳聋目赤,风热与痰饮搏结则胸中满而烦,宜用小柴胡加肉蔻宣畅胸膈,瓜蒌实以除烦。若误吐下则正气大伤,而邪得以逼乱神明,故悸而惊也。

《金鉴》：少阳，即首条口苦、咽干、目眩之谓也。中风，谓此少阳病，是从中风之邪传来也。表邪传其经，故目赤耳聋、胸中满而烦也。然此乃少阳半表半里之胸满而烦，非太阳证具之邪陷胸满而烦者比，故不可吐下。若吐下则虚其中，神志虚怯，则悸而惊也。此指中风邪传少阳之大纲也。

山田正珍：耳聋目赤，热攻上焦也，乃少阳兼证，犹小柴胡条或以下诸证也。此证宜以小柴胡汤以和解之，不可吐下。若误吐下，则有变证若斯者。若吐下后悸而惊者，乃贲豚之渐，宜与茯苓桂枝甘草大枣汤辈以辑穆焉。

【解析】 少阳中风，指少阳经外受风热之邪。风为阳邪，其性走窜，风热循经上扰，少阳经气不利，清窍为之壅遏，故见两耳无所闻，目赤。足少阳之脉，起于目锐眦，走耳中，下胸贯膈，风热之邪侵犯少阳，少阳经脉不利，故胸中满而烦；本证为少阳邪热内壅所致，治疗当和解少阳枢机，清泄胆火，故不能用吐、下之法。若误用吐下，吐下之法可损伤气血，气血损伤，使心失血养则悸，神无所主则惊惕不安，故原文说"吐下则悸而惊"。

【原文】 伤寒，脉弦细，头痛发热者，属少阳。少阳不可发汗，发汗则谵语，此属胃。胃和则愈，胃不和，烦而悸。(265)

【提要】 少阳病治疗禁用汗法及发汗后的变证。

【选注】 唐宗海：此言少阳自受之寒邪，戒其不可发汗也。合上节所谓少阳有汗、吐、下三禁是也。

喻嘉言：少阳伤寒禁发汗，少阳中风禁吐下，二义互举，其旨益严。盖伤寒之头痛发热，宜于发汗者尚不可汗，则伤风之不可汗更不待言矣。伤风之胸满而烦，痰饮上逆，似可吐下者，尚不可吐下，则伤寒之不可吐下更不待言矣。

尤在泾：经曰：少阳之至其脉弦。故头痛发热者，三阳表证所同，而脉弦细则少阳所独也。少阳经兼半里，热气已动，是以不可发汗，发汗则津液外亡，胃中干燥，必发谵语。云此属胃者，谓少阳邪气并于阳明胃府也，若邪去而胃和则愈；设不和，则木中之火，又将得入心脏，而为烦为悸矣。

柯韵伯：少阳初受寒邪，病全在表，故头痛发热与太阳同，与五六日而往来寒热之半表不同也。弦为春脉，细则少阳初出之象也。但见头痛发热，而不见太阳脉证，则弦细之脉断属少阳，而不可作太阳治之矣。

汪琥：误发其汗谵语者，夺其津液而胃干，故言乱也，此少阳之邪已转属胃。胃和则愈者，言当用药以下胃中之热，而使之和平也。胃不和，不但谵语，更加烦扰讼悸，此言胃热上犯于心，故藏神不自宁也。

【解析】 喻氏阐其少阳三禁，颇为贴切，深得仲景之意；尤氏提出脉弦细为辨证要点；柯氏、唐氏又认为本条发病乃少阳自受寒邪，不必传经而成，亦符原意；汪氏对"胃和则愈"，指出应为治疗得当使之愈，很有指导临床的实践意义。诸家之见皆有发挥，对后人各有启示。

本条直言伤寒，不似上条"中风"前冠以少阳二字。盖病之属性所在，当由医者凭脉证而断，故有无少阳二字，实无关紧要，重在所述之脉证。伤寒脉弦细，则正如柯氏、唐氏之言，不必拘于日数，起病之初亦可见之也。头痛发热，三阳经病可共见；但太阳见之，应伴恶寒、项强、脉浮；阳明之见，应伴"身热，目疼，鼻干，不得卧"；里实之热，则应见恶热、汗自出、脉洪大等症；此无他症，惟见弦细之脉，则凭脉而断此头痛发热为少阳病。虽抑或可见口苦、咽干等少阳证，但此条之本义，乃欲申明弦细脉为少阳病之主脉，见此脉为少阳之病，则应别于太阳阳明，而治法亦殊矣。

若误认太阳病而用汗法，徒令津液外泄，少阳之热将乘胃燥而入阳明。所以"发汗则谵语，此属胃"是说明少阳误汗的变证，也是少阳转属阳明的原因之一。

至于"胃和则愈；胃不和，烦而悸"，乃是转属阳明后的两个不同转归。

"胃和则愈"：一为胃中津复，燥热得平而自愈；一为治疗得法，除其胃热而病愈。从肖和则愈的"和"字，可以看出仲景所以立法不立方的用心。但指明其理使胃得和便愈，而用何法使胃和，则在医者临证权衡，据具体证候的轻重深浅而定方治。或少与水以润之，使胃津渐复；若夹滞者，则或小承气，或调胃承气，或大柴胡，斟酌用之。不可事先拘定，机械不变，但知其理，方药随手拈来便是。

"胃不和，烦而悸"：烦为胃中之郁热上扰心中不宁所致，故但见烦症，即可知胃中不和。悸者得之汗后，不独胃燥，心液也伤，是少阳之热乘虚燥而移于胃，凌于心，气液不足而可令悸。见烦悸，可知胃中不和，津气未复也。

本条与上条合看，即可明治疗少阳病的三禁。不问其为伤寒为中风，但是病在少阳，均当禁用汗、吐、下三法，但并非治少阳病无正法，如沈金鳌说："病在太阳之表，因以汗为正法；病在阳明之里，又以下为正法；病在太阳阳明可上越者，又以吐为正法；今症在半表半里之间，既不可汗、吐、下，因设立小柴胡和解法。有和法，则无须下而自便；有解法，则无须汗而自达；有和且解法，则无须吐而自升。是汗为太阳正法，下为阳明正法，吐为太阳阳明俱用之正法者，和解即少阳之正法。"

【原文】　本太阳病不解，转入少阳者，胁下鞕满，干呕不能食，往来寒热，尚未吐下，脉沉紧者，与小柴胡汤。(266)

【提要】　太阳病不解转入少阳的脉证和治法。

【选注】　尤在泾：本太阳脉浮、头痛、恶寒之证，而转为胁下硬满，干呕不能食，往来寒热者，太阳不解而传入少阳也。尚未吐下、不经药坏者，脉虽沉紧，可与小柴胡以和之。以证见少阳，舍脉而从证也。

徐灵胎：此为传经之邪也。以上皆少阳本证，未吐下，不经误治也。少阳已渐入里，故不浮而沉。紧则弦之甚者，亦少阳本脉。

张隐庵：如吐下而脉沉紧，则病入于阴；今尚未吐下，中土不虚，脉沉紧者，乃太阳本寒，内与少阳火热相搏，故与小柴胡汤，从枢转而达太阳之气于外也。

《金鉴》:脉沉紧当是脉沉弦。若是沉紧,是寒实在胸,当吐之诊也。惟脉沉弦,始与上文之义相属,故可与小柴胡汤。

成无己:若已经吐下,脉沉紧者,邪陷入府为里实;尚未经吐下,而脉沉紧为传里,虽深未全入府,外犹未解也,与小柴胡汤和解之。

【解析】 本太阳病不解,转入少阳者,论述疾病的发生及转变过程。若症见胁下硬满,干呕不能食,往来寒热者,则邪已进入少阳。本段经文亦说明少阳病的来路,可由病邪从表而入少阳半表半里。尚未吐下,指太阳病转入少阳后有类似吐下的症状,但医者详察病机,而未用吐下之法。脉沉紧者,此处并非单言其脉,而是通过脉象的变化,用来阐述疾病的转化。太阳主表其脉浮,若脉由浮而转为沉紧即不浮者,说明疾病已发生了变化。若又见胁下硬满,干呕不能食,往来寒热者,知病转属少阳。因少阳经脉循胸胁,少阳经气不利,邪壅经脉,故见胁下硬满,邪入少阳,少阳正气奋起抗邪,邪正分争,故往来寒热,少阳邪热内迫胃腑,胆木横逆犯胃,使胃气不降,不能纳谷,故干呕不能食。本证的病因为太阳病不解转入少阳,其病机当为少阳枢机不利,三焦不通,胆火内郁,治宜小柴胡汤和解少阳枢机,通调三焦,清泄胆火。

【原文】 若已吐下发汗温针,谵语,柴胡汤证罢,此为坏病,知犯何逆,以法治之。(267)

【提要】 少阳病误治后变证的治疗原则。

【选注】 柯韵伯:少阳为枢,太阳外证不解,风寒从枢而入少阳矣。若见胁下硬满、干呕不能食、往来寒热之一,便是柴胡证未罢,即误于吐、下、发汗、温针,尚可用柴胡治之。若误治后,不见半表半里证而发谵语,是将转属阳明,而不转属少阳矣,柴胡汤不中与之。亦不得以谵语即为胃实也。知犯何逆,治病必求其本也。

张令韶:此承上文尚未吐下而言也。言若已吐下,则中气虚矣;若发汗,则津液竭矣;若温针,则经脉伤矣。四者得一,则发谵语。柴胡汤证罢,此为医坏之病也。知犯何逆者,或犯吐下而逆,或犯发汗而逆,或犯温针而逆,随其所犯,而以法治其逆也。

成无己:转入少阳者,柴胡证也,若已吐、下、发汗、温针,不惟犯少阳三禁,更加温针以迫劫之,损耗津液,胃中干燥,必发谵语。柴胡证罢者,谓无胁下硬满、干呕不能食、往来寒热等症也,此为坏病。

沈明宗:要知谵语乃阳明受病,即当知犯阳明之戒而治之。若无谵语,而见他经坏症,须凭脉凭证,另以活法治之也。

【解析】 上述诸说,以柯氏所注较详且妥,张氏曰"四者得一,便发谵语",成氏云"四法并施而成谵语",皆不恰当。

本条应与上条及149条合参。见少阳之脉证,便当与小柴胡汤以和之,如上条之证治即是。若医者未明,误以或汗或下等法治之后,柴胡证仍在者,此未因误而变,病仍在少阳,则仍从少阳之治,与小柴胡汤,所谓"虽已下之,不为逆也"。误治后,若柴胡证已罢,即如成氏所说,少阳诸症不见,反见诸变证,如谵语等,即不可再与小柴胡汤,当观其变证的属性,而施以相应治法矣。

仲景于此指出"若已吐、下、发汗、温针",非谓此四法遍施方能致逆,乃举例以说明此数种治法皆不可施久,惟当以和法。若误以其中之一法治之,便足生变端。谵语一症,亦仲景举例而言,非如张氏所说"四者得一,便发谵语"。265条云"发汗则谵语",是因汗而致胃燥之故,乃误汗可能导致的变证。若吐、下,"则烦而悸",不必发谵语矣。是知致变的原因不一,导致的变证亦异。张氏此句虽较机械,但其解释"知犯何逆,以法治之"则甚为明确。从"知犯何逆,以法治之"句,也可知变证不一,不仅仅是谵语而已。变证的发生,由致误的原因、体质的强弱、邪气的盛衰而不定,仲景难以尽述,故仅举一例而赅诸变证,以说明临证务必注意少阳的特点及随证治疗的原则。

【原文】 三阳合病,脉浮大,上关上①,但欲眠睡,目合则汗。(268)

【注释】 ①上关上:脉长直,从关部直上寸口。

【提要】 三阳合病,热偏少阳之脉证。

【选注】 成无己:关脉以候少阳之气,太阳之脉浮,阳明之脉大,脉浮大,上关上,知三阳合病。胆热则睡,少阴病但欲眠睡,目合则无汗,以阴不得有汗。但欲眠睡,目合则汗,知三阳合病,胆有热也。

魏念庭:诊其脉浮为太阳,大为阳明,其长上于关上,则弦可知矣,弦又为少阳,是三阳之经同受邪,所以三阳之脉同见病。如此再谛之于证,但欲眠睡非少阴也,乃阳盛神昏之睡也。及目合则汗出,是阳胜争于阴中之汗出也。

《金鉴》:脉浮大弦,三阳合病之脉也。浮大弦皆见关上,知三阳之热邪,皆聚于阳明也。热聚阳明,则当烦不得眠,今但欲眠睡,是热盛神昏之昏睡也。昏睡自然目合,热蒸则汗自出也。

周禹载:温气发出,乃至三阳皆病,其邪热涸实,不言可知,故其脉浮大也。忆邪伏少阴时,则尺脉亦已大,今因由内达外,由下达上,而浮大见于关以上,故曰上关上也。邪虽上见阳位,少阴之源未清,则欲眠尚显本证;而目合则汗,即为盗汗,又显少阳本证,何以独见少阳?因母虚子亦虚,而少阴邪火与少阳相火同升燔灼也。所以稍异热病,但目合汗出不似热病之大汗不止也。

【解析】 二阳合病,指太阳、阳明、少阳三经证候同时出现。脉浮属太阳,脉大属阳明,"上关上",形容关脉长直有力,即少阳弦脉之象。故本病为三阳之经同时受邪。因热盛神昏,故病人但欲眠睡,即病人呈嗜睡之状。目合则汗,指盗汗,即睡眠中出汗,因阳热内盛,阴不内守,热迫液泄所致,在此不主阴虚,亦不主气虚。

【原文】 伤寒六七日,无大热,其人躁烦者,此为阳去入阴①故也。(269)

【注释】 ①阳去入阴:阴阳,此指表里。阳去入阴,即去表人里之意。

【提要】 以躁烦之有无,判断病势的进退。

【选注】 柯韵伯：此条是论阳邪自表入里证也。凡伤寒发热至六七日，热退身凉为愈；此无大热，则微热尚存，若内无烦躁，亦可云表解而不了了矣。伤寒一日，即见烦躁，是阳气外发之机，六七日乃阴阳自和之际，反见烦躁，是阳邪内陷之兆。阴者，指里而言，非指三阴也。或入太阳之本而热结膀胱，或入阳明之本而胃中干燥，或入少阳之本而胁下硬满，或入太阴而暴烦下利，或入少阴而口干舌燥，或入厥阴而心中疼热，皆入阴之谓。

成无己：表为阳，里为阴。邪在表则外有热。六七日，邪气入里之时，外无大热，内有躁烦者，表邪传里也，故曰阳去入阴。

汪琥：此条病乃少阳之邪，欲传入阴经也。伤寒六七日，为邪退正复之时，其人身无热而安静者，此为欲愈也。今者身无大热，是热未尽退也；反加躁扰烦乱，以邪去阳经而入于阴，故躁烦也。

【解析】 伤寒六七日，病日久不解。无大热，与太阳病发热相对而言，指体表热不甚，故无大热。其人躁烦者，为邪由表入里的表现。若病本无躁烦之症，在治疗过程中又出现躁烦者，说明疾病已经发生了变化。如第4条"伤寒一日，太阳受之，脉若静者，为不传。颇欲吐，若躁烦，脉数急者，为传也"，此处躁烦只能说明疾病已发生变化，而不能确定疾病传向何经。

【原文】 伤寒三日，三阳为尽，三阴当受邪，其人反能食而不呕，此为三阴不受邪也。(270)

【提要】 辨伤寒不传三阴之证。

【选注】 柯韵伯：三阴受邪，病为在里，故邪入太阴则腹满而吐，食不下；邪入少阴，欲吐不吐；邪入厥阴，饥而不能食，食即吐蛔。所以然者，邪自阴经入脏，脏气实不能容，则流于府，府者胃也，入胃则无所复传，故三阴受邪已入于府者，可下也。若胃有余，则能食不呕，可预知三阴之不受邪矣。盖三阴皆看阳明之转旋，三阴之不受邪者，借胃气为之蔽其外也，则胃不特为六经出路，而实为三阴外蔽矣。胃阳盛则寒邪自解，胃阳虚则寒邪深入阴经而为患，胃阳亡则水浆不入而死。要知三阴受邪，关系不在太阳而全在阳明。

汪琥：上条言六七日，此只言三日，可见日数不可拘也。

方有执：阳以言表，阴以言里，能食不呕，里气和而胃气回，阴不受邪可知矣。

【解析】 本条应与上条合看，上条以无大热而躁烦，断为传经；本条以病至三日而不呕，断为不传。从反正两方面说明，伤寒之传变与否当以客观证候为依据，不可拘于《素问·热论》所讲的日传一经的规律。各注家之见大体相同，尤以柯韵伯的论述发人深省，柯氏认为，二阴之受邪与否皆看阳明为转旋，以胃为水谷之海，五脏六腑皆受气于胃，故胃气之强弱是决定伤寒由表入里、由阳转阴之关键，这对于诊断、治疗以及预后之判断，都有很大的指导意义。

【原文】 伤寒三日，少阳脉小者，欲已也。(271)

【提要】 少阳病欲愈的脉象。

【选注】 成无己:《内经》曰:"大则邪至,小则平。"伤寒三日,邪传少阳,脉当弦紧,今脉小者,邪气微而欲已也。

柯韵伯:阳明受病当二三日发,少阳受病当三四日发。若三日脉大,则属阳明;三日弦细,则属少阳,小即细也。若脉小而无头痛发热等症,是少阳不受邪,此即伤寒三日,少阳证不见,为不传也。

尤在泾:伤寒三日,少阳受邪,而其脉反小者,邪气已衰,其病欲解而愈。经云"大则病进,小则病退",此之谓也。

【解析】 伤寒三阳,病入少阳,其主脉当为弦。今少阳病反而见到脉小,则是少阳正气来复,疾病欲愈的脉象。在此,仲景以脉的变化反映病机的转归,此谓以脉言病机。如《素问·脉要精微论》:"大则病进,小则病退";《素问·离合真邪论》:"大则邪至,小则平"。三日少阳,脉当弦反见不弦而小者,邪欲解,小者和缓之脉也,不属气血不足之小脉。《素问·热论》指出六经病日传一经,仲景运用《素问·热论》日传一经的理论,并进一步的发展,指出疾病的发展虽有一定的规律可循,但不是绝对的。如第5条,"伤寒二三日,阳明少阳证不见者,为不传也"。所以临床辨证,既要注意病史、病程,又要脉证合参。

【原文】 少阳病欲解时,从寅至辰上①。(272)

【注释】 ①寅至辰上:指寅、卯、辰三个时辰。即从凌晨3时至9时。

【提要】 少阳病欲愈的时间。

【选注】 尤在泾:少阳,胆木也。从寅至辰,为木旺之时,故其病欲解,必于是三时,亦犹太阳之解于巳、午、未,阳明之解于申、酉、戌也。

《金鉴》:寅、卯、辰木旺之时也。经云:阳中之少阳,通于春气,故少阳之痛,每乘气旺之时而解。经气之复,理固然也。

【解析】 《素问·宝命全形论》说:"人以天地之气生,四时之法成。"《伤寒论》根据《内经》天人相应的理论,提出了六经病的欲解时,尚待进一步在实践中验证。但就近年来科学家们所观察到的"生物钟"现象来看,《伤寒论》的这一提法,很可能蕴藏着一定的科学道理,有必要深入研究和分析。

第六章　辨太阴病脉证并治

　　太阴病是由于中焦虚寒,寒湿内阻,脾胃功能紊乱,中焦升降反常所致,临床以呕吐、下利、腹满疼痛、食欲减退、舌苔白腻、脉沉缓为主要脉证的疾病。

　　太阴即阴气多之意,也叫三阴,位主里,包括手太阴、足太阴二经和肺脾二脏。但从本章所论的实际内容来看,主要讨论的是足太阴脾脏和足太阴脾经的病变和证候,而手太阴肺的病变大多出现在太阳病篇中,这是因为肺主皮毛,于足太阳膀胱共同主表,故邪犯太阳,可导致肺气失宣而出现咳喘等症,故太阴肺的证候可参考太阳病相关内容辨证论治。

　　足太阴脾脏,主运化水谷,外合四肢,其气以升为健,同时又能代胃行津液而使胃气不燥。足太阴脾经,起于大趾末端内侧,沿大趾内侧赤白肉际上行,经第一趾骨小头后,上向内踝前边,上小腿内侧,沿胫骨后交出足厥阴肝经之前,上膝股内侧前边,进入腹部,属于脾,络于胃,通过膈肌,夹食管旁,连舌根,散布舌下。它的支脉从胃部分出,上过膈肌,流注心中,接手少阴心经。由于经络的相互络属,使足太阴脾与足阳明胃互为表里。在生理状态下,脾胃同居中焦,脾主运化,升清阳,主四肢,胃主受纳,腐熟水谷,与脾合称为后天之本,为人体气血生化之源,脾主升,胃主降,脾以升为顺,胃以降为和,为人体气机升降之枢纽。脾胃各项功能协调,则人体清阳得升,浊阴得降,水精四布,五脏得

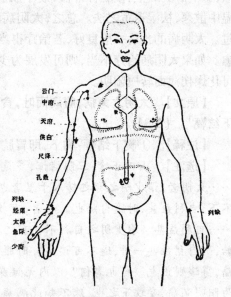

手太阴穴位图

养。若脾胃虚弱,或被邪气所犯,以致中阳不足,水谷运化无力,则寒湿内停,脾胃升降失常而形成太阴病。

　　太阴病的成因大致可分两种情况:一是传经,指太阴病由他经传来。如病在三阳,由于辨证不准,误治失治,皆可致中焦阳气不足,脾胃功能紊乱而形成太阴病。一是直中,指太阴病的发生没有经过三阳,而直接出现太阴病证候,多由于病人平素中阳不足,风寒之邪直犯太阴或过食生凉,损伤脾胃,均可导致太阴病的发生,在临床上可出现腹满、呕吐、食不下,或食减退、下利、腹痛时痛时止,喜暖喜按,舌苔

白滑,脉迟缓或沉缓等症。太阴病的病性多为里虚寒证,并以脾虚寒证为主。在太阴病的过程中,存在着中阳虚损,寒从中生,寒湿中阻,升降反常的病理变化特点。故太阴病的主要病机为脾气虚弱,寒湿中阻。太阴病亦可分为太阴病本证和太阴病兼变证,太阴病本证即太阴病提纲证,以腹满而吐,食不下,自利益甚,时腹自痛,且自利不渴为基本表现。而太阴兼变证主要有太阴兼表证,太阴腹痛证和太阴寒湿发黄证等。

太阴病的治疗,仲景提出"当温之"为治疗大法,即太阴病本证当以温补中焦,散寒除湿为重点,方用理中丸、四逆汤一类的方剂。若兼太阳表证,而里虚不甚者,可以从太阳病论治,宜调和营卫,方用桂枝汤。如太阳表证未除而中阳已伤者,可用温中解表之法,太阳病中篇桂枝人参汤可参考使用。若太阴病出现腹痛拘急者宜通阳益脾,活血和络止痛,用桂枝加芍药汤,若疼痛剧烈者,可化瘀通络导滞,选桂枝加大黄汤。若脾虚不能运化水湿,小便不利,湿邪下无出路,与寒邪搏结于中焦,影响肝胆疏泄,使胆汁外溢,渍于肌肤而为身黄,即出现寒湿发黄证,治疗当用温中散寒,祛湿退黄之法。总之,太阴病的治疗要注意保护中阳,苦寒之品不能太过。太阴病的预后一般良好,若治疗得当,脾阳恢复,湿邪积滞可从大便而泄,则病愈。如果太阴病治疗不当,则可发展为少阴病或厥阴病。如果太阴病温补太过,又可化燥伤津而转属阳明。

【原文】 太阴之为病,腹满而吐,食不下,自利益甚,时腹自痛。若下之,必胸下结鞕[①]。(273)

【注释】 ①胸下结鞕:胸下,即胃脘部,指胃脘部痞结胀硬不舒。

【选注】 山田正珍:三阴诸证,多是平素虚弱之人所病,故传变早而兼并速也……太阴者,谓少阴之邪之转入于里者也。寒邪在里,脏腑失职,是以腹满而吐,食不下,自利益甚,时腹自痛也。吐者,有物自胃中反出也,食不下者,胃脘不肯容也……自利益甚。承少阴之自利不甚言之。若以太阴病为承之阳明病或以为阴病之始,则自利益甚一语,遂不可谈矣。时腹自痛,谓有时自痛。时也者何?以得寒则痛,得暖则止也。自也者何?以内无燥屎也……若下之者,谓粗工见其腹满痛,以为阳明满痛,妄攻下之也,殊不知此满痛,固属虚寒,而与阳明实热证,大有攻救之另q焉,其攻之必胸下结硬者,里虚益甚,而心气为之郁结故也。

《金鉴》:此太阴里虚,邪从寒化之证也,当以理中四逆辈温之。

丹波元坚:太阴病者,里寒实证是也。若其人内有久寒,倘遇邪客,虽初得阳证,及其入里,则遂从寒化,而胃气犹有守,故能搏实者矣。

【解析】 本条为太阴病提纲,多数注家均认为系里虚寒证,但有些注家如丹波元坚则认为是里实寒证,有必要识别清楚。《伤寒论》将急性热病的传变规律用六经辨证进行归纳总结,包括疾病的寒热进退、虚实盛衰、病变部位等。三阳经属阳、热、实,三阴经为阴、寒、虚,所以太阴病反映为脾胃虚寒证。

虚寒和寒实在临床表现上有所不同,寒实证大便冷秘、腹部硬而拒按,脉沉实有力。虚寒证大便溏泻,腹部柔软喜按,脉迟缓无力。临证应注意鉴别。

【原文】　**太阴中风,四肢烦疼,脉阳微阴涩而长者,为欲愈。**(274)

【提要】　太阴中风的主证与欲愈候。

【选注】　张令韶:太阴中风者,风邪直中于太阴也。

魏念庭:太阴病,而类于太阳之中风,四肢烦痛,阳脉微而热发,阴脉涩而汗出,纯乎太阳中风矣,然腹自满,有时痛,下利益甚,吐而不能食,是非太阳之中风,宜表散也。

钱潢:四肢烦痛者,言四肢酸疼,而烦扰无措也……阳微阴涩者,言轻取之而微,重取之而涩也。脉者,气血伏流之动处也,因邪入太阴,脾气不能散精,肺气不能流经,营阴不利于流行,故阴脉涩也。阳微阴涩,正四肢烦痛之病脉也,长脉者,阳脉也,以微涩两阴脉之中,而其脉来之皆长,为阴中见阳长,则阳将回,故为阴病欲愈也。

《金鉴》:太阴中风,谓此太阴病是从太阳中风传来者,故有四肢烦疼之症也。

柯韵伯:风为阳邪,四肢为诸阳之本,脾主四肢,阳气衰少,则两阳相搏,故烦疼。脉涩与长,不是并见,涩本病脉,涩而转长,故病始愈耳。风脉本浮,今而微,知风邪当去,涩则少气少血,今而长则气治,故愈。四肢烦痛是中风未愈前症,微涩而长是中风将愈之脉,宜作两截看。

【解析】　阳微阴涩者,阴阳应以按脉之浮沉而言。阳浮则外感之风邪在表而易去;阴涩而长者,涩为阴脉,长为阳脉,涩者脉动往来不滑利之状,长者脉形过于本位,二者可并见而无矛盾之处。故柯氏之解欠妥。脉阳微阴涩而长者,阳无病而阴受邪,而涩又为邪气之将衰,长为正气之方盛,正盛邪衰,故为欲愈。

【解析】　本条讨论了两个问题,一是太阴中风的临床特点,即"四肢烦疼"。太阴中风指太阴系统感受风寒之邪,也即风寒直中太阴。太阴中风与太阳表证是不同的,太阴中风不伴有发热和周身疼痛之症。因太阴脾阳素虚,虽然感受了风邪,却因脾阳虚无力抗邪于外,故不发热。因脾主四肢,四肢为诸阳之本,脾阳与风邪相争于四肢,故四肢烦疼。二是根据脉象推断太阴中风的愈候,太阴感受风邪,脉应之当浮,脉阳微指脉浮取微,脉阴涩指脉沉取涩,故脉阳微阴涩指正气虚,邪气少,乃脾气虚弱夹有外邪之候。"而长",指脉由涩转长,标志着正气来复,邪气将退,故断为欲愈。

上述太阴脾虚寒证与外感风寒证俱见之时,治疗应当以先表后里的原则,当先用桂枝汤解其表,而后用理中汤健其中。

【原文】　**太阴病,欲解时,从亥至丑上[①]。**(275)

【注释】　①亥至丑上:指亥、子、丑三个时辰。即从 21 时至次日 3 时之前。

【提要】　太阴病好转的大概时间。

【选注】　方有执:亥子丑太阴所旺之三时也,欲解者,正旺则邪不胜也。

【解析】　人与自然界息息相关。天之六淫能致人于病,天之阴阳亦能助人之正气抗病外出,这是无可非议的。《内经》曰:"合夜至鸡鸣,天之阴,阴中之阴也。"脾为阴中之至阴,主旺于亥子丑三时,所以太阴病不论自愈或服药而解,也多在其本经当旺的时间。但是,我们不能过于呆板地看待此条内容。此并不是说,凡太阴病一定在亥子丑三时痊愈,也不是说亥子丑三时太阴病必定痊愈,而是说亥子丑三时乃太阴经当旺之时,在此三时中,天地阴阳的变化对太阴经正气的恢复并驱邪外出是有利的,因此太阴病好转或痊愈的时间倾向于亥子丑三时。这是古人从临床经验积累而获得的结论,同时也符合中医学的理论体系。此不过是告诉我们天人相应的道理,将此作为死板公式去推算疾病痊愈的时间。

【原文】 太阴病,脉浮者,可发汗,宜桂枝汤。(276)

【提要】 太阴病兼表的治法。

【选注】 成无己:经曰:"浮为在表,沉为在里"。太阴病脉浮者,邪在经也,故当汗之。

柯韵伯:太阴主里,故提纲皆属里证。然太阴主开,不全主里也。脉浮者病在表,可发汗,太阴亦然也。尺寸俱沉者,太阴受病也,沉为在里,当见腹满吐利等症。此浮为在表,当见四肢烦疼等症。里有寒邪,当温之,宜四逆辈。表有风热,可发汗,宜桂枝汤。太阳脉沉者,因于寒,寒为阴邪,沉为阴脉也。太阴有脉浮者,因乎风,风在阳邪,浮为阳脉也。谓脉在三阴则俱沉,阴经不可发汗者,非也。但浮脉是麻黄脉,沉脉不是桂枝证,而反用桂枝汤者,以太阴是里之表证,桂枝是表之里药也。

尤在泾:太阴脉浮有二义:或风邪中于太阴之经,其脉则浮。或从阳经传入太阴,旋复反而之阳者,其脉亦浮。浮者,病在经也。凡阴病在脏者宜温,在经者则宜汗,如少阴之麻黄附子细辛,厥阴之麻黄升麻皆是也。桂枝汤甘辛入阳,故亦能发散太阴之邪。

《金鉴》:太阴经病,脉当浮缓;太阴脏病,脉当沉缓。今邪至太阴,脉浮不缓者,知太阳表邪犹未全罢也,故即有吐利不食、腹满时痛一二症,其脉不沉而浮,便可以桂枝发汗,先解其外,俟外解已,再调其内可也。于此又可知论中身痛腹满下利,急先救里者,脉必不浮也。

程知:此言太阴宜散者也。太阳病,谓有腹痛下利证也。太阳脉,尺寸俱浮,今脉浮则邪处于表可知矣,故宜用桂枝解散。不用麻黄者,阴痛不得大发其汗也,桂枝汤有和里之意焉。

程郊倩:此太阴中之太阳也,虽有里病,仍从太阳表治,方不引邪入脏。

王肯堂:病在太阳脉浮无汗,宜麻黄汤。此脉浮当亦无汗,而不言者,谓阴不得有汗,不必言也。不用麻黄汤而用桂枝汤,盖以三阴兼表病者俱不当大发汗也,须识无汗亦有用桂枝也。

周禹载:三阴三阳之中,独太阴无表药。今太阳之邪虽传太阴,症见腹满,脉仍见浮,此乃太阳风候也。况太阴经中有中风而无中寒,失此不治,遂至全入于经,势必热蒸身为黄,或至下利腹痛,种种病候,其能已乎!故因其脉浮而不外太阳治法,溅然为汗,邪由从入之途豁然退出,此又凭脉不凭证之一法也。

舒驰远:证属里阴,虽脉浮亦不可发汗,即令外兼太阳表证,当以理中为主,内加桂枝两相合治,此一定法也。今只据脉浮即用桂枝,专治太阳,不顾太阴,太不合法。

《伤寒论讲义》(二版教材):太阴之脉本弱,今脉不弱而浮,是由阴转阳,使邪气外达于肌表,出现四肢烦疼等症状,故用桂枝汤调和营卫,使邪从汗解。

【解析】 本条没有说明症状,只举出浮脉,作为辨证施治的依据。应与278条前半段"伤寒脉浮缓,手足自温者,是为系在太阴"互参,才比较全面。

太阴病属里虚寒证,脉应沉缓无力。今反见浮脉,其原因有二:一是感受外邪,邪正相争于表;一是正气恢复,病势由阴出阳。若感受外邪,可见头痛、发热、汗出、恶风、四肢烦疼等表证;若正气恢复,可见下利停止、腹满痛和呕吐均减轻、饮食增进、手足自温等病情好转征象。治疗上,前者在里证不急的情况下,可用桂枝汤散解表邪、调和营卫,眉者可用桂枝汤配合理中汤内服,扶正祛邪、调理阴阳。

对本条注释的各家,在"脉浮"问题上分歧颇大。成无己、柯琴、《医宗金鉴》、程郊倩、王肯堂、周禹载都认为此属风邪中表,由太阳入于太阴。而《伤寒论讲义》则认为此属邪由太阴之里外达肌表,由阴转阳。他们均各自强调一个侧面。只有尤在泾注释较为全面,也切合临床实际。另外,程知对太阴表证不用麻黄而用桂枝的理由阐发精当,舒氏对太阴里证出现浮脉的治法和疑问的提出都合乎情理,有助于加深对本条条文的理解。

【原文】 自利不渴者,属太阴,以其藏有寒[1]故也。当温之,宜服四逆辈[2]。(277)

【注释】 ①藏有寒:藏同脏,指脾脏有寒。
②四逆辈:指四逆汤、理中汤一类的方剂。

【提要】 太阴病腹泻的病机、鉴别要点、治法和方药。

【选注】 程知:言太阴自利为寒,宜温者也。少阴属肾水,热入而耗其水,故自利而渴。太阴属脾土,寒入而从其湿,则不渴而利,故太阴自利当温也。

程郊倩:三阴同属脏寒,少阴厥阴有渴证,太阴独无渴证者,认其寒在中焦,总与龙雷之火无涉。少阴中有龙火,底寒甚则龙升,故自利而渴;厥阴中有雷火,故有消渴。

魏念庭:自利二字,乃未经误下、误汗、误吐而成者,故知其脏本有寒也。

尤在泾:自利不渴者,太阴本自有寒,而阴邪又中之也。曰属太阴,其脏有寒,明非阳经下利,及传经热病之比,法当温脏祛寒,如四逆汤之类,不可更以苦寒坚之清之,为黄芩汤之例也。

俞长荣:太阴是病情表现在里部而属于阴性、虚性、寒性现象的一种综合征候。其病变器官是脾和胃肠。主要证候是腹部胀满、呕吐、腹痛、腹泻、食欲减退、不发热等。本证舌苔多白而滑腻,脉象多濡弱或沉而迟缓。

陈修园:《伤寒论》云:腹满吐食,自利不渴,手足自温,时腹自痛,宜理中汤、丸主之;不愈,宜四逆辈。

【解析】 (1)病因病机:本证的病因是感受寒邪。脾胃原本阳虚,受此邪气,运化功能减弱,升降失常,清浊不分,产生寒湿下注,而发腹泻为原发。程知、尤在泾、魏念庭的认识基本一致。程郊倩释渴,较为晦涩。

(2)证候:太阴腹泻,本条省略了食不下、腹满、时腹自痛的症状,因在太阴之为病的提纲征中已指出了。这一点,陈修园及俞长荣都把省略的症状补充出来了。俞长荣还提出了舌征和脉征:苔白滑腻,脉濡弱或沉迟缓。

(3)治法:温阳健脾,温阳能散寒邪,健脾能祛内湿,寒湿去,脾阳复则腹泻可止,饮食恢复,腹满消失。尤氏、程氏诸注家与此见解一致。

(4)方剂:主方是理中汤、丸。陈修园提及此点,俞长荣同意"理中丸(汤)是太阴病主方"。这些主张是正确的。若要选用四逆汤,必须脉沉(323条);腹泻未消化的食物,或脉浮迟(225条);大汗出,腹泻严重,手足厥冷(345条)。有这几组中的一组证候出现,才能应用。

【原文】 伤寒脉浮而缓,手足自温①者,系在太阴②;太阴当发身黄,若小便自利者,不能发黄;至七八日,虽暴烦下利日十余行,必自止,以脾家实③,腐秽④当去故也。(278)

【注释】 ①手足自温:指手足不太冷。
②系在太阴:系,联系,即病属太阴。
③脾家实:实指,正气来复,即脾阳恢复之义。
④腐秽:指肠中腐败秽浊之物。

【提要】 太阴病的两种转归:一为湿郁发黄,一为脾阳回复驱邪外出。

【选注】 钱潢:缓为脾之本脉也,手足温者,脾主四肢也。以手足而言自温,则知不发热矣。邪在太阴,所以手足自温,不至如少阴厥阴之四肢厥冷,故曰系在太阴,然太阴湿土之邪郁蒸,当发身黄。若小便自利者,其湿热之气已从下泄,故不能发黄也,如此而至七八日,虽发暴烦,乃阳气流动,肠胃通行之征也,下利虽一日十余行,必下进而自止,脾家之正气实,故肠胃中有形之秽腐去,则脾家无形之湿热亦去故也。此条当与阳明篇中伤寒脉浮而缓云云至八九日,大便硬者,此为转属阳明条互看。

喻嘉言:前阳明篇中,不能发黄以上语句皆同,但彼以胃实而便硬,其证复转阳明,此脾实而下秽腐,其证正属太阴,至七八日暴烦下利日十余行,其证又与少阴无别,而利尽秽腐当自止,则不似少阴之烦躁有加,下利漫无止期也。

秦皇士:脉浮阳脉也,脉缓太阴也,上章以自利不渴,定其太阴寒证下利,此章以脉浮手足自温,定其太阴湿热下利;太阴湿热当发身黄,若小便自利不发黄,至七八日大便结硬,此外传阳明,湿热复燥而为脾约等证,若不外传而发暴烦下利,虽每日十余行,湿热去尽必自止而愈,以脾热秽腐当去者也。同一太阴热邪,以湿邪系在太阴,下利则入太阴篇。以外传阳明,湿热复燥,大便干结,则入阳明篇。此千古未白。

汪琥:成注云,下利烦躁者死,此为先利而后烦,是正气脱而邪气扰也。兹则先烦后利,是脾家之正气实,故不受邪,而与之争,因暴发烦热也。下利日十余行者,邪气随腐秽而去,利必自止,而病亦愈。

张云岐:或谓伤寒发黄,惟阳明、太阴两经有之,俱言小便利者,不能发黄,何也?盖黄者土之正色,以阳明太阴俱属土,故发黄也。其黄之理,外不能汗,里不得小便,脾胃之土,为热所蒸,故见于外为黄也。若小便利者,热不内蓄,故不能变黄也,其有别经发黄者,亦由脾胃之土,兼受邪故也。

程郊倩:后二条之行大黄芍药者,以其为太阳误下之病,自有浮脉验之,非太阴为病也。若太阴自家为病,则脉不浮而弱矣,纵有腹满大实痛等症,其来路自是不同,中气虚寒,必无阳结之虑,目前虽不便利,续自便利,只好静以候之;大黄芍药之宜行者,且减之,况其不宜行者乎。诚恐胃阳伤动,则洞泄不止,而心下痞硬之证成,全复从事于温,前者重在清下,后者重在温化,不可混为一谈。

【解析】 本条文自"不能发黄"以上一段与阳明篇187条同,但彼条叙述了太阴病外出阳明的机转,本条则叙述了脾阳恢复,驱邪外出的自愈机转,多数注家对此做了详细的分析,尤以钱氏之注为最当。喻氏叙述了本证下利和少阴下利的区别,也深得经文要义。但对太阴发黄的机理,多数注家认为是湿热发黄,我认为欠妥,因太阴本为湿土之脏,太阴为病,多属寒证、虚证,本条言"系在太阴",可知其证必是里湿寒盛,言其小便自利,而不发黄,是湿有出路而不内郁。此种发黄为太阴寒湿发黄,即后世所称之阴黄证。观发黄一症,《伤寒论》主要载于阳明篇和太阴篇,阳明发黄由于外不得汗,内不得小便,以致瘀热在内,湿热相搏,蕴蒸而致发黄,后世称为阳黄,其黄色必鲜明,并可见口渴、脉滑。

【原文】 本太阳病,医反下之,因而腹满时痛者,属太阴也,桂枝加芍药汤主之;大实痛者①,桂枝加大黄汤主之。(279)

桂枝加芍药汤方

桂枝三两(去皮) 芍药六两 甘草二两(炙) 大枣十二枚(擘) 生姜三两(切)

上五味,以水七升,煮取三升,去滓,温分三服。本云,桂枝汤,今加芍药。

桂枝加大黄汤方

桂枝三两(去皮) 大黄二两 芍药六两 生姜三两(切) 甘草二两(炙) 大枣十二枚(擘)

上六味,以水七升,煮取三升,去滓,温服一升,日三服。

【注释】 ①大实痛者:指脾胃气血不和,又兼胃肠之热,大实指大便不通。

【提要】 脾胃气血不和或兼胃热的证治。

【选注】 方有执:腹满时痛者,脾受误伤而失其职司,故曰属太阴也,以本太阳病而反下也,故仍用桂枝以解之,以太阴之被伤而致痛也,故倍芍药以和之。又曰:此承上条而又以胃家本来实者言。本来实者,旧有宿食也,所以实易作而痛速,故不曰阳明而曰大实,例之变也,桂枝加大黄者,因变以制宜也。

张隐庵:此承上文腐秽当去之文而推言,本太阳病,医反下之,因而腹满时痛者,乃太阳之邪入于地土而脾络不通,故宜桂枝加芍药汤主之,此即小建中汤治腹中急痛之义也。大实痛者,乃腐秽有余而不能去,故以桂枝加大黄汤主之。

《内台方议》:表邪未罢,若便下之,则虚其中,邪气反入里,若脉虚弱因而腹满时痛者,乃脾虚也,不可再下,与桂枝加芍药汤以止其痛。若脉沉实,大实而痛,以手按之不止者,乃脾实也,急宜再下,与桂枝汤以和表,加大黄以攻其里。

《金鉴》:本太阳中风病,医不以桂枝汤发之而反下之,因而邪陷入里,余无他证,惟腹满时痛者,此属太阴里虚痛也,故宜桂枝加芍药汤以外解太阳之表,而内调太阴之里虚也。若大满实痛,则属太阴热化,胃实痛也,故宜桂枝加大黄汤以外解太阳之表,而内攻太阴之里实也。

赵嗣真:太阴腹满证有三:有次第传经之邪,有直入中寒之邪,有下后内陷之邪,不可不辨。

尤在泾:病在太阳,不与解表,而反攻里,因而邪气乘虚陷入太阴之位,为腹满而时痛。陶氏所谓误下传者是也。夫病因邪陷而来者,必得邪解而后愈。而脏阴为药所伤者,亦必以药和之而后安,故须桂枝加芍药汤主之。桂枝所以越外入之邪,芍药所以安伤下之阴也。按《金匮》云:伤寒阳脉涩阴脉弦,法当腹中急痛者,与小柴胡汤。此亦邪陷阴中之故,而桂枝加芍药,亦小建中之意,不用胶饴者,以其腹满,不欲更以甘味增满耳……腹满而未实,痛而不甚者,可以桂枝加芍药和而解之。若大实大痛者,邪气成聚,必以桂枝加大黄,越陷邪而去实滞也。夫太阴,脾脏也,脏何以能实而可下,阳明者,太阴之表,以膜相连,脏受邪而府不行则实,故脾非自实也,因胃实而实也。大黄所以下胃,岂以下脾哉。少阴厥阴亦有用承气法。

《伤寒论汇要分析》:由于表邪未解,误行泻下,脾阳受伐,气机不行,寒气阻滞,以致腹痛……二因太阴与阳明病位相同,同主胃肠疾患,虚寒的属太阴,实热的属阳明。所以阳明转虚可变成太阴,而太阴转实也能变成阳明。

【解析】 (1)病因病机

病因——注家的见解基本上一致,认为是太阳病误下所造成。

病机——注家的见解不同,大约有四种意见:

①认为桂枝加芍药汤证是表证未解,脾虚者,有许宏、方有执、《医宗金鉴》,他们认为"桂枝外解太阳之表"。这种"表证未解"的看法是不恰当的。为什么说它不恰当呢? 理由有四:a.腹满时痛的症状不是表证;b.桂枝汤若发汗解表,服汤后必须要服粥,而桂枝加芍药汤或加大黄汤,服后并不吃粥,又不盖上温被,所以本方不针对表证;c.药后并不出现"遍身染染,微似有汗",说明此证没有表证;d.桂枝汤

解表,桂枝三两,芍药三两,剂量1:1,而本方桂枝比芍药,是1:2,桂枝是芍药的二分之一,怎能解表?

②尤在泾认为是"未实",从性质上来讲固然可行,但这样表达不太确切,"未实"究竟具体是什么,没说清楚。

③俞长荣认为脾阳受伤,寒气阻滞,气机不行。认为气机不行是正确的,但寒气阻滞则未必。

④张志聪认为脾络不通有道理,但缺具体分析。

从临床观察,腹满时痛既不是表证,也不是虚证,而是脾胃气血不和、阴阳失调。

对于大实痛的病机,注家认识基本上一致,认为"脾实""胃实"。方有执具体说是"旧有宿食";张志聪说是"腐秽未去",这是病理产物未全清除的意思;俞长荣认为实热。这些见解大体上可以,但有偏差。本证实热,与一般胃家实热有区别,"宿食"与大承气汤证的宿食程度和病机不同,"腐秽未去"比较片面。

大实痛的病机,应当是脾胃气血不和,兼有胃热。

(2)证候:①桂枝加芍药汤证:腹部不适,阵发腹痛。②桂枝加大黄汤证:腹部痛甚,按之加剧,拒按,脉弦,大便不通。

临床上常见于痢疾,经服白头翁汤、葛根芩连汤、芩芍汤后,大便脓血减少,次数减少,寒热消失,但腹痛未止者,痛甚拒按用桂枝加大黄汤、痛不甚、大便无脓血或仅脓液用桂枝加芍药汤。

(3)治法:调和气血,有胃热者兼清胃热。

【验案】 案1 王某,男,46岁。患荨麻疹,当时经治已减,后又复发,缠绵不愈,变成慢性菌痢,每日少则三四次,多则五六次,排便甚急,入厕不次,则污衣裤,然入厕后又排便不爽,下重难通,大便状不成彤,有红白黏液,急不可耐,伴有腹痛、肠鸣等症,脉沉弦滑,舌红苔白,观其所服之方,寒必芩、连,热必姜、附,补以参、术,涩如梅、诃,尝之殆遍,迄无所效。此乃怦胃阴阳不和,肝气郁而乘之之证。治法:调和脾胃阴阳,并于土中平木。方药:桂枝三钱,白芍六钱,炙甘草三钱,生姜三钱,大枣十二枚,服二剂,下痢减至一两次,照方又服两剂而痊愈。(《山东中医学院学报》)

案2 苏某,女,32岁。患荨麻疹已达5年之久,开始时每年发五六次,后来逐年加剧,今年起愈发愈频,几乎没有间歇。曾大量注射过葡萄糖酸钙,内眼苯海拉明及祛风、治血之中药多剂,均归无效。现症:遍身大小不等的疙瘩,抓痒无度,此起彼伏,日夜无宁静之时。在发作剧烈时,特别怕冷,身必重裘,大便两天一次,且燥结难下,腹微痛。处方:桂枝9克,芍药9克,甘草3克,生姜9克,大枣3枚,大黄9克,全栝楼12克,麻仁12克。服上药后约3小时,身痒渐止,疙瘩逐渐隐没,周身微汗,大便通畅,症状全部消失,迄今已半月余,未再发过。(《江苏中医》)

【原文】 太阴为病,脉弱,其人续自便利,设当行①大黄芍药者,宜减之,以其

人胃气弱,易动故也。(280)

【注释】 ①行:此处当"用"解释。

【提要】 胃气本弱的患者,用大黄芍药应注意剂量。

【选注】 张隐庵:此因上文加芍药、大黄而申言胃气弱者宜减也。太阴为病,脉弱,其人续自便利,乃太阴阴湿为病,土气内虚,不得阳明中见之化,设客邪内实,而当行大黄芍药者,亦宜减之。减者,少其分两也,以其人胃气虚弱而易动故也。治太阴者,尤当以胃气为本矣,所失良多矣。胃气弱,对脉弱言;易动,对续自便利言。太阴者,至阴也,全凭胃气鼓动为之生化,胃阳不衰,脾阴自无邪入,故从太阴为病,指出胃气弱来。

汪琥:或问大黄能伤胃气,故宜减;芍药能调脾阴,何以亦减之? 答曰:脉弱则气馁不充,仲景以温甘之药能生气,芍药之味酸寒,虽不若大黄之峻,要非气弱者所宜多用,故亦减之。

程知:此言太阴脉弱,恐续自利,虽有腹痛,不宜用攻,与建中汤互相发明也。

喻嘉言:此段叮咛与阳明篇中互相发明。阳明曰不转矢气、曰先硬后溏、曰未定成硬,皆是恐伤太阴脾气。此太阴证而脉弱,恐续自利,虽有腹痛,减用大黄芍药,又是恐伤阳明胃气也。

【解析】 张隐庵说本条是上文的"申言",对胃气本弱的患者,用大黄、芍药时应该减量。从胃气的重要性点明道理。

汪琥从药性作用来说明减量的原理,汪氏的意思是说芍药味酸、苦,微寒,能调和脾之阴血,但无健脾气之作用,对胃气虚弱不利,这对我们有一定启发。

程知从反面来说明,如果不减量,会出现"虚寒腹痛如小建中汤证"或"洞泄不止,心下痞硬"的不良反应。

喻嘉言用类比的方法来说明这个道理。

本条指出用药的注意点:胃气弱的患者,用苦寒药时要适当减量。本条不仅适用于大黄、芍药之苦寒药,而且也适用于黄芩、黄连、黄柏等其他苦寒药,有其普遍意义。喻嘉言发现到这一点,他说仲景在阳明篇指出大便先硬后溏,不可攻下,也是恐伤胃气,原理与此相同。

这是仲景用药的一个特点:不伤胃气。

诸注家均从胃气的重要性,苦寒药的副作用,误用苦寒的不良后果来说明其道理。

第七章　辨少阴病脉证并治

少阴病是外感病发展过程中的危重阶段。病至少阴,机体抗病能力明显下降,心肾、阴阳、气血、水火俱虚,临床出现以脉微细,但欲寐等,则称为少阴病。少阴病位在里,其病变性质多属阴、属虚,以全身虚衰为主要特征。

少阴,即阴气较少,《内经》又称之为一阴和小阴。少阴概括手足少阴二经和心肾两脏,生理上心主血脉,又主神明,为君主之官,内寄少阴君火,对人体生理活动起着统领作用;肾主藏精,内藏元阴元阳,是五脏六腑阴阳之气的根本。病至少阴,涉及人体阴阳之根本。气化学说认为,少阴本火标阴,本标异气,故既可出现阳虚阴寒内盛之少阴寒化证,亦可出现阴虚火旺之少阴热化证,病人常常呈现全身机能衰退的状态。

少阴病的成因:其一因心肾不足,或年高体弱,外邪侵袭,病邪直中少阴,形成少阴病;其二为太阳之邪传入少阴,因太阳和少阴相表里,二者经脉相连,脏腑相关,太阳有病,少阴不足,内传少阴,即所谓"实则太阳,虚则少阴";其三太阴与少阴为母子关系,当太阴病脾虚进一步发展,每易子病及母,而转属少阴。

少阴病的分类,根据病性的不同,可分为寒化证、热化证两大类。寒化证的病机是心肾阳虚,阴寒内盛,因而有畏寒蜷卧、手足厥冷、下利清谷、脉沉、脉微、脉微欲绝等脉证,治宜回阳救逆,方用四逆汤。少阴寒化证尚有阴盛格阳证或阴盛戴阳证,分别治宜通脉四逆汤或白通汤;对于阳虚寒湿身痛证,治宜附子汤温经驱寒除湿;阳虚水泛证,治宜真武汤温阳利水;肾阳下利便脓血,滑脱不禁证,治宜桃花汤温肠固涩。少阴热化证多因素体阴虚阳亢,外邪从阳化热或热邪直中少阴所致,其病机

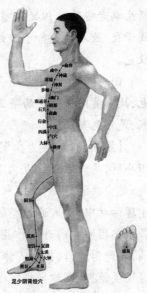

足少阴穴位图

为阴虚火旺,临床多见心烦不得卧的症状,治宜育阴清热,交通心肾,方用黄连阿胶汤;阴虚水热互结证,治宜猪苓汤育阴清热利水;若少阴真阴亏虚兼里实者,治宜大承气汤急下存阴。因少阴和太阳相表里,故外感寒邪而又见少阴阳虚证,感邪后易形成少阴里寒兼太阳表证,后世称太少两感证。治宜麻黄细辛附子汤或麻黄附子甘草汤温经解表。由于足少阴肾经循喉咙挟舌本,循行部位过咽喉,所以少阴病篇

纳入了咽痛的证候,即为少阴咽痛证。因肾阴虚损,虚火上扰所致的咽痛,治宜猪肤汤;客热闭阻咽喉者治宜甘草汤或桔梗汤;痰热互结,郁阻咽部者治宜苦酒汤;若寒客少阴,痰湿阻络者治宜半夏散及汤。

少阴病属于阴阳气血俱虚的全身衰竭证,除了积极治疗外,要密切观察病情的变化,判断预后吉凶。一般说少阴病的预后,关键在于阳气和阴津的存亡。对于少阴寒化证,阳气来复者,预后较好,阳气亡失者,预后不良;对于少阴热化证,阴津留存者,预后较好,阴液枯竭者,预后不良。

【原文】 少阴之为病,脉微细,但欲寐①也。(281)

【注释】 ①但欲寐:似睡非睡,呼之略振,须臾又睡。形容病人精神萎靡不振的状态。

【提要】 少阴病的脉证提纲。

【选注】 《金鉴》:少阴肾经,阴盛之脏也,少阴受邪则阳气微,故脉微细也;卫气行阳则寤,行阴则寐,少阴受邪则阴盛而行阴者多,故但欲寐也,此少阴病之提纲。后凡称少阴病者,皆指此脉证而言也。

方有执:脉微细者,少阴居于极下,其脉起于小趾之下也。《灵枢》曰"是主肾所生病者嗜卧",但欲寐嗜卧也。盖人肖天地,天地之气行于阳则辟而晓,行于阴则阖于夜,故人之气行于阳则动而寤,行于阴则静而寐,然则病人但欲寐者,邪客于阴故也。

山田正珍:但字之下,脱去恶寒二字,当补之。但恶寒者,所谓无热而恶寒者也,故麻黄附子细辛汤条云:少阴病始得之反发热;通脉四逆汤条云:少阴病反不恶寒,是可见矣。

【解析】 本条为少阴病脉证大纲。少阴包括手少阴心和足少阴肾,并与手太阳小肠,足太阳膀胱互为表里。手太阴经属心,心主火,主血脉,又与意识活动有关;足少阴经属肾,肾主水,主藏精,真阴真阳寄寓其中,故肾为先天之本。在正常生理活动中,心火通过经脉下达于肾,使肾脏温暖而化膀胱之气,令水道通调;同时肾水亦因阳气的升腾作用而上济于心,使心火不致偏亢。这样水升火降,相互协调,彼此制约,以保持人体的正常生理活动。在病理情况下,如病邪直犯少阴,或其经证误治失治,均可损伤心肾而形成心肾虚衰的病变。因此,病至少阴,邪已深入,阴阳气血皆虚,病情较为严重。阳气虚则脉象微弱,营血不足,则脉象细小。魏荔彤曰:"少阴为病,脉必沉,三阴皆然,又兼微细,异乎三阳之浮大弦也。沉对浮,微对大,细对弦,此少阴脉也,见此则三阴俱可识其端倪"。"但欲寐"则是气血俱虚,神失所养,故见精神萎靡不振,而主似睡非睡之状。脉证虽简而足以显示少阴病的特征。

当然,少阴病的证候是比较复杂的,少阴一经兼水火二气,由于致病因素和体质不同,故少阴病有从寒化、热化的两种类型。阳虚寒化证,是由于心肾阳气虚衰,邪从寒化，阴寒内盛所致，以无热恶寒身踡、呕吐、下利清谷、四肢厥逆、精神萎靡、小便清白、脉沉微、舌淡苔白为主要脉证。若阴寒之邪太盛，逼迫虚阳浮越于外，还可出现面赤、躁扰不宁、反不恶寒等真寒假热征象。阴虚热化证多由心肾阴液不足，虚热内生，邪从热化，以致肾阴虚于下，心火亢于上而成，以心烦不得眠、口燥咽痛、舌红少苔、脉细数等为主要脉证。本条脉证仅是少阴病辨证的总纲，至于寒化、热化证，犹须参合其他各条以明辨。诚如尤在泾所云："少阴之为病，亦非独脉微细、但欲寐二端。仲景特举此者，以为从阳入阴之际，其脉证变见有如此。"

其次，本证的"但欲寐"与太阳篇的"嗜卧"当分辨。太阳篇第37条"太阳病，十日以上，脉浮细而嗜卧者，外已解也"。这里的"嗜卧"，是太阳病外邪已解，正胜邪却的疲乏现象，为病机向愈的良好转归。本条的"但欲寐"，是阴盛阳虚，精神不振，其状嗜卧而未熟睡，且彼脉浮细，此脉微细，彼则热退身和而不恶寒，此则无热身必恶寒。所以一主病解，一主邪盛正虚，迥然有别。此外，第231条，阳明中风证也有"嗜卧"，"阳明中风……嗜卧，一身及目悉黄，小便难，有潮热……"此为三阳合病，邪郁不得宣泄，"嗜卧"乃阳明里热炽盛，上蒸神明，昏昏欲睡，有昏迷之趋向，都与少阴证之"但欲寐"不同。

【原文】 少阴病，欲吐不吐①，心烦，但欲寐，五六日，自利而渴者，属少阴也，虚故引水自救。若小便色白②者，少阴病形悉具。小便白者，以下焦③虚有寒，不能制水，故令色白也。(282)

【注释】 ①欲吐不吐：指病人要吐而又吐不出。

②小便色白：指小便色清不黄。

③下焦：指肾脏。

【提要】 少阴病虚寒辨证。

【选注】 程郊倩：人身阴阳中分，下半身属阴，上半身属阳，阴盛于下则阳扰于上。欲吐不吐心烦，证尚模糊，以但欲寐微之，则知下焦寒而胸中之阳被壅。治之不急，延至五六日，下寒甚而闭藏彻矣，故下利；上热甚而津液亡矣，故渴，虚故引水自救。非徒释渴字，指出一虚字来，明其别于三寒证之实邪作渴也。然则此证也，自利为本病，溺白正以微其寒，故不但烦与渴以断寒，即从烦渴而悉及少阴之热证，非戴阳即格阳，无不可以寒断，从而温治。烦证不尽属少阴，故指出但欲寐来；渴证不尽属少阴，故指出小便白来。结以下焦虚有寒，教人上病治在下也。盖上虚而无阴以济，总由下虚而无阳以温，二虚字皆由寒字得来，肾水欠温则不能纳气，气不归元逆于膈上，故欲吐不吐；肾气动膈，故心烦也。

周禹载：欲吐矣，复无所吐；心烦矣，又倦怠嗜卧。此皆阴邪上逆，经气遏抑，无可奈何之象。设此时授以温经之剂，不几太阳一照，阴霾顿开乎！乃因循至五六日之久，邪深于内，势必利而且渴，然渴者，非少阴有热也，虚故引水自救。吾知渴必不为水止，利且不为便消，则是饮水终难自救；小便不因利短也，其色白，少阴纯寒之象，无一不备。总由下焦既虚，复有寒邪，遂令膀胱气化亦属虚寒，证之危殆，更何如邪！

林澜：欲吐不吐心烦，阳虚格越于上；但欲寐、自利、小便白，里之真寒已深。

【解析】　少阴病欲吐不吐，是下焦阳衰，寒邪上逆所致，但因胃中无物，故欲吐不吐。阴藏于下，虚阳上扰，神气不振，故心烦、但欲寐。本证心烦，因有下利脉微细等下焦虚寒见证，且但欲寐和心烦并见，是属虚寒，而非邪热内扰。正如周禹载所说："此皆阴邪上逆，经气遏抑，无可奈何之象。"故与阳明胃实心烦及栀子豉汤证之虚烦显然不同。自利而渴，亦属少阴阳虚现象，此种口渴，不是阳热有余，消烁津液，而是真阳不足，不能蒸化津液上承，其渴必喜热饮，且饮量亦必不多，所谓虚故饮水自救也。舒驰远解释本条少阴病口渴的病机，可谓切中肯綮，"舌下……津液涌出，然必借肾中之真阳为之蒸腾，乃足以上供，若寒邪侵到少阴，则真阳受困，津液不得上潮，故口渴，与三阳经之邪热烁于津液者，大相反也"。277 条："自利不渴者属太阴"，本条"自利而渴者属少阴"，可见下利一症是太少二阴所同，其辨证要点在于口渴与否。太阴寒湿，自利不渴；少阴阳虚，不能蒸化津液，自利而渴。所以成无己说："自利不渴者，寒在中焦属太阴；自利而渴，为寒在下焦，属少阴。"但与阳经实热的口渴下利，又必须做出区别。大凡阳证下利，小便短赤，利必臭秽，肛门灼热，苔必黄垢，且必伴有身热脉数等症；而少阴下利口渴，小便清长色白，利必清稀溏薄或完谷不化，舌苔必白润，并有恶寒脉微等症。"小便色白"是本证辨证的眼目，自利口渴可属热证，但必然是小便黄赤，今小便清白，则是下焦虚寒之证无疑。陈修园说："小便色白者，白为阴寒，少阴阴寒之病形悉具，此确切不移之诊法也。原其小便之所以色白者，以下焦虚而有寒，全失上焦君火之热化，不能制水，故令色白。"曹颖甫对小便色白问题亦颇重视，他说："至下焦虚寒，不能制阴寒之水，则肾阳已绝，故不受阳热蒸化而小便反白，固知久病而小便色白者，皆危证也"。林澜则从阴阳两虚解释了病机，可资参考。

本条指出辨少阴病寒化证的方法，仲景从"少阴病"到"属少阴"再到"少阴病形悉具"层层分析，最后指出"小便色白者"少阴寒化证已经形成。在具体的辨证过程中，少阴病寒化下利应与太阴病下利鉴别。少阴病寒化证下利机制为肾阳虚衰，火不暖土，水谷不化，下利多为下利清谷甚或完谷不化，又因肾阳虚衰，不能蒸化津液，津不上承，下利又伤少阴阴津，故多伴口渴且喜热饮，临证当伴有小便清长，脉沉微，但欲寐等证。太阴病下利为脾阳虚衰，清气下陷，水湿下注所致，下利多为清水样便，无热不渴，舌淡苔白等。但需要指出的是太阴病下利日久，也可损伤少阴阳气，使脾肾阳气俱不足，故在治疗太阴病下利证时，仲景指出宜服四逆辈，临证可用温补下焦肾之剂以助脾阳。

【原文】　病人脉阴阳俱紧，反汗出者，亡阳也，此属少阴，法当咽痛，而复吐利。(283)

【提要】 辨少阴病阳衰阴盛证的脉证。

【选注】 尤在泾：阴阳俱紧，太阳伤寒脉也，法当无汗，而反汗出者，表虚亡阳，其病不属太阳，而属太阴也。少阴之脉上循喉咙，少阴之脏为胃之关、为二阴之司，寒邪直入，经脏俱受，故当咽痛而吐利也。此为寒伤太阳，阳虚不任，因遂转入少阴之证。盖太阳者，少阴之表，犹唇齿也，唇亡则齿寒，阳亡则阴及，故曰少阴之邪，从太阳飞渡者多也。

周禹载：脉至阴阳俱紧，阴寒极矣，寒邪入里岂能有汗，乃反汗出者，则是真阳素亏，无阳以固其外，遂致腠理疏泄，不发热而汗自出也。此属少阴，正用四逆急温之时，庶几真阳骤回，里证不作，否则邪上逆，则为咽痛、为吐，阴寒下泄而复为利，种种危候，不一而足也。

张隐庵：此言少阴标本阴阳之为病也，病人脉阴阳俱紧者少阴本热之阳与少阴标寒之阴相搏而为病也。阴阳相搏是当无汗，反汗出者，阳气外亡也。夫阳气外亡而曰此属少阴，乃无阳则阴独之义也。咽痛者，少阴阳热之气也；吐利者，少阴阳寒之气也，法当咽痛而复吐利者，先病阳而后病阴也。

【解析】 脉阴阳俱紧，而反汗出，为阴寒内据，孤阳外越而不归根之象。然太阳伤寒亦脉阴阳俱紧，但为浮而紧，少阴病脉阴阳俱紧是沉而紧，而且前者无汗，后者有汗，判然有别。里寒内聚则吐利，浮阳上越则咽痛，所谓"法当"，此言少阴亡阳之变的必备症状。本证咽痛，为阴极似阳之证，大多不红不肿，和实证咽痛不同。少阴病既吐且利，阴寒已盛，再见汗出，亡阳之变，即在顷刻，当急回阳固脱。

尤在泾从太阳与少阴互为表里，阐释本条病证得之从太阳飞渡少阴，颇有道理。临床每见年老虚弱之体，一旦患伤寒者，最易速传少阴，其来势急，其证必险笃，辄有亡阳之变。若吐利而汗出者，真阳危亡，即在顷刻。故本条说"反汗出"，一"反"字，点明证属逆候，临证时不可不提高警惕。朱肱曾列补救之法，如"汗出者藁本粉傅之；咽痛，甘草汤、桔梗汤"等。值此危亡之际，这些方法恐难应急，需急投白通、通脉四逆汤之类，以救垂亡之阳气，方为治本之法。李荫岚有谓"若见下利咽痛，白通柑橘合剂治之"，亦可资参考。张隐庵注可提示本条的亡阳为主，但不能除外阴阳两虚。

【原文】 少阴病，咳而下利，谵语者，被火气劫①故也，小便必难，以强责少阴汗②也。（284）

【注释】 ①火气劫：劫，作逼迫解。火气劫是被火所伤的意思。

②强责少阴汗：强责，过分强求之意。指少阴不当用发汗的方法，而强发汗。

【提要】 少阴病火劫发汗之变证。

【选注】 尤在泾：少阴之邪上逆而咳，下注而利矣。而又复谵语，此非少阴本病，乃被火气劫夺津液所致，火劫即温针灼艾之属，少阴不当发汗，而强以火劫之，不特竭其肾阴，亦并耗其胃液，胃干则谵语，肾燥则小便难也。

方有执：少阴之脉，从足走腹，循喉咙，其支别至肺，自下而上者也。受火之劫，火性炎上，循经而蒸烁于肺，肺伤则气逆，所以咳也。下利者，少阴属水，其脏虚寒，劫迫则滑脱也。滑脱而虚，故生热，乱而谵语也。强责，谓过求也。小便与汗，皆血液也。少阴少血，劫汗夺血，则小便为之涸竭，故难也。

《金鉴》：少阴属肾主水者也，少阴受邪不能主水，上攻则咳，下攻则利，邪从寒化，真武汤证也；邪从热化，猪苓汤证也。今被火气劫汗，则从热化，而转属于胃，故发谵语；津液内竭，故小便难，是皆由强发少阴之汗故也。欲救其阴，白虎、猪苓二汤，择而用之可耳。

柯韵伯：上咳下利，津液丧亡而谵语，非转属阳明，肾主五液，入心为汗，少阴受病，液不上升，所以阴不得有汗也。少阴发热，不得已用麻黄发汗，即用附子以固里，岂可以火气劫之，而强发汗也。少阴脉入肺，出络心，肺主声，心主言，火气迫心肺，故咳而谵语也。肾主二便治下焦，济泌别汁，渗入膀胱，今少阴受邪，复受火侮，枢机无主，大肠清浊不分，膀胱水道不利，故下利而小便难也。小便利者，其人可治，此阴虚，故小便难。

【解析】　本条论述少阴病误用火法发汗后，致阴津损伤的变证。火法发汗，既可伤阳，亦可伤阴。本条中"以强责少阴汗也"，即是对其病因病机的概括，亦是辨证的着眼点。少阴病为心肾虚衰证，一般治疗禁用汗法，本证以少阴病冠首，而见咳嗽下利，一者由于少阴阳虚水气泛溢所致，用真武汤治疗，见于后文的316条；二是由于阴虚水热互结，用猪苓汤治疗，见于319条。两者皆不可用汗法。若用火法强行发汗，津伤火盛，火扰心神则谵语；汗出津份，化源不继则小便难。

上条论述寒盛亡阳，本条论述火气伤阴。两条对照，阐述了少阴病既可寒盛亡阳，又可热盛伤阴。亡阳则寒，伤阴则热，两极转化，便是少阴为病的规律。另外，本条亦讨论了两个问题：一是咳嗽下利的辨治，临床要鉴别属太阳还是少阴，如太阳病中桂枝加厚朴杏子汤证、麻黄汤证、小青龙汤证、葛根汤证均可见到，临床当伴有脉浮、恶寒发热、头痛项强等表证；少阴病咳嗽下利，或伴见阳虚阴盛的脉沉微、恶寒不发热等，或伴见脉细、心烦不得眠之阴虚火旺之证。二是少阴病的治疗禁忌，即少阴病不能用汗法，否则会引起变证。

【原文】　**少阴病，脉细沉数，病为在里，不可发汗。**（285）

【提要】　少阴病，禁用发汗之法。

【选注】　薛慎庵：人知数为热，不知沉细中见数，为寒甚，真阴寒证，脉常一息七八至者，尽概此一数字中，但按之无力而散耳，宜深察也。

程郊倩：何谓之里，少阴病脉沉是也。毋论沉细沉数，俱是藏阴受邪，与表阳是无相干，法当固密肾根为主。其不可发汗，从脉上断，非从证上断，麻黄附子细辛汤不可恃为常法也。

方有执：细沉而数，里热也。故曰病为在里，不可发汗，恶虚其表也。

尤在泾：少阴与太阳为表里，而少阴亦自有表里，经病为在表，藏病为在里也。浮沉而身发热，为病在表。脉细沉数，身不发热，为病在里。病在表者可发汗，如麻黄附子细辛汤之例是也。病在里而汗之，是竭其阴而动其血也，故曰不可发汗。

成无己：少阴病始得之，反发热脉沉者，为邪在经，可与麻黄附子细辛汤发汗。此少阴病脉沉细数，为病在里，故不可发汗。

沈明宗：此治少阴风热，戒发汗也。证显欲寐，而脉细沉数，乃风热传于少阴，故为在里，当以清解热邪，存阴为务。病既在里，与表甚远，故戒发汗也。

《金鉴》：少阴病但欲寐，若脉细沉数，是邪从寒化也。今脉细沉数，乃邪从热化也，即有发热，亦是将转属阳明，非若前所言少阴病，始得之，反发热，脉沉不数，宜麻黄附子细辛汤发汗者可比也。故曰：病为在里，不可发汗。

【解析】 少阴病属里虚寒证，一般禁汗，若误用之就会导致伤津或亡阳的危险，如284条强责少阴汗所载则是，在兼有太阳表证发热无汗脉沉的情况下，也可从权一汗，但也必须配伍护阳的药物，如麻黄附子细辛汤等一类方剂。本条少阴病"脉细沉数"，注家所释不一，其实无外两种可能：或为虚热证，或为虚寒证。脉细沉数，若伴见一派阴虚内热证候，则属虚热证，倘误用汗法，则阴愈虚而热愈炽，故不可发汗，如方氏、沈氏、金鉴之言是也；若伴见一系列阴寒见证，脉虽细沉数，但按之无力，则属虚寒证，亦不可发汗，发汗则亡阳，如薛氏、程氏所言是也。临床上危重病人心力衰竭时，亦可见到沉细之脉而数，一息有七八至者，此数不是热而是真寒，脉按之必无力而散，确如薛氏所论"真阴寒证"，而程氏提出"法当固密肾根"亦是经验之谈，顾本之治，当此之时，强心安肾，大剂回阳是理当采取的抢救措施。不过细玩经文，本条主要指阴虚伤津不可发汗，至于阳虚里寒甚亦不可发汗，是亦概其中。夫细为血少、沉为在里、数为有热，合而观之则为少阴阴虚伤津之象，故不可发汗，沈氏治以清解热邪存阴为务确具慧眼，自然阳虚寒甚者亦有之，故统售少阴病不可妄汗也。临证时孰为虚热孰为虚寒，还应参照其他证候加以判断，始为全面。

"病为在里，不可发汗"句犹有余义，盖示人少阴病虽脉细沉数，若病在表则犹可发汗，如麻黄细辛附子汤证。不过可汗不可汗的二者鉴别，诚如尤氏之言，在有无发热而已。

又成氏举"发热脉沉者，为邪在经可发汗"与本条"脉沉细数为病在里，不可发汗"来对比解释，其意尚嫌不够显豁。要知脉沉而兼发热，为外有邪郁故可发汗；脉沉细数而不兼发热，则外邪无郁，所以不可发汗。这才是病机本质所在。

另外，《医垒元戎》于本条出当归四逆汤为治，是亦温通中兼含养血之意，可作临床参考。

【原文】 少阴病，脉微，不可发汗，亡阳故也①。阳已虚，尺脉弱，涩者，复不可下之②。(286)

【注释】 ①不可发汗，亡阳故也：古"亡"字亦通"无"字。27条"脉微弱者，此无阳气，不可发汗"，可见无阳不可发汗是《伤寒论》中一条重要原则。在辨可发汗病脉证并治第十六中，又申"阳虚不得重发汗也"，成无己注曰："阳虚为无津液，故不可重发汗。"可见阳虚者、亡阳者概不可发汗。

②阳已虚，尺脉弱涩者，复不可下之：阳气虚，不可发汗，发汗则亡阳；阴血少，不可下，下之则亡阴。凡阳气已虚，而又见尺脉弱涩者，既不可发汗，复不可下，否则可致亡阳亡阴之变。

【提要】 少阴病不可汗下之脉。

【选注】 成无己：脉微为亡阳表虚，不可发汗；脉弱涩为亡阳里虚，复不可下。

张卿子：脉微为亡阳，表虚不可发汗；脉弱涩为亡阳，里虚复不可下。

王三阳：脉弱涩，涩者，阴也。涩为血少，乃亡阴也，故不可下，阳字误。

柯韵伯：微为无阳，涩为少血，汗之亡阳，下之亡阴，阳虚者既不可汗即不可下，玩复字可知其尺脉弱涩者复不可下，亦不可汗也。

尤在泾：少阴虽为阴藏，而元阳寓焉，故其病有亡阳亡阴之异。脉微者为亡阳，脉弱涩者为亡阴，发汗则伤阳，故脉微者，不可发汗；下则伤阴，故阳已虚而尺脉弱涩者，非特不可发汗，亦复不可下之也。

任应秋：脉微为阳虚，脉弱涩为阴虚，因而汗下两禁。

张隐庵：平脉篇曰，寸口诸微亡阳，故少阴病脉微不可发汗者，以亡阳故也。

周禹载：少阴本无发汗之理，今禁发汗者，恐人用麻黄附子细辛之属也。况其脉既微，则阳虚已著，即不用表药，尚有真阳外越之虞，况可汗之而伤其阳乎。夫阳虚则阴必弱，纵使邪转阳明之府，势所必下者，亦不可下之而伤其阴也，然则不可汗用四逆加人参汤，不可下者用蜜煎导不知有合治法否。

钱潢：微者，细小软弱，似有若无之称也。脉微者，阳气太虚，卫阳衰弱，故不可发汗以更竭其阳，因汗虽阴液，为阳气所蒸而为汗，汗泄则阳气亦泄矣。今阳气已虚，而尺脉又弱涩者，为命门之真火衰微，肾家之津液不足，不惟不可发汗，复不可下之，又竭其阴精阳气也。此条本为少阴禁汗禁下而设，故不言治，然温经补阳之附子汤之类，即其治也。

汪琥：补亡论，并宜附子汤，以补阳气，散阴邪，助营血也。

【解析】 本条承285条而来，接着讲述少阴病阳虚或阴阳两虚者既不可发汗，也不能攻下。由于少阴真阳衰微，无力鼓动血脉，故脉微，因少阴阳气大衰，故不可发汗，因为发汗更伤阳气，甚则导致亡阳之变。仲景"亡阳故也"是对不可发汗原因的补充说明。阳已虚，尺脉弱涩者，因尺部脉候肾，肾中精血亏少，不能填充脉道，故见此脉。此属少阴阴阳俱损之证，故亦不能再用攻下之法，若攻下则易竭其阴而亡其阳。

【原文】 少阴病脉紧，至七八日，自下利，脉暴微①，手足反温，脉紧反去者，为

欲解也。虽烦下利，必自愈。（287）

　　【注释】　①脉暴微：指脉象突然变得微弱。

　　【提要】　少阴病阳回自愈的脉证。

　　【选注】　成无己：少阴病脉紧者，寒甚也，至七八日，传经尽，欲解之时，自下利，脉暴微者，寒气得泄也。若阴寒胜正，阳虚而泄者，则手足厥，而脉紧不去；今手足反温，脉紧反去，知阳气复，寒气去，故为欲解。下利烦躁者逆，此正胜邪微，虽烦下利，必自止。

　　《金鉴》：此承上条互发其义，以别阴阳寒热也。少阴病，脉沉微细，寒邪脉也；脉沉数细，热邪脉也。若脉紧汗出，是少阴虚寒证也；今脉紧无汗，乃少阴寒实证也。因循至七八日之久，而自下利，若寒实解，则脉必紧去而暴微，其证必手足由冷而反温，是知邪随利去，为欲解也。故此时虽烦下利，乃阴退阳回，故知其必自愈也。

　　方有执：紧，寒邪也。自下利，脉暴微者，阴寒内泄也。故谓手足为反温，言阳回也。阳回则阴退，故谓紧反去为欲解也。夫寒邪在阴而脉紧，得自利，脉暴微，手足温，紧去为欲解者，犹邪之在阳，脉数而热，得汗出，脉和身凉，数去为欲愈之义同，阴阳胜复之理也。

　　沈明宗：此少阴正证正脉，自解证也。寒邪传入少阴，阴阳两不相亏，以故脉紧，所以七八日自下利，乃正气有权，送邪自从下利暗除，故脉紧暴微，手足反温，脉紧反去，而为欲愈，是同太阴脾家实，秽腐当去之义也。然虽见烦躁下利，乃病解之征，而非虚寒之比，谓必自愈，此当麻黄附子甘草汤固阳，微汗温散，但寒已而真阳不出，其邪立解。若脉见沉迟微弱，乃偏于虚寒，若从四逆、白通救阳为主；或脉细沉数，偏于里热，当从黄连、阿胶、猪肤等法，清热救阴也。盖少阴正治，前人皆不辩明，俾读者茫无头绪。故予拟此而为少阴治寒正法。其余皆属偏阴偏阳，业医者，以前后二篇合参，须分阴阳两途，而脉紧为正，则无失矣。

　　柯韵伯：前条是亡阳脉证，此条是回阳脉证。前条是反叛之反，此条是反正之反。玩反温，前此已冷可知。微本少阴脉，烦利本少阴证，至七八日，阴尽阳复之时，紧去微见，所谓谷气之来也，徐而和矣。烦则阳已反于中宫，温则阳已敷于四末，阴平阳秘，故烦利自止。

　　尤在泾：寒伤少阴之经，手足厥冷而脉紧，至七八日，邪气自经入藏，自下利而脉微，其病为较深矣。乃手足反温，脉紧反去者，阳气内充，而阴邪不能自容也，故为欲解，虽烦下利，必自止者，邪气转从下出，与太阴之秽腐当去而下利者同义，设邪气尽，则烦与利亦必自止耳。

　　钱潢：脉紧见于太阳则发热恶寒而为寒邪在表，见于少阴则无热恶寒而为寒邪在里。至七八日则阴阳相持已久，而始下利，则阳气耐久，足以自守矣。虽至下利，而以绞索之紧忽变而为轻细软弱之微脉，微则恐又为上文不可发汗之亡阳脉矣。

为之如何,不知少阴病其脉自微,方可谓之无阳,若以寒邪极盛之紧脉,忽见暴微,则紧峭化而为宽缓矣,乃寒邪弛解之兆也。曰手足反温,则知脉紧下利之时手足已寒。若寒邪不解,则手足不当温,脉紧不当去,因脉本不微而忽见暴微,故手足得温,脉紧得去,是以谓之反也。反温反去,寒气已弛,故为欲解也,虽其人心烦,然烦属阳而为暖气已回,故阴寒之利必自愈也。

【解析】 本条论述病势向愈的机转,正如尤氏所言下利而自愈,和278条太阴病暴烦下利为脾家实腐秽当去的意义同。在病机方面脉紧本主寒,太阳病脉紧为病在表,必见发热恶寒等证,少阴病脉紧为病在里,必为无热恶寒,今邪正相持至七八日出现下利,似乎病势增重,但下利后脉由紧突然变微,同时手足由冷而转温,乃正复邪退,病有向愈之机,虽有烦而下利的症状,亦是阳气渐复阴邪将退之象,如柯氏所言阳已返于中宫,敷于四末矣,故可断其必愈。这里"手足反温""脉紧反去"是辨证要点,因为少阴病这种虚寒自利,可能有两种转归,假如自利无度,自汗卷卧,手足逆冷,精神躁扰不安,则属阴阳离决的危候;只有手足反转温,才是阳气来复,虽有下利症状,并非病情恶化,而是正复邪退的表现。只有脉紧反去,才是寒邪消退之征,阴平阳秘,其病可愈。所选诸家,大多认为手足温,脉紧去,为阳复之象,阴退阳回,寒邪去,故病自愈,说明了少阴病虚寒证预后的好坏全在于阳气的盛衰进退,诸注均较平允畅达,可资参考。惟沈氏之注,虽在辨证立法遣方用药上可给人以启示,但把本条认作少阴正治法,求深反晦,不甚妥当。

关于"脉紧"而变为"脉暴微"为阳气复病愈之机,本论辨脉法云:"脉阴阳俱紧,至于吐利,其脉独不解,紧去人安,此为欲解",亦从脉测证判知预后,故张令韶注曰:"解者,紧去而寒解也"。程应旄注释本条说:"脉于利后顿变紧而为微,手足于利后变不温而为温,则微非诸微亡阳之微,乃紧去人安之微。盖以从前之寒,已从下利而去,故阳气得回而欲解也,虽烦下利必自愈。"可见紧去人安,确为阳回病愈之机。

"必自愈",并非弗药待其自愈之意,主要在于说明本病所现证候,根据其自然机转来看,有向愈的趋势,如果饮食调养得法,并辅以药物治疗,痊愈当更迅速。

【原文】 少阴病,下利,若利自止,恶寒而蜷卧①,手足温者,可治。(288)

【注释】 ①蜷卧:形容身体蜷曲的卧眠姿势。

【提要】 少阴病阳复者可治。

【选注】 成无己:少阴病下利,恶寒,蜷卧,寒极而阴胜也。利自止,手足温者,里和阳气得复,故为可治。

《金鉴》:少阴病,恶寒厥冷下利,不止者,阴寒盛也。今下利能自止,手足能自温,虽见恶寒蜷卧,乃阴退阳回之兆,故曰可治。

钱潢:大凡热者偃卧而手足弛散,寒则蜷卧而手足敛缩。下文恶寒蜷卧而手足逆冷者,即为真阳败绝而成不治矣。若手足温,则知阳气未败,尚能温暖四肢,故曰可治。

陆渊雷：下利恶寒蜷卧，为少阴本证，此条可治之机，乃在利自止而手足温。

任应秋：利止手足温是本病的转机，也就是生活机能恢复的主要征象。

程郊倩：利自止者，经中之寒已去也。脏中阳气未回，故仍恶寒蜷卧，然手足温者，趺阳燥利，生阳之气不难回也。

张隐庵：此病少阴而得火土之生气者，为可治也。下利者，病少阴阴寒在下，若利自止，下焦之火气自生矣。恶寒而蜷卧者，病少阴阴寒在外；手足温者，中焦之土气自和矣，火土相生，故为可治。

沈明宗：手足温者，乃真阳未离，急用白通、四逆之类，温经散寒，则邪退而真阳复，故定可治。若手足之不温，而利虽止，胃肾之阳已绝，则不治矣。

【解析】　少阴病下利，多为肾阳虚衰，火不暖土所致。阴寒内盛，阳虚不能温煦机体，故恶寒而蜷卧，正如钱天来所说"大凡热者偃卧而手足弛散，寒则蜷卧而手足敛缩"。这是通过增减体表和外界的接触面积来调控散热多少的机体正常反应。少阴病，下利，恶寒而蹉卧，为阳虚阴寒内盛的表现。今利止，临床有两种可能：一为阳亡阴竭，无物可下之危重证候，此证利虽止，但四肢厥冷依旧，病情毫无改善，和后文317条通脉四逆汤证之"利止脉不出"相同。一为阳气渐复，阴寒渐去，临证当见手足转温，即为阳气恢复的表现。本证利自止为阳气恢复阴邪消退的结果。正如《素问·通评虚实论》所述"从则生，逆则死。所谓从者，手足温也；所谓逆者，手足寒也"。本条利止而手足温，为阳气来复，阴邪消退之佳象，虽恶寒而蜷卧，但预后较好。故云"可治"。临证可选用扶阳抑阴之剂如四逆汤或通脉四逆汤积极治疗，万不可坐以待愈，贻误治疗时机。

【原文】　少阴病，恶寒而蜷，时自烦，欲去衣被者，可治。(289)

【提要】　少阴阳气来复，时自烦，欲去衣被者可治。

【选注】　沈明宗：此阴盛阳气未脱，定可治也。恶寒乃阳微阴盛，而阴主静，故蹉；阴邪上逆，阳不归宁，故时自烦，而欲去衣被；虽然阳气扰乱不宁，尚在欲脱未脱之际，还可收阳内返，故定可治。

喻嘉言：自烦欲去衣被，真阳扰乱不宁，无大汗出，阳尚未亡，故可治。

成无己：恶寒而蹉，阴寒甚也；时时自烦，欲去衣被，为阳气得复，故云可治。

张隐庵：上文恶寒蜷卧，手足温而土气和者可治，此言恶寒而蹉，但得君火之气者亦可治也。夫恶寒而蹉，病少阴阴寒在外，时自烦而欲去衣被者，自得君火之气外浮也，故为可治。

程郊倩：少阴病，不必尽下利也，只恶寒而蹉，已知入脏深矣，烦而欲去衣被，阳势尚肯力争也，而得之时与欲，又非虚阳暴脱者比，虽此失之于温，今尚可温而救失也。

陆渊雷：此条不足据以决预后，何则，恶寒而蹉，为少阴本证，所以决预后者，乃在自烦欲去衣被。欲去衣被,即躁扰见于外者,下文屡言烦躁者死,决其不可治可也。少阴获愈之机,在于阳回,谓自烦欲去衣被,为阳势尚肯力争,决其可治亦可也。征之实验,则少阴病烦躁者,尚用药中肯,看护得宜,十亦可救四五,故此条所云,不足以决预后也。

郭雍:凡少阴病,烦躁者,不可下,先服吴茱萸汤,以烦躁非实热,且手足多逆冷也。

【解析】 沈氏、喻氏以为本证可治,关键在于阳气未亡;成氏认为本证可治在于阳气得复;张隐庵、程郊倩二氏则认为在于阳与阴争。总的精神,无外阳存则有生机,若纯阴无阳,即为死候矣。

本条叙证太简,确难据此断为可治。且《千金翼方》曰不可治,似亦非无理,证之临床,当以陆氏之说较为公允。盖恶寒身蜷,是少阴本证,假如复有时心烦,欲去衣被的情况,是阳气来复与阴邪相争,阳气获胜的现象,所以断为可治。而《千金翼方》所载不可治,也有其道理,这是因为烦而至于欲去衣被,几近于躁,下文有躁不得卧者死,可为明证。且文中只举出时自烦,欲去衣被,并未言及手足温,似与阴阳离决的躁象也无区别,所以《千金翼方》所载不可治是有一定道理的。要知少阴虚寒证的预后如何? 完全取决定于阳气的存亡与否。总的来说,仅据本条"时自烦欲去衣被"一症,显然是不够的,因此,还应结合其他脉证,如烦而有其他阳回见证的,方可断为可治,如只有烦而别无其他阳回见证,相反阴寒益甚,则多属不治。

关于本证《补亡论》所出治法亦仅供参考,依照病情推测,总当以温散阴邪,导引真阳为急务,而汗下之法皆当审慎为是。

【原文】 少阴中风①,脉阳微阴浮者②,为欲愈。(290)

【注释】 ①少阴中风:风邪中于少阴经。

②脉阳微阴浮:寸为阳,尺为阴。阳微,指寸脉微,表示风邪逐渐消除;阴浮,指尺脉浮,表示阳气逐渐回复。

【提要】 少阴中风欲愈脉象。

【选注】 成无己:少阴中风,阳脉当浮,而阳脉微者,表邪缓也;阴脉当沉,而阴脉浮者,里气和也。阳中有阴,阴中有阳,阴阳调和,故为欲愈。

钱潢:夫少阴中风者,风邪中少阴之经也,脉法浮则为风,风为阳邪,中则伤卫,卫受风邪,则寸口阳脉当浮,今阳脉已微,则知风邪欲解,邪入少阴,唯恐尺部脉沉,沉则邪气入里,今阴脉反浮,则邪不入里,故为欲愈也。

章虚谷:阳微者,寸微也;阴浮者,尺浮也。少阴在里,故其脉本微细,今尺浮者,邪从阴出阳之象,故为欲愈。

《金鉴》:少阴中风,脉若见阳浮阴弱,乃风邪传入少阴,则是其势方盛,未易言愈,今阳脉反微,阴脉反浮,阳微则外邪散而表气和,阴浮则里气胜而邪外出,故为欲愈也。

喻嘉言：风入少阴，必阳脉反微，阴脉反浮，乃为欲愈。盖阳微则外浮，邪不复内入，阴浮则内邪尽从外已，故欲愈也。

尤在泾：少阴中风者，少阴之经自中风邪，不从阳经传入者也。脉阳微者，邪气微；阴浮者，邪气浅而里气和，故为欲愈，亦阴病得阳脉则生也。

【解析】　本条之"阴""阳"，指尺脉和寸脉。少阴中风，指风寒直中少阴，少阴阴气少，正气弱，其病多为正气不足，故脉多沉紧无力而尺弱。今见寸脉微而尺脉浮者，寸脉微表示邪气已微，尺脉浮表示少阴阳气来复，病属正复邪少。故仲景说"为欲愈"。本条和274条太阴中风，论述相似，含义也相似。

【原文】　少阴病欲解时，从子至寅上①。(291)

【注释】　①从子至寅上：子至寅，指子、丑、寅三个时辰。从子至寅上，指23时到次日5时前的6个小时。

【选注】　喻嘉言：各经皆解于所旺之时，而少阴独解于阳生之时。阳进则阴退，阳长则阴消，正所谓阴得阳则解也，即是推之，而少阴所重在真阳，不可识乎。

《金鉴》：子、丑、寅阳生渐长之候也。病在少阴而解于阳生之际，所谓阳进则阴退，阴得阳而邪自解也。少阴所重在真阳，从可见矣。

【解析】　阳生于子时，阳进则阴退，阳长则阴消，故少阴病将愈的时间是从二十三点至翌日五点。各注家基本都宗六经各有所旺之时，阴得阳则病将愈，说明少阴重在真阳。此与58条"阴阳自和者，必自愈"的精神是一致的。岳美中氏根据自己的临床实践体会，认为伤寒六经病的欲解时，有实际指导意义。

【原文】　少阴病，吐利，手足不逆冷，反发热者，不死。脉不至者，灸少阴①七壮②。(292)

【注释】　①灸少阴：指灸少阴经脉的穴位。

②七壮：每艾灸一炷为一壮。七壮就是灸七个艾炷。

【提要】　少阴病阴盛阳衰证，有阳气回复的症状可生，脉不至者可灸。

【选注】　尤在泾：寒中少阴，或下利，或恶寒而踡卧，或吐利交作而脉不至，阴邪盛而阳气衰之候也。若利自止，手足温，或自烦欲去衣被，或反发热，则阳气已复，前阴邪将退，故皆得不死而可治。脉不至者，吐利交作，元气暴虚，脉乍不至也。灸少阴以引阳气，脉必自至。

程郊倩：少阴病吐而且利，里阴胜矣；以胃阳不衰，故手足不逆冷。夫手足逆冷之发热，为肾阳外脱；手足不逆冷之发热，为卫阳外持。前不发热，今反发热，自非死候。人多以其脉之不至而委弃之，失仁人之心与术矣。不知脉不至，由吐利而阴阳不相接续，非脉绝之比，灸少阴七壮，治从急也。嗣是而用药，自当从事于温，苟不知此，而妄攻其热，则必死。

陶节庵：伤寒直中阴经，真寒证甚重而无脉，或吐泻脱然而无脉，将好酒姜汁各半盏，与病人服之，其脉来者可治。

喻嘉言：前条（304条）背恶寒之证，灸后用附子汤，阴寒内凝，非一灸所能胜也。此条手足反热，只是阴内阳外，故取灸本经，引之入内，不必更用温药也。

汪琥：常器之云：是少阴太溪二穴，在内踝后跟骨动脉陷中。庞安常云：发热谓其身发热也。经曰：肾之原出于太溪。药力尚缓，惟急灸其原，以温其脏，犹可挽其危也。

魏念庭：灸少阴本穴七壮者，就其经行之道路，扶其阳气使宣通，则吐利自止，脉不至亦必至矣。七壮非七穴，凡少阴之经起止循行之处，皆可灸也，仍续温中扶阳，又不待言。

【解析】　本证是少阴阴盛里寒证，若得阳气回复，阴寒渐退者可生，脉不至者可灸。尤说平允可从。此条"手足不逆冷，反发热"与287、288条"手足反温者"同义，均属阳气回复之象。

少阴病因骤然吐利，元气暴虚，阴阳气不相顺接，致脉乍不至者，须用灸法以急救回阳，再用温药治之，程氏、魏氏之说甚是。根据程氏、魏氏之说，说明本证并非只能用灸治而不可用药物治疗，这是当该明了的。因为本证毕竟是阴盛阳衰之重证，论云"不死"，是言可治，非不治自愈。主要说明本病所现的证候，根据疾病的自然转机来看，有好转的趋势，若除用灸法治疗外，更服回阳之汤药，对帮助阳气早复，促使疾病早愈，更有积极作用。可见，喻氏认为304条灸后用附子汤，其证较此证为重，故此证但灸本经，不必更用温药之说，甚不可从。

陶氏以好酒姜各半盏，用治骤中阴寒，或骤然吐泻的无脉，可以用作临床参考。程氏认为脉不至并非全属死证，并批评了那种"以其脉不至而委弃之"的医疗作风。提示我们在临床上，若遇脉不至者，应发扬人道主义精神尽力抢救，绝不可放弃治疗而待其死亡。

【原文】　少阴病，八九日，一身手足尽热者，以热在膀胱，必便血也。（293）

【提要】　少阴病热移膀胱血分的变证。

【选注】　柯韵伯：少阴传阳证者有二：六七日腹胀不大便者，是传阳明；八九日一身手足尽热者，是传太阳。下利便脓血是指大便言；热在膀胱而便血，是指小便言。轻则猪苓汤，重则黄连阿胶汤可治。

钱潢：必便血三字，前注家俱谓必出'二阴之窍，恐热邪虽在膀胱，而血未必从小便出也。

喻嘉言：少阴病难于得热，热则阴病见阳，故前条谓手足不逆冷反发热者不死。然病至八九日，阴邪内解之时，反一身手足尽热，则少阴必无此候，当是脏邪传府，肾移热于膀胱之证也。以膀胱主表，一身及手足，正躯壳之道，故尔尽热也。膀胱之血为少阴之热所逼，其出必趋二阴之窍，以阴主降故也。

【解析】　少阴病多为全身的虚衰证候，虚寒者多有畏寒蜷卧，手足逆冷，下利清谷等，若格阳于外者，可见身反不恶寒之证。本证一身手足尽热，非阴盛格阳之证。本证为少阴邪热炽盛,由气及血,故仲景说"以热在膀胱,必便血也"。因为少阴肾和太阳膀胱相表里,所以少阴之邪易影响太阳膀胱,太阳膀胱主表,故见一身手足尽热,正如前人所言,"三焦膀胱者,毫毛腠理其应也"。热入膀胱,迫血妄行,故便血。

对于便血的解释,后世有许多争议,有认为大便出血者,亦有队为小便出血者。结合太阳蓄血证第106条"热结膀胱",是热与瘀血互结于下焦,膀胱指的是下焦,既可见大便出血,又可见小便出血。本条部位也应是下焦,出血既可见于大便,也可见于小便。总之,本证属少阴邪热深入膀胱血分,热盛动血之病机是客观存在的。

【原文】 少阴病,但厥,无汗,而强发之,必动其血,未知从何道出,或从口鼻、或从目出者,是名下厥上竭①,为难治。(294)

【注释】 ①下厥上竭:厥逆因下焦阳虚,故称下厥;阴血从上出而耗竭,故称上竭。

【选注】 成无己:但厥无汗,热行于里也,而强发汗,虚其经络,热采经虚,迫血妄行,从虚而出,或从口鼻,或从目出。诸厥者,皆属于下,但厥为下厥,血亡于上为上竭,伤气损血,邪甚正虚,故为难治。

张令韶:此论少阳生阴衰于下,而真阴竭于上也。少阴病但厥无汗者,阳气微也,夫汗虽血液,皆由阳气之薰蒸宣发而出也。今少阴上阳衰微,不能蒸发,故无汗;强发之,不能作汗,反动其经隧之血,从空窍而出也。然未知从何道之窍而出,少阴脉循喉咙,挟舌本,系目系,故或伙口鼻,或从目出。阳气厥而下而阴血竭于上,阴阳气血俱伤矣,故为难治。

张隐庵:此言强发少阴之汗,而动胞中之血也。少阴病,但四肢厥冷,别无汗矣。若强发之,则血液内伤,故必动其血。胞中者,血海也。经云,冲脉任脉皆起于胞中,未知从何道出者,未知从冲脉而出,从任脉而出也。

《金鉴》:此条申明强发少阴热邪之汗,则有动血之变也。少阴病脉细沉数,加之以厥,亦为热厥。阴本无汗,即使无汗,亦不宜发汗。若发其汗,是为强发少阴热邪之汗也。不当发而强发之,益助少阴之热,炎炎沸腾,必动其本经之血,或从口鼻,或从目出,是名下厥上竭。下厥者,少阴热厥于下也;上竭者,少阴血竭于上也,故为难治。

【解析】 以上注家均指出,阴阳气血衰竭者,不可发汗,误汗则为难治之证。成氏以正虚着眼进行分析,张令韶、张隐庵各从经脉络属解释上窍出血之理,《金鉴》进一步言其病因为"不当发而强发之,益助少阴之热"等,对病机病证的分析都很正确。联系临床实践,不必拘于是否为强发少阴之汗而致,下厥上竭也可由疾病自身的发展变化而造成。对此,仲景未言治法,就景岳主张用六味回阳饮(附子、人参、熟地、当归、甘草、干姜)养阴与回阳并施,似可取法。

【验案】 许叔微治一妇人得伤寒数日,咽干烦渴,脉弦细。医者汗之,其始衄血,继而脐中出血。许曰:少阴强汗之所致也。许治以姜附汤,数服血止,后得微汗而愈。(许叔微《伤寒九十论》)

【原文】 少阴病,恶寒身蜷而利,手足逆冷者,不治。(295)

【提要】 少阴病纯阴无阳的危候。

【选注】 成无己:针经曰:多热者易已,多寒者难已。此内外寒极,纯阴无阳,故云不治。

柯韵伯:伤寒以阳为主,不特阴证见阳脉者,又阴病见阳证者亦可治。背为阳,腹为阴,阳盛则作痉,阴盛则蜷卧,若利而手足仍温是阳回,故可治;若利不止而手足逆冷,是纯阴无阳,所谓六府气绝于外者手足寒,五脏气绝于内者下利不止矣。

钱潢:前(289条)恶寒而蜷,因有烦而欲去衣被之证,为阳气犹在,故为可治。又(288条)下利自止,恶寒而蜷,以手足温者,亦为阳气未败,而亦曰可治。此条恶寒身蜷而利,且手足逆冷,则四肢之阳气已败,故不温;又无烦与欲去衣被之阳气尚存,况下利又不能止,是为阳气已竭,故为不治,虽有附子汤及四逆白通等法,恐亦不能挽回既竭之阳矣。

舒驰远:此证尚未至汗出息高,犹为可治,急投四逆加人参,或者不死。

【解析】 少阴病预后的好坏,全在于阳气的存亡和阴津的枯竭程度。少阴病阳虚阴盛证的预后,主要决定于阳气的存亡。少阴阳气虚衰,不能温养肌体,故恶寒蜷卧,少阴阳气虚衰,火不暖土,中焦腐熟无权,多见下利清谷,本证治当回阳救逆,临证可选四逆汤。若药后手足温、时自烦、欲去衣被者,多为阳气来复,正如前文288条和289条所述;若药后手足逆冷者,为阳气不复,是为纯阴无阳之候,仲景断为不治,即预后不好,说明病情危重,临床应积极治疗,投以大剂回阳之剂,或可挽救于万一。

【原文】 少阴病,吐利躁烦,四逆者,死。(296)

【提要】 少阴病阳不胜阴的危候。

【选注】 喻嘉言:上吐下利,因至烦躁,则阴阳扰乱,而竭绝可虞,更加四肢逆冷,是中州之土先败,上下交征,中气立断,故主死也。使早用温中之法,宁至此乎?

张璐:此条与吴茱萸汤一条不殊,何彼可治而此不可治耶?必是已用温中之诸汤不愈,转加躁烦,故主死耳。

程郊倩:由吐利而躁烦、阴阳离脱而扰乱可知,加之四逆,其阳绝矣,不死何待?使早知温中,宁有此乎?此与吴茱萸汤证,只从躁逆先后上辨,一则阴中尚现阳神,一则阳尽唯存阴魄耳。

周禹载:此与吴茱萸汤一条不异,彼以汤治,此则主死者何也?所异者,厥冷与四逆耳。厥冷专言手足,此则竟言四逆者,知其厥冷已过肘膝也。若脏真之气未至于伤尽,或吐利而不至躁烦,或吐利躁烦而不至四逆。今寒邪自经侵脏,少阴脏中只有寒邪,逼神外越,岂复能神脏守固耶!故躁出肾,烦出心。由躁而烦,固肾之神乱,使君主之官亦难自持矣。此则由志达形,而内外交乱者也。

陆渊雷:吴茱萸汤主呕吐烦躁,其证本非纯乎少阴者。少阴之主证厥逆而利,乃四逆白通等汤所主。三百一十二条(309条)吴茱萸汤证,虽云吐利,手足逆冷,从药测证,知吐是主证,利与逆冷是副证,否则必须附子干姜矣。本条则吐是副证,利与躁烦逆冷是主证,否则不至遽死也。

【解析】 喻氏、程氏认为本证是因为没有早用温中之法,使病情加重,转属死证。张氏认为是曾用过温中诸汤不愈,更加躁烦,而转属死证。我们认为,临床上由于早期失于温中或已用温中之法无效、病情逐渐加重变为危候的情况,都不能排除。若能掌握治疗时机,一见阴盛阳虚之证,及时使用温阳之法,防微杜渐,是有积极意义的。本证已至少阴吐利躁烦四逆之阴寒极盛,阳气衰微阶段,预后都是危险的。临证判断预后,不必拘泥于是否已用温中,总当以脉证为凭。

与吴茱萸汤证鉴别:

(1)程氏指出"只从躁逆先后上辨",认为吴茱萸汤先吐利逆冷而后烦躁欲死,是阳气尚足与阴邪相争,所以可治;本证先躁烦后四逆,是阳气已绝,所以不治。我们认为,若从阳气存亡上辨别生死则可,若仅从躁诸先后上辨则不可。本论298、343、344等条,并非先躁后逆,而均是先逆后躁,亦为死证。可见,不能单从躁逆先后上判断预后,应结合全部脉证分析判断,才能无误。

(2)程知关于躁与烦及躁烦与烦躁的辨证,对判断疾病程度有一定的意义。但若仅从躁与烦及躁烦与烦躁症状上辨别病情轻重生死,诚为不足。本论4、48、110、269等条之"躁烦"均不言死,而343条之"烦躁"反言死,说明了仅从躁烦症状上辨别生死的片面性。

(3)周氏认为本证与吴茱萸汤所异者是"厥冷与四逆耳,厥冷专言手足,此则竟言逆者,知其厥冷已过肘膝也"。即谓本证四逆是冷过肘膝,重于吴茱萸汤证手足逆冷之专言手足者,故主死。我们认为,二者虽有轻重之别,但若丢开整个脉证,仅以此厥冷是否过肘膝而辨生死,亦尚欠妥。固论中318条少阴病四逆,主以四逆散,非属死证;而295条少阴病手足逆冷却言不治,343条手足厥冷却主死者可证。又330条云"诸四逆厥者",337条云"厥者,手足逆冷者是也",厥逆并言,是知厥冷与四逆无显著区别矣。

(4)陆氏认为本证是以利与躁烦逆冷为主症,吐是副症;吴茱萸汤证是以吐为主症,利与逆冷是副症。综观243条"食谷欲呕,属阳明也,吴茱萸汤主之";378条"干呕吐涎沫,头痛者,吴茱萸汤主之",是知吴茱萸汤证以呕吐为症,利与四逆为副症也。陆氏抓住了辨证关键之处,实为二证鉴别的要领。

【原文】 少阴病,下利止而头眩,时时自冒①者死。(297)

【提要】 少阴病阴竭阳脱的死证。

【注释】 ①自冒：冒，如以物蔽着之状。这里指眼发昏黑，目无所见的错晕。

【选注】 钱潢：前条(288条)利自止而手足温，则为可治。此则下利止而头眩，头眩者，头目眩晕也，时时自冒，冒者，蒙冒昏晕也。虚阳上冒于巅顶，则阳已离根而上脱，下利无因而自止，则阴寒凝闭而下竭。于此可见，阳回之利止则可治，阳脱之利止则必死矣。正所谓有阳气则生，无阳气则死也。然既曰死证，则头眩自冒之外，或更有恶寒四肢厥逆等证，及可死之脉可知也，但未备言之耳。

舒驰远：下利止而阳回者，自必精神爽慧，饮食有味，手足温和，病真愈也，所谓阳回利止者生。若利虽止，依然食不下，烦躁不安，四肢厥冷，真阳未回，下利何由自止，势必阴精竭绝，真死证也，故曰阴尽利止者死。

章虚谷：下利止者、非气固也，是气竭也，阳既下陷，如残灯余焰上腾，则头眩时时自冒而死。自冒者，倏忽瞑眩之状，虚阳上脱也。

方有执：头眩，俗谓昏晕也。诸阳在头，下利止而头眩者，阳无依附，浮越于外，神气散乱，故时时自冒也，死可知矣。

汪琥：下利止，则病当愈，今者反为死候，非阳回而利止，乃阳脱而利尽也。

【解析】 少阴病虚寒下利，若下利自止，临证有两种情况，一为少阴阳气来复，阴寒消退，疾病向愈之征象，临证必伴有手足温等阳气来复之证。一为阴液枯竭，无物可下之候，即为阴竭于下故下利停止。今病人伴"头眩，时时自冒"之证，乃为阴液下竭，阳气上脱，阴阳有离绝之势，故断为死证。

本条与288条"少阴病，下利，若利自止，恶寒而蜷卧，手足温者，可治"对比，下利停止既可见于阳复，又可见于阴竭阳脱。说明下利与否不是判断阳复的标志。故舒驰远说："下利止而阳回者，自必精神爽慧，饮食有味，手足温和，病真愈也，所谓阳回利止者生。若利虽止，依然食不下，烦躁不安，四肢厥冷，真阳未回，下利何由自止，势必阴气竭绝，真死证也，故曰阴尽利止者死"。《新增伤寒论集注》

【原文】 少阴病，四逆恶寒而身蜷，脉不至，不烦而躁者，死。(298)

【提要】 少阴病阳绝神亡的危候。

【选注】 陈修园：少阴病阳气不行于四肢，故四逆；阳气不布于周身，故恶寒而身蜷；阳气不通于经脉，故脉不至；且不见心烦，而惟见躁扰者，纯阴无阳之中忽呈阴证似阳，为火将绝而炎张之状，主死。此言少阴有阴无阳者死也。

尤在泾：恶寒身蜷而利，手足逆冷，阴气太盛，阳气不振，与前利止、手足温等证正相反(按：指287条)。盖手足温时，自烦发热者，阳道长而阴道消也。手足逆冷，不烦而躁者，阴气长而阳气消也。且四逆而脉不至，与手足温而脉不至者不同(按：指292条)，彼则阳气乍厥，引之即出，此则阳气已绝，招之不返也。而烦与躁又不同，烦者，热而烦也；躁者，乱而不必热也。烦而躁者，阳怒而与阴争，期在必胜，则生；不烦而躁者，阳不能战，复不能安而欲散去，则死也。

程郊倩：诸阴邪俱见，而脉又不至，阳先绝矣。不烦而躁，孤阴无附，将自尽也。

经曰:阴气者,静则神藏,躁则消亡。盖躁则阴藏之神外亡也,亡则死矣。使早知复脉以通阳,宁有此乎?

柯韵伯:六经皆有烦躁,而少阴更甚者,以真阴之虚也。盖阳盛则烦,阴盛则躁;烦属气,躁属形;烦发于内,躁见于外,是形从气动也;先躁后烦,是气为形役也;不躁而时自烦,是阳和渐回,故可治;不烦而躁,是五脏之阳已竭,惟魄独居,故死。故少阴以烦为生机,躁为死兆。

【解析】 本条各注家观点基本一致。陈氏之注对病机分析确切扼要;尤氏引前后条文互勘,比较异同,可供临证揣摩;程氏以如此之死证,若早察而以复脉通阳之法救之,宁有此乎之语示后学者为戒,良有深意;柯氏以少阴见烦躁之证,揭其病机,启发辨证要点,亦可相参。

《伤寒论》中多处提到"烦"和"躁",各处烦躁对辨证的意义皆异。一般注家均以烦属阳,躁属阴为辨证之眼目,烦多系热所致,从外感热病而言,确为经验之谈。但以躁为阴辨,则不然也。烦乃病家自觉之症,躁为他觉之动作,外感热病中,病人能言其烦,则可知其人神清,尚能诉之,此为正气尚未衰,或为实热所致,或因虚阳内扰,但谓之属阳,尚不致误。然以躁而言,有阴阳轻重之别:如其轻者,是烦甚而见躁动不安,此时神志尚清,故能知其烦;若重者,则神乱而仅见四肢躁扰之无意识动作,其属阴证之辨的固多,如309条吴茱萸汤证之"烦躁欲死",或本条之"不烦而躁"等等皆是;亦有110条"大热入胃,胃中水竭,躁烦,必发谵语"之属阳热大盛者。由此可见,烦躁的辨证还当结合具体证候特点进行分析,切忌拘其"烦为阳、躁为阴"之说滥投药石。本条"不烦而躁",尤氏、柯氏之说均符病机,至于柯氏"少阴以烦为生机,躁为死兆"之说,仍是以此时之病,神清则有生机,神不清则预后难定凶吉,有一定的临床意义。

同为少阴病,均见"恶寒而身蜷"之症,289条"时自烦",为神清可知,"欲去衣被"是阳气渐复,与阴寒之邪相争,故以"烦"为可治之据;本条不仅四逆恶寒身蜷,且不烦而躁,脉不至。不烦是其神已乱,而仅见肢体躁扰;脉不至,则更可明其生气已竭,故主死候。本条与295条相比,病机相似,但以本证病势更为危重,故彼曰正治,此曰死证,程度有别。至于本条与287条、292条的鉴别,可参阅尤在泾的注释,此处不一一赘述。

【原文】 少阴病,六七日,息高者①,死。(299)

【注释】 ①息高:息,指呼吸,高指吸气不能下达。息高是呼吸表浅,不能下达胸腹的症状,是肾不纳气的表现。

【提要】 少阴病肾气绝于下的危候。

【选注】 成无己:肾为生气之源,呼吸之门。少阴病六七日不愈而息高者,生气断绝也。

尤在泾:息高者,气高而喘也。少阴为真气之源,呼吸之根,六七日病不愈而息高者,邪气不去体,而真气已离根也,故死。

程郊倩:夫肺主气,而肾为生气之源,盖呼吸之门也,关系人之生死者最巨。息高者,生气已绝于下,而不复纳,故游息仅呼于上而无所吸也。死虽成于六七日之后,而机自兆于六七日之前,既值少阴受病,何不预为提防,迨今真阳涣散,走而莫追,谁任杀人之咎?

魏念庭:七日之久,息高气逆者,与时时自冒(指297条),同一上脱也。一眩冒而阳升不返,一息高而气根已铲,同一理而分见其证者也,故仲景俱以死期之。

喻嘉言:六七日字,辨证最细,盖经传少阴而息高,与二三日太阳作喘之表证迥殊也。

承淡安:一呼一吸,谓之一息;息高,呼吸之音高也。平人呼吸无声息。有声息者,喉间有痰激动为声也。其证有虚实:实者为风寒外来,肺气不宣,声如水鸣,如曳锯;虚者为阳虚无化力,液聚为痰,阻于气道,声则辘辘,垂死之候也。

汪琥:少阴病至六七日,传经之热已深。少阴属水,水生气。成注云:肾为呼吸之门。息高,则邪热甚而水将涸,肾虚不能纳气归原,其鼻息但呼出而声甚高,故主死也。或云:此亦中寒死证。殊不知少阴经中寒者,乃命门火衰而阳虚也,阳虚则气馁,而鼻不能报息矣,今云息高,则明系热证无疑。

【解析】 本条条文,言简而意赅,唯有深究其所蕴之义,并与前后条文互勘,方不致有谬。从上所引注家:卷见看来,大多数注家都以生气已竭,真阳涣散,阴阳离决之机转为解,独汪氏以"热灼肾水而水将涸,肾虚不能纳气归源"为释,并且以"阳虚则气馁",气馁则当息微,"今云息高则明系热证无疑"而作为立论之依据。

因此,对"息高"一证,必须分析,方能知是非。息高者,就其本意,为气息喘促而粗之意。其于热证可见之,寒证亦可见之;实证可见之,虚证亦可见之。仅以《伤寒论》中的记叙而言,则有麻黄汤所治之表寒实喘(35、36条),又有桂枝加厚朴杏子汤所治之表寒虚喘(18、43条);既有阳明实热迫肺之"腹满而喘"者之治(208、218、221条等),亦有362条的"下利手足厥冷无脉者"之真阳已竭而见喘的虚寒证;既有阳明热甚灼阴的"直视谵语,喘满者死"之因热而致死的条文(210、212条),亦有如362条阴寒极盛,真阳越脱于上之因寒而死之条文……是以汪氏所指出的因热而致肾绝而见息高之死证,临床上并非没有,汪氏所指出的这一病机,也应引起人们的注意,确为经验之谈。但是,决不可如他后半所论,"息高"为热证之凭据而否认临床上亦每每可见到的阴寒极盛,阳气暴脱于上之机转。因此,但以息高微辨其寒热阴阳的病变性质,是绝对不可作为根据的。昕以本条病机的分析,当以条文前冠之的"少阴病六七日"合参,并应结合362条的"下利手足厥冷,无脉者,灸之不温,若脉不还,反微喘者死……"联系本条的上下条文互勘,细为斟酌,其本义自明。

【原文】 少阴病,脉微细沉,但欲卧,汗出不烦,自欲吐,至五六日,自利,复烦

躁,不得卧寐者,死。(300)

【提要】 少阴病阴阳离决的危候。

【选注】 汪琥:此条病,乃少阴中寒失于温而致死之证。脉微细但欲寐,此少阴经热病亦然,今则加沉,则寒中少阴矣。但欲卧者,卧与寐等耳。此与欲吐,皆少阴经真寒论……汗出不烦者,此阳亡于表,不能作烦热也。此等病皆当急温,失此不治。延至五六日,经中寒邪遂而入藏,甚至自利,烦躁不得卧寐,乃真阳之气不能关守,顷刻奔散而扰乱不宁,焉得不死?后条辨云:凡此诸证,语以少阴失温,医家必然哄然曰:病人不手足厥冷,不恶寒踡卧而烦躁如是,不得卧如是,又何阴证之有?可见少阴一经病,最为难识,凡我同人宜细辨之。

程郊倩:今时论治者,不至于恶寒踡卧、四肢逆冷等证叠见,则不敢温,不知证已到此,温之何及?况诸证有至死不一见者,则盏于本论中之要旨,一一申述之:少阴病,脉必沉而微细,论中首揭此,盖已示人以可温之脉矣。少阴病但欲卧,论中又已示人以可温之证矣。汗出在阳经不可温,在少阴宜急温,论中又切示人以亡阳之故矣。况复有不烦自欲吐,阴邪上逆之证乎?则真武、四逆,诚不啻三年之艾矣。乃不知预为绸缪,延缓至五六日,前欲吐,今且利矣;前不烦,今烦且躁矣;前欲卧,今不得卧矣,阳虚扰乱,阴盛转加,焉有不死者乎?

喻嘉言:……至五六日自利有加,复烦躁不得卧寐,非外邪至此转增,正少阴肾中真阳扰乱,顷刻奔散,即温之亦无及,故主死证也。

【解析】 本条病势已致阴阳离决之际,实难挽回于万一,是为主死证。各家注解平见畅达经旨,足资参考。然当与287条病证加以鉴别。若将本条与287条的症状加以对比分析,则可见同为少阴病,且都是正邪相争几日之后而见下利之证者,有两种截然相反的转归。若如287条之见本厥逆之手足转温,脉紧反去,乃为阴寒之邪消退,阳气来复,正胜邪退,阴阳有趋平衡之机,故条文称其为"虽烦下利,必自愈"。反之,若如本条之下利无度,且自汗出,躁烦不得安宁,此时必是四逆更甚,脉或见浮散躁乱无根或全无,为阳亡阴竭,阴阳离决之证,故主死。因而其中辨证必细,方能辨其生死之机兆于毫厘之间。

【原文】 少阴病,始得之,反发热,脉沉者,麻黄细辛附子汤主之。(301)

咏黄细辛附子汤方

麻黄二两(去节) 细辛二两 附子一枚(炮,去皮,破八片)

上三味,以水一斗,先煮麻黄,减二升,去上沫,内药,煮取二升,去滓,温服一升,日三服。

【注释】 ①反发热:少阴病,不当有热,今发热,故曰"反"。

【提要】 少阴兼表的证治。

【选注】 钱潢:此言少阴之表证也,曰始得之者,言少阴初感之邪也,始得之即称少阴病,则知非阳经传邪,亦非直入中藏,乃本经之自感也。始得之而发热,在阳经则常事耳，然脉沉，则已属阴寒。篇首云，无热而恶寒者，发于阴也。发于阴，而又发热，是不当发之热，故云反也。察其发热则寒邪在表，诊其脉则阴寒在里。表者，足太阳膀胱也；里者，足少阴肾也。肾与膀胱，一表一里，而为一合，表里兼治。

成无己：少阴病，当无热恶寒；反发热者，邪在表也。虽脉沉，以始得，则邪气未深，亦当温剂发汗以散之。

《金鉴》：少阴病，谓但欲寐也。脉沉者，谓脉不微细而沉也。今始

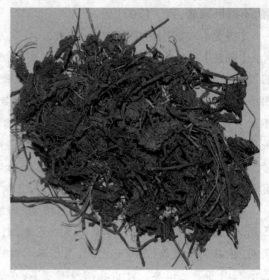

细辛

得之，当不发热而反发热者，是为少阴之里寒，兼有太阳之表热也。故宜麻黄附子细辛汤，温中发汗，顾及其阳，则两感之寒邪，均得而解之矣。

程知：三阴表法与三阳不同，三阴必以温经之药为表，而少阴尤为紧关，故用散邪温经之剂，俾补邪之深入者可出，而内阳亦不因之外越也。

程郊倩：一起病便发热，兼以阴经无汗，世有计日按证者，类能用麻黄而忌在附子。不知脉沉者，由其人肾经素寒，里阳不能协应，故沉而不能浮也。沉属少阴，不可发汗，而使得病时即发热，则兼太阳，又不得不发汗。须以附子温经助阳，托往其里，使阳不至随汗而越，其麻黄始可合细辛用耳。

林澜：传邪与阴寒皆有沉脉，沉但可为病之在里，而未可专以沉为寒也。夫少阴证中，微细而沉，与细数而沉，其为寒热之殊，盖大有别矣。

尤在泾：此寒中少阴之经，而复外连太阳之证，以少阴与太阳为表里，其气相通故也。少阴始得本无热，而外连太阳则反发热，阳病脉当浮而仍紧，少阴则脉不浮而沉，故与附子、细辛温少阴之经，麻黄兼发太阳之表，乃少阴经因经散寒，表里兼治之法也。

徐灵胎：少阴病三字所谈者广，必从少阴现证，细细详审，然后反发热，知为少阴之发热，否则何以知其非太阳阳明之发热耶？又必候其脉象之沉，然后盖知其为少阴无疑也，凡审证皆当如此。

【解析】　本条主要论述了少阴病兼表寒证而少阴里阳尚不甚虚的证治。少阴病虚寒证，临证当以无热恶寒为主，不应发热而发热证见，故仲景说反发热。少阴病虚寒证发热见于两种情况：一为阴寒内盛，格阳于外的真寒假热证，如后文通脉四逆汤证，临床当伴见脉微欲绝，下利清谷，四肢逆冷等证；一为太阳受邪而少阴

里虚不甚，临证当伴恶寒之象，条文从用方来看，当属后者。脉沉为少阴阳虚的表现，为阳虚无力鼓动气血所致，是肾阳虚轻证的表班。这种表里同病，后世习惯上称为"两感"，仲景用表里同治之法以麻黄细仁附子汤温刚解表，表里两治。对于表里同病之证，一般来说，里实不虚者，当先表后里，但若里虚寒时，则应先里后表或表里同治，如91条和后文372条均为先温里后解表之法。本条虽属里虚寒兼表之证，但里虚不重，病程又短，表证势急，若不能及时驱散风寒，则风寒有入内的可能，故当温经解表，急散其邪。若里虚寒较重，伴有下利清谷之证者，临证当以温里为先，再行解表，而不可表里同治。下条提出"无里证"即是补充说明。方用麻黄以解在表之寒邪，炮附子温少阴之里，补肾中之阳，方用细辛，既能助麻黄外散风寒，又能勘附子扶阳通肾。

【验案】 男性，年龄30余。患感冒咳嗽，迁延未愈，曾服西药和中药，咳嗽不能止，肺部透视无发现，经服药一月咳嗽仍不好，来我处就医。神形憔悴，声微嘶，困倦嗜卧，舌淡，有薄润白苔，脉沉弦，而尺部独浮。据脉证分析，当是风寒入于少阴，虽然不是少阴病始得之的证候，但它是少阴病的见证则无疑义。《张氏医通》说："暴哑直声不出，咽痛异常，卒然而起，或欲咳不能咳，或无痰，或清痰上溢，脉多沉紧，或紧疾无伦，此大寒犯肾也。麻黄附子细辛汤温之，并以蜜制附子嚼之，慎不可轻用寒凉之剂"。于是采用麻黄'附子细辛汤方，给服两剂，微热退清，咳止声扬，原方出入，兼予调理，体力康复。(《江苏中医》)

【原文】 少阴病，得之二三日，麻黄附子甘草汤微发汗。以二三日无证①，故微发汗也。(302)

麻黄附子甘草汤方

麻黄二两(去节)　甘草二两(炙)　附子一枚(炮，去皮，破八片)

上三味，以水七升，先煮麻黄一两沸，去上沫，内诸药，煮取三升，去滓，温服一升，日三服。

【注释】　①无证：当作"无里证"，《金匮玉函经》《注解伤寒论》均作"无里证"。

【提要】　少阴两感轻证的证治。

【选注】　柯韵伯：要知此条是微恶寒发热，故微发汗也。

成无己：二三日，邪未深也。既无吐利厥逆诸里证，则可与麻黄附子甘草汤，微汗以散之。

吴坤安：凡初起发热身痛，脉沉而微细无里证，但欲寐者，此少阴感寒之表证也，宜麻黄附子细辛汤峻汗之。若发热在二三日后，麻黄附子甘草汤微汗之，盖少阴与太阳为表里，故发热即可发汗，是假太阳为出路也。

张隐庵：上文言始得之，此言二三日，乃承上文而言也。夫二三日无里证，则病少阴而外合于太阳，故以麻黄附子甘草汤微发汗也。

周禹载:此条当与前条合看,补出无里证三字,知前条原无吐利躁渴里证也。前条已有反发热三字,而此条专言无里证,知此条亦有发热表证也。少阴证见当用附子,太阳证见当用麻黄,已为定法,但易细辛以甘草,其义安在? 只因得之二三日,津液渐耗,比始得者不同,故去细辛之辛散,益以甘草之甘和,相机施治,分毫不爽耳。

余无言:前条云脉沉,此条云无里证,是指无脉沉之证,盖沉为在里也。周氏误指为吐利躁渴之里证,非是。因脉不沉,知里寒微,故虽用附子之温,而不用细辛之升。然少阴受病,总属于虚,故加炙甘草,亦小建中汤、炙甘草汤之意,所以防微杜渐也。

【解析】 本条当与上条合看。上条言反发热,脉沉。本条言无吐利等里证,亦当有发热,兼见恶寒、无汗、脉沉等症,知其邪未入里。因得之二三日,正气较始得时为虚,故用麻附甘草汤温经微发其汗。这里尚须指出,"无证,故微发汗",当亦为前条审证用药要点。无证二字,于少阴发汗有非常重大意义。所谓无证,应指无吐利等里证而言,只有在无里证的情况下,才能发汗与温经并用,如兼有里证,则虽有表邪,亦当以温里为要。

至于本证与上证相比,因得之二三日,是证势稍缓,所以在用药上,前条以细辛之升,温经散寒;而本条以甘草之缓,取其微汗。故本证是少阴两感轻证,而取缓剂温经发汗,诸家意见大致相同,亦畅达可取。惟周氏认为本证以细辛易甘草,是因津液已耗,此语不妥,如以津液耗而去细辛,则麻黄附子亦当禁用,且甘草非生津之品。其实本方以甘草易细辛,全在病势较轻较缓之故。余氏指无里证为无脉沉之证,似嫌过于狭隘,反不如周氏之注更能畅达经旨。

【验案】 任应秋老师曾治一水肿病人。病人全身浮肿,延医迭以真武汤与五苓散合用,浮肿恒不能退。诊其脉沉细弦,时有微恶风寒的症状。舌苔薄白。知其为阳气郁于表,不能宣发的风水症。即用麻黄附子甘草汤原方:麻黄一12克,附子9克,炙甘草6克。经服两剂,汗出而水肿全消。(《伤寒心悟》)

【原文】 少阴病,得之二三日以上,心中烦,不得卧,黄连阿胶汤主之。(303)

黄连阿胶汤方

黄连四两　黄芩二两　芍药二两　鸡子黄二枚　阿胶三两(一云三挺)

上五味,以水六升,先煮三物,取二升,去滓,内胶烊尽,小冷,内鸡子黄,搅令相得,温服七合,日三服。

【提要】 少阴病阴虚阳亢的证治。

【选注】 成无己:《脉经》曰:风伤阳,寒伤阴,少阴受病,则得之于寒,二三日以上,寒极变热之时,热烦于内,心中烦,不得卧也。与黄连阿胶汤扶阴散热。

尤在泾:少阴之热,有从阳经传入者,亦有自受寒邪,久而变热者,日二三日以上,谓自二三日至五六日或八九日,寒极而变热也。至心中烦不得卧,则热气内动,尽入血中,而诸阴蒙其害矣。盖阳经之寒变,则热归于气,或入于血;阴经之寒变,则热入于血,而不归于气。

周禹载:气并于阴则寐,故少阴多寐,今反不得寐,明是热邪入里劫阴,故使心烦,递不得卧也,二三日以上,该以后之日而言之也。

《金鉴》:此承上条出其治也。少阴病,得之二三日以上,谓或四五日也。言以二三日少阴之但欲寐,至四五日反变为心中烦不得卧,且无下利清谷而呕之证,知非寒也,是以不用白通汤。非饮也,亦不用猪苓汤。乃热也,故主以黄连阿胶汤,使少阴不受燔灼,自可愈也。

【解析】 少阴病得之二三日以上,由于肾阴不足,不能上济于心,于是心火亢盛,而出现心中烦、不得卧等症,是邪随热化,故用黄连阿胶汤,滋阴养血而清心火,为治少阴热化之剂。

注家之论,成氏认为此少阴热证是由寒演化而来,尤氏应之,并有所补充,认为阳经之寒变则热归于气或血,阴经之寒变则热入于血而不归于气。尤氏对阴经寒变之说,割裂了气血关系,实际上阴经寒变也可归于气,少阴三急下之承气汤证即为例证。陈修园以心肾不交、水火不济解释本证病机,也能令人通晓。

本证之心中烦、不得卧,与栀子豉汤证相同,但栀子豉汤证是余热扰于胸膈,舌上有黄白相间之苔,治宜清透郁热;本证为阴虚阳亢,必见舌红绛而干、脉细数等症,可资鉴别。

【验案】 唐某某,女,30岁,未婚。月经淋漓不止已半年许,妇科检查未见异常,Hb7.2g/dl。伴心烦不得卧,惊惕不安,自汗沾衣。索其前方,多是参、芪温补与涩血固经之药,病人言服效果不佳,切其脉萦萦如丝,数而薄疾(一息六至有余),视其舌光红无苔,舌尖红艳如杨梅。细绎其证,脉细为阴虚,数为火旺,此乃水火不济,心肾不交,阴阳悖逆之过。治应泻南补北,清火育阴,安谧冲任为法:黄连10克,阿胶12克(烊化),黄芩5克,白芍12克,鸡子黄2枚。此方服至五剂,夜间心不烦乱,能安然入睡,惊惕不发。再进五剂,则漏血已止。Hb上升至12g/dl。(陈明《刘渡舟临证验案精选》)

【原文】 少阴病,得之一二日,口中和①,其背恶寒者,当灸之,附子汤主之。(304)

附子汤方

附子二枚(炮,去皮,破八片)　茯苓三两　人参二两　白术四两　芍药三两

上五味,以水八升,煮取三升,去滓,温服一升,日三服。

【注释】 ①口中和:指口中不苦、不燥、不渴。是内无邪热的表现。

法使阳热之气直达病所,用温经散寒除湿法温补少阴阳气则病证可除。至于灸何部位,临证可选任督二脉之穴,如大椎、关元、气海、命门等。附子汤中重用炮附子,温经驱寒镇痛以扶真阳之本,配人参大补元气,配茯苓、白术健脾以除寒湿,

芍药敛阴和血而通血痹,即能缓解身痛,又能制术附之燥,且能引阳药入阴。

【原文】 少阴病,身体痛,手足寒,骨节痛,脉沉者,附子汤主之。(305)

【提要】 少阴病阳虚寒湿身痛的证治。

【解析】 本条承304条,接着讨论少阴阳虚寒湿身痛证的一般临床表现。身体痛、骨节痛,与太阳伤寒表实之麻黄汤证颇似,但本证身不热而手足寒,脉不浮而反沉,则说明证属阳虚有寒,故以"少阴病"冠首。少阴阳虚,不能温煦四肢,故手足寒。少阴阳气不足,无力鼓动血脉,故脉沉。阳虚寒湿不化,留着于经脉骨节之间,经络气血运行不畅,故身体痛,骨节痛。

【验案】 刘某,男,56岁,大便溏泻反复2年余,日行4~6次,无挟脓血,腹痛隐隐,喜按喜热饮。近3个月来,面色白,全身酸痛乏力,手足寒,纳差,阳事不举,舌淡苔白,脉沉细。用附子汤加味:附片15克,白参10克(煎兑),焦白术15克,云苓20克,鸡内金10克,白芍20克,芡实10克。服5剂后,大便减至每日2~3次。原方加干姜10克,连服20余天,大便日1~2次,成形,余症改善。再予附子理中丸善后。(《江西中医药》)

【按语】

仲景304和305条集中论述了少阴阳虚身痛的证治。条文中内容有别,但其病机则一,说明少阴寒盛,表现证候不一,其有口中和,背恶寒者,附子汤主之;有身体痛,骨节痛,脉沉者,附子汤亦主之;若二者兼有,当然更可用附子汤治疗。304条,背恶寒者,临床当和白虎加人参汤证鉴别,白虎加人参汤证是由阳明邪热内盛,汗出过多,津气两伤,腠理疏松不胜风袭所致,伴见口大渴引饮、心烦、舌苔黄燥等里热证候;附子汤证为少阴阳虚,寒湿凝滞所致,伴不发热,口中和心不烦,舌淡苔白,脉沉等证。另外,身痛证也可见于麻黄汤证、桂枝加芍药生姜各一两人参三两新加汤证中,临证亦应详加区别。附子汤证中,为少阴阳虚不能温养肌体,寒滞经脉筋骨,气血涩滞,筋脉拘挛所致,伴手足寒、口中和、脉沉等;麻黄汤证中为风寒外束,卫阳闭遏,营阴郁滞所致,兼无汗,脉浮紧等表证之候;而桂枝新加汤证缺后半部分。

【提要】 少阴病阳虚寒盛的证治。

【选注】 成无己:少阴客热,则口燥舌干而渴。口中和者,不苦不燥,是无热也。经曰:"无热恶寒者,发于阴也"。灸之助阳消阴,与附子汤温经散寒。背为阳,背恶寒者,阳气弱,阴气胜也。

张璐:太阳表气大虚,邪气即得入犯少阴,故得之一二日,尚背恶寒不发热,此阴阳两亏,较之两感,更自不同。两感表里皆属热邪,犹堪发表攻里;此则内外皆属虚寒,无邪热及以攻击,惟当温经补阳,温补不足,更灸关元以协助之,其证虽似缓于发热脉沉,而危殆尤甚。

魏念庭：少阴病三字中赅脉沉细而微之诊，见但欲寐之证，却不发热而单背恶寒，此少阴里证之确据也。

【解析】 附子汤证是少阴阳虚，寒邪在经的证候，因阳气虚，阴气盛，故口中不燥不渴，而背恶寒。阳明病白虎加人参汤证，因邪热内炽，汗出太多，津气不足，故口渴而背恶寒。二者性质寒热迥异，故治疗上一主温经散寒，一主清热养阴，治各两途。又张氏所注不惟论述了虚寒病机，且与尚可发表攻里的两感证作了鉴别，有助于对不同证治的比较。

"口中和"三字，是本条眼目，因为背恶寒必见口中和，才是阳虚确据，才可用灸法和热药。由于本证是属于阳虚阴盛，所以治疗上采用艾灸之法与汤药配合使用。"当灸之"一法，仲景未言何穴，据(原)南京中医学院《伤寒论纲要》论及本证施灸的部位，可取大椎、膈俞、关元等穴。《图经》云："膈、关二穴……足太阳气脉所聚，专治背恶寒、脊强仰难，可灸五壮。"灸膈俞、大椎是温其表以散寒邪，灸关元温其里以助元气。方用附子汤，亦取其温经散寒，补益阳气的作用。

【原文】 少阴病，身体痛，手足寒，骨节痛，脉沉者，附子汤主之。(305)

【提要】 承上条，叙述附子汤的主要适应证。

【选注】 钱潢：身体骨节痛，乃太阳寒伤营之表证也。然在太阳，则脉紧而无手足寒之证，故有麻黄汤发汗之治。此以脉沉而手足寒，则知寒邪过盛，阳气不流，营阴滞涩，故身体骨节皆痛耳。且四肢为诸阳之本，阳虚不能充实于四肢，所以手足寒，此皆沉脉之见证也。故谓之少阴病，而以附子汤主之，以温补其虚寒也。

万密斋：此阴寒直中少阴真阴证也。若脉浮则属太阳麻黄汤证，今脉沉，如属少阴也。盖少阴与太阳为表里，证同脉异也。

程郊倩：此属少阴之表一层病，经脉上受寒也。以在阴经，则亦属里，故温外无法。

【解析】 本条承304条，接着讨论少阴阳虚寒湿身痛证的一般临床表现。身体痛、骨节痛，与太阳伤寒表实之麻黄汤证颇似，但本证身不热而手足寒，脉不浮反沉，则说明证属阳虚有寒，故以"少阴病"冠首。少阴阳虚，不能温煦四肢，故手足寒。少阴阳气不足，无力鼓动血脉，故脉沉。阳虚寒湿不化，留着于经脉骨节之间，经络气血运行不畅，故身体痛，骨节痛。

【验案】 刘某，男，56岁，大便溏泻反复2年余，日行4~6次，无挟脓血，腹痛隐隐，喜按喜热饮。近3个月来，面色白，全身酸痛乏力，手足寒，纳差，阳事不举，舌淡苔白，脉沉细。用附子汤加味：附片15克，白参10克(煎兑)，焦白术15克，云苓20克，鸡内金10克，白芍20克，芡实10克。服5剂后，大便减至每日2~3次。原方加干姜10克，连服20余天，大便日1~2次，成形，余症改善。再予附子理中丸善后。(《江西中医药》)

【原文】 少阴病，下利便脓血者，桃花汤主之。(306)

桃花汤方

赤石脂一斤,一半全用,一半筛末　干姜一两　粳米一升

上三味,以水七升,煮米令熟,去滓,温服七合,内赤石脂末方寸匕,日三服。若一服愈,余勿服。

【提要】　少阴病虚寒下利便脓血的证治。

【选注】　成无己:"阳病下利便脓血者,协热也;少阴病下利便脓血者,下焦不约而里寒也。与桃花汤,固下散寒。"

【解析】　《金鉴》:"少阴病,诸下利用温者,以其证属虚寒也。此少阴下利便脓血者,是热伤营也,而不径用苦寒者,盖以日久热随血去,肾受其邪,关门不固也,故以桃花汤主之。"

【解析】　下利便脓血,有寒热之别,临证当详查。本条论述简单,仅提"下利便脓血"而用桃花汤治疗者,知本条的下利便脓血属脾肾阳气不足,大肠虚寒,下焦不能固摄所致,因桃花汤功主温涩固脱。正如汪苓友所说:"今言少阴病下利,必脉微细,但欲寐,而复下利也;下利日久,至便脓血,乃里寒而滑脱也。"故本证下利,必为滑脱不禁,仲景于后文即补充了桃花汤的症状。因为下焦阳虚,火不暖土,则下利,下利日久,肾阳愈伤,关门不固,则滑脱不禁。阳虚气血不能固摄,故下利脓血。本证既为脾肾阳虚,统摄无权,大肠滑脱,其证候特点就为下利脓血,其色暗淡无泽,其气腥冷不臭,亦无里急后重与肛门灼热之感,而腹痛绵绵,喜暖喜按等均可见到。治以桃花汤温涩固脱,桃花汤的命名,后世认为原因有三:①因主药赤石脂颜色赤如桃花;②本方煎法:取赤石脂一半与粳米、干姜同煎,待米熟汤盛时,另一半赤石脂末点缀在粳米粥中,白里透红尤似桃花;③本证下利带脓血,脓多血少,状似桃花。方中赤石脂只用一半入煎,取其温涩之气,另一半筛末,小量冲服,取其直接留在肠中,更有收敛作用,可直接作用于肠道,更好地发挥其固涩作用。辅以干姜,温中散寒,佐以粳米,养胃益气,可加强涩肠止利之效。正如成无己所说:"涩可去脱,赤石脂之涩,以固肠胃;辛以散之,干姜之辛,以散里寒;粳米之甘,以补正气。"

【原文】　少阴病,二三日至四五日,腹痛,小便不利,下利不止,便脓血者,桃花汤主之。(307)

【提要】　补叙桃花汤的适应症状。

【选注】　《金鉴》:"少阴病二三日无阴邪之证,至四五日始腹痛小便不利,乃少阴阳邪攻里也。若腹痛、口燥,咽干而从燥化,则为可下之证矣。今腹痛小便不利,是热瘀于里,水无出路,热必下迫大肠而作利也。倘利久热伤其营,营为火化,血腐为脓,则为可清之证也。今下利昼夜不止,而便脓血,则其热已随利减,而下焦滑脱可知矣。故以桃花汤主之,益中以固脱也。"

成无己:"二三日至四五日,寒邪入里更深也。腹痛者,里寒也;小便不利者,水谷不别也;下利不止便脓血者,肠胃虚弱下焦不固。与桃花汤,固肠止利也。"

舒驰远："此二条桃花汤证,有以为少阴邪热,有以为下焦虚寒,二说纷纷不一,究竟桃花汤皆不合也。若谓热邪充斥,下奔而便脓血者,宜用阿胶、芩、连等药;其下焦虚寒而为滑脱者,又当用参、术、桂、附等剂,而桃花汤于二者之中,均无所用之。总缘仲景之书,恐叔和亦不能尽得其真也,能无憾乎!"

　　【解析】　本条是对306条桃花汤证的补充,均属虚寒滑脱,下利便脓血的证治。少阴病,二三日至四五日,则寒邪入里更深,虚寒更甚,阳虚寒凝,则腹痛,脾肾阳衰,失于温化,统摄无权,故下利不止,利多津液损伤,则小便少利,脾肾阳衰,寒湿内郁,肠间脉络损伤,则大便脓血。因证属脾肾阳衰,滑脱不禁,故仍治以桃花汤温涩固脱。本条和306条相比较,306条所述为少阴起病即可见下利便脓血者,而本条所述少阴病发展到二三日至四五日不解,邪气深入,亦可见便脓血者,病程不同,但病机是一致的。临床上桃花汤主要用于虚寒性便脓血者,对于慢性痢疾、慢性结肠炎等均有一定的疗效。临证用药当注意加减,对于实邪未尽者,则当禁用,因收涩之剂可闭门留寇。

　　【验案】　李某某,女,40岁,自六个月前患急性痢疾,经服用四环素,黄连素等,断续便脓血不愈,每日可达3~10次。观其体瘦、面黄、神委,舌苔薄腻,脉象细弱无力,恶寒偏甚。遂给予桃花汤加味:赤石脂25克,干姜9克,粳米10克,太子参10克,每日煎服1剂,服用3剂后脓血便明显好转,连服10剂而愈。(王占玺《伤寒论临床研究》)

　　【原文】　少阴病,下利便脓血者,可刺①。(308)

　　【注释】　①可刺:可以用针刺的方法。

　　【提要】　少阴病下利便脓血,也可采用针刺法治疗。

　　【选注】　林澜:刺者,泻其经气而宣通之也。下利便脓血,既主桃花汤矣,此复云可刺者,如痞证利不止,复利其小便,与五苓散以救石脂禹余粮之穷,故此一刺亦以补桃花汤之所不逮也。

　　《金鉴》:少阴病下利,便脓血用桃花汤不止者,热郁于阴分也,则可刺本经之穴,以泄其热,热去则脓血自止矣。

　　又云:可刺,仲景未言可刺何穴。常器之云:可刺足少阴幽门、交信。郭雍曰:可灸。考幽门二穴,在鸠尾下一寸,巨阙傍各五分陷者中,治泻利脓血,刺五分,灸五壮。交信二穴,在内踝上二寸,少阴前太阴后,廉筋骨间,治泻利赤白,刺四分,留五呼,灸三壮。二说皆是。

　　钱潢:邪入少阴而下利,则下焦壅滞而不流行,气血腐化而为脓血,故可刺之以泄其邪,通行其脉络,则其病可已。不曰刺何经穴者,盖刺少阴之井荥输经合也。

　　柯韵伯:便脓血,亦是热入血室所致,刺期门以泻之。病在少阴而刺厥阴,实则泻其子也。

　　【解析】　本条承接306条和307条而来,意在论述虚寒下利便脓血证除了内服药物治疗外,还可用针刺的方法治疗。针刺有泄邪与固摄之双重作用,临床上针药结合使用,则疗效更好。但仲景未说明针刺的具体穴位,以致后世医家对本证的寒热属性多有争论。有认为本证属实热者,亦有说本证为虚寒者,但条文以"少阴病"冠首,故下利便脓血,当属虚寒者为是。至于临证选用何穴,当辨证选穴,依法施术。

【原文】 少阴病,吐利,手足逆冷,烦躁欲死者,吴茱萸汤主之。(309)

【提要】 寒邪犯胃,浊阴上逆,吐利四逆的证治。

【选注】 成无己:吐利手足厥冷,则阴寒气盛;烦躁欲死者,阳气内争。与吴茱萸汤,助阳散寒。

尤在泾:此寒中少阴,而复上攻阳明之证。吐利厥冷,烦躁欲死者,阴邪盛极,而阳气不胜也,故以吴茱萸温里散寒为主。而既吐且利,中气必伤,故以人参、大枣益虚安中为辅也。然后条(296条)云:少阴病吐利躁烦,四逆者死,此复以吴茱萸汤主之者,彼为阴极而阳欲绝,此为阴盛而阳来争也。病证则同,而辨之于争与绝之间,盖亦微矣。

柯韵伯:少阴病,吐利烦躁四逆者死。四逆者,四肢厥冷,兼臂胫而言,此云手足,是指手足掌而言,四肢之阳犹在。

钱潢:吐利,阴证之本证也。或但吐或但利者犹可。若寒邪伤胃,上逆而吐,下攻而利,乃至手足厥冷;盖四肢皆禀气于胃,而为诸阳之本,阴邪纵肆,胃阳衰败而不守,阴阳不相顺接而厥逆。阳受阴迫而烦,阴盛格阳而躁,且烦躁甚而至于欲死,故用吴茱萸之辛苦温热,以泄其厥气之逆,而温中散寒。盖吴茱萸气辛味辣,性热而臭臊,气味皆厚,为厥阴之专药,然温中解寒,又为三阴并用之药。更以甘和补气之人参,以补吐利虚损之胃气。又宣之以辛散止呕之生姜和之以甘缓益脾之大枣,为阴经急救之方也。

【解析】 本条是讨论胃虚肝逆,吐利四逆的症状及治疗。从吐利四逆的症状来看,似乎是阴盛阳虚证,为何不用四逆汤而以吴萸茱汤治之呢?综合《伤寒论》三条吴茱萸汤的证治,就不难看出其中关键所在。阳明篇234条是以"食谷欲吐"而用之,厥阴篇378条是以"干呕、吐涎沫"而用之,本条是以"吐利"而用之。可见吴茱萸汤所主治的病证,都是以呕吐为主症的,下利、手足逆冷不是必具的症状,故丹波元简曰"皆以呕吐逆气为主"。从三症的病理机制来分析,都是中虚肝逆,浊阴上犯所致,并不是阴盛阳虚而致。所以本条的下利是由于寒邪犯胃,中土受伤所致;手足逆冷是因肝胃不和,浊阴干扰,阳气被郁不能温于手足;烦躁欲死是阴寒内盛,阳气与之内争,故使人难以忍受。这些症状都是因呕吐太甚而造成的,都没有阴盛阳虚证严重,故柯氏云"此之手足,是指手足掌而言,四肢元阳犹在"。本证既是胃虚肝逆,浊阴上犯所致,所以用吴茱萸汤温胃化浊,降逆止呕。尤氏、钱氏对方剂的分析中肯。本证与四逆汤证的主要区别是:四逆汤是脾肾阳虚,病在下焦,以下利厥冷为主症,且病情严重;而本证是阴盛阳郁,浊气上逆,病在中焦,以呕吐为主,其病情没有上者严重。同时,本证与296条"吐利躁烦,四逆者死"的症状好像是相同,但实质上是不同的。尤氏、成氏都认为阳与阴争是本条烦躁的病机,阴极阳绝是296条躁烦的病机。故尤氏说:"彼为阴极而阳欲绝,此为阴盛而阳来争。"其注明晰妥帖,足资参考。从临床实践来看,凡是阴极阳绝之躁烦症,多是先烦躁而后四逆。因阳气已绝,故并有下利清谷、恶寒蹉卧,脉微欲绝等危象,恐难救治,故为死证。而因阴寒过甚,阳气与之内争之烦躁,多是先吐利逆冷而后烦躁,一般没有身蹉卧脉微欲绝,虽有下利四逆,但也不严重,故以吴茱萸汤治之,可获效。

此外,本证的下利应与真武汤证、白通汤证相鉴别。白通汤证的下利是由于阴盛格阳所致,故下利脉微,其病严重,治应通阳破阴;真武汤证的下利是因阳虚水停而致,故下利而小便不利,治以温阳散水;本证下利是阴盛寒邪伤脾所致,故下利而呕吐为主,治宜温中化浊,降逆止呕。

【验案】 万某某,男,51岁。患"高血压"(曾经本市各西医院反复检查,血压高达240/140毫米汞柱),数年不愈,病人到处求治。1963年2月19日请我诊治。问其证,头晕甚而颠顶时痛,并有沉重感、头皮麻木,切以指甲不知痛痒,两目迎风流泪,四肢麻痹无力,精神疲倦,怯寒甚(遇天寒风大时即不敢外出)。如果受寒则胸胃隐痛,口淡出水,饮食减少而喜热恶冷,时或嗳气吐酸,大便时闭时通,或硬或溏,但溏粪时多,小便有时不利,色多清白。闻其声,重而不扬。望其色,面部晦暗而浮肿,唇舌之色亦然。切其脉,弦甚而迟。综观上述证候,可以看出头晕颠顶痛是主症。处方如下:第一方:(1963年2月19日)吴茱萸15克,生姜15克,红枣15克,党参9克,水煎服。服上方5剂后头晕见减……血压降为220/120毫米汞柱。守原方加青木香15克,连进5剂……血压续降至160/110毫米汞柱。不料守原方再服数剂后,头晕复加,血压复升至180/120毫米汞柱,因虑其阳损及阴,恐非纯阳方剂所能收其全功,乃用阴阳兼顾法,改用肾气丸方如下:第二方(3月9日):熟附子15克,肉桂2.4克(研末冲服),地黄15克,山茱萸9克,山药12克,茯苓9克,牡丹皮9克,牛膝9克,水煎服。服后即感不适……,血压继续升至220/120毫米汞柱。表明阴未受损,阴药难投,仍属厥阴阴盛阳虚之候,仍应坚持前法,因守前方加减如下:第三方(3月11日):吴茱萸15克,生姜18克,红枣30克,党参15克,旋覆花15克(布包),代赭石15克,水煎服。服后即得安睡……守原方加量……(共服20余剂),诸症全除,经西医院反复检查血压已恢复正常(140/80毫米汞柱)……四个月后追访,血压稳定,一切正常。(《江西医药》)

【原文】 少阴病,下利,咽痛,胸满,心烦,猪肤①汤主之。(310)

猪肤汤方

猪肤一斤

上一味,以水一斗,煮取五升,去滓,加白蜜一升,白粉②五合,熬香,和令相得③,温分六服。

【注释】 ①猪肤:即猪皮。此处入药需去净内层的肥肉。

②白粉:即米粉。

③和令相得:即调和均匀。

【选注】 成无己:少阴之脉,从肾上贯肝膈,入肺中,则循喉咙;其支别者,从肺出,络心注胸中。邪自阳经传入少阴,阴虚客热,下利、咽痛、胸满、心烦也,与猪肤汤调阴散热。

周禹载:仲景于少阴下利心烦,主用猪苓汤;于咽痛者,用甘草桔梗汤,一以导热滋阴,一以散火开邪,上下分治之法,亦云尽矣。今于下利咽痛胸满心烦四症兼见,则另立猪肤汤一法者,其义安在?彼肾司开阖,热耗阴液,则胃土受伤,而中满不为利减,龙火上结,则君火亦炽,而心主为之不宁,故以诸物之润,莫若猪肤。

《金鉴》:身温腹满下利,太阴证也;身寒欲寐下利,少阴证也。身热不眠咽痛,热邪也,身寒欲寐咽痛,寒邪也。今身寒欲寐下利咽痛,与胸满心烦之症并见,是少阴热邪也。

【解析】 少阴下利,本属阳虚,但下利日久,必伤阴液。本条咽痛、胸满、心烦等症,皆因利下伤阴所致。阴虚津耗,故见咽痛;虚热内扰,故胸满、心烦。下利日久,脾虚津液难复。苦寒则伤阴,温补更助热,故用甘平滋阴的猪肤汤治疗。

以上注家,成氏以经络循行解释本证病机,周氏举猪苓汤、甘草桔梗汤、猪肤汤三方对比分析,金鉴结合下利、胸满、心烦诸症以明本证为"少阴热邪",都有助于对本证的理解。

【验案】 徐君育素禀阴虚多火,且有脾约便血证。十月间患冬温,发热咽痛,医用麻杏仁、半夏、枳壳、橘皮之类,遂喘逆倚息不得卧,声飒如哑,头面赤热,手足逆冷,右手寸关虚大微数,此热伤手太阴气分也,与葳苏、甘草等均不应,为制猪肤汤一瓯,令隔汤顿热,不时挑服,三日声清,终剂而痛如失。(《张氏医通》)

【原文】 少阴病,二三日,咽痛者,可与甘草汤;不差,与桔梗汤。(311)

甘草汤方

甘草二两

上一味,以水三升,煮取一升半,去滓,温服七合,日二服。

桔梗汤方

桔梗一两甘草二两

上二味,以水三升,煮取一升,去滓。温分再服。

【提要】 少阴虚火上炎咽痛的治疗。

【选注】 方有执:咽痛,邪热客于少阴之咽喉也;甘草甘平而和阴阳,故能主除客热,桔梗苦辛而任舟楫,故能主治咽伤。所以微则与甘草,甚则加桔梗也。

余无言:病在太阳,若兼咽痛,发其汗则咽痛自愈;病在阳明,若兼咽痛,攻其里实则咽痛自止;今少阴而主咽痛,乃虚火上炎,既不能汗,又不能下,惟宜以甘平清热之甘草,苦辛泻热之桔梗,量证用之,此为少阴咽痛之甘润苦泻法也。

【解析】 此病病因有二说,一为虚热,一为客热。少阴客热者,谓少阴病又兼外感风热之邪;虚热为少阴之阴分不足,虚火上扰。少阴经脉上循喉咙,故客热或虚火上扰均可出现咽喉痛。据条文所述及以药测证,除咽痛外,本条并无明显少阴病症状,若咽痛因少阴客热者,里不急而外有表邪,当应解表清热,但并未使用疏散之药,故少阴客热难以解释。在临床凡咽痛红肿不甚而脉沉细者,多从肾治而获良效,又可证此痛为虚火而非客热。

【验案】 刘某某,17 岁。病人憎寒发热一周,咳嗽胸闷不畅,查血:白细胞 24.5×10⁹/升,中性 85%。胸片报告:左下肺脓疡。经住院治疗 8 天,使用大量抗生素,发热不退,遂邀中医诊治,用桔梗 60 克,生甘草 30 克,服药 3 剂,咳嗽增剧,吐出大量腥臭脓痰,发热下降,减桔梗为 20 克,生甘草 10 克,加沙参、银花、鱼腥草、生苡仁、栝楼皮等,服至 10 余剂,脓尽热退,精神佳,饮食增,胸透复查,脓疡已消散吸收,血象亦正常。(《江苏中医杂志》)

【原文】 少阴病,咽中伤,生疮①,不能语言,声不出者,苦酒②汤主之(312)

苦酒汤方

半夏(洗,破,如枣核大)十四枚　鸡子一枚(去黄,内上苦酒,着鸡子壳中)

上二味,内半夏,着苦酒中,以鸡子壳置刀环③中,安火上,令三沸,去滓,少少含咽之④,不差,更作三剂。

【注释】 ①生疮:指咽喉部溃疡。

②苦酒:即醋。

③刀环:以前的刀柄一端多有一圆环,可以放置蛋壳,现在可用其他物品代替。

④少少含咽之:针对咽喉局部病证的一种服药方法,指频频少量含服。

【提要】 咽部疮疡、声不能出的治疗。

【选注】 曹颖甫:盖此证始因咽痛,医家刺以刀针,咽中遂伤,久不收口,因而生疮,至于不能语言,风痰阻塞,声乃不出,苦酒方治。

唐容川:此生疮,即今之喉痛、喉蛾。

徐灵胎:咽中伤生疮,疑即阴火喉痹之类。

【解析】 咽喉外伤,痰火内郁,均可进一步发生溃疡。本条所述主要症状是咽喉喉局部溃烂,言语不利,未反映疾病的寒热属性。但苦酒汤中,半夏化痰散结,鸡子清润燥利咽,苦酒敛疮消肿,全方配伍,起到清热涤痰,敛疮消种的作用,故本证病机是痰热互结,郁阻咽部。痰热浊邪阻于咽部,使声门不利,局部肿胀疼痛,形成溃疡,不但言语受到影响,而且发声都很困难。苦酒汤的煎服法,半复洗过以后切成枣核大的小块,14 块,取鸡蛋一个去掉蛋黄,而置蛋清、醋、半夏于蛋壳中,将蛋壳放火上,煮三沸,再去掉半夏,而后频频少量含咽,目的在于使药效能持续的作用于咽喉局部。

【验案】 于××,女,32 岁。体质尚可,唯易于失音。以《伤寒论》苦酒汤法。方用鸡蛋 1 个,制半夏 3 克,研粉,醋一汤匙。先将鸡蛋敲破,去蛋黄,灌入半夏粉和醋,放火上,煮一沸,倾出,少少含咽之。按法服用,颇有疗效。(高德《伤寒论方医案选编》)

【原文】 少阴病,咽中痛,半夏散及汤主之。(313)

半夏散及汤方

半夏(洗) 桂枝(去皮) 甘草(炙)

上三味,等分①,各别捣筛已,合治之,白饮和,服方寸匕,日三服。若不能散服者,以水一升,煎七沸,内散两方寸匕,更煮三沸,下火令小冷,少少咽之。半夏有毒,不当散服。

【注释】 ①等分:等份的意思。

【提要】 少阴阴盛阳郁咽痛的治法。

【选注】 山田正珍:金鉴云,咽痛者,谓或左或右一处痛也;咽中痛者,谓咽中皆痛也。刘栋亦依中气以辨其轻重,用意太过,反失于凿。

雉间成田:甘草汤、桔梗汤曰咽痛,半夏散及汤曰咽中痛,半夏苦酒汤曰咽中伤生疮,则皆主咽痛者也。盖咽痛有轻重,轻者不必肿,重者必大肿,是以咽痛不肿之轻者,为甘草汤;其大肿之重者,为桔梗汤;不但肿,或涎缠咽中,痛楚不堪者,为半夏散及汤、苦酒汤。

【解析】 本条叙证仍很简单,仅"咽中痛"一症,难以辨其寒热虚实。治用半夏散,方中半夏涤痰开结,桂枝通阳散寒,炙甘草温中健脾,缓急止痛,白饮和服,保存胃气,又防桂枝、半夏之辛燥伤阴,全方配伍,散寒通阳,涤痰开结。因此本证咽中痛的病机是寒客少阴,痰湿阻络。因寒客少阴,痰湿阻于咽喉,故病人必咽喉疼痛较甚,一般不红不肿,同时当有恶寒,痰涎较多,咳吐不利,舌淡苔白等证。服用方法是能咽者用散,不能咽者用汤剂。服时少量含咽,使药物能持久的作用于局部。

【验案】 王某,男,43 岁,1980 年 2 月 3 日初诊。患咽痛 3 年,加剧 7 天。病人于 1978 年患过急性咽喉炎,经西药治疗后,咽喉疼痛有所减轻,但未能根治,致成慢性咽喉炎。最近 7 天来因感冒、咳嗽、咽痛加重,曾用过青霉素、链霉素、四环素,及中药清热解毒,养阴润肺,清利咽喉等方未效,反见纳呆脘痞,畏寒乏力,口干渴而不欲饮。察其咽喉,色紫暗,咽后壁有数个淋巴滤泡增生,自觉吞咽困难,痰多胸闷,腰酸背痛,小便清长,大便稀溏,舌质淡,苔白而润,脉沉细。钡剂透视检查排除食管占位病变。四诊合参,显系风寒外束,失于宣散,苦寒早投,阴柔过用,至寒邪内闭,客于少阴,上逆而成少阴咽痛之证,治宜辛温散邪,拟张仲景《伤寒论》半夏散及汤加减。处方:制半夏、桂枝、炙甘草、桔梗、熟附子各 10 克,细辛 3 克。2

剂。2月5日二诊,咽痛减轻,痰多胸闷,咽喉梗阻感已除,大便转实。效不更方,原方加千层纸10克,玄参10克,拒阴固阳以利咽喉,2剂。2月7日三诊,诸证消除,唯咽后壁淋巴滤泡增生仍存,虑其平素腰酸背痛,慢性咽喉炎是由精气虚不能上承所致。嘱服金匮肾气丸,早晚各1丸,连服1个月,以巩固疗效。后咽后壁淋巴滤泡增生消失,咽痛不作,数年痼疾痊愈。(《新中医》)

【原文】 少阴病,下利,白通汤主之。(314)

白通汤方

葱白四茎 干姜一两 附子一枚(生,去皮,破八片)

上三味,以水三升,煮取一升,去滓,分温再服。

【提要】 少阴病阴盛戴阳的证治。

【选注】 钱潢:此条但云下利,而用白通汤者,以上有少阴病三字,则知有脉微细、但欲寐、手足厥之少阴证,观下之下利脉微,方与白通汤则知之矣。

方有执:少阴病而加下利者,不独在经而亦在脏,寒甚而阴盛也。治之以干姜、附子者,胜其阴寒自散也;用葱白而曰白通者,通其阳则阴自消也。

程知:此言下利宜通其阳也。少阴病,谓有脉微细,但欲寐证也。少阴下利,阴盛之极,恐至格阳,故用姜附以消阴,葱白以升阳。云通者,一以温之,而令阳气得入;一以发之,而令阴气易散也。

【解析】 少阴病阴盛戴阳证的病机是阴盛于下,格阳于上,其证候特点为周身虚寒之象而面部独赤。本条只提"下利"一证,未叙述面赤,亦未论及戴阳,叙证简略,下利属寒属热无法判断,当和后文315条与317条参看。后文317条通脉四逆汤方后加减法有"面色赤者,加葱九茎",因而推知本证中必有面包赤,根据315条"下利脉微者,与白通汤"知本证有脉微一证。故说本证为戴阳证者,乃根据《伤寒论》前后文互参而定,主要区别于格阳证。下利脉微为阴盛于下,面赤为格阳于上,所以称为戴阳证,有别于"身反小恶寒"之格阳证。本证阴盛于下,故下利较重。治宜白通汤破阴回阳,宣通上下。本方即干姜附子汤加葱白,取其急通上下阳气,使被格拒于上的阳气下交于肾,则戴阳可除,下利可止。方中用葱白交通上下的阳气,干姜、附子以换阳气于危亡。

【验案】 刘某某,男,12岁,学生。每晨起头痛绵绵,自汗,精神倦怠,畏寒喜热。舌淡苔白,脉沉细无力。至中午不治则自愈。请某中医诊治,按气虚头痛,屡治无效,严重影响学习。笔者按阳虚头痛,用白通汤加炙甘草两剂而愈。处方:熟附子6克,干姜4.5克,炙甘草4.5克,葱白二枚。(《山东中医学院学报》)

【原文】 少阴病,下利,脉微者,与白通汤。利不止,厥逆无脉,干呕烦①者,白通加猪胆汁汤主之。服汤,脉暴出②者死,微续③者生。(315)

白通加猪胆汁汤方

葱白四茎 干姜一两 附子一枚(生,去皮,破八片) 人尿五合 猪胆汁一合右五味,以水三升,煮取一升,去滓,内胆汁、人尿,和令相得,分温再服。若无胆亦可用。

【注释】　①干呕烦:即干呕和心烦,为阴盛于下,格阳于上所致。

②脉暴出:即脉搏由无脉而突然出现浮大躁动之象,是孤阳发泄无遗的一种不良预兆。

③微续:即脉搏由无脉而逐渐地恢复,是阳气渐复,阴寒渐退的佳兆。

【提要】　少阴病阴盛戴阳的证治和预后。

【选注】　张隐庵:少阴病下利,阴寒在下也,脉微,邪在下而生阳微也,故当用白通汤挽在表在上之阳以下济,如利不止,阴气泄而欲下脱矣;干呕而烦,阳无所附,而欲上脱矣;厥逆无脉,阴阳之气不相交接矣,是当用白通汤以通阳。加水畜之胆,引阴中阳气以上升;取人尿之能行故道,导阴气以下接,阴阳和而阳名复矣。

《金鉴》:此承上条详申其脉以明病进之义也。少阴病下利,脉微者,与白通汤,下利当止。今利不止,而转见厥逆无脉,更增干呕而烦者,此阴寒极盛,格阳欲脱之候也。若峕以热药治寒,寒既甚,必反格拒而不入,故于前方中加人尿、猪胆之阴,以引阳药入阴。经曰逆者从之,此之谓也。无脉者,言诊之而欲绝。服药后,更诊其脉,若暴出者,如烛烬焰高,故主死;若其脉徐徐微续而出,则是真阳渐回,故可生也。故上条所以才见下利,即用白通以治于未形,诚善法也。

尤在泾:少阴病下利、脉微者,寒邪直中,阳气暴虚,既不能固其内,复不能通于脉,故宜姜附之辛而温者,破阴固里,葱白之辛而通者,入脉行阳也。若服汤已,下利不止,而反厥逆无脉,干呕烦者,非药之不中病也,阴寒太甚,上为格拒,王太仆所谓甚大寒热,必能与速性者争雄,异气者相格也,故即于白通汤中加人尿之咸寒,猪胆汁之苦寒,反其佐,以同其气,使不相格而适相成,《内经》所谓寒热温凉,反从其病是也。脉暴出者,无根之阳发露不遗,故死;脉微续者,被抑之阳来复有渐,故生。

徐灵胎:暴出,乃药力所迫,药力尽则气仍绝;微续,乃正气自复,故可生也。前云(按:指317条通脉四逆汤方后所云)其脉即出者愈,此云暴出者死,盖暴出与即出不同。暴出,一时出尽;即出,言服药后,少顷即徐徐微续也,须善会之。

【解析】　本条补叙了白通汤证的主证,即下利,脉微。因少阴虚阳被格于上,阴寒之邪独盛于下,故下利,阳虚不能鼓动血脉,故脉微,证属少阴阴盛阳衰证无疑,故治以白通汤破阴回阳,宣通上下。接着条文论述了服用白通汤后的临床表现和临证处理方法,本证属阴盛戴阳,服白通汤为正治之法,药后理当阴阳交通而疾病转轻为是,但本证药后出现"利不止,厥逆无脉,干呕,烦"的表现,不但疾病不除,反而加剧,究其原因,非药不对证,而是由于阴寒过盛而与阳热之药发生了格拒的缘故,此非药力不及,实为拒而不纳。本证服白通汤后,由原证"下利"变为"利不止",由"脉微"变为"无脉",又出现手足厥逆,均是阳虚加重的反映。阴寒盛极于下,下焦滑脱不禁,故利不止,虚阳被阻格,不能外达故厥逆无脉,邪气内盛、抗药于外,中焦升降反常,故干呕,虚阳扰及心神,故烦。正如王太仆所说:"甚大寒热,必能于违其性者争雄,异其气者相格也。"仲景对于本证的治疗,提出"白通加猪胆汁汤主之",即是论述少阴阳衰阴盛、格阳于上,服热药后发生格拒的证治,即《素问·至真要大论》所云"甚者从之",故仍主以白通汤,更加咸寒苦降之人尿和猪胆汁,作为反佐,使阳热之药不被阴寒所格拒,从而达到破阴通阳之目的。除此之外,人尿和猪胆汁,除反佐之外,尚有益阴之功,使阳得阴助则泉源不竭。最后仲景又讨论了服白通加猪胆汁汤后的两种转归。即从脉象的变化推测疾病的预后。一是脉暴出,为服白通加猪胆汁汤后,阳不能入于阴,被阴寒格拒于上,孤阳无所依附,而暴脱于外,是病人临死前的征兆,虚阳完全露发于外,预后极坏,故曰"死",二是脉微续,即脉从微到小,从小到大,乃为阳入于阴,阴得阳助,阳气逐渐生发,为阳气渐复之象,预后较好,故曰"生"。对于临床判断疾病的转归,有一定意义。

【验案】 王左,灼热旬余,咽痛如裂,舌红起刺且卷,口干不思汤饮,汗虽畅,表热犹壮,脉沉细,两尺空豁,烦躁面赤,肢冷囊缩,显然少阴证据,误服阳经凉药,危险已极,计唯背城借一,勉拟仲圣白通加猪胆汁一法,以冀挽回为幸。淡附子二钱,细辛三分,怀牛膝一钱,葱白三个,上肉桂五分,左牡蛎七钱,猪胆汁一个(冲入),微温服。(《张聿青医案》)

【原文】 少阴病,二三日不已,至四五日,腹痛,小便不利,四肢沉重疼痛,自下利者,此为有水气,其人或咳,或小便利,或下利,或呕者,真武汤主之。(316)

真武汤方

茯苓三两　芍药三两　白术二两　生姜三两(切)　附子一枚(炮,去皮,破八片)

上五味,以水八升,煮取三升,去滓,温服七合,日三服。若咳者,加五味子半升,细辛一两,干姜一两。若小便利者,去茯苓。若下利者,去芍药,加干姜二两。若呕者,去附子,加生姜,足前为半斤。

【提要】 少阴病阳虚水泛证的证治。

【选注】 成无己:少阴病二三日,即邪气犹浅,至四五日邪气已深。肾主水,肾病不能制水,饮停为水气,腹痛者,寒乘湿内甚也;四肢沉重疼痛,寒湿外甚也;小便不利、下利者,湿胜而水气不别也。《内经》曰"湿胜则濡泄",与真武汤益阳气散寒湿。

柯韵伯:为有水气是立真武汤本意,小便不利是病根,腹痛下利、四肢沉重疼痛皆水气为患,因小便不利所致。然小便不利实由坎中之无阳,坎中火运不宣,故肾家水体失职,是下焦虚寒不能制水故也。法当壮元阳以消阴翳,逐留垢以清水道,因立此汤。末句语意直接有水气来,后三项是真武加减证,不是主证,若虽有水气而不属少阴,不得以真武主之也。

汪琥:或下利者,谓前自下利,系二三日之证,此必是前未尝下利,指四五日后始下利者而言。

【解析】　少阴病,肾阳虚衰,二三日不已,迁延至四五日,邪气渐次深入,肾阳日趋衰微,阳虚阴寒内盛,水气不化,泛溢为患,即所谓"此为有水气",指出了本病的病机特点,即肾阳虚水气泛溢。若水寒之气外攻于表,浸渍肢体,则四肢沉重疼痛,水饮浸渍胃肠,故腹痛下利清稀,水停下焦,膀胱气化不利,废水不能外排,则小便不利。由于水邪变动不居,可随人体气机升降而走,所到之处,均可发病,故本证或然证多,若水寒犯肺,则咳,水寒犯胃,胃失和降,则呕,肾阳虚,水犯大肠,中焦腐熟无权,清浊杂下,则见下利清谷或下利日重,下焦阳虚不能制水,又可见小便利。结合82条"太阳病发汗,汗出不解,其人仍发热,心下悸,头眩,身瞤动,振振欲擗地者,真武汤主之",知本证的病因有两个,一是由少阴阳虚阴盛发展而来,一是由太阳病发汗伤阳后转变而来。同为肾阳虚衰,水气泛溢,故同用真武汤温肾阳利水气。方中附子助肾中元阳;白术、茯苓健脾利水;生姜宣散水气;芍药敛阴和营,又能制温阳药物之燥。根据不同的或然证,又有不同的加减:咳嗽因水寒犯肺,取小青龙汤之意,加干姜、细辛散水寒,加五味子敛肺气;小便通利者,不需利水,故去茯苓;下利清谷,阳虚较重,故去芍药之苦泄,加干姜增温补之性;呕吐乃水寒犯胃,故加重生姜用量,以温胃化饮降逆,对于去附子,多数医家认为附予为温肾主药,不宜去者为上。真武汤在临床上广泛运用于咳嗽、慢性胃肠炎、慢性肾炎、心脏病、梅尼埃综合征等符合阳虚水泛之病机者。

【验案】　孙某,男,53岁。1991年5月25日初诊。病人有风湿性心脏病史,近因外感风寒,病情加重。心动悸,胸憋喘促,咳吐泡沫状白痰量多。昼夜不能平卧,起则头眩。四末厥冷,腹胀,小便短少,腰以下肿,按之凹陷不起。食少呕恶,大便干结。视其口唇青紫,面色黧黑,舌白滑,脉结。西医诊为"风湿性心脏病,充血性心力衰竭,心功能Ⅳ级"。刘老辨为心、脾、肾三脏阳虚阴盛而水寒不化之证。治当温阳利水,方用真武汤加味。附子10克,茯苓30克,生姜10克,白术10克,白芍10克,红人参6克,泽泻20克。服三剂后,小便增多,咳嗽锐减,心悸腿肿见轻。续用真武汤与苓桂术甘汤合方,温补心、脾、肾三脏,扶阳利水。附子12克,茯苓30克,生姜10克,白芍10克,白术12克,桂枝6克,炙甘草10克,党参15克,泽泻15克,干姜6克。服上方十余剂,小便自利,浮肿消退,心悸、胸闷等症已除,夜能平卧。唯觉口渴,转方用"春泽汤":党参15克,桂枝15克,茯苓30克,泽泻20克,白术10克。从此病愈。(陈明《刘渡舟临证验案精选》)

【原文】　少阴病,下利清谷,里寒外热,手足厥逆,脉微欲绝,身反不恶寒。其人面色赤,或腹痛,或干呕,或咽痛,或利止脉不出者,通脉四逆汤主之。(317)

通脉四逆汤方

甘草二两(炙)　附子大者一枚(生用,去皮,破八片)　干姜三两(强人可四两)

上三味,以水三升,煮取一升二合,去滓。分温再服,其脉即出者愈。

面色赤者,加葱九茎。腹中痛者,去葱,加芍药二两。呕者,加生姜二两。咽痛者,去芍药,加桔梗一两。利止脉不出者,去桔梗加人参二两。病皆与方相应者,乃服之。

【提要】 少阴病阳衰阴盛,格阳于外的证治。

【选注】 成无己:下利清谷,手足厥逆,脉微欲绝,为里寒;身热不恶寒,面色赤,为外热,此阴甚于内,格阳于外,不相通也,与通脉四逆汤散阴通阳。

山田正珍:此方治阳气虚脱而脉气不能通达于四末,四肢厥逆,脉微欲绝者,故名通脉四逆汤也。脉即出者,微而欲绝之脉即以渐而出也,不与暴出之自无而忽有同,故为生也。

张隐庵:此言通脉四逆汤治下利清谷、脉微欲绝也。下利清谷,少阴阴寒之证,里寒外热,内真寒而外假热也;手足厥逆,则阳气外虚;脉微欲绝,则生气内陷。夫内外俱虚,身当恶寒,今反不恶寒,乃真阴内脱,虚阳外浮,故以通脉四逆汤主之。夫四逆汤而曰通脉者,以倍加干姜,土气温和,又主通也。

【解析】 通脉四逆汤治真寒假热、格阳于外之证,此各注家意见大体相同,惟张隐庵认为本条病机已达到了"阴内脱"之程度。从伤寒论所载之条文分析,所谓"阴内脱"当有"下利至甚、汗出不止、躁不得卧"等证候,本条似不属于这种情况,仍以多数注家的意见为妥。

本证"面色赤",当与太阳病之"不能得小汗出"的面反有热色(23条),太阳阳明并病之"阳气怫郁在表"的"面色缘缘正赤者"(48条),阳明病之热郁其经、邪热上蒸于面的"面合赤色"(206条)等加以鉴别。太阳病、太阳阳明并病及阳明病之面色赤,皆为实热郁于肌表不得泄越而致,特点为面色通红;本证面色赤,为虚阳上浮,面色赤见于两颧,嫩红如妆。再结合脉象、舌象等证候,多不难鉴别。

【验案】 李某某,男,1岁,因发热7天就诊。其母代诉:7天前发热,经西医诊断为重感冒,用青霉素、链霉素等药治疗,数天后热终未退。症见眼睛无神,闭目嗜睡,四肢厥逆,脉浮大无根,心肺正常,腹部无异常。体温39.5℃,白细胞19800,中性80%,淋巴15%。符合于少阴格阳证的但欲寐。诊断为少阴格阳证。法宜温中回阳,兼以散寒。方用通脉四逆汤:干姜2.4克,附子1.5克,甘草1.5克,开水煎,冷服。服药后,患儿熟睡4小时。醒后精神好,四肢不逆冷,眼睛大睁。体温37℃。化验白细胞8400,一切症状消失而痊愈。(《中医杂志》)

【原文】 少阴病,四逆,其人或咳,或悸,或小便不利,或腹中痛,或泄利下重者,四逆散主之。(318)

四逆散方

甘草(炙) 枳实(破,水渍,炙干) 柴胡 芍药

上四味,各十分,捣筛。白饮和,服方寸匕,日三服。

咳者,加五味子、干姜各五分,并主下利。悸者,加桂枝五分。小便不利者,加茯苓五分。腹中痛者,加附子一枚,炮令坼①。泄利下重者,先以水五升,煮薤白三升,煮取三升,去滓,以散三方寸匕内汤中,煮取一升半,分温再服。

【注释】　①坼:碎裂的意思。

【提要】　肝胃气滞,阳郁致厥的证治。

【提要】　阳郁不伸的"四逆"治法。

【选注】　成无己:四逆者,四肢不温也。伤寒邪在三阳,则手足必热;传到太阴,手足自温;至少阴则邪热渐深,故四肢逆而不温也;及至厥阴则手足厥冷,是又甚于逆。四逆散以散传阴之热也。

张隐庵:本论凡论四逆,皆主生阳不升,谷神内脱。此言少阴四逆,不必尽属阳虚,亦有土气郁结,胃脘不舒,而为四逆之证,所以结四逆之义也。

李中梓:按少阴用药,有阴阳之分,如阴寒而用四逆者,非姜附不能疗。此证虽云四逆,必不甚冷,或指头微温,或脉不沉微,乃阴中涵阳之证,惟气不宣通,是以逆冷。

柯韵伯:四肢为诸阳之本,阳气不达于四肢,因而厥逆,故四逆多属于阴。此则泄利下重,是阳邪下陷入阴中,阳内而阴反外,以致阴阳脉气不相顺接也。可知以手足厥冷为热厥,四肢厥寒为寒厥者,亦凿矣。条中无主证,而皆是或然证,四逆下必有阙文,今以泄利下重四字,移至四逆下,则本方乃有纲目。或咳、或利、或小便不利,同小青龙证。厥而心悸,同茯苓甘草证。或咳、或利、或腹中病、或小便不利,又同真武证。种种是水气为患。不发汗、利水者,泄利下重故也。泄利下重又不用白头翁汤者,四逆故也。此少阴枢机无主,故多或然之证,因取四物以散四逆热邪,随症加味以治或然证,此少阴气分之下剂也。所谓厥应下之者,此方是矣。

尤在泾:四逆,四肢逆冷也。此非热厥,亦太阳初受寒邪,未为郁热,而便入少阴之证。少阴为三阴之枢,犹少阳为三阳之枢也,其进而入则在阴,退而出则就阳,邪气居之,有可进可退、时上时下之势,故其为病,有或咳、或悸、或小便不利、或腹中痛、或泄利下重之证。

《金鉴》:凡少阴四逆,虽阴盛不能外温,然亦有阳为阴郁,不得宣达,而令四肢逆冷者。但四逆无诸寒热证,是既无可温之寒,又无可下之热,惟宜疏畅其阳,故用四逆散主之。

钱潢:少阴病者,即前所谓脉微细、但欲寐之少阴病也。

舒驰远:腹痛作泄,四肢厥冷,少阴虚寒证也。虚寒挟饮上逆而咳,凌心而悸,中气下陷则泄利下重,此又太阴证也。小便不利者,里阳虚,不足以化其气。法当用黄芪、白术、茯苓、干姜、半夏、砂仁、附子、肉桂以补中逐饮,蠲阴止泄而病自愈。何用四逆散,不通之至也。

【解析】　根据大多数注家的意见,本条属于阳气郁里,不能外达之候。本条的主证是"少阴病,四逆"。"四逆"的含义,各家认识基本一致,都认为是四肢逆冷。李士材指出:"虽云四逆,必不甚冷,或指头微温。"进一步描述了此症的临床特点。"少阴病"三字,多数注家避而不谈。只有钱潢追溯其源,把"脉微细,但欲寐"点了出来。

本条四逆既为阳郁于内,则其脉微细,但欲寐,亦可从阳郁之内解释。"脉微细",是指阳气郁闭,而在症见四肢逆冷的同时,脉道亦随阳郁而闭,呈现沉伏欲绝之象;"但欲寐",是指阳气内郁,神明被扰,意识昏蒙不清之症。但此类脉微细、但欲寐、四肢厥逆多见于气厥等疾病过程中。柯琴云"四逆"之后有阙文,并欲将"泄利下重"四字移于"四逆"之后作为"纲目"。笔者认为"阙文"之说,既无考据学的依据,也没有实践根据,因此不足凭信。若把"泄利下重"移于"四逆"之下,等于把"四逆散"完全限制在大肠疾病的范围之内,这是不切合实际的。

本条的兼症(或然症)颇多,各注家对其机理都未做详细解释。笔者认为这些症状的出现,都与阳郁不伸有关。因为阳气内郁,首先将影响到气血升降道路之通畅。心包为心脏之外围,心包受病,心君必不宁而为悸动。三焦乃决渎之官,主化气而行津液,三焦功能失常,必然气化不行而致小便不利。胆主疏泄肠胃之气机,胆病则湿阻气滞于肠道,故见泄利下重。肝脉抵少腹、挟胃、别贯膈、上注肺,肝病影响肺气肃降,致见咳嗽;影响腹胃脉络通达,致见腹中痛。由于郁阳有可进可退、时上时下、变动不居之趋势,所以这些症状或者出现,或者不出现。柯氏将这些或然症列入"水气"之内,与本条之精神不符。

关于本条证候的治疗,《医宗金鉴》阐述较为精当。舒驰远氏不明少阴病提纲包含寒热两种类型疾病的意义,误认此条为虚寒,不可取法。

【验案】 祝仲宁,号橘泉,四明人。始周身百节痛,及胸腹胀满,目闭肢厥,爪甲青黑。医以伤寒治之,七日昏沉,弗效。公曰,此得之怒火与痰相搏,与四逆散加芩连,泻三焦火而愈。(《伤寒论今释》引《医学入门》)

《蕉窗杂话》曰:一人年四十,得病已十八年,其间惟服用一医之药不绝。其证头痛眩冒,惟席上行步耳。因是面细长而瘦皱,苍白无血色,骨瘦如柴,月经亦十年不行矣。腹候,右脐傍疝块,胁肋之下亦甚拘挛。予即用四逆散加良姜、牡蛎、刘寄奴,使服之。并曰施灸火于风市、三里、三阴交各穴,始终不转方。尚未期年,胁腹渐大,肌肉渐长,如无病时。头眩、郁冒等证,亦已如洗,月信亦稍稍至矣。(《皇汉医学》)

【原文】 少阴病,下利六七日,咳而呕渴,心烦不得眠者,猪苓汤主之。(319)
【提要】 阴虚水热互结证治。
【选注】《金鉴》:凡少阴下利清谷,咳呕不渴,属寒饮也。今少阴病六七日,下利黏秽,咳而呕,渴烦不得眠,是少阴热饮为病也。饮热相搏,上攻则咳,中攻则呕,下攻则利;热耗津液故渴;热扰于心,故烦不得眠,宜猪苓汤利水滋燥,饮热之证，皆可愈矣。

汪琥：此方乃治阳明病，热渴引饮，小便不利之剂，此条病亦借用之，何也？盖阳明病，发热，渴欲饮水，小便不利者，乃水热相结而不行，兹者少阴病下利，咳而呕渴，心烦不得眠者，亦水热搏结而不行也。病名虽异，而病源则同，故仲景同用猪苓汤主之，不过是清热利水，兼润燥滋阴之义。

俞长荣：少阴病篇所记载的猪苓汤证，是少阴热化变证之一。由于水热互结，郁而不化，不从小便排泄，偏渗于大肠，而为下利。水气上逆于肺，则为咳逆；上逆于胃，则为呕。同时因于阴虚内热，所以又有口渴现象。心烦不得眠，是心阴不足，心阳有余的缘故。在治疗上，必须滋养阴分，以清虚热，分利水气，又要不伤津液，应用猪苓汤，确是一个对证的方药。

【解析】 本条学习当参看阳明病篇223条"脉浮发热，渴欲饮水，小便不利者，猪苓汤主之"。在阳明病中本证的形成是由于阳明热证误下伤阴，邪热不土而水气内停所致。本条为少阴病阴气不足而阳热偏亢，外邪从阳化热，使真阴虚而水气内停。所不同者，阳明病中以热盛津伤为主，少阴病中以真阴嘘而水气内停为主，虽然发病原因与症状不尽相同，但病机是一样的，同属阴津伤而水气内停有热者，故均用猪苓汤育阴清热利水。肾为水脏，肾对人体水液的代蜥与排泄起着极其重要的作用，人体水液的代谢与排泄在于肾中真阴真阳的和谐。若阳气不足，不能化气行水，水不行蓄于内则会形成水湿泛滥，称为阳虚水停证。若阴不足，不能制火，火气偏亢，亦不能化气行水，导致水湿内停，称为阴虚有热，水热互结证。水热互结于下焦，泌别失职，清浊不分，下趋大肠，则下利；水气犯肺则咳；水气犯胃则呕；此处口渴，仍是下焦水饮影响膀胱的气化功能，而使津液不能输布上承所致；肾阴不足，不能上济心火，心火独亢，则心烦不得眠。

结合阳明病篇223条，猪苓汤证的辨证要点为口渴、小便不利、心烦不得眠、舌质红绛苔少、脉细数等，或然症有下利、咳、呕、下肢浮肿等。

【验案】 案1 崔某某，女，35岁。因产后患腹泻，误以为脾虚，屡进温补，未能奏效。视其舌质红绛，苔薄黄，切其脉沉而略滑。初诊以其下利而又口渴，误作厥阴湿热下利，投白头翁汤不甚效。至第三诊时，声称咳嗽少寐而下肢水肿，小便不利，大便每日三四次，口渴欲饮水。思之良久，乃恍然大悟，此证非虚非湿，乃猪苓汤之证(咳、呕、心烦、渴)。何况下肢水肿，小便不利，水证之情俱备无疑。遂疏：猪苓15克，茯苓20克，泽泻15克，滑石16克，阿胶10克(烊化)。此方服五剂，腹泻止小便畅利，诸证悉蠲。

案2 马某某，女，42岁。患经行泄泻数年，多方调治不愈。病人平日大便正常，每次行经，便作泄泻，质稀如水。口干而渴，小溲窘迫，夜不能寐，寐则梦多，两腿自感沉重如铅。本次月经来潮多挟有血块。视其舌红苔白，脉来弦细。辨为阴虚生热，热与水结，代谢失序，水液下趋大肠作泻，治当育阴、清热、利水，为疏猪苓汤原方:猪苓 20 克,茯苓 30 克,阿胶 10 克(烊化),泽泻 20 克,滑石 16 克。服三剂,泄泻即止,小便自利,诸症随之而愈。

案 3 刘某某,男,64 岁。病人发热 38.8℃,心悸,胸满憋气。经北京某大医院确诊为"结核性心包积液"。周身水肿,小便不利,虽服利尿药,仍然涓滴不利。听诊:心音遥远;叩诊:心浊音界向左下扩大。给予抗痨药物治疗,同时输入"白蛋白"。经治两周有余,发热与水肿稍有减轻,唯心包积液反有增无减,虽经穿刺抽液急救,但积液随抽随涨,反使病情逐渐加重。医院已下病危通知书。经友人蒋君介绍,延请刘老会诊。其证低热不退,心悸胸满,小便不利,口渴欲饮,咳嗽泛恶,不欲饮食,心烦寐少,脉来弦细而数,舌红少苔。刘老根据舌红、脉细、心烦、尿少的特点,以及咳、呕、渴、肿的发病规律,辨为少阴阴虚,热与水结之证,治以养阴清热利水疏结之法,乃用猪苓汤:猪苓 20 克,茯苓 30 克,泽泻 20 克,阿胶 12 克(烊化),滑石 16 克。服药至第三剂,则小便畅利,而心胸悸、满、憋闷等症,爽然而愈。刘老认为方已中鹄,不事更改,应守方再进,而毕功于一役。服至二十余日,经检查:心包积液完全消尽,血压 120/75mmHg,心率 70 次/分,心音正常,水肿消退,病愈出院。(陈明《刘渡舟临证验案精选》)

【原文】 少阴病,得之二三日,口燥咽干者,急下之,宜大承气汤。(320)

【提要】 辨少阴急下证之一。

【选注】 钱潢:此条得病才二三日,即口燥咽干,而成急下之证者,乃少阴之变,而非少阴之常也。然但口燥咽干,未必即是急下之证,亦必有胃实之证、实热之脉。其见证虽为少阴,而有邪气复归阳明,即所谓阳明中土,万物所归,无所复传,为胃家实之证据,方可急下,而用大承气汤也。其所以急下之者,恐入阴之证,阳气渐亡,胃府败损,必主厥燥呃逆,变证蜂起,则无及矣,故不得不急矣。

舒驰远:少阴挟火之证,复转阳明,而口燥咽干之外,必更有阳明胃实诸证兼见,否则大承气汤不可用也。

陆渊雷:阳明下证有酷似少阴者,医者遇此,常迷惑失措,今参以腹诊,则确然易知,口燥咽干一证,未可据以急下,必别有可下之脉证、腹候,兼见口燥咽干,则津液将竭,当急下存阴耳,此下二条仿此。

曹颖甫:口燥咽干当急下者,口与咽为饮食入胃之门户,胃中燥实得悍热之气上冲咽喉,则水之上源先竭,而下溺将涸,口燥咽干,所当急下者此也。

【解析】 本条主要论述中焦土燥,下焦水竭,治当急下阳明之实,以救少阴真水。临证仅仅根据"口燥、咽干"是不能作为急下之根据的。条文只提出口燥咽干,并作为审证要点,因为口燥咽干为燥实内竭,灼伤阴津,肾水告竭之反应,然必兼阳明腑实燥结之证。本条以少阴病冠首,知病人素为阴虚火旺之体,感受外邪,邪从本热而化,火热内炽,损伤阴津以致肠中干燥,糟粕内停,热无出路与糟粕内结,故治宜急下。大承气汤是荡涤肠中燥结的方剂,既然使用大承气汤,知有燥实内结之不大便证。本证若治不及时,肾水告竭,其阴必亡。正如舒驰远《新增伤寒论集注》中所说"口燥,咽干之外,必更有阳明胃实诸证兼见,否则大承气汤不可用也"。临证可先荡涤肠中燥结,再用滋阴清热法治疗。

【原文】 少阴病,自利清水,色纯青,心下必痛,口干燥者,可下①之,宜大承气汤。(321)

【注释】 ①可下:《金匮玉函经》《注解伤寒论》均作"急下"。

【提要】 少阴急下证之二。

【选注】 山田正珍:清,圊也。清水犹言下水,与清谷、清便、清血、清脓血之清同,非清浊之清也。若是清浊之清,则其色当清白,而不当纯青也。

《金鉴》:自利清水,谓下利无糟粕也。色纯青,谓所下者皆污水也。

陆渊雷:自利清水,即后人所谓热结旁流也。因肠中有燥屎,刺激肠粘膜,使肠液分泌异常亢进所致。色纯青,则胆汁之分泌亦亢进矣。体液之分泌及排除两皆过速,大伤阴液,急下所以存阴也。

【解析】 本条论述土燥水竭的又一种证型。同为阳明腑实,一则大便秘结,一则自利清水,表现尽管不同,但均为燥屎结聚肠间所致。对于阳明燥实结于肠中,迫津液下奔而见自利清水者,习惯称其为热结旁流之证。如《医宗金鉴》"自利清水,谓下利无糟粕也;色纯青,谓所下皆污水也"。即热结旁流的特点,不同于少阴虚寒证之下利清谷。自利清水,是指泻下纯水,其色青黑,臭秽难闻,不挟有形之物,是燥实内结,迫液旁流。燥实内阻,胃气壅滞不通,故心下必痛,燥热灼伤真阴,则口干燥,临床上,本条除论中所述之外,当有阳明腑实之证,虽见自利清水,但仍腹满拒按,舌苔焦黄等。本条未指出病程,说明本病发病急,欲有灼伤真阴之势,故当急下。

【原文】 少阴病,六七日,腹胀,不大便者,急下之,宜大承气汤。(322)

【提要】 少阴急下证之三。

【选注】 钱潢:少阴病而至六七日,邪入已深,然少阴每多自利,而反腹胀不大便者,此少阴之邪复还阳明也。所谓阳明中土,万物所归,无所复传之地,故当急下,与阳明篇腹满痛者急下之,无异也。以阴经之邪,而能复归阳明之府者,即《灵枢·邪气藏府病形篇》所谓邪入于阴经,其脏气实,邪气入而不能容,故还之府,中阳则溜于经,中阴则溜于府之义也。然必验其舌,察其脉,有不得不下之势,方以大承气下之耳。

恽铁樵:注家皆言以上三条,每条皆冠以少阴病三字,便有脉微细、但欲寐在内。今用大承气于此等见证,则何以自解于阳明府证?如云少阴亦有大实证,则何以自解于篇首提纲?是少阴病,而云急下之,宜大承气汤,简直不通之论。

余无言:虽为阳明见证,实由少阴而来,故仍以少阴病三字冠之也。

【解析】 少阴病六七日,指出本证的病程较长。少阴病日久不解,出现了"腹胀,不大便"之证,为中焦土燥,下焦水竭之证。既有阳明腑实的特征,又有少阴水竭之象。事实上,胃津肾水不能截然分开,胃津伤,肾水亦少;肾水亏,胃津亦损,所以急下阳明以救少阴。上述三条,其症状有的并不十分严重,但仍需要急下者,因内有燥屎结聚,若不通大便,燥热无出路,邪热久留阳明,欲有耗竭真阴之危,所以当"急下"。另外,仲景所论急下证,皆不言"大承气汤主之",而说"宜大承气汤"。说明有权衡之意,提示后世医家在处理危重证或有疾病有转化趋势时,要注意药物的加减和药量的变化,如后世有增液承气汤以滋阴攻下者。

【原文】 少阴病,脉沉者,急温之,宜四逆汤。(323)

四逆汤方

甘草二两(炙) 干姜一两半 附子一枚(生用,去皮,破八片)

上三味,以水三升,煮取一升二合,去滓,分温再服。强人可大附子一枚,干姜三两。

【提要】 少阴脉沉,治当急温。

微,手足厥逆,下利清谷诸证俱见,则病情已至危重,即使救治,也难保十全。这就要求临床医生在阳虚的苗头刚刚显露之时,即应当机立断,迅速救治,才可收到事半功倍之效。

"少阴病,脉沉者,急温之"。一方面强调"见微知著"的辨证方法,即从有限的脉证中,分析病变的实质和发展趋势,在最早的时间里给予正确的诊断和治疗,其目的在于防微杜渐,有目的用药以防止疾病转化。另一方面,强调少阴病要积极治疗,即少阴病情危重,若不能及时治疗,病情进一步发展则有使人毙命的危险。故张仲景对厥利交作,汗出,脉微欲绝者,不言急温,因为每一个医生此时都能认识到疾病的严重性,并且治疗的方法明确,可治与不可治,死与不死已成定局。而少阴病出现阳虚的苗头,则是救治的最好时机,不能错过。但脉证表现不明显,容易被忽视,所以张仲景在条文里用"急"字,提醒后世重视这一问题。后世医家总结少阴病急温,阳明病急下时说"少阴急温如救溺然,阳明急下如救焚然"。本条和少阴病提纲证合看,少阴病提纲条文281条"脉微细,但欲寐",而未将厥利交作,汗出,脉微欲绝等列为提纲者,同样在说明少阴病贵在早治。

综上所述,少阴病的治疗重在"及早救治,防微杜渐",不应等到四肢厥冷、冷汗自出、欲吐不吐、下利清谷、脉微欲绝时再做治疗。

附子在《伤寒论》中有用生附子和炮附子者。其作用有所不同。四逆汤、通脉四逆汤、白通汤、白通加猪胆汁汤、干姜附子汤、茯苓四逆汤、四逆加人参汤中均为生用,其作用是回阳救逆。在其他方剂中均为炮制用,其作用是温经散寒。

【验案】 刘某,女,66岁,住北京丰台区。1994年1月19日初诊。病人继往有高血压、脑血栓史,左侧肢体活动不利,神志时明时昧,呼之则精神略振,须臾又恍惚不清,言语含糊,不知饥饱,不知大便,时常在衣裤内屙出。到某医院做脑CT

检查提示:海绵状脑白质病,诊断为"老年性脑痴呆"。其人腹满下利,日行2~4次,小便色清,夜尿频多,畏寒喜暖,手足不温,周身作痛。舌苔滑,脉沉细无力。此为少阴寒化之证,急温犹宜,处方:附子12克,炙甘草10克,干姜10克,党参14克。服药三剂,病人精神大增,神志明多昧少,言语不乱,能答复问题,仍手足逆冷,腹满下利,再以四逆汤与理中汤合方振奋脾肾之阳。服药近二十剂,手足转温,腹满消失,二便正常,渐至康复。(陈明《刘渡舟临证验案精选》)

【选注】 成无己:既吐且利,小便复利,而大汗出,下利清谷,内寒外热,脉微欲绝者,不云急温,此少阴病脉沉而云急温者,彼虽寒甚,然而证已形见于外,治之则有成法。此初头脉沉,未有形证,不知邪气所之,将发何病,是急与四逆汤温之。

尤在泾:此不详何证,而但凭脉以论治,曰少阴病脉沉者,急温之,宜四逆汤。然苟无厥逆、恶寒、下利、不渴等证,未可急与温法。愚谓学者当从全书会通,不可拘于一文一字之间者,此又其一也。

张隐庵:此承上文急下而并及于急温,意谓少阴主火、主气,病火热在上。而无水阴相济者,宜急下;病阴寒在下,而无阳热之化者,当急温,缓则如焚如溺矣。夫病有缓急,方有大小,若以平和汤治急证者,与庸医杀人同律。

汪琥:少阴病,本脉微细,但欲寐,今者轻取之微脉不见,重取之细脉几亡,伏匿而至于沉,此寒邪深中于里,殆将入藏,温之不容以不急也。少迟则恶寒身踡,吐利躁烦,不得卧寐,手足厥冷,脉不至等,死证立至矣。四逆汤之用,其可缓乎!

山田正珍:本节不说病证,而独说脉者,盖承上三条而发之也。言少阴病虽有如上三条所述者,若其脉沉者,不可下之,急温之可也。乃知上三条,虽名曰少阴,其脉不沉可知矣。再按:少阴病脉沉,乃脉微细而沉也,微细二字含蓄在少阴病三字中也。

吴人驹:脉沉须辨虚实及得病新久,若得之多日及沉而实者,须从别论。

【解析】 本条承323条少阴急下证而来,仲景在写作手法上,运用了对比的方法,即急下之后接着论述急温证。本条叙证简单,但涵义深刻。仲景在前文225条"脉浮而迟,表热里寒,下利清谷者,四逆汤主之"和后文353条"大汗出,热不去,内拘急,四肢疼,又下利厥逆而恶寒者,四逆汤主之"和354条"大汗,若大下利而厥冷者,四逆汤主之"。这三条均为阳虚阴盛证,症状有下利清谷、下利厥逆、大下利等,证情危重,却用"四逆汤主之",而未提"急"字。本条仅见"脉沉"又指出应"急温之"。其急温的道理在于少阴病阳气虚证有向阳气衰亡方向发展的必然趋势。对于少阴病阳衰阴盛证的脉象,有脉沉者,有脉微细者,有脉微欲绝者,更有脉不至者。脉沉者,为少阴肾阳轻度虚衰的脉象,即出现了肾阳虚的苗头。少阴包括心肾两脏,病人少阴,影响一身之主、性命之根,少阴病六经病证中最危重的阶段,死证多,不治证多,难治证多。所以少阴病尤其注重早期诊断和早期治疗。若待脉象沉微,手足厥逆,下利清谷诸证俱见,则病情已至危重,即使救治,也难保十全。这就要求临床医生在阳虚的苗头刚刚显露之时，即应当机立断，迅速救治，才可收到事半功倍之效。

"少阴病，脉沉者，急温之"。一方面强调"见微知著"的辨证方法，即从有限的脉证中，分析病变的实质和发展趋势，在最早的时间里给予正确的诊断和治疗，其目的在于防微杜渐，有目的用药以防止疾病转化。另一方面，强调少阴病要积极治疗，即少阴病情危重，若不能及时治疗，病情进一步发展则有使人毙命的危险。故张仲景对厥利交作，汗出，脉微欲绝者，不言急温，因为每一个医生此时都能认识到疾病的严重性，并且治疗的方法明确，可治与不可治，死与不死已成定局。而少阴病出现阳虚的苗头，则是救治的最好时机，不能错过。但脉证表现不明显，容易被忽视，所以张仲景在条文里用"急"字，提醒后世重视这一问题。后世医家总结少阴病急温，阳明病急下时说"少阴急温如救溺然，阳明急下如救焚然"。本条和少阴病提纲证合看，少阴病提纲条文281条"脉微细，但欲寐"，而未将厥利交作，汗出，脉微欲绝等列为提纲者，同样在说明少阴病贵在早治。

综上所述，少阴病的治疗重在"及早救治，防微杜渐"，不应等到四肢厥冷、冷汗自出、欲吐不吐、下利清谷、脉微欲绝时再做治疗。

附子在《伤寒论》中有用生附子和炮附子者。其作用有所不同。四逆汤、通脉四逆汤、白通汤、白通加猪胆汁汤、干姜附子汤、茯苓四逆汤、四逆加人参汤中均为生用，其作用是回阳救逆。在其他方剂中均为炮制用，其作用是温经散寒。

【验案】　刘某，女，66岁，住北京丰台区。1994年1月19日初诊。病人继往有高血压、脑血栓史，左侧肢体活动不利，神志时明时昧，呼之则精神略振，须臾又恍惚不清，言语含糊，不知饥饱，不知大便，时常在衣裤内屙出。到某医院做脑CT检查提示：海绵状脑白质病，诊断为"老年性脑痴呆"。其人腹满下利，日行2~4次，小便色清，夜尿频多，畏寒喜暖，手足不温，周身作痛。舌苔滑，脉沉细无力。此为少阴寒化之证，急温犹宜，处方：附子12克，炙甘草10克，干姜10克，党参14克。服药三剂，病人精神大增，神志明多昧少，言语不乱，能答复问题，仍手足逆冷，腹满下利，再以四逆汤与理中汤合方振奋脾肾之阳。服药近二十剂，手足转温，腹满消失，二便正常，渐至康复。（陈明《刘渡舟临证验案精选》）

【原文】　少阴病，饮食入口则吐，心中温温欲吐①，复不能吐，始得之，手足寒，脉弦迟者，此胸中实，不可下，当吐之。若膈上有寒饮，干呕者，不可吐也，当温之，宜四逆汤。（324）

【注释】　①温温欲吐：温，音运，是欲吐不吐，心中自觉蕴结不适的意思。

【提要】　胸中实宜吐与膈上有寒饮宜温的证治。

【选注】　成无己：伤寒表邪传里，至于少阴。少阴之脉，从肺出，络心注胸中。邪既留于胸中而不散者，饮食入口则吐，心中温温欲吐，阳气受于胸中，邪既留于胸中，则阳气不得宣发于外，是以始得之，手足寒，脉弦迟，此是胸中实，不可下，而当吐。其膈上有寒饮，亦使人心中温温而手足寒，吐则物出，呕则物不出，吐与呕别焉。胸中实，则吐而物出；若膈上有寒饮，则但干呕而不吐也。此不可吐，可与四逆汤以温其膈。

尤在泾：肾者，胃之关也，关门受邪，上逆于胃，则饮食入口即吐，或心中温温欲吐，而复不能吐也。夫下气上逆而为吐者，原有可下之例，如本论之哕而腹满，视其前后，知何部不利者而利之。《金匮》之食已即吐者，大黄甘草汤主之是也。若始得之，手足寒，脉弦迟者胸中邪实而阳气不布也，则其病不在下而在上，其治法不可下而可吐，所谓因其高者而越之。若膈上有寒饮而致干呕者，则复不可吐而温可，所谓病痰饮者，当以温药和之也。故实可下，而胸中实则不可下；饮可吐，而寒饮则不可吐。仲景立法，明辨详审如此。

柯韵伯：欲吐而不吐者，少阴虚证，此饮食入口即吐，非胃寒矣。心下温，即欲吐，温止则不欲吐矣。复不能吐者，寒气在胸中，似有形而实无形，非若有形而可直拒之也。此病升而不降，宜从高者抑之之法，下之则愈矣。而不敢者，以始得病时手足寒，脉弦迟，疑其为寒，今以心下温证之，此为热实，然实不在胃而在胸中，则不可下也，当因其势而利导之，不出高者越之之法。然病在少阴，呕吐多属于虚寒，最宜细究。若膈上有寒饮，与心下温者不同，而反干吐者，与饮食即吐者不同矣，瓜蒂散不中与也……手足寒，脉弦迟，有心温膈寒二证，须着眼。

《金鉴》：饮食入口即吐，且心中嗢嗢欲吐复不能吐，恶心不已，非少阴寒虚吐也，乃胸中寒实吐也。故始得之脉弦迟。弦者饮也，迟者寒也。而手足寒者，乃胸中阳气，为寒饮所阻。不能通于四肢也。寒实在胸，当因而越之，故不可下也。若膈上有寒饮，但干呕有声而无物出，此为少阴寒虚之饮，非胸中寒实之饮也，故不可吐，惟急温之，宜四逆汤或理中汤加丁香、吴茱萸亦可也。

程郊倩：温温字，与下文寒饮字对；欲吐复不能吐，与下文干吐字对。干，空也。饮食入口即吐，业已吐讫矣，仍复温温欲吐，复不能吐，此非关后入之饮食，吐之未尽，而胸中另有物，为之格拒也。胸中实者，寒物窒塞于胸中，则阳气不得宣越，所以脉弦迟，而非微细者比，手足寒，而非四逆者比，但从吐治，一吐而阳气得通。若膈上有寒饮，干呕者，虚寒从下上，而阻留其饮于胸中，究非胸中之病也，直从四逆汤，急温其下矣。

黄坤载：入口即吐者，新入之饮食，心中温温欲吐，复不能吐者，旧日之痰涎。此先有痰涎在胸，故食入即吐，而宿痰胶滞，故不能吐。温温者，痰阻清道，君火郁遏，浊气翻腾之象也。手足寒者，阳郁不能四达也，阳衰湿旺，是以脉迟，土湿木郁，是以脉弦，此胸中邪实，不可下也。腐败壅塞，法当吐之，若膈上有寒饮干呕，则土败胃逆，当急温之，宜四逆汤。

曹颖甫：饮食入口即吐，有肠胃隔塞不通而热痰上窜者，于法当下，此《金匮》大黄甘草汤证也。惟肠胃不实而气逆上膈者，不在当下之例。所谓心中温温欲吐者,譬如水之将沸,甑底时泛一沤。气上逆者不甚,故欲吐而复不能吐,今人谓之泛恶。始得之手足寒,则中阳不达可知。脉弦为有水,迟则为寒,寒水留于心下,故曰胸中实,此与太阳篇气上冲咽喉不得息者同例。彼言胸有寒,为水气在心下,故宜瓜蒂散以吐之;此言胸中实,亦心下有气,故亦宜瓜蒂散以吐之。仲师所以不列方治者,此节特为少阴寒证不可吐而当温者说法,特借不可下而当吐者以明其例耳。惟膈上有寒饮干呕,其方治似当为半夏干姜散,轻则小半夏加茯苓汤,仲师乃谓宜四逆汤者,按《金匮》云:"呕而脉弱,小便复利,身有微热见厥者,难治,四逆汤主之。"少阴本证,脉必微细,四肢必厥逆,水寒血冷,与《金匮》脉弱见厥相似,而为阴邪上逆之危候,故亦宜四逆汤也。

【解析】 条文从"少阴病"至"当吐之"为第一段。论述饮食入口则吐,心中温温欲吐,复不能吐,即可见于少阴阴寒上逆的证候,又可见于胸中实邪阻滞之证。条文虽然冠以"少阴病",但治疗是用吐法,仲景在此重在论述具体分析的辨证方法。若病初起,病程短,即可见手足冷,而脉象弦迟,可能是邪阻胸中所致。由于痰食之邪阻滞胸膈,正气向上驱邪,故饮食入口则吐,不进食时,心中亦蕴结不适而上泛欲吐,然而实邪阻滞不通,故复不能吐。胸中阳气被寒邪所阻,不得布于四末,故手足寒,邪结阳郁,故脉象弦迟。此外,痰食之邪填于胸中,有上趋之势,故可能见到 166 条所述"胸中痞硬,气上冲咽喉不得息"等证。实邪在上,不可攻下,治当因势利导,即"其高者,因而越之",所以当吐之,可用瓜蒂散一类的方剂。

从"若膈上有寒饮"至"宜四逆汤"为第二段,论述膈上有寒饮而干呕,治宜四逆汤,因寒饮虽在膈上,其源头则在于脾肾阳虚,不能化气布津而津聚为水,非吐法所宜,而当用四逆汤温运脾肾之阳以化寒水,阳复则饮去,而诸病自愈。同时也就明白,临床不能把四逆汤证当作"胸中实"而用吐法误治。

【原文】 少阴病,下利,脉微涩,呕而汗出,必数更衣,反少者①,当温其上,灸之。(325)

【注释】 ①必数更衣,反少者:指大便次数多而量反少。

【提要】 少阴阳虚伴阴虚血少下利的特征及治法。

【选注】 方有执:微,阳虚也;涩,血少也;汗出,阳气不能固外,阴弱不能内守也;更衣反少者,阳虚则气下坠,血少所以勤努责,而多空坐也。上谓顶,百会是也;灸,升举其阳,以调养夫阴也。

程郊倩:少阴病下利,阳微可知,乃其脉微而且涩,则不但阳微而阴且竭矣。阳微故阴邪逆上而呕,阴竭故汗出而勤努责,一法之中,既欲助阳,兼欲助阴,则四逆、附子辈俱难用矣。惟灸顶上百会穴以温之,既可代姜附辈之助阳而行上,更可避姜附辈之辛窜而燥下,故下利可止,究于阴血无伤。可见病在少阴,不可以难用温,遂弃去温也。

钱潢:阳气衰少则脉微,寒邪在经则脉涩;阴邪下走则利,上逆则呕也。肾藏之真阳衰微,不能升越而为卫气,卫气不密,故汗出也;必数更衣,反少者,即里急后重之谓也,乃下焦阳虚,清阳不能升举,少阴寒甚,阴气内迫,而下攻也。阳气陷入阴中,阴阳两相牵掣,致阴邪欲下走而不得,故数更衣;阳气虽不得上行,犹能提吸,而使之反少也。当温其上,前注皆谓灸顶上百会穴,以升其阳,或曰仲景无明文,未可强解。以意测之,非必巅顶,然后谓之上也。盖胃在肾之上,当以补暖升阳之药温其胃,且灸之,则清阳升,而浊阴降,水谷分消,而下利自止矣。灸之者,灸少阴之脉穴,或更灸之三脘也。即前所谓当灸之,附子汤主之之法。

【解析】 少阴病脉微涩,微是阳气虚,涩是阴血少,阴邪上逆则呕,阳虚而卫外不固则汗出,阳主升,虚则气下坠故数更衣,阴虚则肠乏津液濡润,故量反少。本证不仅是阳气阴血两虚,而且是阳气虚而下陷,阴邪盛而上逆,用温寒降逆剂则有碍于下利,用温寒升阳剂则有碍于呕逆,汤剂难施,所以用灸法治疗。然而这毕竟是权宜之法,所以说"当温其上",若病情稍有转机,则配合汤剂内服,还是必要的。

从各家之注来看,方氏、程氏均认为本证是阳虚血少,这是正确的。但程氏又说证既阳虚血少,则"一法之中,既欲助阳,兼欲助阴",势难兼顾,所以采用灸法。本证虽属阴阳两虚,但仍以阳虚为急,病的机转,不但阳虚气陷,同时阴盛气逆,如单用升阳之剂,必有碍于呕逆,但阳虚下陷又必须升举其阳,所以用灸法温其上部,以补汤剂之不足。钱氏认为脉微为阳气衰少,脉涩为寒邪在经,没有看到阳虚之中尚有血少一端,是其不足之点。但他认为"当温其上"的"上",不能局限理解为巅顶百会,而以肾上胃脘之处皆可谓之"上",所以"当以补暖升阳之药温其胃,且灸之",如此药物与灸法配合,"则清阳升而浊阴降,水谷分消而下利自止矣",这种看法似较全面。

第八章　辨厥阴病脉证并治

【题解】　本章主要讨论厥阴病的形成原因、发病机制、临床表现、证候类型和治疗方法等。厥阴病是伤寒六经病证的发展过程中，阴阳混淆，寒热错杂的阶段。按其证候的性质来说多属于寒热错杂证。

《素问·至真要大论》曰："厥阴何谓也？岐伯曰，'两阴交尽也'。故两阴交尽，谓之厥阴。"两阴指太阴和少阴，交，指传、发展。即太阴和少阴进一步发展，到了阴尽阳生的阶段，称之谓厥阴。《内经》中厥阴也叫一阴，尽阴，其阴气最少，为阴尽阳生之所，故病则多见寒热错杂证，但亦可见热证，也可见寒证。在六经中，厥阴为三阴的最后一经，为阴之尽头，寓有阴尽阳生之义，故六经学说称厥阴为阴尽阳生之脏。三阴之中，以太阴为阴气最多，少阴次之，至厥阴则为阴尽阳生。从自然界发展的规律讲，阳到了极点，阳开始下降，阴开始上升，阴到了极点，阴开始下降，阳开始上升，周而复始，如环无端。

厥阴包括手厥阴心包和足厥阴肝。手厥阴心包，为心之外围，有保卫心脏的作用，内藏相火。《灵枢经·邪客篇》云："包络者，心之宫城也。"古人有心包代心受邪，替心行令之说。手厥阴心包经脉，从胸中浅出属于心包，过膈肌，经胸部、上腹和下腹，络于三焦。它的支脉接手少阳三焦经，手厥阴心包络脉分支走向手少阳经脉，并连系于心包，散络于心系。心包通过经脉的络属与三焦相表里，内藏相火。

足厥阴肝脏，居于右胁下，其经脉络胆，与胆相表里。其功能，一主疏泄，为刚脏，喜条达而恶抑郁。在正常的情况下，人体气血和调，经脉通利，五脏安定与肝的疏泄有关。肝主疏泄，能调畅情志，疏通气机，可促进脾胃的运化功

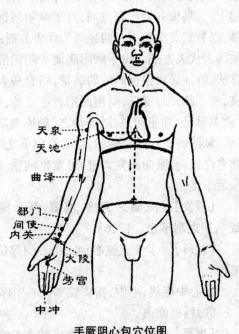

手厥阴心包穴位图

能。二为藏血之脏，即肝脏有贮藏血液和调节血量的功能。三为主筋，肝血充盈，肢体经脉才能得到充足的营养，而发挥其正常的功能。足厥阴肝经，夹胃旁边，属

于肝,络于胆,连接目系,与督脉交会于头顶。足厥阴经别和足少阳经别会合并行,故足厥阴肝和足少阳胆相表里。

在正常的情况下,肝木条达,三焦通畅,心包之火才能借助三焦之通道,下蛰于肾,温暖肾水,肾水温暖,既能涵养肝木,又能上济心阴,使心火不亢。由于肝木的条达,三焦的畅通,使火在上而上焦不热,水在下而下焦不寒。人体只有在上焦清和,下焦温暖的环境下,才能促进脏腑的机能活动,从而保持人体健康无病。

由于各种因素破坏厥阴正常的生理功能,就会导致厥阴病的发生。厥阴病的形成原因,一由厥阴本经自病,二为少阳病里虚,传入厥阴,三为太阴少阴病寒极生热。若病入厥阴,则肝失条达,气机不利,易致阴阳失调,又因为厥阴为阴尽阳生之所,故厥阴病的性质以阴阳混淆,寒热错杂证为主。篇中所论的消渴、气上撞心为厥阴受邪,阴阳失调,若邪从阴化寒,则为厥阴寒证;邪从阳化热,则为厥阴热证。病至厥阴,邪正分争,阴阳互有胜负,阴盛则厥,阳盛则热,则表现为手足厥热交替出现。此时可根据手足厥逆与发热时间的长短、程度的轻重,来判断阴阳的消长、病势的进退和预后。若由于"阴阳气不相顺接"而致四肢厥冷者,称为厥证。厥阴病篇中还记述了多种呕吐、哕、下利等症,这些病症并不属于单纯的厥阴病范畴,主要在于临证的鉴别和对比,以提高辨证论治的能力。厥阴病的治疗,因证而异,可遵"寒者温之,热者清之"的原则或寒温并用的方法。对于上热下寒证,治宜清上温下,以乌梅丸为代表方剂;对于厥阴寒证,或暖肝散寒,温胃降逆,或温经养血通脉,以吴茱萸汤和当归四逆汤为代表方剂;厥阴热证,可用凉肝清热解毒之法,白头翁汤为代表方剂。由于厥阴病属于阴阳混淆、寒热错杂证,故其治疗时,不能固守常法,临证必须根据具体的病情,结合病人的体质情况;随症施治。若见到厥利交夹,属于脾肾阳虚证,则用回阳救逆之法,对于厥证、呕、哕、利诸证的治疗,当遵循"观其脉证,知犯何逆,随证治之"的原则辨证论治。

厥阴病的预后及转归,主要有以下几个方面:厥阴正气来复,邪气渐衰,疾病有向愈之机;若厥阴阳复太过,可发生痈脓、便血或喉痹等热证;若厥阴阳亡阴竭,则预后不良。

【原文】 厥阴之为病,消渴,气上撞心[1],心中疼热[2],饥而不欲食,食则吐蚘[3],下之利不止。(326)

【注释】 ①气上撞心:心,指心胸部位。气上撞心,即病人自觉有气上冲心胸部位。

②心中疼热:心中,指胃脘部。心中疼热,指自觉胃脘部疼痛,伴有灼热感。

③蚘:即蛔虫。

【提要】 厥阴病上热下寒证的主要临床表现及治疗禁忌。

【选注】 陆九芝:厥阴之上,风气主之,中见少阳火化,故有热;人身无阳,到此亦化阳邪退伏于内,不能交迸于外,故有厥。此其热固是热,而其厥则更是热,非当其热时则为热,而当其厥时即为寒也。

舒驰远：此条阴阳错杂之证也。消渴者，膈有热也，厥阴邪气上逆，故上撞心。疼热者，热甚也，心中疼热，阳热在上也。饥而不欲食者，阴寒在胃也。强与食之，亦不能纳，必与蛔俱出，故食即吐蛔。此证上热下寒，若因上热误下之，则上热未必即去，而下寒必甚，故利不止也。

张卿子：尝见厥阴消渴数症，舌尽红赤，厥冷脉微，渴甚，服白虎黄连等汤皆不救，盖厥阴消渴，皆是寒热错杂之邪，非纯阴亢热之证，岂白虎黄连等药所能治乎？

沈尧封：此厥阴病之提纲也，然消渴气上撞心，心中疼热，饥不欲食，食则吐蛔之外，更有厥热往来，或呕、或利等症，犹之阳明病，胃家实之外，更有身热汗出、不恶寒、反恶热等证，故阳明病必须内外证合见，乃是真阳明；厥阴病亦必内外证合见，乃是真厥阴。其余或厥、或利、或呕，而内无气上撞心、心中疼热等症，皆似厥阴而实非厥阴也。

汤本求真：厥阴为阴证之极，病毒迫于上半身，而尤以头脑为最，遂现消渴、心中疼热之症，且虽感空腹，然不欲饮食，强食则时吐蛔虫，误泻下之，则下利遂致不止。一言以蔽之，阴虚证而上热下寒之剧者乃是也。

【解析】 对厥阴病的实质，历来看法不一，大体可归纳为以下几种：①认为厥阴为两阴交尽，为阴之极，因此厥阴病的本质是寒。②认为厥阴是阴尽阳生，阳气来复，复气不及则寒，复气太过则热，或为寒热错杂。③认为厥阴病的本质是热。

我们认为厥阴病的本质是热。热厥至极也可转化为寒厥，正如 335 条所说："伤寒一二日至四五日，厥者必发热。前热者，后必厥，厥深者热亦深，厥微者热亦微，厥应下之。"厥阴篇中的寒厥，如当归四逆汤证、吴茱萸汤证等，都是作为鉴别诊断列入篇中的。

研究厥阴病应和温病结合起来，厥阴病包括手厥阴心包和足厥阴肝的病理改变。厥阴之上，风气主之，阳明热盛至极，邪入心包，引动肝风而厥；少阴病阴虚内热，也可水不涵木而虚风内动，抽搐肢厥。所以养阴、清热、攻下是治疗厥阴病的主要方法。

【原文】 厥阴中风，脉微浮为欲愈，不浮为未愈。（327）

【提要】 以脉象来判断厥阴中风的预后。

【选注】 成无己：经曰，阴病见阳脉而生。浮者阳也。厥阴中风，脉微浮，为邪气还表，向汗之时，故曰欲愈。

《金鉴》：厥阴中风，赅伤寒而言也。脉微，厥阴脉也；浮，表阳脉也。厥阴之病，既得阳脉之浮，是其邪已还于表，故为欲愈也。不浮则沉，沉，里阴脉也，是其邪仍在于里，故为未愈。

方有执：风脉当浮，以厥阴本微缓不浮，故微浮，则邪见还表，而为欲愈可诊。不浮，反不然。

钱潢：邪入阴经，脉多沉迟细紧，故其邪不易出表；若得微浮，为邪气向外，仍归太阳而欲解矣。

柯韵伯:厥阴受病,则尺寸微缓而不浮,今微浮,是阴出之阳,亦阴病见阳脉也。有厥阴中风欲愈脉,则应有未愈证,夫以风木之脏,值风木主气,时复中于风,则变端必有更甚他经者,不得一焉,不能无阙文之憾。

【解析】 本证脉微浮,应当是微浮轻缓柔和,寓有不沉、不弦等病脉之意,也非太阳伤寒脉浮紧之浮象,故为欲愈。若不浮,即沉脉之意,沉主里,说明邪气在内未解,故为未愈。柯氏指出"应有未愈之证",固然有理,但条文本意在于通过脉象判断厥阴病的预后,故不详言有何未愈之证,这是可以理解的,所以他认为"不能无阙文之憾",是不可取的。

【原文】 厥阴病欲解时,从丑至卯上。(328)

【提要】 厥阴病欲解的时间。

【选注】 张令韶:少阳旺于寅卯,从丑至卯,阴尽阳生也,厥阴解于此时,中见少阳之化也。

徐旭升:三阳解时,在三阳旺时而解;三阴解时,亦从三阳旺时而解,伤寒以生阳为主也。

【解析】 厥阴中见少阳之化,病可望愈,欲解时之"欲"字,当活看,并非肯定之辞,大体如此,尚待进一步验于实践。

【原文】 厥阴病,渴欲饮水者,少少与之愈。(329)

【提要】 厥阴病阳复将愈口渴的调护之法。

【选注】 成无己:邪至厥阴,为传经尽,欲汗之时,渴欲得水者,少少与之,胃气得润则愈。

尤在泾:厥阴之病,本自消渴,虽得水未必即愈。此云"渴欲饮水,少少与之愈"者;必热邪还返阳明之候也。热还阳明,津液暴竭,求救于水,少少与之,胃气则和,其病乃愈,若系厥阴,则热足以消水,而水岂能消其热哉。

钱潢:邪在厥阴,唯恐其下利厥逆,乃为恶疾,若欲饮水,是阳回气暖,胃中燥热而渴,已复归阳明矣。若热气有余,则又有口伤烂赤,咽喉不利、吐脓血之变,故可少少与之,令阴阳和平则愈也。

【解析】 厥阴病本可口渴,条文言"少少与之愈",可见此处之口渴,并非邪热亢盛,而是邪气已去,阴液未充,必已无厥阴病之脉证。尤氏释为热还阳明,津液暴竭,显属谬误。所以强调"少少与之",意在告人,久病初愈,胃气未复,若一时暴饮,恐有停饮不化之弊,非独厥阴病愈初如此,诸病皆同此理。

【原文】 诸四逆厥者,不可下之,虚家①亦然。(330)

【注释】 ①虚家:平素身体虚弱之人。

【提要】 虚寒诸厥,治疗禁用下法。

【选注】 尤在泾:按成氏曰,四逆,四肢不温也;厥者,手足冷也。然本篇云,厥者,手足逆冷是也。又云,伤寒脉促,手足厥逆者,可灸之。其他凡言厥逆之处不一,则四逆与厥,本无分别,特其病有阴阳之异耳。此条盖言阴寒厥逆,法当温散温养之,故云不可下之。前条(按:指335条)云厥应下之者,则言邪热内陷之厥逆也。学者辨之。虚家,体虚不足之人也,虽非四逆与厥,亦不可下之。经云,无实实,无虚虚,而遗人夭殃,此之谓也。

陈修园:手冷至肘,足冷至膝为四逆;手冷至腕,足冷至踝为厥。凡诸四逆厥者,多属阳气太虚,寒邪直入之证,而热深者亦间有之。虚寒厥逆其不可下,固不待言,即热深致厥,热盛于内,内守之真阴被灼几亡,不堪再下以竭之。吾为之大中其戒曰,此皆不可下之。推而言之,凡阴虚阳虚之家,即不厥逆,其不可下亦然。

【解析】 厥逆是一种症状,其有属虚寒,也有属实热。尤氏举335条"厥泣下之"与本条对比,以明辨于学者,甚为得当。陈修园认为虽热厥也不可下,"大申其戒",是对"下之"二二字的误解。这里的"下"不专指攻下法,实包括350条治"脉滑而厥"的白虎汤,356条治"伤寒厥而心下悸"的茯苓甘草汤等,"下之"可理解为祛邪之意。本条"诸四逆厥者,不可下之"指的是虚寒证的厥逆,若误用祛邪之法,必犯虚虚之戒。由此推理,无论有无厥逆的表现,凡属虚证,皆不可单纯攻邪。

【原文】 伤寒先厥,后发热而利者,必自止,见厥复利。(331)

【提要】 辨厥热下利的关系。

【原文】 伤寒始发热六日,厥反九日而利。凡厥利者,当不能食,今反能食者,恐为除中①。食以索饼②,不发热者,知胃气尚在,必愈,恐暴热③来出而复去也。后日脉④之,其热续在者,期之旦日夜半愈。所以然者,本发热六日,厥反九日,复发热三日,并前六日,亦为九日,与厥相应,故期之旦日夜半愈。后三日脉之,而脉数,其热不罢者,此为热气有余,必发痈脓也。(332)

【注释】 ①除中:证候名,为中气败绝,本不能食而反能食的现象。多为病人临终前的表现,表现为证情危殆而反思饮食。

②索饼:即面条。

③暴热:指突然出现的发热。

④脉:此处作诊察解。

【提要】 辨厥热胜复和疑似除中证及厥阴阳复太过的变证。

【选注】 柯韵伯:病虽发于阳,而阴反胜之,厥利,此胃阳将乏竭矣。如胃阳未亡,腹中不冷,尚能化食,故食之自安,若除中则反见善食之状,如中空无阳,今俗云食禄将尽者是也。此为阳邪入阴,原是热厥热利,故能食而不为除中,其人必有烦躁见于外,是热深厥亦深,故九日复能发热,复热则厥利自止可知。日热续在,则与暴出有别。续热三日来,其脉自和可知,热当自止,正与厥相应,故愈。此愈指热言。夜半者,阳得阴则解也。若续热三日而脉数,可知热之不止,是阳气有余,必有痈脓之患。便脓血是阳邪下注于阴窍;发痈脓,是阳邪外溢于形身,俗所云伤寒留毒者是也。

《金鉴》:热而不厥为阳,厥而不热为阴,伤寒始发热六日,厥亦六日,至七日仍发热而不厥者,是阳来复当自愈也。今厥九日,较热多三日,是阴胜阳,故下利也。

凡厥利者,中必寒,当不能食,今反能食,恐是阴邪除去胃中阳气而为除中之病也。恐者,疑而未定之辞也,故以索饼试之,食后不发热则为除中,若发热,知胃气尚在,则非除中,可必愈也。若食后虽暴发热,恐热暂出而复去,仍是除中,故必俟之三日,其热续在不去,与厥相应,始可期之旦日夜半愈也;若俟之三日后,虽热不罢而亦不愈,其脉犹数者,此为热气有余,留连营卫,必发痈脓。又曰,不发热之"不"字,当是"若"字。若是"不"字,即是除中,何以下接恐暴热来出而复去之文也。

魏念庭:食索饼以试之,若发热者,何以知其胃气亡,则此热暴来出而复去之热也,即如脉暴出者,知其必死之义也。阴已盛极于内,孤阳外走,出而离阴,忽得暴热,此顷刻而不救之症也。凡仲景言曰,皆约略之辞。如此九日之说,亦未可拘,总以热与厥较其均平耳。

【解析】 本条论述厥热胜复,若能食者应排除疑似除中证。从条文开始至"期之旦日夜半愈",论述厥多热少则利,厥热相等则利止。伤寒热六日,厥九日,为阴盛阳衰,阳气不能达于四肢则厥,阳气下陷不能升提则利。热六日,厥九日,又热三日,发热的天数和厥冷的天数相等,提示阴阳平衡,主病愈。此处仲景计算厥热时间时,采用总量比较的方法,故说"本发热六日,厥反九日,复发热三日,并前六日,亦为九日,与厥相应"主病愈。凌晨1时至7时为厥阴主令之时,同时也是人体阳气渐旺之时,故病当愈,如条文所说"期之旦日夜半愈"。

对于在厥热胜复中出现能食的辨证,仲景指出"厥利者,当不能食",若反能食者,既可见于阳气来复之时,也可见于除中证。条文中以食后是否发热来判断,食后不发热是与后文暴热相对而言,是热势微,提示胃气尚在,疾病则向愈发展,若突然出现发热而又热退,可能是除中之候,暴热出者,胃气暴脱于外,须臾即散,是残阳欲脱之危候。

条文从"后三日脉之,脉数"至结束,论述阳复太过的现象。热六日,厥九日,又热三日而热不罢者,为热大于厥,其病为进,热多厥少,阳复太过,邪热内盛,损及血络,气血壅滞,血败肉腐则可能发为痈脓。

【原文】 伤寒脉迟六七日,而反与黄芩汤彻其热[①],脉迟为寒,今与黄芩汤,复除其热,腹中应冷,当不能食,今反能食,此名除中,必死。(333)

【注释】 ①彻其热:即除其热。

【提要】 论述除中证的成因、特征及预后。

【选注】 成无己:伤寒脉迟六七日,为寒气已深,反与黄芩汤寒药,两寒相搏,腹中当冷,冷不消谷,则不能食,反能食者,除中也。四时皆以胃气为本,胃气已绝,故云必死。

刘守真:除者,除去也,与除夕之除同意。夫脉迟为寒,胃中真阳已薄,不可更与凉药,盖胃暖乃能纳食,今胃冷而反能食,则是胃之真气发露无余,而胃阳亦必渐去而不能久存,故必死。腹中即胃中也。

汪琥:脉迟为寒,不待智者而后知也,六七日反与黄芩汤者,必其病初起,便发厥而利,至六七日阳气回复,乃乍发热而利未止之时,粗工不知,但见其发热下利,误认以为太少合病,因与黄芩汤彻其热,彻即除也。又脉迟云云者,申明除其热之误也。

【解析】 上条是未经误治而自转逆候,本条是阴证误用寒凉,而造成中气败绝之除中,提示医者临床当注意以往脉证和治疗经过。注家解释都很中肯,柯氏、刘氏详细探讨除中的病机,说理深透;成氏之解条理分明;汪氏更能进一步推测其误治原委,于后学者颇有启发。

【原文】 伤寒,先厥后发热,下利必自止。而反汗出,咽中痛者,其喉为痹①。发热无汗,而利必自止;若不止,必便脓血,便脓血者,其喉不痹。(334)

【注释】 ①其喉为痹:指咽喉红肿,闭塞不通。

【提要】 辨阳复病愈及阳复太过的变证。

【选注】 成无己:伤寒先厥而利,阴寒气胜也。寒极变热后发热,下利必自止,而反汗出,咽中痛,其喉为痹者,热气上行也。发热无汗而利必自止,利不止,必便脓血者,热气下行也。热气下而不上,其喉亦不痹。

汪琥:先厥后发热,下利必自止,阳回变热,热邪太过而反汗出咽中痛者,此热伤上焦气分也。其喉为痹,痹者闭也,此以解咽中痛甚,其喉必闭而不通,以厥阴经循喉咙之后,上入颃颡故也。又热邪太过,无汗而利不止,便脓血者,此热伤下焦血分也。热邪泄于下,则不干于上,故云其喉不痹。

【解析】 本条先厥后热,是阴退而阳进。阴阳相平,则愈。若阳复太过,转归有二:热邪上攻向外,症见汗出、咽痛等;热邪向内下攻,可致便脓血。热邪泄于下则不干于上,攻于上则不从下泄,以邪有出路故也。本证的治疗,喉痹可选用养阴清热解毒之类药物;便脓血者,可考虑用白头翁汤、黄芩汤之类方剂。

【原文】 伤寒一二日至四五日,厥者必发热,前热者后必厥,厥深者热亦深,厥微者热亦微。厥应下之,而反发汗者,必口伤烂赤①。(335)

【注释】 ①口伤烂赤:指口舌生疮,红肿糜烂。

【提要】 论述热厥的证候特点和治法与禁忌。

【选注】 程郊倩:伤寒毋论一二日至四五日而见厥者,必从发热得之,热在前,厥在后,此为热厥,不但此也,他证发热时不复厥,发厥时不复热,盖阴阳互为胜复也。唯此证孤阳操其胜势,厥自厥,热仍热,厥深则发热亦深,厥微则发热亦微,而发热中兼挟烦渴不下利之里证,总由阳陷于内,菀其阴于外,而不相接也。

尤在泾:伤寒一二日至四五日,正阴阳邪正交争互胜之时,或阴受病而厥者,势必转而为热,阴胜而阳争之也;或阳受病而热者,甚则亦变而为厥,阳胜而阴被格也。夫阳胜而阴格者,其厥非真寒也。阳陷于中而阴见于外也,是以热深者厥亦深,热微者厥亦微,随热之浅深而为厥之微甚也。夫病在阳者宜汗,病在里者宜下,厥者热深在里,法当下之,而反发汗,则必口伤烂赤,盖以蕴隆之热而被升浮之气,不从下出而从上逆故耳。

高学山:此条之厥与他处不同,他处为冷厥,此为热厥故也。盖直中厥阴,则先厥后热,故冷而禁下;传经则先热后厥,故热而宜下也。言厥阴伤寒,其直中传经二证,除厥而不返死证外,余皆热厥相应。如先厥一二日或四五日,后必热而与厥相应。如前热一二日或四五日,后必厥而与热相应,此种先热后厥之证,与寻常冷厥大异,盖其内既热,又与阴阳不相顺接,则是热逼阴气于外而厥,故又将前后相应之理变为内外,外厥冷至肘膝而深者内热亦深,外厥冷至手足而微者内热亦微,热厥与阳明胃实同治,以胃实而阻塞阳气,不得外通也。当视其热之深微而量主大小承气以下之。若因厥冷而误为太阳恶寒证,反用汤药以发其汗,则干以济热,而且提热于上,则不特咽痛喉痹而且口伤烂赤矣。

【解析】 学习本条可分三段理解:

(1)"伤寒一二日至四五日",说明发病之经过时间,日数为约辞。

(2)"厥者必发热"至"厥微者热亦微"说明热厥的病机病证,由热邪内伏,阳气闭郁于内,格阴于外所致。多数注家对此认识大体一致。如高氏、程氏均明确指出此为热厥。尤氏着重论述热厥的成因,或由寒化热,或阳盛格阴,并非寒热对举。

"厥者必发热,前热者后必厥",是指热厥发病的两种情况,或先见厥而后见热,或先见热而后见厥,厥时必有内热,而热时没有厥则不能理解为寒厥和热厥两种病证。

(3)"厥应下之"至"必口伤烂赤"一段,说明热厥治法宜忌。热厥忌汗,这是原则。但对"厥应下之"可灵活理解,高学山氏主用大、小承气,柯韵伯主张用白虎汤或四逆散都有一定道理,需根据临床具体情况决定取舍。

此外,应该指出,本条提出"厥应下之",330条说"诸四逆厥者,不可下之",一言热厥一言寒厥,这是应该严格区别的。附表(表6)于后以供参考。

表6 寒厥热厥证治鉴别表

证名	病机	主证	舌象	脉象	治则
寒厥	阴寒独盛,阳气衰微不达四肢	神倦、恶寒、肢厥、口不渴、或下利清谷、小便清	舌苔淡白润滑	微细欲绝或浮大无力	宜温补禁汗下
热厥	邪热内伏,阳气内郁不达四肢	肢厥胸腹灼热、烦躁或谵语口渴、小便赤、大便秘结或热结旁流	舌红苔黄而干,甚或焦黑有芒刺	滑数或沉实有力	宜清下禁汗禁温补

【原文】 伤寒病,厥五日,热亦五日,设六日当复厥,不厥者自愈。厥终不过五日,以热五日,故知自愈。(336)

【提要】 厥热相等,其病为愈。

【选注】 黄坤载:阴胜而厥者五日,阳复而热者亦五日,设至六日,则阴当又胜而复厥,阴胜则病进,复厥者病必不愈;若不厥者,阴不偏盛,必自愈也。盖天地之数,五日以后则气化为之一变,是以阴胜而厥,终不过乎五日,阴胜而阳不能复,则病不愈;以阳复而热者,亦是五日,阴不偏胜而阳不偏负,故知自愈。

程郊倩:言外见厥证虽已得热,尤须维护其胜不为阴复,方保无虞。当厥不厥,制胜已在我,此后亦不须过亢,不是厥热付之不理,一任病气循环之谓。

魏念庭:厥热各五日,皆设以为验之辞,俱不可以日数拘,如算法设为向答,以明其数,使人得较量其盈亏也。

《金鉴》:伤寒邪传厥阴,阴阳错杂为病,若阳交于阴,是阴中有阳,则不厥冷;阴交于阳,是阳中有阴,则不发热。唯阴盛不交于阳,阴自为阴,则厥冷也。阳亢不交于阴,阳自为阳,则发热也。盖厥逆相胜则逆,逆则病进;厥逆相平则顺,顺则病愈;今厥与日相等,气自平,故知阴阳和而病自愈也。

汪琥:此条乃厥阴中寒,阳气回复而自愈之证,厥热之日数相当而厥不复发,乃真阳胜而阴寒散,故知自愈。

【解析】 厥阴病,有热证,有寒证。热证时亢热不退,邪热暴张,若阳极反阴,便会现厥冷之证。若真阳微,阴寒盛,厥而不回则病危殆。若真阳来复,阴霾消退,则会由厥转热,阳起与邪争,使疾病恢复正常的发展过程。

厥阴病虽厥热互见,阴阳处于消长胜复之中,然其危殆,必由热转厥,由阳转阴。故厥去热回,意味着阳气之来复,若厥去热回,厥热相当,不复再厥,谓阳已胜阴,正已胜邪,故云其可自愈也。本条就是阐述了这个问题。

诸家意见基本一致,黄氏、《金鉴》初阐明了阴阳胜复之详细情况。而汪氏则直截了当提出:"厥热之日数相当,而厥不复发,乃真阳胜而阴寒散,故知自愈。"然黄氏又以五日气化之一变,解释厥热发作的日期,虽言之成理,但征诸事实,则很难尽合。魏氏指出"厥热各五日,皆设以为验之辞,俱不可以日数拘",还比较合乎临床实际,亦与本条原意相合。

【原文】 凡厥者,阴阳气不相顺接,便为厥,厥者,手足冷者是也。(337)

【提要】 厥证的病理机制与证候特点。

【选注】 成无己:手之三阴三阳,相接于手十指;足之三阴三阳,相接于足十指。阳气内陷,阳不与阴相顺接,故手足为之厥冷也。

尤在泾:按经脉足之三阴三阳,相接于足十指;手之三阴三阳相接于手十指,故阴之与阳,常相顺接者也。若阳邪内入,阴不能与之相接,而反出于外则厥;阴邪外盛,阳不能与之相接,而反伏于中亦厥,是二者虽有阴阳之分,其为手足逆冷一也。

魏念庭:凡厥者,其间为寒为热不一。总由肝脏受病,而筋脉隧道同受其患,非阴盛而阳衰,阳为寒邪所陷,则阳盛而阴衰,阴为热邪所阻。二气之正,必不相顺接交通,寒可致厥,热亦可致厥也。言凡厥者,见人遇厥,当详谛其热因寒因,而不可概论混施也。夫厥之为病何状? 手足逆冷是为厥也。在阴经强诸证,原以手足温冷分寒热,今凡厥俱为手足逆冷,则是俱为寒,而非热矣。不知大寒似热,大热似寒,在少阴已然,至厥阴之厥证,阴阳凡不顺接,皆厥也。又岂可概言寒邪反混施也。此仲景就厥阴病中，厥之一证。令人详分寒热，便于立法以出治也。

黄坤载：平人阳降而交阴，阴升而交阳，两相顺接，乃不厥冷。阳上而不下，阴下而不上，不相顺接，则生逆冷，不顺而逆，故曰厥逆。足三阳以下行为顺，足三阴以上行为顺，顺行则接。逆行则阴阳离析，两不相接，其所以逆行而不接者，中气之不运也。足之三阳随阳明而下降，足之三阴随太阴而上升，中气转运，胃降脾升，则阴阳顺接，中气不运，胃逆脾陷，此阴阳不接之原也。中气之所以不转运者，阴盛而阳虚也。四肢秉气于脾胃，脾胃阳旺，行气于四肢，则四肢暖而手足温，所谓阳盛而四肢实也。缘土旺于四季，故阳受气于四末，四末温暖，是之谓顺，水盛火负，阳虚土败，脾胃寒湿不能温养四肢，是以厥冷。四肢阳盛之地，而阴反居之，变温为冷，是反顺而为逆，因名厥逆。

陈平伯：本条推原所以致厥之故，不专指寒厥言也。用凡字冠首，则知不独言三阴之厥，并赅寒热二厥在内矣。盖阳受气于四肢，阴受气于五脏，阴阳之气相贯，如环无端。若寒厥则阳不与阴相顺接，热厥则阴不与阳相顺接也。或曰：阴不与阳相顺接，当四肢烦热，何反逆冷也？而不知热邪深入，阳过于里，不能引达四肢，亦为厥冷，实非阴与阳不相顺接之谓乎！

【解析】 本条进一步论述厥证之病机及临床特点。对此诸家之认识基本一致。

首先，对于本条之厥，均认为是概指寒厥热厥而言，并非单论寒厥。仅黄氏从脾胃阳虚中焦不运立论，是对厥之概念认识不清之偏见。

其次，对于厥证之病机，文中指出"阴阳气不相顺接便为厥"。诸家之见，对于"阴阳气不相顺接"的具体认识各有所长。有从经脉之循行来认识阴阳之气不相顺接而致手足逆冷者，如成氏、尤氏等；有从内外脏腑认识阴阳之气不相顺接者，如陈氏；有从中气不运，而升降失司致不主四肢、手足逆冷者，如黄氏；亦有从厥阴属肝，肝主筋脉，经脉隧道不通而致阴阳气不相顺接者，如魏氏等。这些见解都是从不同方面说明了"阴阳气不相顺接"的病理机制，说法不同，但其实质一致。所谓不相顺接，诚如黄氏所言，"不顺而逆，故曰厥逆"，即是气机逆乱之谓。从335条[词解]所引的《内经》关于厥证的认识来说，《内经》对于厥证之病机，亦认为是气血逆乱所致。如《素问·方盛衰论》指出"是以气多少逆皆为厥"，《素问·解精微论》也指出"夫人厥则阳气并于上，阴气并于下"，均指出了厥证之病机是气机逆乱。当然《内经》之厥证多指猝然昏仆之危重急证，而《伤寒论》之厥则多如本条所言"手足逆冷者是也"。但其病机则基本一致，均属于气机之逆乱。

正常人之阴阳气的运行是有一定规律的。如《素问·阴阳应象大论》所言"清阳发腠理，浊阴走五脏；清阳实四肢，浊阴归六腑""阴在内，阳之守也；阳在外，阴之使也"，这是指阴阳之气的内外通顺而言；除了阴阳内外出入的关系，还有所谓上下升降，如《素问·太阴阳明论》指出："故阴气从足上行至头而下行循臂至指端，阳气从手上行至头,而下行至足。"他如肺气之肃降、肝气之疏泄、脾气之为枢、心肾之相交均包含有阴阳气上下升降的协调关系,阴阳之气在人体是无不出入、无不升降的。这种升降出入的协调关系,与脏腑经络的生理功能是有密切关系的,故成氏、尤氏引手足三阴三阳经脉之循行来解释手足逆冷之产生,黄氏引上下升降之障碍以脾阳虚寒为重点、陈氏以阴阳之气内外不相顺接来解释厥证,均从不同方面阐明了阴阳气不相顺接的病理机制。实际上这些方面都发生着有机的联系,并不是彼此孤立的,而是通过脏腑经络的生理活动,使全身的阴阳保持一个协调平衡的通顺状态。某一方面的病变,都会影响整个机体升降出入的阴阳变化,只不过当这种变化达到一定程度时,才能引起厥证。其中,尤不可忽视下焦肝肾的作用。因为肾是一身阳气之源,先天水火之所居,真阴真阳之失调逆乱最易引起厥证,故病机十九条指出"诸厥固泄,皆属于下"是应该注意的。

至于寒厥成热厥的发生,则应视阴阳之气不相顺接之主要原因何在。凡厥,都是阳气不达四肢而致。但有由于阴寒过盛,阳气虚衰者,因阳虚而不能通达四肢,是阴盛而产生寒厥。如《素问·厥论》所言:"寒厥何失而然也?……阳气衰,不能渗营其经络,阳气日损,阴气独在,故手足为之寒也。"虽《素问·厥论》所述之寒厥、热厥的概念同本论不完全相同,但这段话对寒厥之病机还是有指导意义的。也是由于阳热过盛,深伏于内致阴气格拒于外者,也致阳气不能通达四肢,是阳盛而产生热厥。二者虽皆为厥,但一寒一热,一虚一实自当辨明。对于寒厥、热厥之因、机、证、治的鉴别,已在第335条下列表举出,兹不赘述。但王好古对于二者之不同,其论亦可参阅。他说:"夫厥有阴有阳,初得病身热,三四日后热气渐深,大便秘结,小便黄赤,或语言谵妄,而反发热者,阳厥也。初得病身不热,三四日后,阳气渐消,大便软利,小便清白,或语言低微而不发热者,阴厥也。二证人多疑之,以脉皆沉故也。然阳厥而沉者,脉多有力;阴厥而沉者,脉当无力也。若阳厥爪指有时而温,若阴厥爪指时时常冷也"。当然寒厥热厥之辨,应综合舌脉证候、全身情况及发病经过而全面分析。但王氏之见实为临床心得,对我们诊断厥证确有助益。

对于厥证之临床特点,文中明确指出:"厥者,手足逆冷者是也。"实际上也说明了厥在本论中所指是指手足逆冷之证,这是不同于《内经》中厥的概念的。厥何以手足逆冷,前面的病机分析已经指出,无论寒厥热厥,均是因为阳气不能通达四肢,而致手足逆冷。因为,四肢为诸阳之本。正常时阳气发于四肢,则经脉流通,气血和调,脏腑升降出入正常进行,阴平阳秘、卫外固密、邪无从入,若阳气不能通达四肢,则经脉闭塞,气血逆乱,不汉手足逆冷,脏腑功能活动及阴阳升降出入由此而失调,故厥为重证。但由于寒厥或热厥之程度不同,手足逆冷之程度和范围亦有轻重之别。第335条之"厥深热亦深,厥微热亦微",是指热厥之内热深伏的程度和手足厥冷之程度有相应关系。即使寒厥,其手足蹶冷之程度或范围亦与阳气虚衰之程度有关。故其范围轻者仅及手足,重者可至肘膝甚及全身。

另外,有人认为"厥"和"四逆"二者不同。如《伤寒明理论》云:"厥者,冷也,甚十四逆也。"他认为:"四逆者,四肢逆而不温者也。"认为"四逆"是病在少阴,较轻;而"厥"是病在厥阴,较重。这种认识似有道理,而实无强分之必要。无论从本论中所载,厥、逆经常并论;还是从临床上来看,厥、逆二者很难区分,实际上都是阳气不能通达于四肢所致,病机、病症完全一致。如钱潢所云:"成氏云,四逆,四肢不温也,其说似与逆冷有异,然论中或云厥,或云厥逆,或云四逆,或云厥冷,或云手足寒,或云手足厥寒,皆指手足厥冷而言也。"故不必将二者强分。

应该指出,本条论述的"阴阳气不相顺接"是厥的基本病机,我们着重分析的寒厥、热撅,亦成厥证的基本类型。但凡导致阴阳气不相顺接者均可致厥,不仅寒热二邪,其他如痰、水、食积致气滞不通,均可阻碍阴阳气之正常通顺协调而不相顺接,引起厥证。如少阴篇318条之四逆散证即气厥、厥阴篇340条之膀胱关元冷结证及355条之痰食厥、356磊水停心下之厥等等均是由于痰食水寒等邪结滞而引起之厥,他如脏厥、蛔厥亦属于阴阳气不相顺接之病机,这是我们在分析厥证时应予注意的。因其内容在后述各条中,此不再赘述。

【原文】 伤寒脉微而厥,至七八日肤冷,其人躁无暂安时者,此为脏厥①,非蛔厥②也。蛔厥者,其人当吐蛔。今病者静,而复时烦者,此为脏寒③,蛔上入其膈,故烦,须臾④复止,得食而呕,又烦者,蛔闻食臭出,其人常自吐蛔。蛔厥者,乌梅丸主之。又主久利。(338)

乌梅三百枚　细辛六两　干姜十两　黄连十六两　当归四两　附子六两(炮,去皮)　蜀椒四两(出汗⑤)　桂枝六两(去皮)　人参六两黄柏六两

上十味,异捣筛⑥,合治之,以苦酒渍乌梅一宿,去核,蒸之五斗米下,饭熟捣成泥,和药令相得,内臼中,与蜜杵二千下,丸如梧桐子大。先食⑦饮服十丸,日三服,稍加至二十丸。禁生冷、滑物、臭食等。

【注释】 ①脏厥:因肾阳极虚而致的四肢厥冷。

②蛔厥:因蛔虫内扰,气机逆乱而致的四肢厥冷。

③脏寒:指脾脏虚寒,在此指肠中虚寒。

④须臾:过一会儿。指时间很短。

⑤出汗:蜀椒炒至油质渗出。

⑥异捣筛:药物分别捣碎,过筛。

⑦先食:指先于食,即进食之前。

【提要】 辨脏厥与蛔厥的鉴别及蛔厥证的治疗。

【选注】 成无己:藏厥者,死,阳气绝也。蛔厥虽厥而烦,吐蛔已则静,不若脏厥而躁无暂安时也。病人脏寒胃虚,扰动上膈,闻食臭出,因而吐蛔,与乌梅丸温脏安蛔。

柯韵伯:伤寒脉微厥冷,烦躁者,在六七日,急灸厥附以救之,此至七八日而肤

冷不烦而躁,是纯阴无阳,因脏寒而厥,不治之证矣。然蚘厥之证,亦有脉微肤冷者,是内热而外寒,勿遽认为脏厥而不治也。其显证在吐蚘,而细辨在烦躁。脏寒则躁而不烦,内热则烦而不躁。其人静而时烦,与躁而无暂安时迥殊矣。此与气上撞心、心中疼热、饥不能食,食即吐蚘者,互文以见意也。看厥阴诸证,与本方相符,下之利不止,与又主久利句合,则乌梅丸为厥阴主方,非只为蚘厥之剂矣。

【解析】 本条提出以下三点对脏厥和蚘厥进行鉴别:①脏厥为躁,蚘厥为烦;②脏厥躁无暂安时,蚘厥静而复时烦;③脏厥不吐蚘,蚘厥吐蚘。我们认为应着重从病机上认识二者的区别:脏厥为真阳衰弱,阳虚不能温煦四肢而厥;蚘厥固然也有阳气不足的一方面,但厥的主要原因是蚘虫扰动,气机逆乱,阴阳不相顺接而厥。因此,除上述三点以外,还应参考病人的脉象、舌象及精神意识等方面的表现,综合分析。脏厥的病情要比蚘厥严重得多,二者在临床上的鉴别,一般说并不困难。

对于蚘证病机的认识,成氏认为是脏寒,柯氏认为是内热。前者偏重于胃中虚寒,后者偏重于膈上有热,并非矛盾,两者结合起来,即上热下寒、寒热错杂,反映了乌梅丸证的本质。

【原文】 伤寒热少微厥①,指头寒,嘿嘿不欲食,烦躁。数日小便利,色白者,此热除也,欲得食,其病为愈。若厥而呕,胸胁烦满者,其后必便血。(339)

【注释】 ①微厥:指厥冷的程度较轻。

【提要】 热厥轻证的两种转归和特点。

【选注】 柯韵伯:身无大热,手足不冷,但指头寒,此热微厥亦微也。凡能食不呕,是三阴不受邪,若其人不呕,但嘿嘿不欲食,此内寒亦微。烦躁是内热反盛,数日来小便之难者已利,色赤者仍白,是阴阳自利,热除可知。不欲食者,今欲得食,不厥可知矣。若其人外虽热少厥微,而呕不能食,内寒稍深矣。胸胁逆满,内热亦深矣,热深厥深,不早治之,致热伤阴络,其后必便血也,此少阳半表半里证。微者,小柴胡汤和之;深者,大柴胡汤下之。

程郊倩:热既少,厥微而仅指头寒,虽属热厥之轻者,然热与厥并现,实与厥微热亦微者同,为热厥之列,故阴阳胜复,难以揣摩。但以嘿嘿不欲食、烦躁,定为阳胜;小便利白色、欲得食,定为阴阳复。盖阴阳不甚在热厥上显出者,如此证热虽少而厥则不仅指头寒,且不但嘿嘿不欲食而加之呕,不但烦躁而加之胸胁满,则自是热深厥亦深之证也。阴微当不能自复,必须下之,而以破阳行阴为事矣。苟不如此,而议救于便血之后,不已晚呼?此条下半截数日小便利色白,则上半截短赤可知,是题中之二眼目;嘿嘿不欲食、欲得食,是二眼目;胸胁满烦躁与热除,是二眼目。热字包括有躁烦等症,非专指发热之热也。

【解析】 本证初起时热不甚,故仅见"指头寒",当为热微厥亦微之热厥轻证。阳热内郁,故神情嘿嘿、不欲饮食,阳郁求伸故烦躁不安。其转归有二:一为痊愈。证见数日后小便欲畅而色清,说明热邪尽除,阴液得复,欲进食,可知胃气也和。二为转剧。热深厥亦深,邪热内结而见胸胁烦满而欲呕,甚者,热伤阴络而便血。

程氏指出小便、饮食、胸满烦躁为辨证之眼目,深得本证之要领。其治疗,柯氏主张热微者用小柴胡汤,热深者用大柴胡汤,固亦可取,但总不如用四逆散加减宣郁清热更为贴切。

【原文】 病者手足厥冷,言我不结胸,小腹满,按之痛者,此冷结在膀胱关元①也。(340)

【注释】 ①膀胱关元:关元为任脉经穴,在脐下三寸。膀胱关元指疾病的部位在脐下。

【提要】 寒厥之冷结关元致厥。

【选注】 周禹载:言我不结胸,知非阳邪结于阳位也;小腹满,按之痛,知为阴邪必结于阴位也。仲景恐人疑为五苓散,或蓄血证,故曰此为冷结,则用温用灸,自不待言。

程郊倩:发厥,虽不结胸,而小腹满实作痛,结则似乎可下,然下焦之结多寒,不比上焦之结多热也。况膀胱关元之处尤为藏室,下之发动脏气,害难言矣,益不可也。下焦为生气之源,冷结于此,周身之阳气均无所仰,故手足厥冷。

尤在泾:手足厥冷,原有阴阳虚实之别。若其人结胸,则邪结于上而阳不得通,如后所云,病人手足厥冷,脉乍紧,邪结在胸中,当须吐之,以通其阳者也。若不结胸,但少腹按之痛者,则是阴冷内结,元阳不振,病在膀胱关元之间,必以甘辛温药,如四逆白通之属,以救阳气而驱阴邪也。

【解析】 本证为下焦元阳不足,阴寒结于脐下所致。其病位与蓄水、蓄血相同,然一属热属实、一属寒属虚,二者在病机上完全不同,故周氏指出不能疑为五苓散证或蓄血而妄用下法,是很有必要的。本证的治疗,周氏主张用温用灸;尤在泾提出以辛甘温药,如四逆白通之属,以救阳气而驱阴邪。从大法上说,都是正确的,临证可酌情选用,或以温灸与汤药结合治疗。

【原文】 伤寒发热四日,厥反三日,复热四日,厥少热多者,其病当愈。四日至七日,热不除者,必便脓血。(341)

【提要】 根据厥和热的多少,辨阳复病愈与阳复太过的变证。

【选注】 柯韵伯:伤寒以阳为主,热多当愈,热不除为太过,热盛厥微,必伤阴络,医者当于阳盛时予滋其阴,以善其后也。四日至七日,自发热起至厥止而言,热不除指复热四日,复热四日句,语意在其病当愈下。

尤在泾:热已而厥者,邪气自表而至里也,乃厥未已,而热之日又多于厥之日,则邪复传之表矣,故病当愈,其热则除,乃四日至七日而不除者,其热必侵入营中,而便脓血,所谓热气有余,必发痈脓也。

【解析】 人体的机能活动赖于阳气的温煦和推动,但不能说阳气越多越好,阳气在正常的情况下能推动人体的生长发育,但太过又能耗伤人体正气,消灼津液,而导致疾病的发生。本条内容与334条大致相同,发热的日数多于厥冷的日数,为阳复阴退,表示病势向好的方面发展,阳复阴退则其病当愈。然而发热如果持续不退者,则为阳复太过,则病情又向另一方面演变,由虚寒证转化为实热证,若邪热损伤阴络,则可能发生便脓血的变证。

【原文】 伤寒厥四日,热反三日,复厥五日,其病为进。寒多热少,阳气退,故为进也。(342)

【提要】 厥多热少,其病为进。

【选注】 程郊倩:厥阴少阳,一脏一腑,少阳在三阳为尽,阳尽则阴生,故有寒热之往来。厥阴在三阴为尽,阴尽则阳生,故有厥热之胜复。凡遇此证,不必论其来自三阳,起自三阴,只论厥与热之多少。热多厥少,知为阳胜,阳胜病当愈;厥多热少,知为阴胜,阴胜病日进。热在后而不退,则为阳过胜,过胜则阴不复,遂有便血诸热证;厥在后而不退,则为阴过胜,过胜则阳不能复,遂有亡阳诸死证。所以调停二者,治法须合乎阴阳进退之机,阳胜宜下,阴胜宜温,若不图之于早,坐令阴竭阳亡,其死必矣。

周禹载:此二条总以邪胜则厥,正胜则热。所以厥者,以厥阴脏中,本无真阳也,故厥阴证中,喜其发热者,以正胜也,正胜则邪退,故当愈也;假使热气太过,则其热非正气之复,而为有余之邪,故肝藏之血,为热所逼,疾走下窍,势所必然;若寒多热少,又是正不胜邪,其病为进,盖邪与元气不两立也。

沈明宗:盖厥阴胜而厥四日,土弱不胜,热反三日,木再乘土,复厥五日,乃胃阳气衰,故为病进。然厥阴邪盛为多,胃阳气衰为少,是以木土互言,为寒多热少,即胃气退而肝邪进,所谓阳气退而为进,非虚寒之谓也。

汪琥:此条证,与上条相反,乃真寒厥也。

常器之:可四逆汤,待其热退寒存,厥不复热,始可用之。

任应秋:本条和前条总的在说明机体阴阳的消长,关于病变的进退,不一定真有这种病证的出现。

【解析】 对于本条,注家都认为厥阴病厥热胜复的厥多热少表示人体阳气衰微,阴寒邪甚,病情加重,故必须急扶阳气,与四逆汤抢救,以防阳亡。沈氏仅说是胃阳气衰,把阳衰范围缩小在胃是不全面的。

本条当与331、334、336、341等条结合起来看,都是讨论厥阴病厥热胜复的条文。

厥热胜复为厥阴病在发展过程中阴阳消长的外在表现,即四肢厥冷与发热交替出现。邪入厥阴,正邪交争,可有如下几种情况:厥热相等,是阳气来复,病情向愈;热多厥少是正能胜邪,病趋好转;厥多热少为正不胜邪,其病为进;热而复厥,为阳复不及,病又复作;但厥不热,表示阴盛阳衰,病情危重;厥退而热不止,表示阳复太过,病从热化。随邪热所伤部位不同,而有不同的证候。若热势向上,伤及咽部,则发生喉痹;若热势向下,伤及阴络,则有便脓血之证。总之,从厥逆与发热时间的长短,可以估计正邪盛衰和阴阳消长的情况,对于诊断治疗和判断预后有一定的意义。

对于厥热胜复,尚要注意一个问题:厥是热厥还是寒厥?根据《伤寒论》原文精神,以先热后厥为热厥、先厥后热为寒厥来划分,那么331、334、336、342条是寒厥,339、341条是热厥。寒厥过程中,厥少热多,说明阴邪消衰,阳气来复,病情向愈。热厥过程中,厥少热多,说明假象(厥逆)消除,表现真象,病情单纯,经正确治疗,预后亦佳。厥热胜复的预后,固然主要取决于人体的正气强弱,但与厥的寒热性质也不无关系。一般来说,寒厥如果厥多热少,说明寒甚阳微,主病危重。热厥如果厥多热少,说明热厥已向寒厥转变,因为热厥要死亡,必定要转变成寒厥才能死亡。

任氏认为在临床上没有看到厥热胜复各几日交替出现的情况,我们在临床所见也确是如此。但是有遇到这样两种情况:如急性下痢,入院后不久就出现体温下降、血压低下、四肢厥逆的寒厥症状,经回阳救逆抢救后,厥除而身热又高,乃与清热凉血利湿而愈。有时急性下痢,高热而厥,此时属热厥,如果治不合法,也会转为寒厥休克而死。这说明厥热胜复,一方面有病情的变化,另一方面也有治疗因素在内。从厥热胜复可以推测病人的正邪盛衰和阴阳消长情况。所以我们认为,厥热胜复的实质,在于说明人体正气的重要性。病至厥阴,人体正气的恢复与否与治疗措施的及时和正确有着密切的关系,对于厥证治疗必须要把重点放在帮助正气恢复上,这才是临床上应持的积极态度。

【原文】 伤寒六七日,脉微,手足厥冷,烦躁,灸厥阴,厥不还者,死。(343)

【提要】 阴盛阳绝的危候。

【选注】 成无己:伤寒六七日,则正气当复,邪气当罢,脉浮身热为欲解;若反脉微而厥,则阴胜阳也。烦躁者,阳虚而争也。灸厥阴,以复其阳,厥不还,则阳气已绝,不能复正而死。

汪琥:此条乃寒厥之死证,寒中厥阴,所忌者厥,所喜者热,伤寒脉微手足厥冷,至四五日,阳回当热,今者六七日而阳不回,反加烦躁。成注云,阳虚而争,乃藏中之真阳欲脱,而神气为之浮越,故作烦躁,是皆为厥冷之兼证也,此时药力不足恃,宜急灸厥阴以回其阳,如灸之而络厥,阳气不还者死……武陵陈氏云,灸厥阴,如关元气海之类……夫气海者,是男子生气之海也,殆藏气虚惫,真气不足,一切气疾久不差,悉皆灸之。

程郊倩:脉微厥冷而烦躁,即是前条中所引脏厥之证,六七日前无是证也。

常器之:可灸太冲穴。

【解析】 厥阴病寒厥以阳气为重,如果阳长阴退则生,阳衰阴盛则危。本条阳衰阴盛,故脉微手足厥冷;浮阳欲脱,故见烦躁。此时疾病危笃,固当回阳救逆,深恐药力来不及,所以一面急投四逆汤类,一面立即温灸元阳,才有希望挽救垂危之阳。因为汤药煎服有一定时间,而温灸可以立即作用于人体,所以特别指出要温灸。如果温灸也不能使厥回温,说明阳微殆尽,病人立即将死。

关于"灸厥阴",诸家意见:常器之认为当灸太冲,张令韶认为当灸行间、章门,武陵陈氏认为当灸关元、气海。尽管取穴不同,然而温复元阳的目的则一。根据我们临床体会,灸关元、气海,确有治愈的病例。

【原文】　伤寒发热,下利,厥逆,躁不得卧[①]者,死。(344)

【注释】　①躁不得卧:躁扰不安,而不能安卧,形容躁之甚。

【提要】　阴极阳脱的危候。

【选注】　喻嘉言:厥证但发热则不死,以发热则邪出于表,而里证自除,下利自止也。若发热下利厥逆,烦躁有加,则其发热又为阳气外散之候,阴阳两绝,亦主死也。

张璐:躁不得卧,肾中阳气越绝之象也。大抵下利而手足厥冷者,皆为危候,以四肢为诸阳之本故也。加以发热躁不得卧,不但虚阳外露,而真阴亦已消尽无余矣,安得不死乎?

【解析】　本条比上条更为严重,阳衰阴盛,阴阳已欲离决。下利厥逆,是阴盛阳衰的表现;发热,是阴盛于内而格阳于外的表现;躁不得卧,是阳气脱越的表现。阴阳即将离决,已经接近死亡阶段,所以主死。如果抢救,可试用通脉四逆加人参汤,并可灸气海、关元以治之。

关于烦躁一症,《伤寒论》中多次出现,必须分清其寒热虚实。烦,是病人主观的一种感觉,是胸中热郁不安的意思。躁,是病人不自觉失神的外部表现,手足躁动不安。《伤寒明理论》说:"烦为扰扰而烦,躁为愤躁之躁,合而言之,烦躁为热也。析而分之,烦也,躁也,有阴阳之别焉。烦,阳也;躁,阴也。"以阴阳来区别烦躁,这是不够妥当的,寒

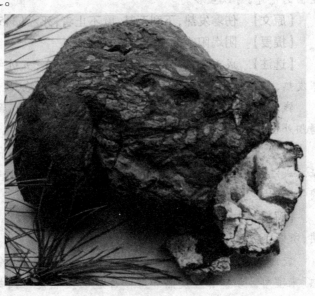

茯苓

热虚实都可出现烦躁,例如承气汤证也有躁证(239、251条),如何可以躁为阴呢?烦与躁是相关联的两个症状,只能讲烦为轻,躁为重。病轻时,但烦不躁;进一步烦

躁并见;病重时,躁甚于烦,但并不是说不烦而躁。298条所谓"不烦而躁",是病人神昏躁动已经神志不清,不能自言其烦而已。一般来说,但烦不躁,病人神志尚清;而躁甚于烦时,神志已经不清。因此,只能以轻重分烦躁,而不能以阴阳分烦躁。也就是说躁有阴躁,也有阳躁。

《伤寒论》中提到阴躁者,有61条的"昼日烦躁不得卧,夜而安静"的干姜附子汤证,有69条"烦躁"的茯苓四逆汤证,有296条的"吐利烦躁四逆者"死证,有298条"不烦而躁"的死证,有309条的"烦躁欲死"的吴茱萸汤证,有上条"烦躁"灸厥阴证,有本条"躁不得卧者"的死证。这些都是以阳虚阴盛为其主要病理机制,但有程度轻重之不同。干姜附子汤证、茯苓四逆汤证和吴茱萸汤证,是烦躁并见,是阳与阴相争的表现,说明阳气尚可与阴邪一争。而296、298条、上条和本条,都是以躁甚于烦,说明虚阳外越,阳气无力与邪相争而欲外脱的表现。所以尽管都是阴盛,前者正气尚可与邪相争,故主以温阳就可治;后者正气将尽,故仲景无出方治,主死。

至于躁的阴阳之分别,当于躁动的有力无力及其他兼证来分辨。如果躁之若狂,弃衣而走,登高越垣,兼见不大便腹满实、脉滑有力、苔厚舌红,这是阳躁,当用清下。如果骚动不宁,撮空理线,循衣摸床,兼见下利清谷、四肢厥逆、脉微欲绝、舌淡而胖,这是阴躁,当用温补。《伤寒论》对阴躁论述较详,而对阳躁论述不够全面,后世温病学家对中焦气分证、营分证,以及下焦热极动风和虚风内动做了比较全面的论述,可以互参。

【原文】　伤寒发热,下利至甚,厥不止者,死。(345)

【提要】　阴竭阳绝的危候。

【选注】　成无己:六府气绝于外者,手足寒;五脏气绝于内者,利下不禁。伤寒发热,为邪气独甚,下利至甚,厥不止,为府脏气绝,故死。

钱潢:发热则阳气已回,利当自止,而反下利至甚,厥冷不止者,是阴盛极于里,逼阳外出,乃虚阳浮越于外之热,非阳回之发热,故必死矣。

汪琥:此条承上文而言,伤寒发热,纵未至于躁不得卧,但利而厥不止,亦是死证。成注引《金匮》云:"六府气绝于外者,手足寒;五脏气绝于内者,利下不禁。脏府气绝,故主死也。"

【解析】　本条与上条症状相似,惟无"躁不得卧",但疾病本质同样是阴阳离决,所以主死。

成氏认为发热是"邪气独甚",是不够确切的,应从钱氏认为"虚阳浮越于外之热"来理解。须知邪盛发热和虚阳外脱的发热是不同的。邪盛发热,是指邪正俱盛,相互抗争的发热;而本条是正气已无力与邪相争,虚阳外脱欲绝的发热,这是假热,与邪盛发热有着本质的区别。考《伤寒论》中发热,有表热、里热、虚热的不同。表热,就是有表证的发热,大多是"翕翕发热"。里热,是往往内外都有热象,而主要的是从内出外,大多是"蒸蒸发热"。虚热,是在正气不足,阴液亏损的情况下产生的,表面虽然有热象,但实际是假热。在虚热之中,又可分为三种:一是阴虚发热,一是阳虚发热,一是阳越发热。本条所言发热,就是阳越发热,是发热中最危笃的一种。

【原文】 伤寒六七日不利,便发热而利,其人汗出不止者,死。有阴无阳^①故也。(346)

【注释】 ①有阴无阳:下利为阴邪甚,汗出不止为阳外亡,敝称有阴无阳。

【提要】 病情突变,阳气外亡的危候。

【选注】 成无己:伤寒至七日,为邪正相争之时,正胜则生,邪胜则死。始不下利,而暴忽发热,下利汗出不止者,邪气胜,正阳气脱也,故死。

魏念庭:伤寒六七日不下利,此必见阳微之证于他端也,而人反不觉,遂延误其扶阳之方,其人忽而发热,利行,汗出且不止,则孤阳为盛阴所逼,自内而出亡于外,为汗为热,自上而随阴下泄为利,顷刻之间,阳不守其宅,阴自独于里,有阴无阳而死,尚早为备,为何致以噬脐莫追乎?

汪琥:此亦厥阴中寒之死证也。愚以伤寒六七日下,当有脱简,寒中厥阴,至六七日,当亦厥六七日矣,不言厥者,阙文也。厥则当利,其不利者,武陵陈氏云"阳气未败,犹能与邪相枝梧也"。若至发热即利者,亦当止,今则发热与利特然并至,加之汗出不止,则知其热非阳回而热,乃阳脱而热,故兼下利而汗出不止也。阴寒之邪中于里,为有阴;真阳之气脱于外,为无阳。有阴无阳,焉得不死。

王肯堂:厥阴病发热不死,此三节发热亦死者,首节在躁不得卧,次节在厥不止,三节在汗出不止。

郭雍:汗出不止者死,先服防风牡蛎汤以止汗,次服甘草干姜汤以复其阳,得厥愈足温,更作芍药甘草汤以和之。

【解析】 各注家均平允可从,一致认为本条是纯阴无阳,为阴盛亡阳的死证。尤其王氏对此前三条的厥阴发热死候阐发颇为精当。对厥阴病的发热,要分辨是阳复发热,还是阳越发热?阳复发热,应该厥逆消除,下利好转,病情转轻。如果发热而厥逆不止、下利加重,更加躁不得卧、汗出不止,这是阳越发热,为阴阳离决之证。仲景之所以列此三条,是以示中医辨证,不能单以发热某一症为凭,当从全面考虑,综合分析,了解疾病的本质,这样才能提高辨证论治的正确性。

本条治法,郭雍所言,恐病重药轻,不能获效,如选用大剂参附龙牡汤,可能效力更大。

以上几条都讲厥阴病的死证,可见厥阴病的生死,决定于阳气的存亡。厥阴,为一阴,阴中包含着阳,阳气有回复的可能;但厥阴,又为两阴交尽,也有阳气浮越的可能。病至厥阴,是伤寒病发展的最后阶段。临床所见,病至危重阶段,也确有这样两种可能:一种阳气来复,阴病出阳,疾病很快就会痊愈;另一种,阳气脱越,病人立见死亡。所以我们应该从阴阳互根的理论,急护阳气,使正能胜邪,阴阳互相维系,这才是极为重要的措施。

【原文】 伤寒五六日,不结胸,腹濡①,脉虚复厥者,不可下,此亡血②,下之死。(347)

【注释】 ①腹濡:腹部按之柔软。

②亡血:即血虚。

【提要】 血虚致厥,禁用下法。

【选注】 尤在泾:伤寒五六日,邪气传里,在上则为结胸,在下则为腹满而实。若不结胸,腹濡而脉复虚,则表里上下都无结聚,其邪为已解矣。解则其人不当复厥,而反厥者,非阳热深入也,乃血不足而不荣于四末也,是宜补而不可下,下之是虚其虚也。玉函云:虚者重泻,其气乃绝,故死。

程郊倩:伤寒五六日,外无阳证,内无胸腹证,脉虚复厥,则虚寒二字,人人知之,谁复下者! 误在肝虚则躁而有闭证,寒能涩血故也,故曰此为亡血,下之死。

【解析】 尤氏的解释切中病情。伤寒五六日,如邪热传里,与痰水相结则成结胸,症见心下硬满,甚或连及少腹,痛不可近,脉当沉紧有力。若不结胸而结聚于肠胃者,必腹部硬满而拒按。今胸部无结胸见证,腹部按之濡软不痛,且脉见虚弱,可知其肢厥是由于阴血亏虚,不能荣养四肢而致,故不可下,下之则阴血更伤。程氏的看法也有一定道理,虚寒厥逆不可下,"人人知之",此处既曰不可下,一定有某些似乎当下之证,程氏认为"误在肝虚则躁而有闭证",大体指血虚便闭一证而言。血虚便闭当养血通便,故禁用下法。这样解释,于理虽通,但不免有些牵强。

【原文】 发热而厥,七日下利者,为难治。(348)

【提要】 虚阳外浮,阴寒内盛证的预后。

【选注】 尤在泾:发热而厥者,身发热而手足厥,病属阳而适虚也。至七日,正渐复而邪欲退,则当厥先已而热后除,乃厥如故,而反加下利,是正不复而里益虚矣。夫病非阴寒,则不可以辛甘温其里,而内虚不足,复不可以苦寒坚其下,此其所以为难治也。

章虚谷:七日为阳复之期,先发热后厥,七日而下利不复热,其阳随邪陷而不出,故为难治。

喻嘉言:厥利与热,不两存之势也,发热而厥七日,是热者自热,厥利者自厥利,两造其偏,漫无相协之期,故虽未现烦躁等证,而已为难治,盖治其热则愈厥愈利,治其厥利则愈热,不至阴阴两绝不止矣。

【解析】 各家之注,基本精神一致。本证为阴寒内盛,阳气外浮而厥利,厥逆与下利并见,阳气有时时欲脱之危。正如喻嘉言所说"盖治其热则愈厥愈利,治其厥利则愈热",故为难治。辨其病机,与317条"少阴病,下利清谷,里寒外热,手足厥逆……"颇为相似,故也可试投通脉四逆汤以救万一。

【原文】　伤寒脉促,手足厥逆,可灸之。(349)

【提要】　阴盛阳衰厥逆而脉促者,可用灸法。

【选注】　柯韵伯:促为阳脉,亦有阳虚而促者,亦有阴盛而促者,要知促与结皆代之互文,皆是虚脉,火气虽微,内攻有力,故灸之。

《金鉴》:伤寒,阴证见阳脉者,虽困无害,无宁俟之也。今伤寒脉促,手足厥逆,而曰可灸之者,盖以欲温则有阳脉之疑,欲清则有厥阴之碍也。夫证脉无寒热之确据,设以促之一阳脉清之,唯恐有误于脉;或以厥之一阴证温之,又恐有误于证;故设两可之灸法,斯通阳而不助热,回厥而不伤阴也。

陈修园:阳盛则促,虽手足厥逆,亦是热厥,忌用火攻,然而阴盛之极,反假见数中一止之促脉。但阳盛者,重按之指下有力;阴盛者,重按之指下无力。

【解析】　促脉不仅阳盛可见,阴盛之极也可出现,条文既曰证见手足厥逆而用灸法,显然本证脉促为阴盛所致。柯韵伯之注言简意赅,正中病机。陈修园以促脉之有力无力,辨病属阳盛还是属于阴盛,很有实际意义。惟《金鉴》认为,本"证脉无寒热之确据",故用"两可之灸法",显然是错误的。灸法本为温里回阳之法,只可用于里虚寒证,"火气虽微,内攻有力",若误作两可之法而用于阳热实证,必然引起不良后果。

【原文】　伤寒,脉滑而厥者,里有热,白虎汤主之。(350)

【提要】　无形邪热致厥的证治。

【选注】　钱潢:滑者,动数流利之象,无沉细微涩之形,故为阳脉,乃伤寒郁热之邪在里阻绝阳气,不得畅达于四肢而厥,所谓厥深热亦深也。

《金鉴》:伤寒脉微细,身无热,小便清白而厥者,是寒虚厥也,当温之。脉乍紧,身无热,胸满而烦厥者,是寒实厥也,当吐之。脉实小、大便闭、腹满硬痛而厥者,热实厥也,当下之。今脉滑而厥,滑为阳脉,里热可知,是热厥也。然内无腹满痛不大便之证,是虽有热而里未实,不可下而可清,故以白虎汤主之。

【解析】　注家之中以《金鉴》的注解较为全面。伤寒热厥是热深伏于里,阳气不能畅达于四肢,故手足厥冷。此属热厥而非寒厥,与"厥深热亦深"同义。脉滑为阳盛之脉,虽有肢厥,乃瘀热在里,阳气不达四末之故。此为无形邪热,宜清不宜下,故以白虎汤清里热,热邪去则肢厥除。本证除"脉滑而厥者"外,还应有胸腹灼热、口渴欲饮、舌苔黄燥等表现,以此与寒厥作鉴别。

"厥"仅是一个证候表现,根据其病因之不同,有热厥、寒厥、气厥、痰厥、蛔厥、血虚寒滞厥等不同,临证需根据致厥的原因,采用相应的治疗措施,如热厥用白虎汤或承气汤、寒厥用四逆汤、气厥用四逆散、痰厥用瓜蒂散、蛔厥用乌梅丸、血虚寒滞厥用当归四逆汤等,不可简单地拘于"寒""温"二法。

【原文】　手足厥寒,脉细欲绝者,当归四逆汤主之。(351)

当归四逆汤方

当归三两　桂枝三两(去皮)　芍药三两　细辛三两　甘草二两(炙)　通草二两　大枣二十五枚(擘)　一法,十二枚

上七味,以水八升,煮取三升,去滓,温服一升,日三服。

【提要】　血虚寒凝致厥的证治。

【选注】　成无己:手足厥寒者,阳气外虚不温四末,脉细欲绝者,阴血内弱,脉行不利,与当归四逆汤,助阳生阴也。

柯韵伯:此条证为在里,当是四逆本方加当归,如茯苓四逆之例,若反用桂枝汤攻表,误矣,既名四逆,岂得无姜附。

钱潢:四肢为诸阳之本,邪入阴经,致手足厥而寒冷,则真阳衰弱可知,其脉细欲绝者。《素问·脉要精微论》云"脉者血之府也",盖气非血不附,血非气不行,阳气既已虚衰,阴血自不能充实,当以四逆汤温复其真阳,而加当归以营养其阴血,故以当归四逆汤主之。

陈莲舫:阴阳血气皆虚,故用当归四逆,和厥阴以散寒邪,调营卫以通阳气。

郑重光:手足厥冷,脉细欲绝,是厥阴伤寒之外证,当归四逆是厥阴伤寒之表药耳。

【解析】　对于本条大多注家认为是血虚寒滞所致的厥证,这是正确的。本条的着眼点在于"脉细欲绝",说明血虚寒滞而不能荣于脉中,四肢失于温养,所以手足厥寒。脉细欲绝与脉微欲绝是有区别的,脉微欲绝为阳虚寒甚,所以当用四逆汤类回阳救逆;脉细欲绝,为血虚寒滞,所以当用当归四逆汤养血通络、温经散寒。前者重点寒在气分,后者重点寒在血分,二者不能混淆。程门雪氏说:"本方之用与少阴亡阳四逆汤、通脉四逆汤等大异,所主之证不同也。其大别则在一治阴盛亡阳之厥,一治血虚寒束之厥耳。仲景言阴证亡阳厥逆,以大汗出、下利清谷为主要点;大汗乃亡阳之主因,下利清谷乃亡阳之主证也。凡四逆汤、通脉四逆汤、白通汤证均点明下利,故主以姜附回阳之品。此条既不言大汗出,又不言下利,正是分别眼目处,盖所以别于亡阳之四逆汤也。"

【原文】　若其人内有久寒者,宜当归四逆加吴茱萸生姜汤。(352)

当归四逆加吴茱萸生姜汤方

当归三两　芍药三两　甘草二两(炙)　通草二两　桂枝三两(去皮)　细辛三两　生姜半斤(切)　吴茱萸二升　大枣二十五枚(擘)

上九味,以水六升,清酒六升,和煮取五升,去滓,温分五服。一方,水酒各四升。

【提要】　血虚寒滞挟有寒饮的治法。

【选注】　陈平伯:仲景治四逆,每用姜附,今当归四逆汤中并无温中助阳之品,即遇内有久寒之人,但加吴茱萸、生姜,不用干姜、附子何也?盖厥阴肝脏,脏营血而应肝木,胆府内寄,风木同源,苟非寒邪内犯,一阳生气欲寂者,不得用辛热之

品,以扰动风火;不比少阴为寒水之脏,其在经之邪,可与麻、辛、附子合用也。是以虽有久寒,不现阴寒内犯之候者,加生姜以宣泄,不取干姜之温中,加吴萸以苦降,不取附子之助火,分经投治,法律精严,学者所当则效也。

钱潢:本条承上文而言,手足厥寒,脉细欲绝,固当以当归四逆治之矣。若其人平素内有久寒者,而又为客寒所中,其痼阴宿寒,难以解散,故更加吴茱萸之性燥苦热,及生姜之辛热以泄之,而又以清酒辅助其阳气,流通其血脉也。

柯韵伯:此本是四逆,与吴茱萸相合,而为偶方也。吴茱萸配附子、生姜,佐干姜,久寒始去。

【解析】 本条是上条的加减法,因为内有宿寒,所以加吴萸、生姜辛温祛寒,再加清酒助药以行,注家的观点一致。陈氏尤指出,久寒之所以不用姜附,是因为辛热之品易伤阴血而扰动风火。因此,仅用吴萸、生姜,这样散寒而不助火,养营而不滞邪。陈氏此论深得仲景心法。

内有久寒,为什么要加吴茱呢?《本经疏证》说:"据仲景之用吴茱萸,外则上至颠顶,下彻四末;内则上治呕,下治痢,其功几优于附子矣。不知附子、吴茱萸功力各有所在,焉得并论? 附子之用以气,故能不假系属,于无阳处生阳;吴茱萸之用以味,故仅能拨开阴霾,使阳自伸阴自戢耳。历观吴茱萸所治之证,皆以阴壅阳为患,其所壅之处,又皆在中宫。是故干呕吐涎沫、头痛、食谷欲呕,阴壅阳于上,不得下达也。吐利,手足逆冷,烦躁欲死,手足厥寒,脉细欲绝,阴壅阳于中,不得上下,并不得外达也。《伤寒论》中但言其所以,而未及抉其奥,《金匮要略》则以一语点明之,曰呕而胸满,夫不壅何以满? 谓之胸满,则与不满有间,可知不在他所矣……且土壅则木不伸而为病,土气疏通,则木伸而病已,盖其施力之所在脾,所愈者实肝病也,谓之为肝药,又何不可之有与?"由于吴茱萸入肝胃二经,配生姜为伍,既可散肝经之寒邪,又可除中宫之陈寒,更不伤及阴血,一举而三得,足见仲景用药之精。

【验案】 痛经:朱某,女,28 岁。经前或行经时少腹冷痛已 3 年,每次行经时须服止痛药,经量少而色暗有块,痛甚则呕吐。肢冷,面色苍白,舌质淡,边有齿痕,苔薄白,脉弦细。证属血虚寒凝,用当归四逆汤加减:当归、白芍各 15 克,桂枝、香附、小茴香各 9 克,吴茱萸、生姜、大枣各 6 克,细辛 5 克,益母草 10 克,连服 4 个疗程(每次经前 3~5 剂为一个疗程)告愈。(陈满良《湖南中医杂志》)

【原文】 大汗出,热不去,内拘急①,四肢疼,又下利厥逆而恶寒者,四逆汤主之。(353)

【注释】 ①内拘急:指腹中拘急不舒。

【提要】 阳虚阴盛寒厥的证治。

【选注】 成无己:大汗出,则热当去;热反不去者,亡阳也。内拘急下利者,寒甚于里。四肢疼,厥逆而恶寒者,寒甚于表。与四逆汤,复阳散寒。

尤在泾:此过汗伤阳,病本热而变为寒证。大汗出,热不去者,邪气不从汗解,而阳气反从汗亡也。阳气外亡，则寒冷内生，内冷则脉拘急而不舒也。四肢者，诸阳之本，阳虚不足，不能实气于四肢，则为之疼痛也。甚至下利厥逆而恶寒，则不特无以内守，亦并不为外护矣，故必以四逆汤救阳驱阴为主。

陈平伯：大汗身热四肢疼，皆是浮越之热邪为患。而仲景便用四逆汤者，以外有厥逆恶寒之证，内有拘急下利之候，阴寒之象内外毕露，则知大汗为阳气外亡，身热为虚阳外越，肢疼为阳气内脱，不用姜、附以急温虚，阳有随绝之患，其辨证处又只在恶寒下利也。总之，仲景辨阳经之病，以恶热不便为里实；辨阴经之病，以恶寒下利为里虚，不可不知。

陈亮斯：大汗出，谓如水淋漓；热不去，谓热不为汗衰。盖言阳气外泄，寒邪独盛，表虚邪盛如此，势必经脉失和，于是有内拘急、四肢疼之证也。再见下利厥逆，阴寒内盛，恶寒阳气大虚，故用四逆汤温经复阳，以消阴翳。

《金鉴》：通身大汗出，热当去矣，热仍不去，而无他证，则为邪未尽而不解也。今大汗出热不去，而更见拘急肢疼，且下利厥逆而恶寒，是阳亡于表，寒盛于里也。故主四逆汤，温经以胜寒，回阳而敛汗也。

【解析】 二阳病证，外有表邪者，汗出之后，其热当去，今大汗出而热不去，知不是表证发热，里有实热而大汗出，热不去者，必兼烦渴引饮或腹满不大便等证，今虽汗出而热不去，且有腹内拘急，下利厥逆，可知不属阳明里热。细究其所现各证，实属阳从汗亡，阴自利脱，阴阳离决，真寒假热之危证。阳亡于外，故大汗出；阳被阴格，故热不去；阳气外亡，阴寒内生，寒主收引，故腹内拘急不舒；四肢为诸阳之本，阳衰不能实气于四肢，阴脱不能濡养筋骨，故四肢作痛；下利手足厥冷恶寒等证，均系阴盛阳亡现象，故以四逆汤急救回阳。对于本条的理解，成氏、尤氏之说均为中肯。陈平伯以恶热不便为阳明里实，恶寒下利为阴证里虚，对本证加以阐发，颇为扼要。惟陈亮斯解"热不去"，是"热不为汗衰"。其实，此语本出自《素问·评热病论》。原意系指温热病的发热，虽汗出而病不解，与本证的"大汗出，热不去"二者精神完全不同，切不可混为一谈。

【原文】 大汗，若大下利而厥冷者，四逆汤主之。（354）

【提要】 误治伤阳而致厥冷的治法。

【选注】 成无己：大汗，若大下利，内外虽殊，其亡津液、损阳气则一也。阳虚阴胜，故生厥逆，与四逆汤固阳退阴。

《金鉴》：大汗出，汗不收者，桂枝加附子汤证也。大下利，利不止者，理中加附子汤证也。今大汗出，又大下利不止，而更见厥冷，乃阳亡于外，寒盛于中，非桂枝理中之所能治矣，当与四逆汤急回其阳，以胜其阴，使汗利止而厥冷还，则犹可生也。

钱潢：上条大汗出，而热不去；此条大汗出，而不言热，是无热矣。或曰：上文下利厥逆而恶寒；且多内拘急四肢疼证；此条亦大下利厥冷，而不恶寒。其不言热，乃阳气犹未飞跃于外，得毋较前为稍轻乎？曰：无热则阳气更微，大下利则阴邪更盛，故亦以四逆汤主之。

喻嘉言：此证无外热相错，其为阴寒易明。然既云大汗大下，则阴津亦亡，但此际不得不以救阳为急，俟阳回乃可徐救其阴也。

周禹载：喻云俟阳回尚可徐救其阴，所以不当牵制。岂知回阳即所以救阴乎？如果阴亡，则仲景早用四逆加人参法已。

陈亮斯：汗而云大，则阳气亡于表；下利云大，则阳气亡于里矣。如是而又厥冷，何以不列于死证条中？玩本文不言五六日、六七日，而但云大汗大下，乃阴寒骤中者，邪气强盛而正气初伤，急急甩温，正气犹能自复，未可即称死证，不比病久而大汗大下，阴阳脱而死也。故用四逆胜寒毒于方危，回阳气于将绝，服之而汗利止，厥逆回，犹可望生。

尤在泾：此亦阳病误治而变阴寒之证，成氏所谓大汗若大下利，表里虽殊，其亡津液损阳气一也，阳虚阴胜，则生厥逆，虽无里急下利等证，亦必以救阳驱阴为急。易曰：履霜坚冰至。阴盛之戒，不可不凛也。

程知：不因汗下而厥冷者，用当归四逆；因汗下而厥冷者，用四逆，此缓急之机权

【解析】 本条也是阴证阳亡的危候。大汗大下，皆能使阴液亏乏，阳气耗损，严重者，每多导致亡阳。如太阳篇20条"太阳病，发汗，遂漏不止，其人恶风，小便难，四肢微急，难以屈伸者，桂枝加附子汤主之"即是因过汗而阳虚脱液。又如91条"伤寒，医下之，续得下利，清谷不止……救里宜四逆汤"是因误下而致阳虚下陷。本条是因汗下太过，不仅亡津液，而且更损阳气，阳气外亡导致手足厥冷，甚至顷刻间有阴阳离决之危，所以临诊时必须当机立断，单刀直入，用四逆汤来回阳救绝。

从上述几家之注来看，成氏、钱氏之见均属恰当。《金鉴》能将本条与桂枝加附子汤证和理中加附子汤证相比较，更可理解条文深义。程氏以厥冷之因于汗下或不因于汗下而为四逆汤证与当归四逆汤证之辨，虽也有一定道理，但要知二者在厥冷的程度上以及其他脉证上是有着根本区别的。当归四逆汤证是血虚寒滞，经脉不利而致，症见"手足厥寒，脉细欲绝"，而绝无汗出、下利等症；本条四逆汤证则是由于汗下过多，阴盛阳亡，证见汗利不止，四肢厥冷，其脉象必沉微欲绝，或伏而不出，无论从厥冷或是脉象微弱的程度上都要比当归四逆汤证严重得多。因此，临诊时必须明辨详审。至于喻氏认为本证之治，"阳回乃可徐救其阴"，而周氏则辨之曰"回阳即所以救阴"，也是较为恰当的。在本证的病因方面，陈氏意谓"阴寒骤中"，与尤氏"阳病误治"之说相反，然而不论误治与直中，凡阳虚厥逆者，总宜四逆回阳救逆。

【原文】 病人手足厥冷，脉乍紧①者，邪结在胸中，心下满而烦，饥不能食者，

国学经典文库

中医四大名著

伤寒论·各论

图文珍藏版

病在胸中，当须吐之，宜瓜蒂散。(355)

【注释】　①脉乍紧：乍，忽然。指脉象忽然出现紧象。

【提要】　痰食致厥的证治。

【选注】　成无己：手足厥冷者，邪气内陷也。脉紧牢者，为实；邪气入府，则脉沉。今脉乍紧，知邪结在胸中为实，故心下满而烦，胃中无邪则喜饥，以病在胸中，虽饥而不能食，与瓜蒂散，以吐胸中之邪。

程郊倩：手足乍冷，其脉乍得紧实者，此由阳气为物所进而不得外达，以致厥也。考其证，心下满而烦，烦因心满可知。饥不能食，实不在胃可知，以此定其为邪结在胸中也。夫诸阳受气于胸中，胸中被梗，何能复达于四末！但须吐以宣之，不可下也。

陈修园：此言痰之为厥也。厥虽不同，究竟统属于厥阴证之内。

周禹载：脉乍紧，则有时不紧，而兼见之脉不一，意在言外。惟胃有寒饮，遏抑阳气，推外证与脉，知邪滞于高位，其心下满而烦，饥不能食，惟痰聚上焦，物不得下，知病在上，更无疑矣。用吐之后，胃气上升，津液傍达，吾知手足之温，脉之和缓，心胸豁然，顷刻如故。用吐法者，勿以厥冷为顾忌也。

柯韵伯：手足为诸阳之本，厥冷则胃阳不达于四肢，紧则为寒，乍紧者，不厥时不紧，言紧与厥相应也，此寒结胸中之脉证。心下者，胃口也。满者，胃气逆；烦者，胃火盛。火能消物，故饥。寒结胸中，故不能食。此阴并于上，阳并于下，故寒伤形，热伤气也。非汗下温补之法所能治，必瓜蒂散吐之。此寒因通用法，又寒因寒用法。

尤在泾：脉紧为实，乍紧者，胸中之邪能结而不能实也。夫胸中阳也，阳实气于四肢，邪结胸中，其阳不布，则手足无气而厥冷也。而胃居心下，心处胸间，为烦满，为饥不能食，皆邪结胸中，逼处不安之故。经云："其高者，引而越之"。胸邪最高，故当吐之。瓜蒂苦而能涌，能吐胸中结伏之邪也。此证不必定属阴经，即阳病亦有之也。

《金鉴》：病人手足厥冷，脉若微而细，是寒虚也，寒虚者可温可补。今脉乍紧劲，是寒实也，寒实者宜温宜吐也。时烦吐哕，饥不能食，仍病在胃中也，今心下烦满，饥不能食，是病在胸中也。寒饮实邪，壅塞胸中，则胸中阳气为邪所遏，不能外达四肢，是以手足厥冷，胸满而烦，饥不能食也。当吐之，宜瓜蒂散涌其在上之邪，则满可消，而厥可回矣。

喻嘉言：此与太阳之结胸迥殊，其脉乍紧，其邪亦必乍结，故用瓜蒂散涌载其邪而出，斯阳邪仍从阳解耳。

【解析】　(1)对本条疾病性质、病因、病变部位、病理机制的认识，诸注家看法不一致，兹列表以说明之(表7)。

表7　诸家对疾病性质、病因、病变部位、病机的认识列表

注家	疾病性质	病因	病位	病机
成无己	实	邪	胸中	邪气内陷
程郊倩	实	物	胸中	阳气郁遏
陈修园	—	痰	—	—
周禹载	寒、实	饮	上焦	阳气遏抑
柯琴	上:寒实;中:热实	上为寒;中为火	胸中、胃	阴并于上,阳并于下
尤在泾	实	邪	胸中	阳气不布
医宗金鉴	寒实	寒	胸中	阳气为邪所遏
喻嘉言	阳实	阳邪		—

对疾病性质的认识,各注家均认为本条属于实证。但是寒是热,则有分歧。笔者认为,根据瓜蒂散药性以测疾病,则应是热证。

对疾病原因的认识,有四种不同意见:一为阳邪或火;一为寒或寒所形成的饮;一为痰;一为笼统的物或邪结。笔者认为,疾病之热实性质既定,则寒和饮自可排除于本条病因之外。又凡使用吐剂之病,其成因必为有形之物,故无形之阳邪或火邪亦非本条之因。考体内有形之废物不外三种:一曰瘀血;二曰痰饮;三曰宿食。因为瘀血之治疗不用吐法,寒饮又非瓜蒂散之所宜。所以,本条确切之成因——"物"或"邪结"只能是热痰和宿食。

对疾病定位的认识,各注家基本遵循张仲景"胸中"之说。在此基础上,周禹载又扩大为"上焦",柯琴更进一步提出了"胃",笔者认为均有道理。因凡用吐法之病,没有一个患者上焦至胃无停痰停食者,故"胸中"应泛指胃上口以上为是。

对病理机制的认识,多数注家认为是阳气为有形之邪郁遏所致,这种提法符合条文精神。由于阳气为邪所遏,伏匿于阴中,外证似阴寒,颇类"两阴交尽""阴尽阳生"之病,所以《伤寒论》把本条列入厥阴篇中,以资与真正的厥阴病相鉴别。

(2)本条的症状和脉象是痰热、宿食阻于胸脘,可产生如下症状:

手足厥冷——其特点是乍冷乍热,时而手足冰凉,时而手足变暖。这是由于胸中阳气为痰食所遏,不能顺利畅达于四肢末端所致。

心下满而烦——其特点是心下膨满,若不能容物,心烦不安,坐卧不宁。根据《伤寒论》著文的特点,在"而"字之后者,常是疾病的主症,所以,本条之"烦"应重于"满"。烦满的形成,都与痰食内郁,热扰胸膈有关。

饥不能食——其特点是似觉饥饿,见食则厌恶。与厥阴病之"饥而不欲食",得食则"吐蛔"有虚实之别。本条之"饥",是由于脾之运化尚属正常;"不能食",是由于胃之受纳已被实邪阻塞,故治疗应从祛邪入手。

本病之脉象为"乍紧",其特点如程郊倩所言:"紧而不常,往来中倏忽一见也。"常见肢厥时脉紧,厥回则脉不紧。这是因为肢厥时阳气不能外达四末,寒邪乘阳气之虚而居之,寒主收引,故令脉紧也。

(3)治则和方剂:根据症状和脉象的特点,不同的疾病应采用不同的治疗。同样是手足厥冷,若脉滑者,为里有热,用白虎汤(350条);脉细欲绝者,为血虚有寒,用当归四逆汤(351条);脉微欲绝身反不恶寒,其人面色赤者,为阴盛格阳,阳微欲绝,用通脉四逆汤(317条);厥逆无脉,干呕烦者,为阴阳格拒,用白通加猪胆汁汤(315条)。本条脉乍紧,又兼见心下满而烦,饥不能食,为痰热宿食阻塞胸脘之重症。因病位偏上,故应遵《内经》"其高者因而越之"之旨,采用瓜蒂散以涌吐实热有形之邪。

(4)根据《伤寒论》120、121、166、324、355条所述,归纳瓜蒂散证。

内在——痰热、宿食(亦包括毒物)。

外在——寒邪化热入里,与在里之实邪相搏结。

病位——自胸膈至胃上脘。

脉症——见表8。

表8　355条脉症列表

	轻型	重型
症状	病如桂枝证,头不痛,项不强,气上冲咽喉不得息	手足厥冷;或手足寒,心下满而烦,饥不能食
脉象	寸脉微浮	乍紧;或弦迟

病势——向上。

治则——"其高者因而越之"——吐法。

方剂——瓜蒂散——寒性酸苦涌吐剂。

禁忌 { 太阳病,干呕吐逆者——病势向外,吐之易生变证。
膈上有寒饮,干呕者,不可吐也。
诸亡血虚象,不可与之。

【原文】　伤寒厥而心下悸,宜先治水,当服茯苓甘草汤,却治其厥,不尔[①],水渍入胃[②],必作利也。(356)

茯苓甘草汤方

茯苓二两　甘草一两(炙)　生姜三两(切)　桂枝三两(去皮)

上四味,以水四升,煮取二升,去滓,分温三服。

【注释】　①不尔:"尔"作如此、这样解,"不尔"即不这样。

②水渍入胃:水饮浸渍于胃而下入于肠。

【提要】　水停中焦致厥的证治。

【选注】　钱潢:《金匮》云,水停心下,甚者则悸;太阳篇中有饮水多者,心下必悸。此二语,虽皆仲景本文,然此条并不言饮水,盖以伤寒见厥,则阴寒在里,里寒则胃气不行,水液不布,必停蓄于心下,阻绝气道,所以筑筑然而悸动,故宜先治其水,当服茯苓甘草汤以渗利之,然后却与治厥之药。不尔则水液既不流行,必渐渍入胃,寒厥之邪在里,胃阳不守,必下走作利也。

汪琥:厥而心下悸者,明系消渴饮水多,寒饮留于心下,胸中之阳不能四布,故见厥,此非外来之寒比也。故仲景之法,宜先治水,须与茯苓甘草汤,而治厥之法即在其中,盖水去则厥自除也。不尔者,谓不治其水也。不治其水,水渍而下入于胃,必作湿热利也。

【解析】 条文明言"厥而心下悸,宜先治水",可知致厥的原因乃由于水饮内停,阳气被遏所致。茯苓甘草汤温阳化水,水饮宣化则胸阳得布,四肢自然温暖,所谓"宜先治水"也,有治本之意。钱氏主张先治其水,后治其厥,与条文原意相符,但根据水饮为致厥之因这一点来看,汪氏的分析更为妥当,对临证的指导意义更大。

【原文】 伤寒六七日,大下后,寸脉沉而迟,手足厥逆,下部脉①不止,喉咽不利,唾脓血,泄利不止者,为难治,麻黄升麻汤主之。(357)

麻黄升麻汤方

麻黄二两半(去节) 升麻一两一分 当归一两一分 知母十八铢 黄芩十八铢 葳蕤十八铢(一作菖蒲) 芍药六铢 天门冬六铢(去心) 桂枝六铢(去皮) 茯苓六铢甘草六铢(炙)石膏六铢(碎,绵裹) 白术六铢干姜六铢

上十四味,以水一斗,先煮麻黄一两沸,去上沫,内诸药,煮取三升,去滓,分温三服。相去如炊三斗米顷,令尽,汗出愈。

【注释】 ①下部脉:从腕部寸关尺三部来说,指尺脉;从全身上中下三部来说,指足部的趺阳脉与太溪脉。

【提要】 正虚阳郁,上热下寒的证治。

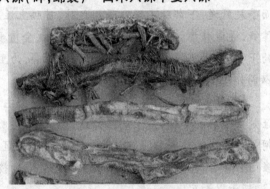

知母

【选注】 尤在泾:伤寒六七日,寒已变热而未实也,乃大下之,阴气遂虚,阳气乃陷。阳气陷,故寸脉沉而迟;阴气虚,故下部脉不至;阴阳并伤,不相顺接,则手足厥逆。而阳邪之入内者,方上淫而下溢,为咽喉不利,为吐脓血,为泄利不止,是阴阳上下并受其病,而虚实冷热,亦复混淆不清矣。是以欲治其阴,必伤其阳;欲补其虚,必碍其实,故曰此为难治。麻黄升麻汤合补泻寒热为剂,使相助而不相悖,庶几各行其是,而并呈其效。

喻嘉言:寸脉沉而迟,明是阳去入阴之故,非阳气衰微可拟。故虽手足厥逆,下部脉不至,泄利不止,其不得为纯阴无阳可知。况咽喉不利,唾脓血,又阳邪搏阴上

逆之征验,所以仲景特于阴中提出其阳,得汗出而错杂之邪尽解也。

柯韵伯:寸脉沉迟,气口脉平矣。下部脉不至,根本已绝矣。六府气绝于外者,手足寒;五脏气绝于内者,利下不禁,咽喉不利,水谷之道绝欲。汁液不化而成脓血,下濡而上逆,此为下厥上竭,阴阳离决之候,生气将绝于内也。麻黄升麻汤,其方味数多而分两轻,重汗散而畏温补,乃后世粗工之技,必非仲景方也。此证此脉,急用参附以回阳,尚恐不救,以治阳实之品,治亡阳之证,是操戈下石矣,敢望其汗出而愈哉?绝汗出而死,是为可必。仍附其方,以俟识者。

丹波元简:案此条,证方不对,注家皆以为阴阳错杂之证,回护调停,为之注释。而柯氏断然为非仲景真方,可谓千古卓见矣。

《金鉴》:伤寒六七日,邪传厥阴,厥热胜复之时,医不详审阴阳而大下之,致变中寒下竭之坏证。中寒故寸脉沉迟,手足厥逆;下竭故尺脉不至,泄利不止也。盖未下之前,阳经尚伏表热,大下之后,则其热乘虚下陷,内犯厥阴,厥阴经循喉咙,贯膈注肺,故咽喉不利、唾脓血也。此为阴阳错杂,表里混淆之证,若温其下,恐助上热,欲清其上,愈益中寒,仲景故以此汤主之,正示人以阴阳错杂为难治,当于表里上下求治法也。盖下寒上热,固为难温,里寒无汗,还宜解表,故用麻黄升麻汤,以解表和里,清上温下,随证治之也。

成无己:伤寒六七日,邪传厥阴之时。大下之后,下焦气虚,阳气内陷,寸脉迟而手足厥逆,下部脉不至。厥阴之脉,贯膈上注肺,循喉咙。在厥阴随经射肺,因亡津液,遂成肺痿,咽喉不利而唾脓血也。《金匮要略》曰:肺痿之病,从何得之,被快药下利,重亡津液,故得之。若泄利不止者,为里气大虚,故云难治。与麻黄升麻汤以调肺之气。

【解析】 历来注家对本条的看法不同,主要分为两种观点:多数注家认为本证是误下后的变证,由于阴阳悖逆,证情错杂,所以组方亦寒热并用,补泻兼施。以柯韵伯为代表的一种观点认为本证是亡阳之证,虚多而实少,而麻黄升麻汤"味数多而分两轻,重汗散而畏温补,乃后世粗工之技,必非仲景方也"。故认为方证不符,应予以否定。

从古代医籍来看,《外台秘要》第一卷中亦载此方,并引《小品》注云"此仲景《伤寒论》方"。《伤寒选录》说:"此药之大者,若瘟毒瘴,利表里不分,毒邪沉炽,或咳,或脓,或血者,宜前药。"很难将麻黄升麻汤完全否定。同时,近世又有陈逊斋的治疗方法。因此,本方是否出于张仲景并非主要问题,而关键是它的临床适应证应该讨论。本证的咽喉不利、吐脓血,确是热毒上蒸的现象。如果此时患者的症状趋于阳虚,是柯氏所说的亡阳之证,那么应急投参附以回阳救逆,本方是不可妄投的。相反的,本证的手足厥逆,是由于大下之后,阳邪陷里,不是阳虚,而是热郁于里,同时尚有表邪郁遏,没有外解的现象,那么,透达阳邪,清热解毒,以本方参酌使用,尚无不可。因此,使用本方的关键应在于临床辨证,阳虚则不可投,而只能用于误下后阳郁于里的变证。

【验案】 高某,男,38岁。病人素有脾虚便溏(慢性肠炎),去年曾因潮热盗汗,经拍片诊断为肺结核,今感冒10日,发热恶寒,头痛无汗,胸闷咳嗽,痰稠黄,带血丝,口渴不欲多饮,咽痛烦躁,肠鸣腹痛,大便溏薄,舌苔薄白,舌尖稍红,脉寸浮滑,关尺迟缓,证属表里同病,宜表里同治,用麻黄升麻汤,外可解太阳寒邪,内可清阳明之热,下可温太阴之寒,又配有养肺阴之品,实为恰当,处方:麻黄、桂枝、白术、茯苓各8克,知母、黄芩、干姜、天冬、葳蕤、白芍、炙甘草各6克,升麻、当归各3克,生石膏20克。水煎服,1剂后,全身漐漐汗出,两剂后表邪尽解,诸症悉平。再以金水六君子汤善其后。(《陕西中医》)

【原文】 伤寒四五日,腹中痛,若转气下趣①少腹者,此欲自利也。(358)

【注释】 ①下趣:趣同趋。下趣,向下的意思。

【提要】 欲作自利的先兆。

【选注】 尤在泾:伤寒四五日,正邪气传里之时,若腹中痛而满者,热聚而实,将成可下之证。兹腹中痛而不满,但时时转气下趋少腹者,热不得聚而从下汪,将成下利之候也。而下利有阴阳之分,先发热而后下利者,传经之热邪内陷,此为热利,必有内烦脉数等证;不发热而下利者,直中之阴邪下注,此为寒利,必有厥冷脉微等证。要在审问明白也。

钱潢:伤寒四五日,邪气入里传阴之时也。腹中痛,寒邪入里,胃寒而太阴脾土病也。转气下趋少腹者,言寒邪盛而胃阳不守,水谷不别,声响下奔,故为欲作自利也。

张璐:腹痛亦有属火者,其痛必自下而上攻,若痛自上而下趋者,定属寒痛无疑。

方有执:腹中痛转气下趋者,里虚不能守,而寒邪下迫也。

成无己:伤寒四五日,邪气传里之时。腹中痛,转气下趋少腹者,里虚遇寒,寒气下行,欲作自利也。

【解析】 本条从腹痛、转气下趋少腹,断为欲作下利,这在临床上是常见到的。但张璐等以转气的上攻或下趋来分寒热,却不够全面。注家之中,以尤在泾的看法比较全面、客观。一般说来,热利多有发热、口渴、内烦、脉数等症;寒利多有厥冷、脉微、口不渴、小便清长等症。临床诊断,必须脉证互参,才能施治不误。

本条可与356条"不尔,水渍入胃,必作利也"互相参看。

【原文】 伤寒本自寒下,医复吐下之。寒格①,更逆吐下,若食入口即吐,干姜黄芩黄连人参汤主之。(359)

干姜黄芩黄连人参汤方

干姜　黄芩　黄连　人参各三两

上四味,以水六升,煮取二升,去滓,分温再服。

【注释】　①寒格：指下寒与上热相格拒。

【提要】　上热与下寒相格拒的证治。

【选注】　尤在泾：伤寒本自寒下，盖即太阴腹满自利之证，医不知而复吐下之，里气遂虚，阴寒益甚，胃中之阳被格而上逆，脾中之阴被抑而下注，得不倍增吐下乎？至食入口即吐，则逆之甚矣。若以寒治逆，则寒下转增；或仅投温剂，则必格拒而不入。故以连芩之苦，以通寒格；参姜之温，以复正气而逐阴邪也。

成无己：伤寒邪自传表，为本自寒下，医反吐下，损伤正气，寒气内为格拒。经曰：格则吐逆。食入即吐，谓之寒格，更复吐下，则重虚而死，是更逆吐下，与干姜黄芩黄连人参汤以通寒格。

柯韵伯：治之小误，变症亦轻，故制方用泻心之半。上焦寒格，故用参姜；心下蓄热，故用芩连；呕家不喜甘，故去甘草。不食则不吐，是心下无水气，故不用姜夏。要知寒热相阻，则为格证；寒热相结，则为痞证。

《金鉴》：经曰：格则吐逆。格者，吐逆之病名也。朝食暮吐，脾寒格也；食入即吐，胃热格也。本自寒格，谓其人本自有朝食暮吐寒格之病也。今病伤寒，医见可吐可下之证，遂执成法，复行吐下，是寒格更逆于吐下也。当以理中汤温其太阴，加丁香降其寒逆可也。若食入口即吐，则非寒格乃热格也，当用干姜人参安胃、黄连黄芩降胃火也。

秦皇士：言伤寒则为热病，若阴证自寒下利，吐下之即死矣，岂尚可用芩连乎？因其人表热里寒下利，医有误认挟热，复吐下之，则寒格而食入口即吐出，故用参、姜温其寒，芩、连折其热。

【解析】　此证病属素体中焦阳气虚弱，脾的运化输布功能失司，影响其升降浊之能。又且感受寒邪，寒为阴邪，最易伤人阳气，使不足的中阳益虚，脾失斡旋之功，致使脾的清气不升。《素问·阴阳应象大论》说："清气在下，则生飧泄。"出现了脾气虚寒之泄泻，故曰"本自寒下"。而再投以吐下之剂，是犯了"虚虚"之戒，造成脾气下陷，寒盛于下，阳被格拒而食不得入口，形成上热下寒的寒格证。阴寒盛而阳气微，故见下利。热为寒所格拒，壅遏于上而不降，则成呕吐不食，出现了"食入口即吐"之症。这种病症符合厥阴病上热下寒之证。但本证病位在中焦，是胃阳被阴寒所格而上逆，与白通汤证的全身虚寒性的"阴寒于下，格阳于上"的上热下寒自不相同。

【验案】　林某，50岁，患胃病已久。近来时常呕吐，胸间痞闷，见食物产生恶心感，有时勉强进食少许，有时食下即呕，口微燥，大便溏泄，一日两三次，脉虚数，可与干姜黄芩黄连人参汤。处方：横纹潞党参16克，北干姜10克，黄芩6克，黄连5克，水煎，煎后待稍和时，分4次服。服1剂后，呕恶腹泻均愈。因病中寒为本，上热为标；现标已愈，应扶其本。仍仿照《内经》"寒淫于内，治以甘热"为旨，嘱病人购生姜、大枣各500克，切碎和捣，于每日三餐蒸饭时，量取一酒盏置米上蒸熟，饭后服食。取生姜辛热散寒和胃气,大枣甘温补中,置米上蒸熟,是取得谷气而养中土。服一个疗程后,胃病儿瘥大半,食欲大振。后病人又照法服一个疗程,胃病因而获愈。(俞长荣《伤寒论汇要分析》)

【原文】 下利,有微热而渴,脉弱者,今自愈。(360)

【提要】 虚寒下利将愈之脉证。

【选注】 程郊倩:下利脉绝者死,脉实者亦死。必何为而脉与证合也。缘厥阴下利,为阴寒胜;微热而渴,则阳热复也。脉弱,知邪已退,而经气虚耳,故令自愈。

钱潢:脉弱者,方见其里气本然之虚,无热气太过,作痈脓便血及喉痹口伤烂赤之变,故可不治,令其自愈也。若或治之,或反见偏胜耳。

喻嘉言:此条不药自愈之证,盖重释下利、脉沉弦者下重,脉大者为未止,脉微弱数者,为欲自止,虽发热不死之文,而致其精耳。彼脉微弱而数,利欲自止,但得不死耳,病未除也。此独言弱,乃阴退阳复,在表作微热,在里作微渴,表里之间,微有不和,不治自愈,治之必反不愈矣。

方有执:微热,阳渐回也;渴,内燥未复也;弱,邪退也;令自愈,言不须治也。

《金鉴》:厥阴下利,有大热而渴,脉强者,乃邪热俱盛也。今下利有微热而渴,脉弱者,是邪热衰也。邪热既衰,故可令自愈也。

【解析】 本条为厥阴下利而见有阳复邪退之证,以预测疾病的预后。厥阴为六经最后一经,即正气与邪气进行斗争、消长进退的生死关头。其临床表现以"阴阳错杂,寒热相混"为主。阴甚之下利而又见"微热口渴""脉弱"等证,标志着机体阳气来复,病情由阴转阳。脉弱说明邪气已衰,胃气尚存。似此,正气渐复而邪气已衰,实为疾病向愈之佳兆。这与第344条"伤寒发热下利厥逆,躁不得卧者死"、第345条"伤寒发热,下利至甚,厥不止者死"两条的病机截然不同。第344条病机为阴盛于内,格阳于外,属于内真寒而外假热,故其发热而利不止,四肢厥冷。可见其发热并非阳气回复之象,且更见"躁不得卧"为阴极而阳虚,阳气为阴寒所迫,完全发露于外,行将越脱,故为死矣。柯韵伯曰:"厥利不止,脏腑气绝矣。躁不得卧,精神不治矣。微阳不久留故死。"张璐亦指出:"大抵下利而手足厥冷者,皆为危候。"以四肢为诸阳之本故也。加以发热、躁不得卧,不但虚阳发露,而真阴亦烁尽无余,安得不死。第345条在病理机制上和第344条基本相同,只是无"躁不得卧"一症,但"下利至甚,厥不止"却更为严重,亦属阴阳竭绝之死候。由上述的比较,可以看出厥阴病的实质为正邪斗争消长进退的生死关头。如果正能胜邪,阳长阴消则预后为佳,如本条所述之证。如果邪胜正负,阴长阳消,则预后不良,如第344条、第345条所述的内容。

对于本条的诸家观点基本相同,一致指出"微热"是阳气来复;"脉弱"是邪气衰退,正胜邪祛,所以断为"自愈"。

【原文】 下利,脉数,有微热汗出,今自愈,设复紧,为未解。一云,设脉浮复紧。(361)

【提要】 虚寒下利将愈之脉证。

【选注】 成无己:下利,阴病也;脉数,阳脉也。阴病见阳脉者,生微热汗出,阳气得通也,利必自愈。诸紧为寒,设复脉紧,阴气犹胜,故云未解。

程郊倩:下利脉数,寒邪已化热也。微热而汗出,邪从热化而出表也,故令自愈。设复紧者,未尽之邪复入于里,故为未解。盖阴病得阳则解,故数与紧,可以定愈不愈。

钱潢:此条又言下利,微热而脉数,若汗出者,亦可自愈。脉数则太过之热邪内郁,故必清脓血;汗出则热气外泄,故脓血可免,而亦令自愈也。设其脉复紧,在阳经为寒邪在表,在阴经则为寒邪在里,其下利之证,犹未解也。平脉篇云:假令下利,以胃中虚冷,故令脉紧也。

柯韵伯:汗出是热从汗解,内从外解之兆。紧即弦之互文。

【解析】 本条与前条相同,亦为厥阴下利,属于阴证。但“脉数”是为阳脉,阴证见阳脉则回,为病有向愈之趋势。说明病由阴证转为阳证,预示阳气行将回复。而“脉数”一般为阳热复太过,为论中第363条所云:“下利,寸脉反浮数,尺中自涩者,必清脓血。”第367条所云:“下利脉数而渴者,今自愈。设不差,必清脓血,以有热故也。”都说明阴证下利,若阳能回复为佳兆,但不可太过,否则邪无出路,热不得泄,以致内伤阴络,血为热蒸、腐化为脓而见大便脓血。本证除“下利脉数”、之症外,还有“微热汗出”之症,故知其热并非高热,且伴有汗出,使热邪有外出之径路。柯韵伯说:“汗出是热从汗解,内从外解之兆。”因而本证虽为阳复“脉数”,但不属于太过,即使有热邪,亦能随汗而解,为厥阴病阳胜阴退的良好转归。诸家看法颇为相同,都认为阴病见阳脉是疾病的良好机转,所以即使不服药,亦能自愈。而“脉数”所以不属于厥阴阳复太过,是由于“汗出”邪有出路的关系。如果见到紧脉,是里寒未去之征,邪犹逼留,虽有“微热汗出”等阳复之证,正气尚不能驱邪外出,故病不能转愈。

本条乃仲景以脉证合参,来测知疾病的预后转归,告诫后学者临证须脉证并重,全面分析,方能得出比较正确的结论。

【原文】 下利,手足厥冷,无脉者,灸之不温,若脉不还,反微喘者,死。少阴负趺阳①者,为顺也。

【注释】 ①少阴负趺阳:少阴即太溪脉,趺阳即冲阳脉,少阴负趺阳谓太溪脉小于趺阳脉。

【提要】 厥利无脉的治法及预后。

【选注】 成无己:下利,手足厥逆,无脉者,阴气独胜,阳气大虚也。灸之阳气复,手足温而脉还,为欲愈。若手足不温,脉不还者,阳已绝也;反微喘者,阳气脱也。

李荫岚：少阴，肾脉也；跌阳，胃脉也。肾脉候于太溪，亦候于二尺，胃脉候于足跌上，亦候于右关。六腑为阳，五脏为阴，然三阳以阳明为主，盖阳明为燥土，阳热最高也。三阴以少阴为主，盖少阴可寒水，阴寒为甚也。三阴下利之证，得阳为顺，少阴负跌阳者，谓跌阳大于少阴也，此阴病得阳也，不得阳为逆。跌阳负少阴者，谓少阴盛于跌阳也。此阴病不得阳。土胜水，则厥利止；水侮土，则厥利作。故跌阳负为逆，逆者，死之候也；少阴负为顺，顺者，生之候也。

【解析】　本条的基本精神在于说明寒厥之证，阳回则生。由于太溪、跌阳脉诊，目前临床应用较少，其实际意义尚待进一步研究探讨。学习本条重在认识到"阳存则生，阳竭则死"是阴经病判断生死的一般规律。因胃为后天之本，为脉所从生，少阴负跌阳，则胃气犹盛，其病虽危，而正气仍可奋起抗邪，所以为顺；反之，如跌阳负于少阴，则说明胃气将亡，难以救治。

【原文】　下利，寸脉反浮数，尺中自涩者，必清脓血①。（363）

【注释】　①清脓血：清通圊，即厕。清脓血指大便脓血。

【提要】　阳复太过，下利转为便脓血。

【选注】　李荫岚：厥阴寒利，脉当微细，今寸反浮数者，阳气盛也。又阳盛脉当滑，今尺中自涩者，阴血伤也。清与圊通，圊者，厕也。圊脓血，即谓便脓血也。寸以候阳，尺以候阴，凡病阳虚阴盛者，则阴必上乘其阳；阴虚阳盛者，则阳必下乘其阴，令厥阴下利，阴液被夺，其血必虚，血虚者，气必归之，如是者，经热转甚，热伤其血，血腐成脓，随利下血，故曰必清脓血也。

秦皇士：寸脉主气，尺脉主血；今寸脉浮数，气中有热，尺中自涩，血分受伤，热胜于血，故曰必圊脓血也。

舒驰远：关前为阳，寸脉浮数，阳盛可知；关后为阴，尺中自涩，阴亏可知。今以阳热有余，逼迫微阴，所以必圊脓血也。

柯韵伯：寸为阳，沉数是阳陷阴中，故圊血。今脉反浮，是阴出之阳，利当自愈矣。涩为少血，因便脓血后见于尺中，亦顺脉也。此在脓血已圊后，因寸浮尺涩而揣摩之辞，不得以必字作一例看。

周禹载：阴证阳脉，病家最幸，今云反浮数，虽则下利，安知不转出阳分，有汗而解；然合尺中自涩观之，则精血受伤，正气难复，况阳邪正炽，势必下陷而内入伤阴，不至圊血不已也。

【解析】　本条承上条而来，接着讲述阳复太过的证候。虚寒下利，脉多沉迟无力，今寸脉反浮数，为阴证转阳之象。然而浮数仅见于寸脉，而尺脉自涩，涩主血行不畅，浮数主热，故本证为热伤血络，血败肉腐化脓，则可能致大便脓血之症。

【原文】　下利清谷，不少攻表，汗出必胀满。（364）

【提要】　虚寒下利兼表证而误用汗法后的变证。

【选注】　舒驰远：下利清谷，虚冷之极，里阳已自孤危，误汗未有不脱者也，腹满亦云幸矣。故一切腹痛、呕泄之证，严戒不可发汗。

山田正珍：下利清谷，为里寒甚，当与四逆汤温之。虽有表证，然不可发汗，汗出则表里俱虚，中气不能宣通，故令人胀满，亦四逆汤证也。

尤在泾：清与圊同，即完谷也。乃阳不运而谷不腐也，是当温养中土，不可攻表出汗，汗出则阳益虚，阳虚则气不化，故必胀满。此寒中太阴之证，非厥阴病也。

【解析】　证见下利清谷，可知里阳虚弱，故无论有无表证，皆不可发汗。误汗则中阳更虚，浊阴不行故胀满。以上各家之注都很明了。考历代注家对本条的看法也有两个小争议：一是本条之证是否属厥阴病。二是有无表证。仅就本条简略的文字来看，很难明断。因为本条所述的证候和治疗禁忌，对三阴病都适宜，有无表证，皆不可发汗，这是普遍适用的原则，所以我们认为只有在临证时结合具体的脉症全面分析才能决定。单就本条文字既不可能，也没有必要对这点分歧强求统一的认识。

【原文】　下利，脉沉弦者，下重也；脉大者，为未止；脉微弱数者，为欲自止，虽发热，不死。(365)

【提要】　依脉辨下利的转归。

【选注】　尤在泾：沉为里为下，弦为阴，下利、脉沉弦者，阴邪在里而盛于下，故下重也。脉大者，邪气盛，经曰大则病进，故为未止。脉微弱，为邪气微，数为阳气复，阴寒下利，阳复而邪微，则为欲愈之候。虽复发热，亦是阳气内充所致，不得比于下利发热者死之例也。

钱潢：寒邪下利，其脉本当沉迟虚细，然沉主下焦，弦则坚劲，故脉沉则阴寒在下，脉弦则里寒未解，所以仲景有"下利、脉数今自愈，设复紧为未解"之文。然则弦亦紧之类也。故沉弦为下焦之寒邪甚盛，其气随下利之势而下攻，必里急后重也。脉大者，在阳经热利，若发热脉大，则邪不可量，当为剧证，此虽阴邪，然脉大则亦为邪气未衰，故为未止。若脉微弱，则阳气虽弱而寒邪已衰，数则阳气渐复，故为自止也。然脉微弱则阴气已虚，脉数则热气必甚而发热矣，以阳明相半之厥阴，唯恐其寒邪独盛而为死证，又恐其复热太过，而为痈脓便血及喉痹等变。然痈脓便血，皆非必死之证，而阴极无阳，则死矣，故曰虽发热不死。

汪琥：此辨热利之脉也。脉沉弦者，沉主里，弦主急，故为里急后重，如滞下之证也。脉大者，邪热甚也，经云大则病进，故为利未止也。脉微弱者，此阳邪之热已退，真阴之气将复，故为利自止也。下利一候，大忌发热，兹者脉微弱而带数，所存在邪气有限，故虽发热不至死耳。

《金鉴》：此详申上条，下利圊脓血之证脉也。脉沉主里，弦主急。下重，后重也，下利脉沉弦，故里急后重也。凡下利之证，发热脉大者，是邪盛，为未止也。脉微弱数者，是邪衰，为欲自止，虽发热不死也。由此可知滞下脉大、身热者必死也。

【解析】　各注家根据《素问·脉要精微论》脉"大则病进"之旨，比较深刻地阐明了本条文的理论和实践意义，都有可取之处，值得认真学习。仅对于本证下利之寒热属性，钱、汪二氏意见相反。我们认为，本条文旨在通过脉象之大小变化，反映正邪的消长进退，从而判断下利的转归预后，因此对于寒、热下利以至一切疾病都有原则性的指导意义。不结合具体的病证，不可能得出属寒还是属热的结论，没有根据的分析也没有实际意义。

【原文】　下利，脉沉而迟，其人面少赤，身有微热，下利清谷者，必郁冒①汗出而解，病人必微厥。所以然者，其面戴阳②，下虚③故也。(366)

【注释】　①郁冒：指头昏目眩如有物蒙蔽之症状。

②戴阳：为阴寒内盛，虚阳上浮而出现的两颧潮红，为假热之象。

③下虚：指下焦虚寒，解释微厥的原因。

【提要】　寒利阳虚出现郁冒的脉证和机制。

【选注】　喻嘉言：太阳阳明并病(指48条)，面色缘缘正赤者，为阳气怫郁在表，宜解其表。此云下利，脉沉迟而面见少赤，身见微热，乃阴寒格阳手外则身微热，格阳于上则面少赤。仲景以为下虚者，谓下无其阳，而反在外在上，故云虚也。虚阳至于外越上出，危候已彰，或其人阳尚有根，或用温药以胜阴助阳，阳得复反而与阴争，差可恃以无恐。盖阳返，虽阴不能格，然阴尚盛亦未肯降，必郁冒少顷，然后阳胜而阴出为汗，邪从外解，自不下利矣。

张璐：阳邪在表之怫郁，必面合赤色而手足自温，若阴证虚阳上泛而戴阳，面虽赤，足胫必冷，不可但见面赤，便以为热也。

承淡安：原文有"汗出而解"，不知误尽多少苍生。以虚阳外越，最忌出汗，一片阴寒，所剩此一线微阳，能急用通脉四逆汤大温其里，或可十救一二，若视为阳气怫郁于上宜小汗之，麻桂下咽，转瞬即毙矣。

成无己：下利清谷，脉沉而迟，里有寒也。面少赤，身有微热，表未解也。病人微厥，《针经》曰：下虚则厥。表邪欲解，临汗之时，以里先虚，必郁冒，然后汗出而解也。

【解析】　本条也为阴盛阳虚之证，虚阳为阴所格而上越，阳越于上则面赤如微酣之戴阳；越于外则外有假热。然其文以面少赤，身微热，与317条之面色赤，身反不恶寒有程度上的区别，"少""微"表示阳气潜藏者多，发越者少，因此正气易复，在适宜的治疗护理下，可由郁冒汗出而解。对此，注家的意见大体一致。喻、张氏指出本证应与阳气怫郁在表之面赤鉴别，有实践意义。

【原文】　下利，脉数而渴者，今自愈。设不差①，必清脓血，以有热故也。(367)

【注释】　①不差：即指病不愈。

【提要】　下利阳复自愈与阳复太过而为便脓血之变证。

【选注】　程郊倩：脉数而渴，阳胜阴矣，亦令自愈；若不差，则阴虚热甚，经所云脉数不解，而下利不止，必协热而便脓血是也。

尤在泾：此阴邪下利，而阳气已复之证。脉数而渴，与下利有微热而渴同义。然脉不弱而数，则阳复者已过，阴寒虽解，热气旋增，将更伤阴而圈脓血也。

柯韵伯：脉数有虚有实，渴亦有虚有实，若自愈，则数为虚热，渴为津液未复也。若不差，则数为实热，渴为邪火正炎矣。

《金鉴》：此承上条互言，以详其变也。下利脉数而渴者，是内有热也。若身无热，其邪已衰，亦可令自愈也。设下利，脉数而渴，日久不差，虽无身热，必圈脓血，以内热伤阴故也。

【解析】　虚寒下利，阳气来复时有转愈和化热两种情况。若阳复适中，症见脉数口渴者，为阳复阴退，故下利当愈。若阳复太过，便可化热，热伤血络，血败肉腐化脓，则可能大便脓血。

【原文】　下利后脉绝①，手足厥冷，晬时②脉还，手足温者生，脉不还者死。(368)

【注释】　①脉绝：指脉沉伏不出，不能摸到。

②晬时：24 小时。

【提要】　下利脉绝的两种转归。

【选注】　钱潢：寒邪下利而六脉已绝，手足厥冷，万无更生之理，而仲景犹云周时脉还，手足温者生，何也？夫利有新久，若久利脉绝而致手足厥冷，则阳以渐而虚，直至水穷山尽，阳气磨灭殆尽，脉气方绝，岂有复还之时。惟暴注下泄，忽得之骤利而厥冷脉绝者，则真阳未至陡绝，一时为暴寒所中，至厥利脉伏，故阳气尚有还期。此条乃寒中厥阴，非久利也，故云晬时脉还，手足温者生；若脉不见还，是孤阳已绝而死也。

陈修园：此言生死之机，全凭于脉，而脉之根，又借于中土也。夫脉生于中焦而注于手太阴，终于足厥阴，行阳二十五度，行阴二十五度，水下百刻，一周循环，至五十度而复大会于手太阴，故脉还与不还，必视于晬时也。

【解析】　下利后，突然出现脉沉伏不出、手足厥冷者，多为骤然泄下，津液损伤严重，阳气一时绝脱所致。本证脉绝出现在下利后，故为突发而至，病势急迫，与慢性久病真阳消耗殆尽之脉绝肢冷有所不同，因为慢性病真阳消耗殆尽之脉绝断，无晬时脉还之可能。正是因为本证多属暂时性阳气暴脱，所以经过晬时之后，阳气尚有来复之可能。即晬时之后，如果脉还肢温，则意味着阳气来复，故有生机；如果脉不起，厥不回，则愈后不良。本条的重点在于论述判断下利后脉绝而手足厥冷，两种转归的方法，故文中未列出治法，临证当根据病情，选择四逆加人参汤等积极救治，万不可坐以待愈而失治。

【原文】　伤寒下利,日十余行,脉反实者死。(369)

【提要】　下利证见证虚而脉实的预后。

【选注】　成无己:下利者,里虚也,脉当微弱,反实者,病胜脏也,故死。《难经》曰,脉不应病,病不当脉,是为死病。

尤在泾:伤寒下利至日十余行,邪既未尽而正已大惫矣。其脉当微或弱,而反实者,是邪气有余,所谓病胜脏也,故死。

钱潢:所谓实者,乃阴寒下利,真阴已败,中气已伤,胃阳绝而真脏脉现也。

【解析】　多数注家认为下利日十余行为正气大虚,反见实脉为脉病不相应,正虚邪实,故主死。成氏以《难经》理论为依据,指出本证的脉反实说明"邪既未尽而正已大惫",言之成理,颇有说服力。钱氏认为所谓脉实乃胃阳绝而真脏脉现,其说亦通,此与《素问·平人气象论》"泄而脱血脉实,病在中脉虚,病在外脉涩坚者,皆难治"的精神是一致的。

条文中所谓"死",意在说明正气衰竭,病情危重,随着医学的发展,"死证"也有转危为安的可能,应予积极抢救,这也是需要说明的。

【原文】　下利清谷,里寒外热,汗出而厥者,通脉四逆汤主之。(370)

【提要】　阴盛格阳下利的证治。

【选注】　汪琥:此条乃下利当急温之证。下利清谷为里寒也,外热为身微热,兼之汗出,此真阳之气外走而欲脱也。前条(366条)汗出为欲解,此条汗出而反厥,成注云阳气大虚也,与通脉四逆汤,以温经固表,通内外阳气。

喻嘉言:下利里寒,加以外热,是有里复有表也。然在阳虚之人,虽有表证,其汗仍出,其手足必厥,才用表药,立至亡阳;不用表药,终是外邪不服,故于四逆汤中加葱为治,丝丝入扣,为万世之法程。

《金鉴》:此承上条(366条)互详其义,以出其治也。下利清谷,里寒也,身有微热,外热也。上条有无汗怫郁面赤之表,尚可期其冒汗而解;此条汗出而厥,则已露亡阳之变矣。故主以通脉四逆汤救阳以胜阴也。

吴人驹:有协热下利者,亦完谷不化,乃邪热不杀谷,其别在脉之阴阳虚实之不同。

【解析】　本条脉证,各注家意见基本一致,认为是阴寒内盛,阳气外越的里真寒、外假热病证,并当与317条合参,但病势较317条严重。独喻、吴二氏指出有里寒挟表热的可能,也有一定道理。近人陆渊雷氏指出"今验之,小儿患此者最多",确为经验之谈。然无论其阴盛格阳或表热里寒,治则均以温里祛寒为要,不可用辛温发散之剂,喻氏指出"才用表药,立至亡阳",绝非危言耸听。

【原文】　热利下重者,白头翁汤主之。(371)

白头翁汤方

白头翁二两　黄柏三两　黄连三两　秦皮三两

上四味,以水七升,煮取二升,去滓,温服一升。不愈,更服一升。

【提要】 厥阴热利的证治。

【选注】 柯韵伯:暴注下迫,皆属于热。热利下重,乃湿热之秽气郁遏大肠,故魄门重滞而难出也。《内经》曰:"小肠移热于大肠,为虚瘕即此是也。"

钱潢:谓之热利,非复如前厥后之热,直本热之利也。热邪在里,湿热下滞,故以白头翁汤主之。

程郊倩:下重者,厥阴经邪热下入于大肠之间,肝性急速,邪热甚则气滞壅塞,其恶浊之物急欲出而不得,故下重也。

《金鉴》:热利下重者,热伤气滞;里急后重,便脓血也。以白头翁汤主之者,以其大苦大寒,寒能胜热,苦能燥湿也。

尤在泾:伤寒热邪入里,因而作利者,谓热利。下重即后重也,热邪下注,虽利而不得出也。白头翁苦辛除邪气,黄柏、黄连、秦皮,苦以坚之,寒以清之,涩以收之也。

【解析】 本条叙证甚简,仅言"下重"一症,却点出痢疾的临床特征。以"热利"二字指出了本证的病因病机为热邪所致,病位在肠。痢疾一病在《素问》中称作"肠澼",在《难经》中有较为详细的论述。如《难经·五十七难》说:"大瘕泄者,里急后重,数至圊而不能便,茎中痛。"所谓"大瘕泄"者即后世所称之痢疾。因其临床表现多有滞重下利,故古方书又悄之"滞下"。如巢氏《诸病源候论》说:"此谓今赤白滞下也,令人下部疼重。"因湿热积于肠道,滞而不走,使腑气阻滞,气血凝涩,化为脓血,故证见腹痛、里急后重、痢下赤白脓血。仲景以"下重"二字概括其特征,可谓言简意赅,后学者当于无字之处体会此病其他表现。

因本汤证和桃花汤证均有腹痛、下利、便脓血等证候,故需加以鉴别。桃花汤证,病机为少阴虚寒下利,乃脾肾阳虚,下焦滑脱之证。方中以赤石脂入下焦血分而固脱,干姜暖中焦气分而散寒,粳米益脾胃而补虚,尤以赤石脂之半量为末冲服,取其收涩以固肠胃,故重在温涩,所谓"涩可固脱"之义。这与白头翁汤一寒一热,一虚一实,病机显然有别。俞长荣云:"同有腹痛、下利便脓血,但白头翁汤下利便脓血,血色鲜明,气味很臭,有里急后重、肛门灼热感觉;桃花汤证的下利便脓血,色泽暗晦,其气不臭,泄时滑脱不禁。且桃花汤证之脉沉细,舌淡苔白或灰黑与白头翁汤证的脉舌也有显著不同。"这些宝贵的经验可供临床参考。

【验案】 董某,女,51岁。下痢赤白,腹痛如绞,一夜行10余次,里急后重,食欲毫无,口干作苦,不渴,舌质淡红,苔白微干,小便黄而少,脉细,无表寒恶热情况。初诊投服鲜马齿苋90克,广木香9克,焦山楂6克,煎服,渐进两剂,一夜仅行4~5次,脓血减轻,腹痛也显著减轻。原方再服,至次日晚,病情忽有反复,下利便脓血及里急后重均又如故。口干不渴,舌质瘦、舌红、尖有细微芒刺、苔薄白略干,脉象沉细而缓,食欲仍无,腹痛里急,脓血杂下,日行30余次。辨证为热痢,病机为厥阴湿热郁滞,予白头翁汤加味:白头翁12克,炒黄柏6克,秦皮9克(当时缺黄连故未用),炒白芍9克,甘草9克。煎200毫升,分2次服,2剂连进。药后一夜只解2次,里急后重显著减轻,腹痛偶尔存在,连续2剂痊愈。(《伤寒论古今研究》)

【原文】 下利腹胀满,身体疼痛者,先温其里,乃攻其表,温里宜四逆汤,攻表宜桂枝汤。(372)

【提要】 虚寒下利兼表的治则。

【选注】 柯韵伯:下利而腹尚胀满,其中即伏清谷之机,先温其里,待其急而始救也。里和而表不解,可专治其表,故不曰救而曰攻。

喻嘉言:此与太阳中篇下利身疼,用先里后表之法大同。彼因误下而致下利,此因下利而致腹胀,总以温里为急者……身疼痛有里有表,必清便已调,其痛仍不减,方属于表。

章虚谷:脾脏虚寒,故下利;浊阴不化,故腹胀,所谓脏寒生满病也。若实热胀满,既下利,其胀必消也。脾主肌肉,寒邪伤之,身体痛也。里为本,表为标,故当先温里,后攻表也。

张景岳:此一条乃言表里俱病而下利者,虽有表证,所急在里,盖有不实,则表邪愈陷。即欲表之,而中气无力亦不能散,故凡见下利中虚者,速当先温其里,里实气强则表邪自解,温中可以散寒,即此谓也。

【解析】 本条再次论述里虚兼表的治疗原则。柯韵伯以"寒在表里,治有缓急"八个字,高度概括了本条的基本精神。章氏认为本证之病机为脾脏虚寒,言虽在理,似嫌不足,应同时考虑到肾阳虚弱。张氏和喻氏对治法的具体分析也很中肯。对里虚下利又见身疼痛一证,应做具体分析,凡因脾肾阳虚失于温煦的肢体痛,温里回阳则肢痛也随之消失。若里虚而兼有表邪者,则应先温其里,后治其表。多数情况下,通过温补脾肾阳气,正气得复,无须专事解表,而表可自解。如确实仍有表证者,可再以桂枝汤解表散邪。此外,应该明确,仲景指出"先温其里,乃攻其表",意在强调绝不可先表后里,并不完全排斥表里同治的方法。

太阳主表,统一身之营卫,为人身之藩篱,其功能的发挥有赖于肾中阳气的蒸腾,水津才能循太阳之经脉布达周身,太阳所化之气才能发挥其固表作用。故脾肾阳衰虚寒下利兼表的治则,因下利为重,当先温其里,阳复则能蒸腾水津,化气充于太阳经脉,寓有扶正祛邪之意,若阳回表不解者,冉攻其表,则表邪可去。本条和91条相比,二者内容相近,但91条因伤寒误下而成,本条未经误治而自然产生,疾病的形成来路虽然不同,但其辨证论治的精神则是一致的。

【原文】 下利欲饮水者,以有热故也,白头翁汤主之。(373)

【提要】 热利的证治。

【选注】 钱潢:此又申上文热利之见证,以证其为果有热者,必若此治法也。夫渴与不渴,乃有热无热之大分别也,里无热邪,口必不渴,设或口干,乃下焦无火,气液不得蒸腾,致口无津液耳。然虽渴亦不能多饮,若胃果热燥,自当渴欲饮水,此必然之理也。

罗谦甫:少阴自利而渴,乃下焦虚寒,而用四逆者,恐不可以渴、不渴分热寒也,正当以小便黄白别之耳。

《金鉴》:下利欲饮水者,热利下夺津液,求水以济干也。

尤在泾:伤寒自利不渴者,为脏有寒,太阴自受寒邪也;下利欲饮水者,以里有热,传经之邪,厥阴受之也。白头翁汤除热坚下,中有秦皮,色青味苦,气凉性涩,能入厥阴,清热去湿而止利也。

柯韵伯:下利属胃寒者多,此欲饮水,其内热可知也。

【解析】 本条内容是承接第 371 条白头翁汤证,补叙热利的又一辨证要点是渴欲饮水。将前后两条参合来看,可知仲景所述白头翁汤治疗的热利,其临床症状既有里急后重、便下脓血,又有渴欲饮水。前条所说的里急后重、便下脓血是因热邪蕴结肠道,腑气阻滞,气血凝涩,化为脓血;而本条渴欲饮水则是热邪内蕴,灼伤胃津。这一补充,为临床辨别热利之证增添了内容。故钱潢说"此又申上文热利之见证,以证其为果有热者,必若此治法也"。本条与第 360 条"下利有微热而渴,脉弱者今自愈"、第 367 条"下利脉数而渴者今自愈"相比较,同为下利口渴,但前二者皆自愈,而本条则须以白头翁汤治疗。其区别就在于前二者始为阴寒下利,后因阳气回复,阴证转阳,故主向愈,虽有口渴、微热亦不为甚,故无需治疗。而白头翁汤证为里热内蕴肠道,故里急后重、便利脓血为必有之证,再兼有口渴,更说明病为里热,治法必以苦寒清热燥湿方可得愈。当然,如果阴寒下利,阳复太过,热无出路而发生下利便血、里急后重之证,说明病变性质已由阴转阳,亦需治疗。如论中"下利脉数而渴者,今自愈,设不差,必清脓血,以有热故也"即是此证,常器之曰"可用黄芩汤"。我们认为,若此等病证临床表现下利脓血、里急后重、口渴、脉沉数时,亦可用白头翁汤治疗。

少阴病的下利,亦有口渴,如第 282 条"少阴病,欲吐不吐,心烦、但欲寐,五六日自利而渴者属少阴也"。这种下利为少阴虚寒,其利必清稀溏泄或下利清谷。这种口渴,亦并非阳热有余,消灼津液,乃是真阳不足,不能蒸化津液上承之故,其渴亦必喜热饮,且饮亦不多,故仲景自注为"虚故引水自救"。除此而外,少阴下利证还当有少阴病的"脉微细、但欲寐"及"小便色白"等症,这与白头翁汤证自有明显区别。

综上所述,我们可以看出,"口渴"一症,虽在一定程度上能分别有热无热,但却不能视为唯一的辨证要点,必须详细了解病情,脉证合参,全面分析方能确诊无误。

因脾主运化,但须赖于肝的疏泄。如邪犯厥阴肝经,肝失疏泄,欲伸不能,急迫于内则肝经所循之少腹部位疼痛如绞,其欲驱邪于下,秽浊结于大肠,迫于肛门,则后重不已,因气机郁滞,坠胀窘迫,排便不畅,下利量少不爽,下利以后,气机稍畅,肝之疏泄稍得伸张,腹痛里急后重暂得以缓解,症状稍减,但终因利少而邪热不去。少时肝之郁滞又成,诸症又起,故腹痛里急后重阵发频作,此为厥阴热利的临证特点。371条"热利下重"指出热利的性质和特征;373条"下利,欲饮水"指出了热利的辨证要点。其病机均为肝经湿热下迫大肠,损伤络脉所致,临证均有心烦,口渴,下利便脓血,腹痛,里急后重等症。

本证之下利便脓血,当和少阴阳衰阴盛之桃花汤证作鉴别,桃花汤证病程较长,为脾肾阳衰,统摄无权所致,下利白多赤少,其气腥冷,伴口不渴;本病病程短,为湿热壅滞,络脉损伤所致,下利赤多白少,伴下重,口渴,心烦等症。白头翁汤中临床主要用于细菌性痢疾、急性肠炎及下焦湿热所致的妇女黄带等。

【原文】 下利谵语者,有燥屎也,宜小承气汤。(374)

【提要】 实热下利的治疗。

【选注】 《金鉴》:下利里虚,谵语里实,若脉滑大,证兼里急,知其中必有宿食也。其下利之物,又为稠黏臭秽,于此推之,可知燥屎不在大便通与不通,而在里之急与不急,便臭与不臭也。

汪琥:下利者,肠胃之疾也,若谵语则胃家实,与厥阴无与,乃肠中有燥屎不得下也。治宜小承气汤者,此半利半结,须缓以攻之也。或问:既下利矣,则热气得以下泄,何由而致谵语有燥屎也? 答曰:此系阳明府实,大热之证,胃中糟粕为邪所壅,留着于内,其未成实者,或时得下,其已成实者,终不得出,则燥屎为下利之根,燥屎不得出,则邪上乘于心,所以谵语。要之,此证须以手按脐腹,当必坚痛,方为有燥屎之证。

黄坤载:下利、谵语者,阳复热过,传于土位,胃热而有燥屎也。宜小承气汤,下其燥屎,以泄胃热。又曰:厥阴阴极阳复,热过伤津,亦有小承气证,厥阴自病,则无是也。

【解析】 本证下利所以用承气汤,是因下利与谵语并见,谵语是诊断里热实证的主要根据之一。210条云:"夫实则谵语,虚则郑声。"谵语由实热之邪扰乱神明所致,故此利当属热结旁流。燥屎与邪热内阻,必有腹胀满拒按、潮热、舌苔黄燥、小便黄赤、脉沉实或滑疾等里实脉证,其所下粪便必臭秽难闻,与321条"少阴病自利清水,色纯青,心下必痛,口干燥者……"病证相似,只不过在病情上有轻重之别。

本条为何列入厥阴篇中? 《伤寒论译释》认为:一方面因为下利的辨证,连类而及;一方面因为病变源于厥阴,实际上病仍属阳明,惟燥实的程度还不太甚,用小承气汤已能解决问题,自然不需要大承气的进攻了。

【原文】 下利后更烦,按之心下濡者,为虚烦也,宜栀子豉汤。(375)

【提要】 下利后余热留扰胸膈的证治。

【选注】 尤在泾:下利后更烦者,热邪不从下减,而复上动也,按之心下濡,则中无阻滞可知,故曰虚烦。

柯韵伯:虚烦对实热而言,是胃中空虚,不是虚弱之虚。

周禹载:下利后似腐秽已去,则烦可止,乃其烦更甚,属实乎,抑虚乎? 治烦之法,只有虚实二途,实者可下,虚者不可下也。欲知之法,按其心下无所结痛,则其烦为虚。在太阳下后,身热,心下结痛,尚取此汤,因邪在膈上,可涌去也,况但烦不言热乎?

【解析】 本条说"下利后更烦",本来因热而烦,热邪不从下利而减,故仍烦。"按之心下濡",是实烦和虚烦的鉴别诊断。大承气汤证的实烦是烦而腹满痛,心下硬;栀子豉汤证的虚烦是烦而胸中窒,按之心下濡。前者为有形燥实,后者为无形热邪,所以此"虚烦"是对燥实而言。

心下濡需与痞证相鉴别。从病机来说,痞证是误下,热陷气结成痞,栀子豉汤证是余热未尽,留扰胸膈,证较前为轻;从临床表现来说,痞证以心下痞塞或痞满为主症,栀子豉汤证以虚烦不眠、心中懊憹、饥不能食为主症。所以在治疗上,前者以诸泻心汤开结泄痞,后者以栀子豉汤清热除烦。

本条是厥阴病下利后而见虚烦用栀子豉汤。纵观栀子豉汤有用于太阳汗吐下后,有用于阳明下后,也有用于厥阴下利后,凡见热扰胸膈出现虚烦懊憹症者,均可用之。故善用伤寒方者,只要抓住主证,透析病机,便可运用自如,此用方之妙也。

【原文】 呕家有痈脓者,不可治呕,脓尽自愈。(376)

【提要】 痈脓致呕的治疗原则的禁忌。

【选注】 《金鉴》:心烦而呕者,内热之呕也;渴而饮水呕者,停水之呕也。今呕而有脓者,此必内有痈脓,故曰不可治,但俟呕脓尽自愈也。盖痈脓腐秽欲去而呕,故不当治,若治其呕,反逆其机,热邪内壅,阻其出路,使无所泄,必致他变,故不可治呕,脓尽则热随脓去,而呕自止矣。

喻嘉言:厥阴之邪上逆而干呕、吐涎沫,可用吴茱萸汤以下其逆气。若热气有余,结而为痈,溃出脓血,即不可复治其呕,正恐人误用吴茱萸汤治之耳。识此意者,用辛凉以开提其脓,亦何不可耶!

周禹载:不言治法,而曰脓尽自愈,则治法已善为人言之矣。总以热结于厥阴多血之。藏,故无论在肺在胃,不离乎辛凉以开其结,苦泄以排其脓,甘寒以养其正,使脓尽而呕自止耳。

汪琥:肺胃成痈,由风寒蕴于经络,邪郁于肺,或入胃府,变而为热,热甚则气瘀血积而为痈。痈者,壅也,言热毒壅聚而成脓也。

尤在泾:痈脓者,伤寒热聚于胃口而不行,则生肿痈。而脓从呕出,痈不已,则呕不止,是因痈脓而呕,故不可概以止呕之药治之。脓尽痈已,则呕自止。

【解析】 本条提示我们,治疗呕吐应针对病因进行,不应见呕止呕。呕吐一症,原因很多,治法亦异。《金鉴》和喻氏对呕吐的原因和治法提出了很多,如胃气上逆的应镇逆止呕、胃中蕴热的应清热、水饮内停的宜利水、肝胃气逆的应平肝降逆。这些都是从其致呕之因而治之,是"治病必求其本"原则的体现。而本条所述的呕吐证,是因胃内有痈脓而引起的。各家对本证的病因病机认识一致,分析清晰。认为邪热壅积于内,结而不行,日久酿成痈脓。痈脓必须排出,呕吐正是痈脓的出路。痈脓尽出,则呕吐自然而止,故"不可治呕"。如果强行止呕,使腐浊被阻不得排出体外,必加重病情,或发生他证。至于本证是何部之痈,汪氏认为是"肺胃成痈",尤氏认为是"胃痈",二家说法都有道理。因为肺痈、胃痈都有吐脓血的症状,不过临床上以胃痈吐脓血为多见。对于本证的治疗,仲景虽然未提出治法,但从"脓尽自愈"一句来看,应当因势利导,以消痈排脓之法治之,以加快疾病的痊愈。周氏提出"辛凉以开其结,苦泄以排其脓,甘寒以养其正"的治法是可以应用的。我认为临床上治这一病证,应用《金匮要略》的排脓汤和《千金》苇茎汤。

【原文】 呕而脉弱,小便复利,身有微热,见厥者难治,四逆汤主之。(377)

【提要】 少阴阳虚阴盛证的辨治。

【选注】 成无己:呕而脉弱,为邪气传里,呕则气上逆,小便当不利,小便复利者,里虚也。身有微热,见厥者,阴胜阳也,为难治,与四逆汤温里助阳。

钱潢:呕而脉弱,则知非阳经之呕矣,且小便复利,尤知里无热邪,而显属阴寒。上文云厥者必热,热后当复厥,不厥者自愈。则热与厥不应并见,此云身有微热,而反见厥,是阳微不能胜盛阴,故为难治。此非上文热不除者可比,而以四逆汤主之。

程郊倩:呕而脉弱,厥阴虚也;小便复利,少阴寒也。上不纳而下不周,阳气衰微可知。更身微热而见厥,则甚寒逼微阳而欲越,故为难治。

喻嘉言:呕而脉弱,小便利,里虚且寒,身有微热,证兼表里,其人见厥,则阴阳互错,故为难治。然不难于外热,而难于内寒也,内寒则阳微阴盛,天日易霾,故当用四逆以回阳,而微热在所不计也。

尤在泾:脉弱便利而厥,为内虚且寒之候,则呕非为邪,乃是阳气上逆;热非寒邪,乃是阳气外越矣,故以四逆汤救阳驱阴为主。然阴方上冲,而阳且外越,共离决之势,有未可即为顺接者,故曰难治。

汪琥:按诸条厥利证,皆大便利。此条以呕主痈,独小便利而见厥,前后不能关锁,用四逆汤以附子散寒,下逆气,助命门之火,上以除呕,下以止小便,外以回厥逆也。

【解析】 本条重点讨论了厥阴病呕吐、厥逆难治证的症状和治疗。历代注家对本条呕吐、厥逆的病理机制分析基本一致,认为是阴盛阳虚而致。由于胃虚阳衰,阴寒上逆,则为呕吐;呕吐太甚,正气衰弱,则脉见弱象;呕则损伤脾肾之阳气,肾阳不固,则小便复利;进一步发展,阳衰阴盛,不能温达四肢,则四肢厥冷;阴盛虚阳外越,则身有微热。综观全条症状,可以看出本证是阴寒盛极,虚阳外越,阳虚欲脱的危急病证,故曰难治,急投四逆汤,温经回阳,可救万一。汪氏对四逆汤的分析中肯,可做参考。

对于本证"难治"的病机病因,各家看法略有不同。钱氏认为是"阳微不能胜盛阴,故为难治";尤氏以"阴方上冲,而阳且外越,其离决之势,有未可即为顺接者,故曰难治";程氏更以"甚寒逼微阳而欲越,故为难治";喻氏还以"身有微热,证兼表里,其人见厥,则阴阳互错,故为难治"。这些认识,是注家从不同的角度分析,虽然有轻重之不同,但总的精神是一致的,那就是以本证是阴盛阳衰严重,故视为难以治疗之证。应当认识到,本条如果单是呕而脉弱,足呕吐后一时正气虚弱的现象,尚未形成难治的地步,可用补中和胃降逆之剂治之,以恢复其正气,正复则呕吐自止。惟再加有小便复利,手足厥冷,身有微热为脾肾阳衰,阴不胜阳,虚阳外越,其病情危急,实属难治之证。仲景采取积极治疗,提出四逆汤以为救急之法。

同时,本条的呕厥应与309条吴茱萸汤证加以鉴别。二者都有呕吐和四肢厥冷的症状,但有轻重主次之不同。309条是因寒邪犯胃,浊阴上逆所致,以呕逆为主症,虽有下利,手足逆冷,但不太严重,未至真阳欲绝之候,故以吴茱萸汤温胃降逆止呕;而本条是因阴盛于内,虚阳外越而致,有真阳欲绝之危险,故以四肢厥逆、身有微热为主症,急以蹦逆汤救治。由此可见,对呕而厥逆之证,应以疾病的厥逆的程度和兼症加以辨证,抓住疾病的实质,才能治有大法,用方精切,获效显著。

【原文】 干呕,吐涎沫,头痛者,吴茱萸汤主之。(378)

【提要】 厥阴肝寒犯胃,浊阴上逆的证治。

【选注】 张璐:凡用吴茱萸汤有三证:一为阳明食谷欲呕;一为少阴吐利,手足厥冷,烦躁欲死;此则干呕,吐涎沫,头痛。经络证候各殊,而治则一者。总之,下焦浊阴之气上乘于胸中清阳之界,真气反郁在下,不得安其本位,有时欲上不能,但冲动浊气,所以干呕、吐涎沫也。头痛者,厥阴之经,与督脉会于巅。食谷欲呕者,浊气在上也。吐利者,清气在下也。手足厥冷者,阴寒内盛也。烦躁欲死者,虚阳扰乱也,故主吴茱萸汤。

成无已:干呕、吐沫者,里寒也;头痛者,寒气上攻也,与吴茱萸汤温里散寒。

方有执:厥阴之脉,挟胃属肝,上贯膈,布胸胁,循喉咙之后,上入颃颡,连目系,上出与督脉会于巅,其支者,复从胃别贯膈,上注肺。故《灵枢》曰:"是主肝所生病者,胸满呕逆。"然则厥阴之邪,循经气而上逆,故其见证如此。

柯韵伯:呕而无物,胃虚可知矣;吐惟涎沫,胃寒可知矣;头痛者,阳气不足,阴寒得以乘之也。吴茱萸汤,温中益气,升阳散寒,呕痛尽除矣。干呕、吐涎沫是二证,不是并见。

徐灵胎:吐涎沫,非少阴之干呕,然亦云干呕者,谓不食谷而亦呕也;头痛者,阳明之脉上于头,此胃中寒饮之证。

张令韶:今干呕、吐涎沫者,痰涎随呕而吐出也。

钱潢：邪入厥阴之经，寒邪上逆而干呕，胃中虚冷而吐涎沫，故以补中暖胃之吴茱萸汤主之。

舒驰远：此条多一干字，既吐涎沫，何为干呕，当是呕吐涎沫，盖为阴邪协肝气上逆，则呕吐涎沫。

【解析】 本条论述了厥阴病肝胃虚寒，浊阴上逆而致的呕逆头痛证的治疗。以条文所述的"干呕，吐涎沫，头痛"三症来看，都是肝寒气逆的表现。因为足厥阴肝经，其经脉循行挟胃属肝，与胃的关系密切。由于寒伤厥阴，下焦浊阴之气，循经上逆，乘于胸中清阳之位，使胃气不降，气逆作呕。加之寒邪伤胃，胃阳不能温化水津，故呕吐清稀之涎沫。又由于厥阴之脉，与督脉会于巅顶，所以阴寒之邪随经上冲，而为头顶疼痛。本证既然是肝寒浊气上逆而致，故以吴茱萸汤散寒止呕，温胃降逆。方氏深领仲景之义，认为本证是"厥阴之邪，循经气而上逆"而致。这一认识，抓住病机，说理明彻，可做参考。

但是，对本证的病机分析，不少注家持有不同的意见。如成氏概括为"里寒"，但未言何脏何腑之寒；柯氏以为"胃虚""胃寒可知"；徐氏以"胃中寒饮"为主因。这些看法，只抓住了疾病在标的表现，但未抓住疾病基本的关键所在。应当明确，本证胃寒是标，肝寒是本。本证因厥阴受寒，肝木横克脾土，致使胃气失降，而为干呕；胃中清稀泛沫随上逆之气而吐出，故以吐涎沫是本证的特点之一。同时，胃寒呕吐很少并见头痛之症状，而肝寒土逆之呕逆，能引起头顶部疼痛，这也是本证的特征。因此，只认为胃寒胃虚是本证之主要病理机制，是不全面的。

此外，舒氏认为？此条多一干字，应是"呕吐涎沫"，不是"干呕"；柯氏认为干呕与吐涎沫不能并见。这些看法，亦是脱离实际的。临床上经常见到先干呕而后吐涎沫，或者干呕与吐涎沫同时出现。

对于本证的头痛，应当与三阳经之头痛证相鉴别。本证是头巅部痛，属于阴寒证；而太阳病是头项强痛、少阳病是头两侧痛、阳明病是头额部痛，三者均为阳热证。故治疗时，应区别对待，才能收效。

对于干呕一症，应当与桂枝汤和小柴胡汤二证加以区分。《伤寒论》第12条之"鼻鸣干呕者"，是太阳中风，风邪伤表，肺气不利，影响胃气，上逆而致，故以桂枝汤解肌调和营卫，则干呕即止。97条的"心烦喜呕"，是邪热郁阻胸中，气机不宣，胃气不降所致，以小柴胡汤和解之。本证是肝寒气逆所致，故不仅干呕，还要吐涎沫，故以吴茱萸汤温胃散寒治之。正如徐氏所曰："吐涎沫，非少阳之干呕。"此种看法是正确的。

本条对于临床实践有很大的指导意义。历代医家用吴茱萸汤治疗阴寒而致的厥阴头痛，收到良好的效果。但必须在有干呕、吐涎沫、头巅顶疼痛的情况下应用之。对于因肝阳上亢之头痛证禁用。

《伤寒论》中对吴茱萸汤主治证候共有三条，张璐的注释甚为详切。为了便于前后参照,掌握应用,现作一小结。

病机:肝寒胃虚,浊阴上逆。

主治:①食谷欲呕(阳明篇第243条);②吐利、手足逆冷、烦躁欲死(少阴篇第309条);③干呕、吐涎沫、头痛(厥阴篇第378条)。三证都以呕逆为主,应有脉弦迟、舌苔白滑。

作用:散寒止呕,温胃降逆。

禁忌证:邪热留连胸腹呕吐,或表邪未解之呕吐,以及肝火上逆之呕吐、头痛应禁用。

方药:吴茱萸一升,人参三两,生姜六两,大枣十二枚。

【原文】 呕而发热者,小柴胡汤主之。(379)

【提要】 厥阴病转出少阳的证治。

【选注】 成无己:经曰呕而发热者,柴胡证具。

钱潢:邪在厥阴,唯恐其厥逆下利,若见呕而发热,是厥阴与少阳脏腑相连,乃脏邪还腑,自阴出阳,无阴邪变逆之患矣,故当从少阳法治之,而以小柴胡汤和解其半表半里之邪也。

徐灵胎:但发热而非往来寒热,则与太阳阳明同,惟呕则少阳所独,故亦用此汤。

章虚谷:呕而发热者,邪出少阳也。少阳主升,故不下利而呕;发热者,邪势向外。故以小柴胡转少阳之枢,其邪可经表解矣。

陈修园:发热二字,当是寒热往来。

【解析】 少阳与厥阴相表里,入则厥阴,出则少阳。厥阴为两阴交尽,一阳初生,所以又称厥阴为阴尽阳生之脏。阳气来复脏邪还腑,由里出表,是疾病向愈的表现。呕而发热者,是阴证转阳,由里出表的征象。本条当和太阳病篇149条合参。149条云"伤寒五六日,呕而发热者,柴胡汤证具",101条又说"伤寒中风,有柴胡证,但见一证便是,不必悉具",说明呕而发热是少阳病的主证之一,其病机为少阳枢机不利,木火内郁,上逆于胃,故可用小柴胡汤和解少阳枢机以治之。

本证之呕与肝寒犯胃的吴茱萸汤证和阳虚阴盛的四逆汤证之呕吐不同。本证呕而发热,既可以是厥阴阳气来复,邪出少阳,也可能是外邪侵入少阳,临证时总以辨证为主,不必强调其来路。但是,"呕而发热"若是厥阴病演变而成时,临证应无厥逆、下利等症,若伴厥逆、下利等症,则有可能是阳虚阴盛,虚阳浮越,故临床当须仔细辨别。

【原文】 伤寒大吐大下之,极虚,复极汗者,其人外气怫郁[①],复与之水,以发其汗,因得哕。所以然者,胃中寒冷故也。(380)

【注释】 ①外气怫郁:外气指体表之阳气,怫郁为双声同义词,有郁遏、不舒畅之意。合指阳气怫郁在外,当为无汗而有郁热之感。

【提要】 误汗伤阳,胃寒致哕的机制。

【选注】 成无己:大吐大下,胃气极虚,复极发汗,又亡阳气。外邪怫郁于表,则身热,医与之水,以发其汗。胃虚得水,虚寒相搏成哕也。

尤在泾:伤寒大吐大下之,既损其上,复伤其下,为极虚矣。纵有外气怫郁不解,亦必先固其里,而后疏其表。乃复饮水以发其汗,遂极汗出,胃气重虚,水冷复加,冷虚相搏,则必作哕。哕,呃逆也。此阳病误治而变为寒冷者,非厥阴本病也。

程郊倩:哕之一证,有虚有实。虚自胃冷得之,缘大吐大下后,阴虚而阳无所附,因见面赤,以不能得汗而外气怫郁。医以面赤为热气怫郁,复与之水而发汗,令大汗出,殊不知阳从外泄而胃虚,水从内搏而寒格,胃气虚极矣。安得不哕,点出胃中冷字,吴茱萸汤主治也。

张隐庵:此统承厥阴篇之呕吐、下利、厥热,而论哕证之因,胃中寒冷而为败呃也。

钱潢:其所以哕者,盖因吐下后,阳气虚极,胃中寒冷,不能运水耳,非水冷而难消也。水壅胃中,中气遏绝,气逆而作呃忒也。治法当选用五苓散、理中汤,甚者四逆汤可耳。

【解析】 本条可分两段来理解:

(1)"伤寒……其人外气怫郁"叙述伤寒病者被医用吐、下、汗法误治的经过及所生坏病的症状。伤寒病者被医用大吐大下,使其胃之阴阳俱受伤,中焦阳气极虚。复极发其汗,则在表之阴阳亦伤。表里阴阳都受到伤耗,阴虚微阳亦无所附,浮越于外,产生类似表邪未解,身热无汗之"外气怫郁"病象,这是病情进入危重阶段的表现。

(2)"复与之水……胃中寒冷故也"叙述进一步误治的变证及其病理。"外气怫郁"本来是表里阴阳俱虚,浮阳外越,病情恶化的表现,医者反误认为表邪未解,乃用水治劫发其汗。水入于胃,由于中阳极虚,不能运水,致水停胃中,胃中愈加寒冷,水寒搏激,气不顺行,而上逆作呃,这是胃气将绝之候。

上述对呃逆形成原因和病理的认识,诸注家基本一致。对于"外气怫郁"一证,尤在泾主张先固其里,后疏其表,其意仍认为表邪未解,这种看法不够妥当。因为假如表邪未解的话,误治之后,邪当内陷,绝无依然在表之理;况且此病吐、下、发汗在前,出现"外气怫郁"在后,与一般表证发病过程亦不相符,所以绝无邪仍在表之理。程郊倩以阴虚阳无所附来解释此症,比较合理。

本条阐述的变证以呃逆为主,而呃逆又是阴阳离决的表现,因此,在治疗呃逆时既要注意到温胃降逆消水,也要注意到回阳救阴。具体方药,笔者认为用茯苓四逆汤合《医统》丁香散(丁香、柿蒂、良姜、炙甘草)较为适宜。

【原文】 **伤寒哕而腹满,视其前后,知何部不利,利之即愈。**(381)

【提要】 哕逆实证的治疗原则。

【选注】 成无己:哕而腹满,气上而不下也。视其前后部,有不利者即利之,以降其气。

尤在泾：哕而腹满者，病在下而气溢于上也，与病人欲吐不可下之者不同。彼为上行极而欲下，此为下行极而复上也。经曰："在下者，引而竭之。"故当视其前后二阴，知何部不利而利之，则病从下出而气不上逆，腹满与哕俱去矣。此热入太阴而上攻阳明之证，与厥阴无涉也。

张令韶：伤寒致哕，非中土败绝，即胃中寒冷，然亦有里实不通，气不得下泄，反上逆而为哕者。《玉机真脏论》曰："脉盛、皮热、腹胀、前后不通、闷瞀，此为五实……身汗，得后利，则实者活。"今哕而腹满，前后不利，五实中之二实也。实者泻之，视其前后二部之中何部不利，利之则气得通，下泄而不上逆，哕即愈矣。夫以至虚至寒之哕证，而亦有实者存焉，则凡系实热之证，而亦有虚者在矣。医者能审其寒热虚实，而为之温凉补泻于其间，则人无夭札之患矣。

《金鉴》：伤寒哕而不腹满者，为正气虚，吴茱萸汤证也。哕而腹满者，为邪气实，视其二便，何部不利，利之则愈也。

陈修园：即一哕通结六经之证，以见凡病有虚实，不特一哕而为然也。然即一哕，而凡病之虚实皆可类推矣。故于此单提哕证一条，不特结厥阴一篇，而六篇之义俱此结焉，是伤寒全部之结穴处也。

王肯堂：仲景无方。《活人》前部宜猪苓汤，后部宜调胃承气汤。

沈芊绿：鳌按前数条，由胃冷之故；此条，由胃热之故。

【解析】　哕证有虚实之别。属虚者如380条所述，乃胃中寒冷，水寒搏激，气机上逆所致，临床见呃声低微，良久而作，是预后不良之兆。属实者即本条所述，乃里实不通，浊气不得卜泄，反而上逆所致，除确腹满见症外，尚可见呃声响亮，频频发作，治疗应以泻浊攻实为急务。其方法应视病人大小便何部不利，给予因势利导。若小便不利者，系水热互结，应予清热利尿；若大便不利，系肠间壅塞，应予软坚通便。二便畅利，邪有出路，胃中浊气得以下降，则哕证自愈。

上述注家，一致认为本条是热实致哕。沈金鳌引《类证活人书》语，提出小便不利用猪苓汤，大便不通用调胃承气汤，补充了本条文未出方剂之不足。陈修园把对哕证虚实的认识扩大到《伤寒论》全书的辨证中去，其观点也是正确的。

第九章　辨霍乱病脉证并治

【题解】　霍乱是以突然发作的呕吐下利为主要临床表现的急性胃肠病证。霍，有急骤、卒然之意，形容病势急。乱，即缭乱、变乱之意，形容病势剧。因本病发病突然，顷刻之间升降紊乱，吐泻交作，故名为霍乱。

霍乱病多发于夏秋季节，其病因多由外感寒、暑、湿、疫疠之邪，或内伤饮食不洁，伤及脾胃，中焦升降失职，清浊相干，气机逆乱所引起。正如《灵枢·五乱篇》所说："清气在阴，浊气在阳，营气顺脉，卫气逆行，清浊相干，……乱于肠胃，则为霍乱。"后世《诸病源候论·霍乱病诸侯》指出："霍乱者，由人温凉不调，阴阳清浊二气有相干乱之时，其乱在于肠胃之间者，因遇饮食而变发，则心腹绞痛，则先吐；先腹痛者，则先利；心腹并痛者，则吐利俱发。"

本章所讨论的霍乱实际上包括了多种急性胃肠病变。后世根据临床表现得不同，将霍乱分为湿霍乱和干霍乱两类。即上吐下泻，吐利交作，挥霍无度者，为湿霍乱，其中因于寒湿所致者，称寒霍乱，因于暑热所致者，称热霍乱；对腹中绞痛，欲吐不能吐，欲泻不能泻，烦闷不安，短气汗出者，称为干霍乱。本章所论当为湿霍乱之寒霍乱。

因霍乱的发生多与外邪有关，且常伴见头痛、发热、恶寒、身痛等症，与伤寒有相似之处，属于伤寒类证的范畴，故仲景将本证列于伤寒六经病证之后，以兹鉴别。

本章所论的霍乱与现代医学所说的由霍乱弧菌引起的霍乱概念不同，但对其诊治也有一定的参考价值。

【原文】　问曰：病有霍乱者何？答曰：呕吐而利，此名霍乱。应予清热利尿；若大便不利，系肠间壅塞，应予软坚通便。二便畅利，邪有出路，胃中浊气得以下降，则哕证自愈。

上述注家，一致认为本条是热实致哕。沈金鳌引《类证活人书》语，提出小便不利用猪苓汤，大便不通用调胃承气汤，补充了本条文未出方剂之不足。陈修园把

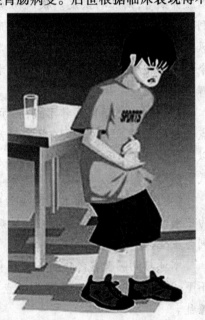

湿霍乱

国学经典文库

中医四大名著

伤寒论·各论

图文珍藏版

对哕证虚实的认识扩大到《伤寒论》全书的辨证中去,其观点也是正确的。

【注释】 霍乱:根据《伤寒论》原文自答,呕吐而利,名为霍乱。古代把上吐下泻同时并作的病都包括在霍乱的范围内,认为是胃肠挥霍缭乱的现象,所以叫霍乱。它既包括烈性传染病的"霍乱",也包括一般的急性胃肠炎。

【提要】 霍乱的概念。

【选注】 成无己:三焦者,水谷之道路,邪在上焦,则吐而不利;邪在下焦,则利而不吐;邪在中焦,则既吐且利,以饮食不节,寒热不调,清浊相干,阴阳乘隔,遂成霍乱。轻者止曰吐利,重者挥霍缭乱,名曰霍乱。

张令韶:霍者忽也,谓邪气忽然而至,防备不及,正气为之仓忙错乱也。胃居中土,为万物之所归,故必伤胃,邪气与水谷之气交乱于中,上呕吐而下利也。吐利齐作,正邪纷争,是名霍乱。

葛洪:凡所以得霍乱者,多起于饮食。或饱食生冷物,杂以肥鲜酒脍,而当风履湿,薄衣露坐,或夜卧失覆之所致也。

巢元方:霍乱者,由人温凉不调,阴阳清浊二气有相干乱之时。其乱在于肠胃之间者,因遇饮食而变,发则心腹绞痛,其有先心痛者,则先吐;先腹痛者,则先利;心腹并痛者,则吐利俱发。挟风而实者,身发热,头疼体痛,而复吐利;虚者,但吐利,心腹刺痛而已。亦有饮酒食肉,腥脍生冷过度,因居处不节,或露卧湿地,或当风取凉,而风冷之气归于三焦,传于脾胃,脾胃得冷则不磨,不磨则水谷不消化,亦令清浊二气相干,脾胃虚弱则吐利,水谷不消则心腹胀满,皆成霍乱。霍乱,言其病挥霍之间便致缭乱也。

【解析】 本条以问答形式,揭示了霍乱的症状和病正特点。霍乱病的证候特点是起病急骤,吐利交作,有挥霍缭乱之势。本病多因饮食不节或不洁,寒温失调,以致胃肠功能紊乱,清浊相干,脾胃升降失常所致。浊阴之邪上逆则呕吐,清附之气下陷则下利。

《内经》认为霍乱属太阴湿土为病,如《素问·六元正纪大论》说:"太阴所至,为中满,霍乱吐下","土郁之发,民病呕吐、霍乱"。本条所述之霍乱,因以呕吐而利为主症,故当属于湿霍乱。

本证与太阴脾虚之吐利证有相似之处,但太阴病病情轻且缓,以腹满而吐,食不下,自利益甚,时腹自痛等为特点;霍乱则发病突然,顷刻之间,吐泻交作,挥霍缭乱。

另外,中医学所讲的霍乱是指猝然发病的吐泻类疾病,相当于现代医学的急性胃肠炎类疾病,但也包含有现代医学的霍乱病。现代医学所说的霍乱是由霍乱弧菌感染所引起的烈性肠道传染病,发病急,传播快,属国际检疫疾病。在我国,为法定甲类传染病。临床上以剧烈腹泻和呕吐为主要症状,可引起严重脱水而导致周围循环衰竭和急性肾功能衰竭而死亡。

【原文】 问曰:病发热头痛,身疼恶寒,吐利者,此属何病? 答曰:此名霍乱。霍乱自吐下,又利止,复更发热也。(383)

【提要】 论霍乱兼表证及其与伤寒的鉴别。

【选注】 成无己:发热、头痛、身疼、恶寒者,本是伤寒,因邪入里,伤于脾胃,上吐下利,令为霍乱。利止里和,复更发热者,还是伤寒,必汗出而解。

《金鉴》:此承上条,以详出其证也。头痛、身疼、发热、恶寒,在表之风寒暑热为病也;呕吐、泻利,在里之饮食生冷为病也。具此证者,名曰霍乱。若自呕吐已,又泻利止,仍有头痛、身疼、恶寒,更复发热,是里解而表不解也。

方有执:发热头痛、身疼恶寒,外感也;吐利,内伤也。上以病名求病证,此以病证实病名,反复鲜明之意。

张令韶:夫但曰利止,而不曰吐止者,省文也。

【解析】 注家对本条看法是一致的,均认为是表里同病,发热头痛、身疼恶寒是表证,吐利是里证;利止是里证得解,更复发是表证不除。

中医学中的霍乱,概念比较广泛。它既包括了现代医学中的霍乱,又包括了急性胃肠炎。有的病例兼有外感表证,但并不是所有发热都可作为表证,正如陆渊雷所说:"霍乱初起,但有胃肠证候,吐利前不发热,其后转为全身症状,乃发热谵妄,颇似伤寒。"此种情况不可不辨而妄用表散之剂。

【原文】 伤寒,其脉微涩者,本是霍乱,今是伤寒,却四五日,至阴经上,转入阴必利;本呕,下利者,不可治也。欲似大便,而反失气,仍不利者,此属阳明也,便必鞕,十三日愈,所以然者,经尽故也。下利后,当便鞕,鞕则能食者愈。今反不能食,到后经中,颇①能食,复过一经能食,过之一日当愈;不愈者,不属阳明也。(384)

【注释】 ①颇:作"稍微"解。

【提要】 辨霍乱与伤寒的脉证异同及转归。

【选注】 成无己:微为亡阳,涩为亡血。伤寒脉微涩,则本是霍乱,吐利亡阳、亡血。吐利止,伤寒之邪未已,还是伤寒,却四五日邪传阴经之时,里虚遇邪,必作自利。本呕者,邪甚于上;又利者,邪甚于下,先霍乱里名大虚,又伤寒之邪,再传为吐利,是重虚也,故为不治。若欲似大便,而反失气仍不利者,利为虚,不利为实,欲大便而反失气,里气热也,此属阳明,便必硬也。十三日愈者,伤寒六日,传遍三阴三阳,后六日再传经尽,则阴阳之气和,大邪之气去而愈也。

《金鉴》:此承上条辨发热头痛、身疼恶寒、吐利等症,为类伤寒之义也。若有前证而脉浮紧,是伤寒也。今脉微涩,本是霍乱也,然霍乱之初,即有吐利,伤寒吐利,却在四五日后,邪传入阴经之时始吐利也。此本是霍乱之即呕吐、即下利,故不可作伤寒治之,候之自止也。若止后似欲大便,而去空气,仍不大便,此属阳明也。然属阳明者,大便必硬,虽大便硬,乃伤津液之硬,未可下也,当候至十三日经尽,胃和津回,便利自可愈矣;若过十三日大便不利,为之过经不解,下之可也。下利后肠胃空虚,津液匮乏,当大便硬,硬则能食者,是为胃气复至,十三日津回,便利自当愈也,今反不能食,是为胃气未复,俟到十三日后,过经之日,若颇能食,亦当愈也。如其不愈,是为当愈不愈也。当愈不愈者,则可知不属十三日过经便硬之阳明,当属吐利后胃中虚寒不食之阳明,或属吐利后胃中虚燥之阳明也。此则非药不可,俟之终不能自愈也,理中、脾约,择而用之可矣。

魏念庭:此申解霍乱病,似乎伤寒,应为辨明孰为伤寒之吐利,孰为霍乱之吐利,以定治法无误也。伤寒中之吐利有六经形证,而霍乱中之吐利有表里阴阳,俱应一一辨明,方有确见,而不摇惑也。

张璐:若利止而不能食,邪热去而胃气空虚也,俟过一经,胃气渐复,自能食矣。

【解析】 成无己认为本条是先病霍乱,后病伤寒,原文也明言是"本是霍乱,今是伤寒"。《金鉴》认为本条是"承上条辨发热头痛,身疼恶寒,吐利等证,为类伤寒之义",又根据"脉微涩"仍认为是霍乱,所以二者无甚根本分歧。本条通过描述阳明病的病理变化和转归,示人以能食为胃和是疾病当愈的关键,不能食则胃不和,一定要能食才能痊愈。

从患霍乱之后条文中所描述的从太阴证转化为阳明证过程,正是机体的胃肠功能渐复的过程,也正是"虚则太阴,实则阳明"这一病理变化的体现。在客观上依据"当便硬"和"能食"。

【原文】 恶寒,脉微而复利,利止,亡血①也,四逆加人参汤主之。(385)
甘草二两(炙)　附子一枚(生,去皮,破八片)　干姜一两半　人参一两
上四味,以水三升,煮取一升二合,去滓,分温再服。

【注释】 ①亡血:此处意为亡失津液。

【提要】 霍乱亡阳液脱的证治。

【选注】 成无己:恶寒脉微而利者,阳虚阴胜也,利止则津液内竭,故云亡血。《金匮玉函》曰:水竭则无血,与四逆汤温经助阳,加人参生津益血。

张璐:亡血本不宜用姜附以损阴,阳虚又不当用归芍以助阴,此以利后恶寒不止,阳气下脱已甚,故用四逆以复阳为急也。其所以用人参者,不特护持津液,兼阳药得之,愈加得力耳。设误用阴药,必与腹满不食,或重加泄利呕逆,转成下脱矣。

尤在泾:恶寒脉紧者,寒邪在外也;恶寒脉微者,阳虚而阴胜也。则其利为阴寒而非阳热,其止亦非邪尽而为亡血矣。故当以四逆以温里,加人参以补虚益血也。

《金鉴》:利止亡血,如何用大热补药? 利止,当是"利不止";亡血,当是"亡阳"。

【解析】 霍乱病,吐利频作,可以导致阴液大量外泄,而亡阳亡阴的两种可能性均存在。本条恶寒脉微而复利,可知阳气已极度虚衰,如脉数肢温而下利止,当为阳回欲愈。然今虽利止,而恶寒脉微仍在,便非阳回欲愈,而是津液内竭,无物可

下之故。由此可见。此证已属亡阳脱液,证候凶险,故必须用四逆汤以回阳固脱,加人参以生津益血,共救欲脱之元阴元阳。

对本条证治的理解,成氏、尤氏之说皆为可从。张氏指出本证若误投阴药,势必加重病情,转成下脱,也是我们在临床治疗所必须引以注意的。惟《金鉴》以为利止不得用大热补药,并以为"亡血"当是"亡阳"之说,殊不知单纯亡血,固不宜大热补药,但本证利止,不仅亡血(亡津液),而阳亦衰微。津亡而阳不虚者,其津自能再生,阳亡而津不亡者,其津亦无后继,故用四逆加人参汤回阳以生津。

【验案】　胡某,男,1岁。咳喘、腹泻已八天,经中西药治疗咳喘减轻,但腹泻无度,纯利稀水,完谷不化,肛门脱出,口渴引饮,眼眶下陷,皮肤干燥肉脱,嗜睡、食少,啼哭无泪,高热(39.6℃),肢厥,舌红苔黄干,脉沉伏,纹紫滞。X光胸透:右下肺炎变。中医诊断:泄泻。辨证:阴竭于内,阳浮于外。病情危笃。急予四逆加人参汤加味益气回阳固脱,收敛固涩。处方:附片5克(先煎半小时),干姜4克,乌梅10克,罂粟壳、人参(频服)各3克,甘草2克。1剂症减,3剂而愈。(《四川中医》)

【原文】　霍乱,头痛,发热,身疼痛,热多欲饮水者,五苓散主之;寒多不用水者,理中丸主之。(386)

理中丸方

人参　干姜　甘草(炙)　白术各三两

上四味,捣筛,蜜和为丸,如鸡子黄许大。以沸汤数合,和一丸,研碎,温服之,日三四,夜二服。腹中未热,益至三四丸,然不及汤。汤法,以四物依两数切,用水八升,煮取三升,去滓,温服一升,日三服。若脐上筑①者,肾气动也,去术,加桂四两;吐多者,去术,加生姜三两;下多者,还用术;悸者,加茯苓二两;渴欲得水者,加术,足前成四两半;腹中痛者,加人参,足前成四两半;寒者,加干姜,足前成四两半;腹满者,去术,加附子一枚。服汤后如食顷,饮热粥一升许,微自温,勿发揭衣被。

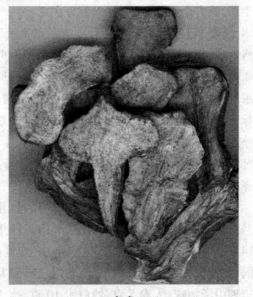

白术

【注释】　①脐上筑:筑,捣也,形容脐上跳动不安如有物捶捣。

【提要】　辨霍乱表里寒热的不同证治。

【选注】　魏念庭:伤寒者,外感病;霍乱者,内伤病也。伤寒之发热、头痛、身疼、恶寒，风寒在营卫；霍乱之头痛、身疼、恶寒必兼吐下，风寒在胃府也。风寒之邪，何以逼入胃府，则平日中气虚歉，暴感风寒，透表入里，为病于内。因其为风寒客邪，故发热头痛，身疼恶寒，与伤寒同；因其暴感胃府，故兼引吐利，与伤寒异。此二病分开之源头也。其所以吐利时不热，利止复热者，感则亦因中气虚弱，当吐利行时，邪虽在胃，而气散热不能发，利止气收方发耳。亦异于伤寒之发热在表，无作息时也。既明霍乱致病之由，为病与伤寒之异，而治法方可就其人之寒热施之。热多者，胃虽虚自热多，虚热者，吐利行必大饮水，五苓散主之，导湿清热滋干，所必用也。寒多者，胃素虚且寒多，虚寒者，吐利引，必不用水，理中丸主之，温中燥湿，补虚所必用也。

成无己：头痛发热，则邪自风寒而来，中焦为寒热相半之分，邪稍高者，居阳分，则为热，热多欲饮水者，与五苓散以散之；邪稍下者，居阴分，则为寒，寒多不用水者，与理中丸温之。

陆渊雷：此条言霍乱既转全身症状时，分热多寒多两种治法，热多寒多是言其因，非言其证，欲从饮水与不用水上勘出，病虽转属全身症状，其吐利仍未止，何以知之？以五苓散主水，入则吐，理中丸亦主吐利故也。五苓散必小便不利，此条不言者，省文也。凡霍乱小便不利者，预后多恶，故五苓为霍乱要药。由药效以测病理，知头痛、发热、身疼，皆尿中毒所致，其证颇近于表；理中则专治胃肠，其证仍在于里，虽有全身症状，自较五苓为少也。

【解析】 以上三家注释各有所取之处。魏氏认识到吐泻是由"风寒客邪，暴感胃府"所引起，成无己亦认为是风寒外邪引起，这点是正确的。霍乱是外邪致病，非内伤杂病。古代所说的霍乱，当包括今日的急性胃肠炎及真性霍乱在内。在辨寒热时，成无己以偏上、偏下辨寒热，陆渊雷以偏表、偏里辨之，均不妥。应以临床脉证辨别。若渴欲饮水、脉浮、发热，头痛、身痛、吐泻交作，可用五苓散，分利水湿，外解表邪，后世恐其力逊，多以胃苓汤取效；若口不渴、脉沉迟、吐泻、身冷等寒证时，应用理中丸。条文中只以渴与不渴辨寒热是约客之法，应结合临床具体脉证综合分析才行。

【验案】 案1 崔某，男，5岁。呕吐、泄泻、高热来势凶险。延诊，热退吐止，乃泻，有轻、中度脱水，建议转诊，经治7日，脱水纠正，但泄泻仍作，到某医院治疗，14日后泄泻未瘥，遂出院。复延余诊，症见：神疲体倦，面色苍白，四肢不温，口不渴，大便清稀，舌淡，苔白，脉沉弱迟。辨证为脾胃虚寒。治宜温中祛寒，补益脾胃。拟理中汤加味：人参5克，炒白术10克，炮干姜5克，炙甘草3克，炮附子5克，肉桂3克(另包)，砂仁3克，茯苓10克，日1剂，水煎服。连服2剂而愈。(《河北中医》)

案2 陈某，女，26岁，患多涎症3月余。病人因精神病复发住某精神病院，经氯丙嗪、氯氮平等药物治疗。出院后自觉口水多，不时吐涎沫，每逢睡眠则自行流出,浸湿枕头大片,甚感苦恼。查其所服药物:氯氮平500毫克/日,山莨菪碱15毫克/日。病人体胖,舌淡红,苔中滑腻,脉滑。证属脾胃虚寒,脾失健运,胃失和降,津聚为涎。治宜温中祛寒,补气健脾,方用理中汤加味:党参15克,白术10克,干姜10克,吴茱萸6克,苍术10克,炙甘草6克,服药6剂后唾液减半,多年的少汗症也明显改善。继服15剂多涎症消失。后以香砂养胃丸调理月余,至今未复发。(《中医杂志》)

【原文】 吐利止而身痛不休者,当消息①和解其外,宜桂枝汤小和之。(387)

【注释】 ①消息:斟酌之意。

【提要】 论霍乱里和表未解的证治。

【选注】 成无己:吐利止,里和也;身痛不休,表未解也,与桂枝汤小和之。

张令韶:《本经》凡言小和、微和者,谓微邪而毋庸大攻也。

【解析】 本条接上条讨论霍乱里和表邪未解的治疗。吐利是霍乱病的主症,言吐利止,说明里气已和,脾胃升降功能已恢复,病情向愈。身痛不休者,是表邪未解。治疗当斟酌病人的虚实情况,选用解表的方药。仲景在太阳病篇论及无汗多为表实,汗出多为表虚。表实宜用麻黄汤,表虚宜用桂枝汤,本条未论及汗出与否,但因吐下后,阳气大伤,阴津未复,正气已伤,故不能乱用发汗解表之重剂,以免大汗伤正,变证再起。但既有表证未罢,故仍应解表,正虚之后,不论有无汗出,皆宜使用桂枝汤解肌祛风,调和营卫为法,且桂枝汤内和脾胃而外调营卫。所谓消息,即灵活变通随征选药之意。小和之,意即不宜用药过量且不可令汗出过多,正如方有执《伤寒论条辨》所言:"小和,言少少与之,不令过度之意也。"

【原文】 吐利,汗出,发热恶寒,四肢拘急①,手足厥冷者,四逆汤主之。(388)

【注释】 ①拘急:拘挛紧急之意,俗称抽筋。

【提要】 辨霍乱吐利亡阳的证治。

【选注】 张隐庵:吐利汗出,乃中焦津液外泄;发热恶寒,表气虚也;四肢拘急,津液竭也;手足厥冷者,生阳之气不迭于四肢,故主四逆汤,启下焦之真阳,温中焦之土气。

陈修园:此言四逆汤能滋阴液也。此证尚可治者,在发热一证,为阳未尽亡。又曰:中焦之津液,内灌溉于脏腑,外濡养于筋脉,吐则津液亡于上矣,利则津液亡于下矣,汗出则津液亡于外矣。亡于外,则表虚而发热恶寒;亡于上下,则无以荣筋,而四肢拘急,无以顺接而手足厥冷者,以四逆汤主之,助阳气以生阴液。方中倍用炙甘草,以味补阳。

【解析】 本条叙述了霍乱吐利汗出,以致亡阳液脱。阳气虚则恶寒,阳气虚不能达于四肢则手足厥冷,阳气越于外则身热;津液大量丧失而脱液,筋脉无以濡养则转筋。故用四逆汤逐寒回阳,阳回则阴液自复。

陈氏谓四逆汤能滋阴液,是从"阳生阴长"的角度提出来的,因此只有在阳未尽亡,阳微不能化液的情况下,用本方助阳气以生阴液,从而达到治疗目的。若前阴竭,是由阳亢所致,用四逆汤犹抱薪救火,必致危殆。

【原文】 既吐且利,小便复利而大汗出,下利清谷,内寒外热,脉微欲绝者,四逆汤主之。(389)

【提要】 霍乱病亡阳内寒外热的证治。

【选注】 钱潢:吐利则寒邪在里,小便复利,无热可知,而大汗出者,真阳虚衰而卫气不密,阳虚汗出也;下利清水完谷,胃寒不能杀谷也;内寒外热,非表邪发热,乃寒盛于内,格阳于外也;阴寒太甚,阳气衰微,故脉微欲绝也。急当挽救真阳,故以四逆汤主之。

《金鉴》:霍乱之为病,既吐且利,津液内亡,小便当少,而无汗。今小便复利,而大汗,下利清谷,脉微欲绝者,是外之阳虚不能固护,内之阴寒独盛于中,内真寒而外假热也。故不用理中,而以四逆主之也。

柯韵伯:吐利交作,中气大虚,完谷不化,脉微欲绝,气血衰亡矣。小便复利而大汗出,是门户不要,玄府不闭矣。所幸身热未去,手足不厥,则卫外之阳,诸阳之本犹在,脉尚未绝,有一线生机,正胜而邪可却也。

丹波元简:案据少阴篇厥阴篇之例,此条所主当是通脉四逆汤。

【解析】 钱氏、《金鉴》等认为"内寒外热"是内真寒外假热,本证虽言外热,余无表证、表脉可征,且有一派里虚寒见证,可见此外热并非表证,而是阴盛格阳,虚阳外浮的现象,与317条"身反不恶寒"同理。根据317、370条"里寒外热"为阴盛格阳证,是知此条亦是阴盛格阳证。钱氏、《金鉴》之说极是。

丹波元简认为本证所主当是通脉四逆汤。观通脉四逆汤所主者是阴盛格阳重证,设四逆汤不足以杀其势者,自可选用通脉四逆汤以救之。

【原文】 吐已下断[1],汗出而厥,四肢拘急不解,脉微欲绝者,通脉四逆加猪胆汁汤主之。(390)

甘草二两(炙)　干姜三两(强人可四两)　附子大者一枚(生,去皮,破八片)　猪胆汁半合

上四味,以水三升,煮取一升二合,去滓,内猪胆汁,分温再服,其脉即来。无猪胆,羊胆代之。

【注释】 [1]吐已下断:指吐利因液竭物尽而停止,即胃中无物可吐,肠中无物可下。

【提要】 霍乱吐利致阳亡阴竭的证治。

【选注】 成无己:吐已下断,津液内竭,则不当汗出,汗出者不当厥,今汗出而厥,四肢拘急不解,脉微欲绝者,阳气大虚,阴气独胜也。若纯与阳药,恐阴为格拒,或呕或躁,不得复入也,与通脉四逆汤加猪胆汁。胆苦入心而通脉,胆寒补肝而和阴,引置阳药不被拒格。《内经》曰:"微者逆之,甚者从之。"此之谓也。

方有执：已，止也；下，即利也；断，绝也。此总上文言吐利两皆止绝，而又以其余证之不解者，更出以治也。不解之证者，阳极虚阴极甚，脾气亦衰微也，然极则剧矣。通脉四逆加猪胆汁者，与少阴白通同一反佐以疏利，则正治反格拒之意也。

陈修园：此合上两节之证而言也，上节以四逆汤滋阴液，次节以四逆汤助阳气，此节气血两虚，又宜通脉四逆加猪胆汁汤生气而补血也。

吴遵程：汗出而绝，脉微欲绝，而四肢拘急全然不解，又兼无血以柔其筋，脉微欲绝，固为阳之欲亡，亦兼阴气亏损，故用通脉四逆以回阳，而加猪胆汁以益阴，庶几将绝之阴不致为阳药所劫夺也。注家认为阳极虚，阴极盛，故用反佐之法以通其格拒，误矣。

【解析】 吐已下断，并非阳复佳兆，乃无物可吐而自已，无物可下而自断，是为阳气、阴液俱竭的危候。这一点，各注家的意见基本相同。至于成、方二氏所论阳极虚阴极盛，此"阴"么乃指阴寒之邪气独胜，而非阴液之无损之意，故吴氏的指责不妥。对本条中猪胆汁的功用，注家看法不一，多数认为意在反佐，而吴氏认为取其益阴之功。查诸本草，并无猪胆汁益阴之说，且单以猪胆汁一味，也难起到救阴之效，故应以反佐之说为是。

通脉四逆汤即四逆汤倍干姜，其复阳驱阴的功用较四逆汤为急，但恐辛热太甚，反为阴寒所格，故取猪胆汁以为反佐，取《内经》"甚者从之"之意。

【验案】 触受寒疫不正之气，挟湿滞交阻，太阴阳明为病，清浊相干，升降失常，猝然吐泻交作，脉伏肢冷，目陷肉削，汗出如雨。脾主四肢，浊阴盘踞中州，阳气不能通达，脉伏肢冷，职是故也。阴无退散之期，阳有散亡之象，阴霍乱之重证，危在旦夕，勉以通脉四逆汤加味，驱内脏之阴，复外散之阳，未识能有挽回否。熟附片、淡干姜、炙甘草、仙半夏、淡吴萸、制川朴、赤猪苓、姜川连、猪胆汁、葱白头。（《丁甘仁医案》）

【原文】 吐利，发汗，脉平①，小烦者，以新虚不胜谷气故也。(391)

【注释】 ①脉平：脉见平和之象。

【提要】 霍乱病初愈，当注意饮食调护。

【选注】《金鉴》：霍乱吐下已断，汗出已止，脉平和者，内外俱解也，法当食。食之小烦者。以吐下后新虚不胜谷气故也，节其饮食，自可愈矣。

陈修园：此言人以胃气为本，经曰："得谷者昌，失谷者亡。"霍乱吐利。胃气先伤，当顾之，故结此一条，似终霍乱之义。

【解析】 本条实际提示霍乱吐利之后固护脾胃之气的重要意义，所以"新虚不胜谷气"为本条之重点，而"脉平"值得品读。

"小烦"，即微微而烦之意，乃因霍乱吐利新虚，脾胃之气尚弱，运化食谷勉力而致，即仲景自注"以新虚不胜谷气故也"。切不可以"烦"为邪气复发，而妄行攻伐。《医宗金鉴》认为"节其饮食，自可愈矣"。《千金方》认为"霍乱务在温和将息，若冷,即遍体转筋,凡此病定,一日不食为佳"。临床可考虑使用越鞠保和丸之类。本条意在提示,临床中正确的治疗与合理的护理同样重要,尤其是霍乱吐利此等急病。同时提示,任何疾病及其过程,应始终注重顾护胃气,而适量饮食是固护胃气的重要方法。即《黄帝内经》所谓:"得谷者昌,失谷者亡。"

"脉平",应注意其概念的正确理解。"脉平",不能理解为平人之脉,或者无病之脉。"脉平"之"平"字,应该运用动态辨证思维分析。"平",是相对"吐利发汗"之前,正处于发病状态的脉不平而言的,是说吐利发汗后,伴随着疾病之气渐渐退却,脉之病气亦渐渐平息。但不应该是平人之脉,因为有"新虚"的因素和"小烦"的可能。

第十章　辨阴阳易差后劳复病脉证并治

　　本章主要讨论伤寒大病初愈的调理,属于中医康复医学的范畴。伤寒热病初愈,正气尚虚,血气未复,余邪未尽,从中医养生康复学的观点来看,当此之际,病人宜慎起居,调饮食,静养护理以预防疾病的复发。若病后因房事可导致男女之间互相染邪而发生病证,称为阴阳易。若由于饮食起居失常,劳作伤正,疾病复发者,称为差后劳复。其中因劳而发者,称为劳复;因饮食调理不当而发者,称为食复。

　　阴阳易、差后劳复等病,皆发生在大邪已退的阶段,同属于病后失于调理所致,故仲景在六经证治各章之后,另列一篇,以专题形式加以讨论。本章不仅分析了差后劳复病的有关证治,而且提出了大病之后当慎房事、逸体劳、适饮食,防止复发,以保痊愈的护理原则,为后世中医养生康复医学的理论与实践奠定了一定的基础。

　　【原文】　伤寒阴阳易之为病,其人身体重,少气,少腹里急,或引阴中拘挛,热上冲胸,头重不欲举,眼中生花,膝胫拘急者,烧裈散主之。(392)

　　烧裈散方

　　妇人中裈,近隐处,取烧作灰。

　　上一味,水服方寸匕,日三服,小便即利,阴头微肿,此为愈矣。妇人病,取男子裈烧服。

　　【提要】　阴阳易的证治。

　　【选注】　成无己:大病新差,血气未复,余热未尽,强合阴阳得病者名曰易。男子病新差,未平复,而妇人与之交,得病,名曰阳易;妇人病新差,未平复,男子与之交,得病,名曰阴易。以阴阳相感,动其余毒相染着,如换易也。其人病身体重,少气者,损动真气也;少腹里急,引阴中拘挛,膝胫拘急,阴气极也;热上冲胸,头重不欲举,眼中生花者,感动之毒,所易之气薰蒸于上也,与烧裈散以道阴气。

　　陈素中:男病新差,女子与交,曰阳易;女病新差,男子与交,曰阴易,细考之,即女劳复也。有谓男病愈后,因交而女病;女病愈后,因交而男病,于理未然,古今未尝见此病也。

　　【解析】　阴阳易一病,古今医家认识不一。一种认为是病后交媾,男病传女,女病传男。易,做交易解释,成氏即此观点。另一种认为本证即女劳复,病后正气未复,房劳伤精,病与先易,易作变易理解,如陈素中所注。现代医家多以后者为是。根据证候并结合临床实际分析,成氏的说法似乎与理不合,正如《伤寒论译释》所说:"一、从病名上来讲,既曰交易,则其病应与先病之人症状相同,因此才为传染之规律,但考之伤寒六经中,未有见此证候记载。二、谓因毒气盛,故好人感之即病。既然毒气盛,为何病人得以痊愈而行交接呢? 三、从此病的证候上看,全属津亏之象,诸家也都承认这一点。"

总的说来,本条可提示人们注意,病初愈,元气未复,应严格节制房室,以免耗伤精气而致旧病复发或导致他变。

本证为阴阳交合,染易邪毒而成,治当导邪外出。仲景选方为烧裈散。

烧裈散为男女裈裆组成,裈裆即内衣裤,古人认为皆浊败之物,烧灰取其火净而通散以导邪外出。服后小便利则愈,有阴头微肿,乃毒邪从阴窍排出之故。本病在临床上究竟属于何病,药物是否有效,历来存在争论,尚有待进一步研究。现代来看,裈裆当属于丝织品或棉织品,烧灰后是否有利小便作用,当需研究。

【原文】 大病①差后,劳复②者,枳实栀子豉汤主之。(393)

枳实栀子豉汤方

枳实三枚(炙) 栀子十四个(擘) 香豉一升(绵裹)

上三味,以清浆水③七升,空煮取四升,内枳实、栀子,煮取二升,下豉,更煮五六沸,去滓,温分再服,覆令微似汗。若有宿食者,内大黄如博棋子④五六枚,服之愈。

【注释】 ①大病:伤寒热病,统称大病。

②劳复:大病初愈,因过劳而复发者称为劳复。

③清浆水:即酸浆水,多用豆面和菜烧制发酵而成。

④博棋子:即围棋子。

【提要】 大病初愈后劳复的证治。

【选注】 钱潢:凡大病新差,真元大虚,气血未复,精神倦怠,余热未尽,但宜安养,避风节食,清虚无欲,则元气日长,少壮之人,岂惟复归而已哉。若不知节养,必犯所禁忌,而有劳复、女劳复、食复、饮酒复剧诸证矣。夫劳复者,如多言多虑,多怨多哀,则劳其神,梳洗沐浴,早坐早行,则劳其力,皆可令人重复发热,如死灰之复燃,为重复之复,故谓之复。但劳复之热,乃虚热之从内发者,虽亦从汗解,然不比外感之邪,可从辛温发散取汗也,故以枳实栀子豉汤主之。惟女劳复,虽为劳复之一,而其见证危险,治法迥别矣,多死不救。所以吴绶谓前人有大病新差,如大水浸墙,水退墙酥,不可轻犯之喻也。

曹颖甫:大病前后,精气消歇,静以养之,犹恐本原之难复。若夫病后劳力,则百脉张而内热易生,汗液泄而表阳不固;内热生则不思饮食,表阳虚则易感风寒。烦热在里,则中气易塞,风邪外袭,则表气不濡。枳实以降之,栀子以清之,香豉以散之,而表里自和矣。若以病后中虚,食入易停,便当从宿食治,但加大黄如博棋子大五六枚。不需用大小承气者,则以病后胃虚,不胜重剂故也。

【解析】 本条之"劳复",是点题之语,因为本病篇所论之重点,就是各种原因导致的"劳复"以及辨证论治。

大病必耗伤气血,差后病虽似愈,但气血尚弱,调养不慎,过劳可使病情复发。"劳"字须活着,包括劳作用力、久坐、久立、久视、久言、久思、过饱、房劳等。"复"者,谓因劳致旧病之复发。前人有云,大病新差,如大水浸墙,水退墙酥,不可轻犯也。

中医文献中记载,因病后失于调护而造成的"劳复"并不少见。《冷庐医话》载有:秀水王氏子患身热,咳嗽,不忌风冷与饮食,结果致疹发不透,胸闷气喘而死。正因为如此,所以仲景于六经病后,特设"阴阳易差后劳复病篇",意在强调"病后防复"的治未病思想。

仲景在此只言病名,未出证候。以方测证,当有发热、心中懊憹、胸腹满闷等症。大病差后,发生劳复,《诸病源候论》专责病机为"虚",主张治疗劳复应以补虚为主,其论有所偏颇。徐灵胎就提出"以峻补之品治劳复,则病变百出"。现代有的医生,在病后调护及平时养生中,不问虚实,不察寒热,皆以温补为急务,难免变证丛生。仲景差后调护用药,仍然严格遵守"观其脉证,知犯何逆,随证治之"的基本原则。

本条需要品读的还有"方后注"。方后有"温覆微似汗"的医嘱,许多注家望文生义,视本方为汗剂,似不恰当。陈亦人先生认为,其得汗机制与服用小柴胡汤"上焦得通,津液得下,胃气因和,身濈然汗出而解"相同,是气机得通,升降复常,三焦通畅,阴阳调和的结果。此方如归类,列为表里双解更为妥当。

【验案】 许某,女,28岁。患春温,治疗将近月余,病体才得以恢复正常。初愈后,终觉腹空而索食,家人因遵医师告诫,始终给易消化之食品。后因想吃水饺,家人认为病愈近旬,脾胃已恢复而与食之。由于病人贪食不节,下午即发生胃脘胀闷,嗳气不除,入夜心烦不寐,身现发热(38℃),头部眩晕,不思饮食,脉象浮大。此时家人恐慌,认为气血虚弱至此,而又宿疾复发。邀余诊治,知此证由于饮食不节,停食化热。食热壅滞则心烦,食滞不化则发热。脉证相参,知为食复。宜与枳实栀子豉汤,以消滞清热。方用加味枳实栀子豉汤:枳实10克,生栀子10克,淡豆豉15克,建曲10克,生姜3克,广郁金6克,生山药15克,甘草3克,1剂后,热退而烦满大减,连服2剂,诸症消失。后以养阴清热和胃之剂调理而愈。(邢锡波《伤寒论临床实验录》)

【原文】 伤寒差以后,更发热,小柴胡汤主之。脉浮者以汗解之;脉沉实者,以下解之。(394)

【提要】 伤寒差后更发热的治法。

【选注】 《金鉴》:此承上条详言证脉以别其治也。伤寒差已后,更复发热者,虽有劳复、食复之别,然须分或宜和,或宜汗,或宜下之不同。如脉浮有表证当以汗解者,用枳实栀子豉汤汗之;脉沉有里证当以下解者,用枳实栀子豉加大黄汤下之;

若无表里证当和解之者,用小柴胡汤和之。对证施治,斯为合法。

钱潢:伤寒既差已后,更发热者,若病后余气作虚热,若复感外邪而发热。亦属病后新虚,理宜和解,但察其脉证之类于半表半里之少阳者,小柴胡汤主之。若脉浮则邪盛于表,必有可汗之表证,仍当以汗解之,但病后新虚,不宜用麻黄过汗,使伤卫亡阳。若脉沉实者,沉为在里,实则胃实,仍当用下法解之,但胃气已虚,不宜用承气峻下,宜消息其虚实,或小承气,或调胃,或如博弈子之法,随其轻重以为进止可也。

【解析】 伤寒差后,又见到发热者,不可草率从事,要注意结合脉来详加辨析。因伤寒病后邪气虽退,但正气尚未全复,临证有属于余邪未尽聚而复发者;有属于病后体虚,起居不慎复感外邪者;亦有属于饮食不节,胃气不和者。本条以举例的形式,说明病后调养护理的重要性,在写作手法上,采用论脉略证的方法。

"更发热,小柴胡汤主之",指出病后余邪未尽或聚而复发而无表里证者,当用和解枢机的方法,宜用小柴胡汤。"脉浮者,以汗解之",是因浮脉主表,邪气郁于肌表,故治当宣散,驱邪从汗而散。"脉沉实者,以下解之",是因脉沉主里,脉实主滞,脉见沉实者,说明内有邪实结滞,故当通下腑实以调和胃气之法。本条只举出三种情况,临床上所见大病后的复发证治法很多,如劳复、食复、精神因素等,临证当辨证论治,且不可一概而论。

【原文】 大病差后,以腰以下有水气者,牡蛎泽泻散主之。(395)

牡蛎泽泻散方

牡蛎(熬) 泽泻 蜀漆(暖水洗去腥) 葶苈子(熬) 商陆根(熬) 海藻(洗去咸) 栝楼根各等分

上七味,异捣,下筛为散,更于臼中治之,白饮和服方寸匕,日三服。小便利,止后服。

【提要】 差后腰以下有水气的治法。

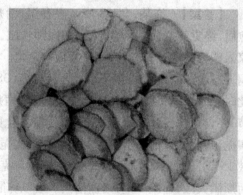

泽泻

【选注】 钱潢:大病后,若气虚则头面皆浮,脾虚则胸腹胀满,此因大病之后,下焦气化失常,湿热壅滞,膀胱不泻,水性下流,故但从腰以下水气壅积,膝胫足跗皆肿重也。似未犯中上二焦,中气未虚,为有余之邪,脉必沉数有力,故但用排决之法,而以牡蛎泽泻散主之。

喻嘉言:腰以下有水气者,水渍为肿也。《金匮》曰"腰以下肿,当利小便",此定法也。乃大病后脾土告困,不能摄水,以致水气泛溢,用本汤峻攻,何反不顾其虚耶?正因水势未犯半身以上,急逐其水,所全甚大,设用轻剂,则阴水必袭入阳界,驱之无及矣。庸工遇大病后,悉用温补,自以为善,孰知其大谬哉。

【解析】 本条文文字虽简略,但据方测证,可知此为重病愈后,下焦气化失常,湿热壅滞,以致水气不行,停留作肿。肿的部位在腰半以下,可说明其病的重心在下在里,属热属实。《金匮要略》指出:"诸有水者,腰以下肿,当利小便;腰以上肿,发汗乃愈。"可与本条互证。钱氏认为"以未犯中上二焦,中气未虚,为有余之邪,脉必沉数有力",指出了本证病饥和脉象的特点,很有说服力。但必须注意,牡蛎泽泻散为攻逐利水之峻剂,实肿为宜,若病后脾虚作肿者,慎不可用,当从真武汤、济生肾气丸、实脾饮、防己黄芪汤等一类方剂中选择使用。

《金鉴》:以牡蛎破水之坚,泽泻利水之蓄,海藻散水之泛,栝楼根消水之肿。又以蜀漆、苦葶苈、商陆根辛苦有毒之品直捣其巢,峻逐水气,使从大小二便而出。然此方施之于无形气实者,其肿可随愈也。若病后土虚,不能制水,肾虚不能行水,则又当别论,慎不可服也。

尤在泾:牡蛎泽泻散咸降之力居多,饮服方寸匕不用汤药者,急药缓用,且不使助水气也。若骤用补脾之法,恐脾气转滞,而水气转盛,宁不泛滥为患。

【验案】 王某,女,年40余。病人已于某医院确诊为"肝硬变腹水"3个月余。经一般保肝利尿药治疗,效果不显,转诊就医、观病人体质偏弱,面色晦暗,巩膜黄染,舌苔薄白,舌质稍红,脉象沉而无力,有轻度腹水征,脾于肋下可触边缘,肝触诊不满意。遂处以牡蛎泽泻散加减:生牡蛎15克,栝楼根10克,泽泻6克,葶苈子3克,白商陆4.5克,木通4.5克,冬葵子3克,云苓12克,茵陈10克,上方每日煎服1剂,共服9剂。药后尿量增加,食欲好转,体力增加,腹水及下肢浮肿消失。遂用上方加减,义服10余剂,腹水及下肢浮肿消失未复发。(王占玺《伤寒论临床研究》)

【原文】 大病差后,喜唾①,久不了了,胸上有寒,当以丸药温之,宜理中丸。(396)

【注释】 ①喜唾:时时吐唾沫或清水痰涎。

【提要】 大病差后虚寒喜唾的证治。

【选注】 张令韶:大病差后喜唾者,脾气虚寒也。脾之津为唾,而开窍于口,脾虚不能摄津,故反喜从外窍而出也。久不了了者,气不清爽也。所以然者,以胃上有寒,故津唾上溢,而不了了也。

钱潢:胃上者,胃之上口,贲门也。不用理中汤而用理中丸者,非取其缓也。因病后余症,不必用大剂力救,但欲其常服耳。

周禹载:理中者,理中焦,利在下焦,已为非治,今寒在胃上,何宜理中乎? 不知痰积膈上者,总胃虚不能健运也。设复以逐饮破滞之药与之,痰即出矣。独不虞今日之痰虽去,而明日之痰复积乎? 惟温补其胃,自使阳气得以展布,而积者去,去者不复积也。

尤在泾:大病差后,胃阴虚者,津液不生,则口干欲饮;胃阳弱者,津液不摄,则口不渴而喜唾,至久之而尚不了了,则必以补益其虚,以温益其阳矣。曰胃上有寒者,非必有寒气也,虚则自生寒耳。理中丸补虚温中之良剂,不用汤者,不欲以水资吐也。

【解析】 "喜唾"为本条之重点,"胸上有寒"是疑点。

喜唾是由于大病初愈,脾阳不振,运化失职,水湿不化,聚为涎唾,复因脾虚不能收摄而致。病人表现为涎液清稀,连绵不绝,不能自止,自然"宜理中丸"。吴茱萸汤证的"吐涎沫",是由于厥阴肝寒,肝寒犯胃,胃寒生浊,浊液上泛而致。病人表现为唾液稠厚,色白有沫而黏,多于干呕的同时吐出。

《素问·宣明五气篇》言:"脾为涎,肾为唾",如果从这个角度理解,"喜唾"应该治用温肾之品,"宜理中丸"就不合适了,因为仲景明言"理中者理中焦"。其实仲景对唾与涎并没有严格的区分,可统统视为"口腔分泌物"。如《金匮·肺痿肺痈咳嗽上气病篇》言:"寸口脉数,其人咳,口中反有浊唾涎沫者何?"在此就是唾涎并言。

喜唾一症,需辨证论治,如属肾不纳气,涎饮上泛,以都气丸加胡桃,补骨脂,少佐熟附子温之;如属湿热而口甜腻唾浊,当用苦寒清热,佐以芳香化浊,如黄芩、黄连、栀子、藿香、佩兰之属。李克绍先生治疗虚寒性喜唾,方中加益智,效果更佳。

需要指出的是"胸上有寒"。所谓"胸上",应属于上焦;所谓"喜唾",应脾肾阳虚;所谓"理中",应调理中焦。可见,病位之述,与病机和方治不符。就像大结胸证"心下硬痛"、黄连汤证"胸中有热"、四逆汤证"膈上有寒饮"一样,说明仲景之所谓"胸上"的范围比较广泛,不可死于句下。

【原文】 伤寒解后,虚羸①少气,气逆欲吐,竹叶石膏汤主之。(397)

竹石膏汤方

竹叶二把 石膏一斤 半夏半升(洗) 麦门冬一升(去心) 人参二两 甘草二两(炙) 粳米半升

上七味,以水一斗,煮取六升,去滓,内粳米,煮米熟,汤成去米,温服一升,日三服。

【注释】 ①虚羸:虚弱消瘦。

【提要】 病后余热未清,气津两伤的证治。

【选注】 汪琥:伤寒本是热病,热邪所耗,则精液消烁,元气亏损,故其人必虚羸少气。气逆欲吐者,气虚不能消饮,胸中停蓄,故上逆而欲作吐也,与竹叶石膏汤调胃气,散热也。

张隐庵:此言差后而里气虚热也。伤寒解后,则津液内竭,故虚羸,中土不足,故少气,虚热上炎,故气逆欲吐,竹叶石膏汤主之。

钱潢:仲景虽未言脉,若察其脉虚数而渴者,当以竹叶石膏汤主之。虚寒者,别当消息也。

《金鉴》：伤寒解后虚羸，寒伤形也；少气，热伤气也；气逆欲吐，余邪挟饮犯胃也。故宜竹叶石膏汤，益虚清热，以降逆气也。

程知：伤寒解后，津液不足则虚羸，余热不尽则伤气，与竹叶石膏汤，以调胃而去虚热。盖前条是治病后虚寒，此条是治病后虚热也。

【解析】 伤寒病不但能损伤人体的阳气，而且在化热之后，又能消烁人体之阴液。本条所述之证，虽然伤寒新差，而余热未尽，此时因病程已长，气津已遭到损伤。津液损伤，不能滋养形体，故身体消瘦而虚羸；元气不足，中气亦伤，故动则短气不足以息；余邪未尽，热气上逆，则气逆欲吐。总观全条所述之证，是由于伤寒病后，气液两伤，余热未清所致。而竹叶石膏汤具有生津清热养阴的作用，故作为治本证之主方。所以《金鉴》曰："故宜竹叶石膏汤，益虚清热，以降逆气也。"然而，本条叙证简略，从竹叶石膏汤方药组成来测证，除有以上主要症状外，还应有虚热烦渴，脉象虚数，舌质绛嫩无苔等现象。故钱氏指出"仲景虽未言脉，若察其脉虚数而渴"，为必有的症状。

本条的"气逆欲呕"与397条的"喜唾，久不了了"症状，均为伤寒病后，正虚而致的病变，但有本质的不同。上条是伤寒病后损伤脾胃之阳气，以致脾胃虚寒，不能温化津液所引起，故喜唾口涎；本证是伤寒病后气津两伤，余热未清，胃中虚热气逆欲呕，可见二证同为伤寒病后的虚证，但有虚寒虚热之别，说明仲景以此两条相接，互相对照，以示后人辨证要精细。

【验案】 刘某，男，6岁。病人体质素虚，5日前因天气变化、衣着不慎而致感冒，头痛、发热，经服解热镇痛药汗出热退。次日发热又作，服药后症状缓解。似此反复发作3次，体温持续在38℃上下。症见：形体消瘦，气短乏力，低热绵绵，午后加重，胸满而喘，心悸自汗，口苦咽干，不思饮食，两颧发红，舌红、无苔，脉细数。此属热邪伤津。治宜益气清热，和胃宽胸。药用：竹叶、半夏、潞党参各15克，麦冬15克，甘草、枳壳各12克，粳米20克，生石膏4克（布包，先煎）。服4剂后热势稍减，体温37.5℃，知饥索食，口苦咽干亦减。继服上方3剂而愈。（《河南中医》）

【原文】 病人脉已解①，而日暮微烦，以病新差，人强与谷，脾胃气尚弱，不能消谷，故令微烦，损谷②则愈。（398）

【注释】 ①脉已解：指病脉已解，即脉象平和之意。

②损谷：减少饮食。

【提要】 大病前后微烦证的原因及饮食调理。

【选注】 《金鉴》：病人脉已解，谓病脉悉解也，惟日西微烦者，以病新差，强食谷早，胃气尚弱，不能消谷，故令微烦，不需药也，损谷则愈。

钱潢：病人脉已解，是邪气衰去矣。而日暮犹微觉烦闷者，何也？以邪气初解，为病之新差，脾胃气尚弱，则胃未能消，脾不转输，人强与谷，谷不能消，故至申酉阳明旺时，胃中之谷气郁蒸而烦也。若日将暮时的发热，则是胃中停谷不化，已成日晡潮热,乃阳明胃实之证,即当以下法解之矣。此不过病后新虚,胃不胜谷,谷气稍重耳,故其烦亦微也。不需药物,但节损其谷,则自愈矣。

【解析】 "损谷则愈"为本条的重点,"日暮微烦"亦值得品味。

《素问·热论》有"病热少愈,食肉则复,多食则遗,此其禁也"的论述,本条即是仲景运用和发展《黄帝内经》这一理论的具体体现。

本条以脉代病,言"脉已解"即大病初愈之意。大病初愈,非但耗伤阴津,常使"脾胃气尚弱",此时若勉强进食,消化不及食滞生热,"故令微烦"。此种情况一般不需服药治疗,只要适当节制饮食,减轻脾胃负担即可自愈。这是从临床角度对《素问·痹论》"饮食自倍,肠胃乃伤"等一系列"饮食有节"的思想的发挥,提出了病后饮食调护的基本方法,也是"损谷则愈"的意义所在。

"日暮"颇有意义,火则杀谷,因此,阳明中寒证和太阴病最为常见的症状就是"不能食",皆因脾胃阳虚也。日中虽然脾胃气亦弱,但中阳得天阳之助,尚可勉强消谷,不致发生"微烦"。"日暮"则不然,乃阳气渐衰之时,脾胃得不到天阳之助,消谷之力犹弱,"微烦"在所难免。

"损谷"对当今许多与饮食结构不良有关的疾病的治疗、预防极富现实意义。随着生活条件的改善、饮食结构的变化,许多与过多摄入高糖、高脂、高蛋白食物相关的疾病发病率日渐增加。对于高脂血症、脂肪肝、糖尿病、肥胖症等此类疾病,在药物治疗的同时,控制饮食,也就是"损谷",就有了重要意义。如果不能从进食上减少对"膏粱厚味"的摄入,再进多少降脂、降糖药也是舍本逐末、徒劳无益的。

作为《伤寒论》的最后一条,以保护胃气作为尾声,再会通《伤寒论》"群方之冠"的桂枝汤,药后啜粥鼓舞胃气,一加谷,一损谷,首尾呼应,体现了仲景重视脾胃之气的指导思想,可谓把"保胃气,存津液"之精神贯彻始终。

附录 《伤寒论》证治要诀

《伤寒论》证治要诀以歌诀的形式,编述了《伤寒论》一书所有汤方证治要领及辨证要点。

(一)《伤寒论》证治总诀

学伤寒,有津梁,首先辨清阴和阳,
发热恶寒发于阳,无热恶寒发阴经。
身大热,欲近裳,口和苔白尿清长,
脉数无力细而微,本是假热真寒证。
身大寒,反喜凉,苔燥口渴尿赤黄,
脉沉有力神气旺,真热假寒莫彷徨。
治伤寒,责六经,三阴三阳是纲领,
汗吐下和参其详,温清消补要酌情。
论总则,即两种,助阳抑阴第一宗,
伤寒护阳最重要,阳气有亡定死生。
邪化热,阴津伤,急救存阴制亢阳,
此关倘若一放松,断送黄泉泪涕零。
里证急,先里证,表急先将表来攻,
表里同病势均衡,同治表里须从容。

(二)太阳篇

太阳病脉证治提纲
伤寒初感太阳病,恶寒发热浮脉宗,
苔白口和身体痛,头项强痛是特征。
无汗脉紧是伤寒,脉缓自汗曰中风,
尿赤口渴舌质红,但热不寒温病名。
太阳经病证治
(1)桂枝汤主治、禁例及变法

桂枝本是群方冠,临床化裁最广泛,
能通桂枝常和变,灵活运用自有验。
桂枝芍药草姜枣,五般啜粥取微汗,
桂枝原治表虚证,用桂须知桂枝禁。
不该用时切莫沾,须明禁忌莫等闲,
无汗用桂增烦热,酒客用桂呕吐添。
吐家用桂吐脓血,阳盛用桂命难全,
桂枝本治太阳风,啜粥覆被取微汗。
中病即止勿再服,兼见他证再加减,
喘加杏朴宣其肺,项强几几葛根掺。
项强几几不见汗,桂加葛麻治可痊,
身痛脉迟伤气阴,芍姜倍量参增援。
阳虚汗漏加附子,奔豚发作倍桂枝,
增饴倍芍名建中,阴寒腹痛悸而烦。
表实兼见尿不利,水停项强胸腹满,
加入苓术去桂枝,解表利水两有验。
脉促胸满去芍药,更加附子治恶寒,
风胜于湿身烦痛,去芍加桂附子添。
湿胜于风身疼重,去桂加术治便干,
脉来结代心动悸,炙甘草汤配方煎。
桂汤去芍加胶麦,参地麻仁清酒掺,
去芍加漆并龙牡,号称救逆功盖天。
卧起不安发惊狂,心阳得复人即安,
桂草善治心下悸,苓桂草枣脐下痊。
芍草敛阴又补中,草姜扶阳赖辛甘,
汗出之后反恶寒,芍甘附子妙而善。
干姜附子治何症,昼日烦躁夜间安,
心下逆满悸而眩,苓桂术甘温化痰。
腹满下利身疼痛,发表温里分后先,
先温其里用四逆,解表仍将桂枝咽。
桂枝人参协热利,表虚心痞属虚寒,
理中汤内加桂枝,参术草桂干姜煎。
心下支结微作呕,骨节烦疼热复寒,
柴胡桂枝汤最妙,两方相合各一半。
表虚更有里热兼,热多寒少渴而烦,

麻膏增入桂枝汤,桂二越一量各偏。
发热恶寒身瞤振,阳虚水泛悸又眩,
真武温阳化水气,芍苓姜术附子全。
(2)麻黄汤主治、禁例及变法
伤寒表实麻黄汤,麻桂草杏共煎尝,
用麻当知麻黄禁,八字禁诀记心中。
津亏血少莫沾唇,里虚中寒更勿用,
表寒郁闭衄不畅,宣表仍须麻黄汤。
麻黄增入枣姜膏,行云施雨大青龙,
外寒内热身疼重,无汗烦躁一服轻。
麻黄去杏小青龙,更加味夏辛芍姜,
外寒内饮咳而呕,如法服下病即轻。
渴去半夏加花粉,利噎喘短去麻黄,
利加芫花噎加附,尿短加苓喘加杏。
寒热如疟日二三,面有热色身发痒,
麻黄桂枝两方合,各取半量各半名。
寒热如疟日再发,汗出不彻病稍轻,
两份桂枝一份麻,小发其汗人即爽。
汗出而喘鼻煽动,邪热迫肺宜宣清,
麻黄汤中桂易膏,乃名麻杏石甘汤。
太阳腑证证治
太阳经证应发汗,治疗不当变多端。
病邪入腑膀胱病,蓄水蓄血仔细辨。
脉浮微热尿不利,烦渴主以五苓散。
猪茯泽术均利水,加桂化气利小便。
症同五苓唯不渴,苓桂草枣治可痊。
烦渴欲饮又不喝,肉上粟起文蛤散。
血结少腹人如狂,小便自利是要点。
少腹急结用桃承,桃桂硝草大黄担。
少腹鞕满发狂谵,桃军虻蛭抵当蠲。
轻则桃承重抵当,病势较缓抵当丸。
太阳病变证证治
病发于阳汗法当,误下邪陷成结胸。
结胸之证分三种,大小寒实各不同。
潮热便结大结胸,心下少腹鞕满痛。

或只心下鞭满痛，或是项强如柔痉。
脉见浮大忌攻下，沉紧有力大陷胸。
硝黄甘遂三味药，得利即停再莫用。
若是项强如柔痉，病势偏上丸药攻。
大黄葶苈并硝杏，另捣甘遂弹丸成。
小结胸证心下痛，不按不痛是特征。
脉见浮滑热痰盛，连夏瓜蒌小陷胸。
寒实结胸无热证，心下少腹疼而冷。
桔梗巴豆和贝母，热粥则利冷粥停。
结胸气虚脉浮大，烦躁则死下亦亡。
复有藏结如结胸，饮食如故便时溏。
阳气衰败苔白滑，五内机泯死难生。
胃气素虚又误下，邪气内陷成痞证。
痞证按之濡无形，它与结胸别在痛。
痛而鞭满名结胸，但满不痛痞证名。
仲师五个泻心汤，临床应用各不同。
心下痞濡苔腻黄，大黄芩连泻心汤。
恶寒心痞汗自出，再加附子扶中阳。
痞满下利胁有水，干噫食臭腹雷鸣。
生姜泻心草枣夏，芩连人参同干姜。
下利完谷腹雷鸣，心烦干呕脘痞鞭。
生姜泻心去生姜，甘草为君泻心名。
心下痞鞭呕逆多，半夏泻心可煎尝。
芩连姜夏参草枣，化痞开结痞可通。
噫气不除脘痞鞭，肝逆犯胃浊饮停。
旋覆代赭生姜枣，参草半夏组成方。
汗吐下后病不痊，邪热扰胸苦煎熬。
反复颠倒心懊侬，胸窒虚烦不得眠。
栀子豉汤除烦热，临床应用有五变。
少气加草呕加姜，下后身热干姜添。
腹满减去淡豆豉，厚朴枳实加其间。
劳复虚烦腹胀满，加入枳实服可痊。
中焦阳虚大便溏，禁用栀豉莫慢拈。
汗后腹部虚满胀，朴姜夏草人参汤。
喘而汗出利不止，葛芩连草建奇功。

兼表心痞利不止,治以桂枝人参汤。
下焦滑脱利不止,赤石加入禹余粮。
悸厥脉微利不止,昼夜烦躁不安宁。
茯苓四逆君茯苓,参草姜附五般同。
火逆复下烦而躁,桂甘龙牡复心阳。
骨节烦痛尿不利,桂草术附散湿风。
水停胸胁有表证,或呕或利小青龙。
无表呕利胸有水,芫花遂戟十枣汤。

(三)阳明篇

1.阳明病脉证治提纲
伤寒再传阳明病,主症亦是胃家实。
未成燥屎病在经,燥屎已结腑证成。
湿热寒湿阻脾胃,郁蒸不化病发黄。
复有阳明里虚寒,临证不苟要辨清。

2.阳明病经证证治(阳明三清法)
但头汗出热在胸,心烦不眠栀豉汤。
热渴汗脉四大证,知石草米白虎方。
大渴舌燥饮不停,表虚恶寒人参增。
发热饮多小便少,茯泽阿滑猪苓汤。
豉猪清热分上下,白虎人参清其中。

3.阳明病腑证证治(四攻下)
阳明腑实攻下当,攻下禁例宜记清。
一禁呕多心下鞕,二禁脉浮表邪盛。
三禁胃中虚而寒,四禁未实初头鞕。
五禁脉涩津液竭,六禁体虚不堪攻。
邪实体实燥热盛,依病轻重选三承。
邪热结胃用调胃,烦谵自汗热蒸蒸。
便秘溏垢舌正黄,硝草川军三药同。
热结小肠用小承,烦谵潮热腹满胀。
便鞕笞黄脉滑疾,厚朴枳实川军共。
燥结大肠大承气,痞满坚实绕脐疼。
舌焦起刺脉沉实,枳军朴硝狂谵宁。
复有脾约胃津伤,便燥蜜煎导而通。

缓攻可循麻仁丸,芍朴杏实并大黄。

4.阳明病杂证证治

（1）发黄证治（三退黄）

阳明发黄分阴阳,仲景治法共三方。

阳黄湿热郁而成,黄如橘子色鲜明。

脉数苔黄腹满呕,烦渴便秘尿不通。

茵陈蒿汤清而泻,茵陈栀军三味尝。

外无表邪里不实,心烦口渴苔腻黄。

湿热之邪郁三焦,栀子柏皮甘草汤。

无汗身疼皮肤痒,热郁在里表不净。

麻黄连翘赤豆汤,黄柏杏仁草枣姜。

阴黄寒湿郁太阴,黄色暗晦大便溏。

脉迟胸闷无大热,口淡舌润小便清。

仲师无方指治则,后人主张理中汤。

茵陈茯苓入理中,治法当从寒湿求。

或加厚朴与陈皮,神曲茵陈俱可增。

（2）血热证治

阳明血分热邪盛,口干鼻燥衄血红。

下血谵语头汗出,胸胁少腹急结痛。

热入血室治在肝,刺其期门病自轻。

血蓄下焦人善忘,屎鞕如漆反通畅。

破血消瘀兼祛热,参照太阳用抵当。

（3）中风中寒证治

阳明能食名中风,不能食者中寒证。

中风原因胃中热,中寒本是胃中冷。

胃热治法参经腑,胃寒治以茱萸汤。

食谷欲呕当温和,吴萸人参枣生姜。

（四）少阳篇

1.少阳病脉证治提纲

伤寒传入少阳胆,口苦咽干并目眩。

嘿嘿不食心烦呕,往来寒热胸胁满。

半表半里脉弦细,和解枢机治可安。

少阳禁用汗吐下,倘犯禁忌变证生。

发汗伤津生谵语，吐下正虚悸而惊。

2.少阳病正证证治

半表半里少阳病，小柴胡汤是主方。
柴胡黄芩参枣夏，炙草生姜七般成。
证见一二即可用，临床加减随见证。
胸烦不呕去夏参，瓜蒌一枚加其中。
渴去半夏加花粉，去芩加芍治腹痛。
胁下痞鞭枣易蛎，心悸尿闭芩易苓。
不渴微热桂换参，咳去参枣加味姜。
随症加减灵活用，到达境界自收功。

3.少阳病兼变证证治

太阳未罢少阳病，微呕微寒发热并。
支节烦痛脘支撑，治用柴胡桂枝汤。
柴胡桂枝两方合，两方都用一半量。
发热恶寒骨节疼，微呕心痞柴桂汤。
少阳热邪与水结，烦渴不呕尿不通。
瓜蒌黄芩牡蛎草，柴桂干姜汤效良。
胸胁呕满发潮热，下利先将小柴用。
少阳之邪解除后，次下燥屎芒硝增。
少阳误下成结胸，心满鞭痛陷胸汤。
但满不痛乃痞证，半夏泻心煎汤尝。
胸中有热胃中寒，腹痛欲吐黄连汤。
参草黄连半夏枣，再加桂枝与干姜。
腹满惊烦尿不利，谵语身沉一身重。
柴胡去草加龙牡，茯苓利水铅镇惊。
少阳兼有里实证，和解攻下大柴胡。
柴胡枳实芩枣姜，芍药半夏伍大黄。

（五）合病并病论治

两经三经同时病，名曰合病君莫忘。
一经之病尚未罢，他经又病并病称。
分清主次投方药，综合分经治须当。
阳太合病自下利，葛根汤治有奇功。
不利而呕加半夏，喘而胸满麻黄汤。

阳少合病自下利，根据证情议三承。
太少合病自下利，黄芩芍药草枣同。
若是呕而自下利，增入半夏和生姜。
三阳合病脉浮大，合目则汗一身重。
遗尿口麻面如垢，汗下两法均不当。
腹满谵语多眠睡，症见自汗白虎用。
阳太并病太阳证，汗出不寒面正红。
腹满便秘人躁烦，短气但坐游走痛。
汗出不彻更发汗，桂二越一可尝用。
表证已罢潮热生，手足汗出便不通。
谵语腹痛下之愈，大承气汤可建功。
太少并病头强痛，或觉眩冒如结胸。
心下痞梗刺大椎，肺肝二俞泻可轻。
误汗若见谵语生，五日脉弦期门良。
合病并病同一理，何经病重治何经。

（六）太阴篇

太阴病脉证治提纲及证治
伤寒邪传到太阴，六脉沉细手足温。
腹满而吐食不下，时腹自痛利益甚。
理中四逆斟酌用，说与时人仔细吟。
太阴兼表桂枝汤，里虚先用四逆温。
腹满痛时芍倍量，大实痛时加川军。

（七）少阴篇

1.少阴病脉证治提纲
少阴伤寒脉微细，身寒肢冷自下利。
欲吐不吐但欲寐，小便色白特征具。
三阴之枢兼水火，可寒可热可表里。
寒则温之热可清，发表攻里宜仔细。
2.少阴寒化证证治
背部恶寒少阴病，脉沉肢冷骨节疼。
大椎膈俞着艾灸，参苓术芍附子汤。

背见恶寒口无病，祛寒除湿又温经。
小便不利身肿重，下利悸眩并腹痛。
或咳或呕或下利，阳虚水泛用真武。
芍苓术附与生姜，真武利水温肾阳。
咳加五味干姜辛，小便若利去茯苓。
利加干姜去芍药，呕去附子姜增量。
阴盛阳虚利清谷，脉迟无力手足冷。
四逆生附草干姜，回阳救逆是良方。
阴盛格阳脉欲绝，病此四逆更严重。
通脉四逆通血脉，四逆姜附增分量。
面赤应加葱九茎，腹痛可把芍药增。
脉不见时加人参，咽痛加桔呕加姜。
阴盛于下阳欲脱，葱姜附子名白通。
胆汁人尿从而佐，厥逆无脉立回生。
手足逆冷并呕利，烦躁欲死吴萸汤。
症见下利便脓血，桃花汤用赤米姜。

3.少阴热化证证治
少阴热化烦不宁，治以黄连阿胶汤。
黄芩芍药鸡子黄，滋阴降火有奇功。
太阳受病咽喉痛，发汗之后痛无踪。
阳明热盛咽喉痛，清之下之痛可轻。
少阴热化咽喉痛，着令甘草找桔梗。
咽痛下利胸烦满，白粉白蜜猪肤用。
咽痛生疮语难出，半夏蛋清苦酒汤。
从治还须夏桂草，煎汤频频含咽良。
四逆散治人四逆，阳气内郁热厥生。
苔黄口渴尿赤涩，柴枳草芍四药尝。
咳加姜味并治利，加入附子治腹痛。
尿涩加苓悸加桂，下利后重薤白增。
咳而呕渴烦不眠，下利尿短猪苓汤。

4.少阴兼病证治
太阳少阴两感证，治宜发汗并温经。
始病脉沉反发热，麻黄附子细辛汤。
病势稍轻微发汗，减去细辛甘草增。
更有少阴三急下，病从少阴转阳明。

燥热交结病情重,外似少阴胃家实。
所谓大实有羸状,急下存阴议三承。

(八)厥阴篇

1.厥阴病脉证治提纲
伤寒最终传厥阴,阴阳交争乱纷纷。
阴阳二气不顺接,手足厥冷是特征。
上热消渴下寒利,气上冲心心热疼。
饥不欲食食吐蛔,寒热错杂厥病深。
寒胜寒多热胜热,厥热胜负定存亡。
热多于厥正气复,厥多于热为病进。
厥热相等病将愈,阴阳平衡可回春。
阳复太过热亢极,喉痹便脓上下分。
身陷厥阴垂危地,非比他经一般论。

2.寒热错杂证证治
食入即吐因何生,寒热相格脾胃病。
寒热并用通而降,干姜芩连人参汤。
寒热并用立法则,堪为后世作津梁。
脉微而厥皮肤冷,躁无安时脏厥称。
真阳大虚脏气绝,此病预后多不良。
蛔厥烦而复时静,静而复烦吐蛔虫。
驱虫灵丹乌梅丸,干姜细辛黄柏用。
连参椒附桂枝归,通泄安蛔又止痛。
蛔厥治以乌梅丸,丸如桐子忌生冷。
阳邪入阴利不止,咽喉不利唾血脓。
手足厥冷脉沉迟,主以麻黄升麻汤。
当归知芩玉竹草,桂芍苓膏术姜冬。
清热温中调营卫,滋阴养血发郁阳。

3.厥阴热化证证治
症见四大肢厥冷,热深厥深白虎灵。
热利后重渴饮水,连柏秦皮白头翁。
呕而发热小柴胡,燥屎内结承气攻。
利后虚烦脘痞濡,栀子豉汤用必轻。

4.厥阴寒化证证治

外感寒邪气血凝,脉细肢厥及冻疮。
当归四逆理血脉,归桂芍草辛枣通。
素有痰饮并虚寒,干呕吐沫并头痛。
更加生姜吴茱萸,清酒六升能助阳。
寒饮实邪积胸中,肢厥胸痞气上冲。
心胸烦满不能食,瓜蒂吐之病必轻。
厥而心悸尿不利,治水茯苓甘草汤。
阳亡阴脱四逆救,阳阻脉促灸法良。

（九）霍乱病脉证治

病有内伤夹外感,头痛胸闷憎热寒。
腹胀腹痛吐复泻,挥霍缭乱名霍乱。
吐利汗出热又寒,四肢拘急亡阳厥。
下利清谷脉欲绝,急投四逆莫怠慢。
脉微复利血已亡,脱水亡津加人参。
亡阳脱液势危急,回阳救阴脱险关。
热多欲饮五苓散,寒多不渴理中丸。
理中倍术分水谷,吐多去术生姜添。
腹痛加参寒加姜,腹满减术附子掺。
脐上筑动术易桂,悸增茯苓利小便。
阴阳将竭四肢挛,脉微欲绝厥而汗。
通脉四逆倍干姜,从治须把胆汁添。
解表尚须用桂枝,和其营卫病自痊。

（十）阴阳易瘥后劳复病脉证治

大病瘥后正气伤,入房太早致火动。
复病名曰阴阳易,少气乏力头身重。
阴膝拘挛少腹急,眼中生花热冲胸。
男取女裈烧炭服,女病男裈烧存性。
病瘥劳食未节当,复病名曰劳复证。
发热脘闷枳栀豉,胸满食停用大黄。
脉浮宜汗沉宜下,症见少阳柴胡汤。
腰下水肿牡泽散,蜀漆葶苈商陆同。

国学经典文库

中医四大名著

伤寒论·附录

图文珍藏版

更有海藻天花粉，七味为散导水良。
胃中虚寒津上逆，喜唾涎沫选理中。
竹石夏麦参草粳，名曰竹叶石膏汤。
虚羸少气逆而吐，证如白虎虚者用。
脉平暮烦咎在谷，节食勿药增春风。